2024

中国卫生健康统计年鉴

国家卫生健康委员会　编

中国协和医科大学出版社
北　京

图书在版编目（CIP）数据

中国卫生健康统计年鉴. 2024 / 国家卫生健康委员会编. -- 北京：中国协和医科大学出版社, 2025.4.
ISBN 978-7-5679-2479-6

Ⅰ. R195.1-54

中国国家版本馆CIP数据核字第202417CQ92号

编　　者　国家卫生健康委员会
策　　划　杨　帆
责任编辑　高淑英
封面设计　邱晓俐
责任校对　张　麓
责任印制　黄艳霞
出版发行　**中国协和医科大学出版社**
（北京市东城区东单三条9号　邮编100730　电话010-65260431）
网　　址　www.pumcp.com
印　　刷　北京联兴盛业印刷股份有限公司
开　　本　880mm×1230mm　1/16
印　　张　26.5
字　　数　700千字
版　　次　2025年4月第1版
印　　次　2025年4月第1次印刷
定　　价　198.00元

《2024中国卫生健康统计年鉴》编辑委员会

《2024中国卫生健康统计年鉴》编辑工作人员

编者说明

一、《中国卫生健康统计年鉴》是一部反映中国卫生健康事业发展情况和居民健康状况的资料性年刊。本书收录了全国及31个省、自治区、直辖市卫生健康事业发展情况和目前居民健康水平的统计数据，以及历史重要年份的全国统计数据。本书为《中国卫生健康统计年鉴》2024卷，收编的内容截至2023年年底。

二、全书分为16个部分，即医疗卫生机构、卫生人员、卫生设施、卫生经费、医疗服务、基层医疗卫生服务、中医药服务、妇幼保健、人民健康水平、疾病控制与公共卫生、居民病伤死亡原因、食品安全与卫生健康监督、医疗保障、人口指标，另附主要社会经济指标、世界各国卫生状况。各章前设简要说明及主要指标解释，简要说明主要介绍本章的主要内容、资料来源、统计范围、统计方法以及历史变动情况。

三、资料来源

1. 本资料主要来自年度卫生健康统计报表，一部分来自抽样调查。

2. 人口和社会经济数据摘自《中国统计年鉴》以及公安部、教育部、民政部统计资料，基本医疗保险数据来自国家医疗保障局，各国卫生状况数据摘自世界卫生组织《世界卫生统计》和全球卫生观察站数据库。

四、统计口径

除行政区划外，书中所涉及的全国性统计数据均未包括香港特别行政区、澳门特别行政区和台湾省数据。

五、统计分组

1. 机构类别：医疗卫生机构分为医院、基层医疗卫生机构、专业公共卫生机构、其他医疗卫生机构四类。医院包括综合医院、中医医院、中西医结合医院、民族医医院、各类专科医院和护理院，不包括专科疾病防治院、妇幼保健院和康复医疗机构；基层医疗卫生机构包括社区卫生服务中心（站）、乡镇（街道）卫生院、村卫生室、门诊部、诊所（医务室）；专业公共卫生机构包括疾病预防控制中心、专科疾病防治机构、健康教育机构、妇幼保健机构、急救中心（站）、采供血机构、卫生监督机构、计划生育技术服务机构；其他医疗卫生机构包括康复医疗机构、医学科研机构、医学在职教育机构、医学考试中心、人才交流中心、统计信息中心等卫生健康事业单位。

2. 登记注册类型：分为公立、非公立医疗卫生机构。公立医疗卫生机构包括登记注册类型为国有和集体的医疗卫生机构；非公立医疗卫生机构包括联营、股份合作、私营、台港澳投资和外国投资等医疗卫生机构。

医院按登记注册类型分为公立医院和民营医院，公立医院指经济类型为国有和集体的医院，民营医院指公立医院以外的其他医院，包括联营、股份合作、私营、台港澳投资和外国投资等医院。

3. 主办单位：以医疗机构登记注册为依据，分为政府办、社会办和个人办。政府办医疗卫生机构包括卫生健康行政部门和教育、民政、公安、司法等政府机关主办的医疗卫生机构。社会办医疗卫生机构包括企业、事业单位、社会团体和其他社会组织办的医疗卫生机构。

4. 东、中、西部地区：东部地区包括北京、天津、河北、辽宁、上海、江苏、浙江、福建、山东、广东、海南11个省、直辖市；中部地区包括山西、吉林、黑龙江、安徽、江西、河南、湖北、湖南8个省；西部地区包括内蒙古、广西、重庆、四川、贵州、云南、西藏、陕西、甘肃、青海、宁夏、新疆12个省、自治区、直辖市。

5. 城乡：1949—1984年医疗卫生机构及其床位和人员按城市、农村分组，1985—2004年按市、县分组，

2005年起按城市、农村分组。城市包括直辖市区和地级市辖区，农村包括县及县级市，全部医疗机构均按照所在县（县级市、区）划分城乡。

六、符号使用说明："空格"表示无数字，"…"表示数字不详，"—"表示不需要填报。

七、《中国卫生健康统计年鉴》在编辑过程中得到了国家卫生健康委相关司局、国家疾控局相关司局及各省（自治区、直辖市）和新疆生产建设兵团卫生健康委及其统计机构的大力支持，卫生健康统计数据质量工作组的部分成员参与了年鉴数据审核和修订，在此一并表示感谢。

国家卫生健康委统计信息中心

2024年10月

目　录

一、医疗卫生机构

简要说明

一、本章主要介绍全国及31个省、自治区、直辖市医疗卫生机构数，主要包括各级各类医院、基层医疗卫生机构、专业公共卫生机构和其他医疗卫生机构数与医院等级情况，按床位数分组的医院、乡镇卫生院和社区卫生服务中心数等。

二、本章数据来源于卫生资源与医疗服务统计年报。

三、医疗卫生机构分类

1. 机构类别：分为医院、基层医疗卫生机构、专业公共卫生机构、其他医疗卫生机构四类。

2. 登记注册类型：分为公立、非公立医疗卫生机构。公立医疗卫生机构包括登记注册类型为国有和集体办的医疗卫生机构，非公立医疗卫生机构包括联营、股份合作、私营、台港澳投资和外国投资等医疗卫生机构。

3. 主办单位：分为政府办、社会办和个人办。政府办医疗卫生机构包括卫生健康行政部门和教育、民政、公安、司法等政府机关主办的医疗卫生机构。社会办医疗卫生机构包括企业、事业单位、社会团体和其他社会组织办的医疗卫生机构。

4. 管理类别：分为非营利性、营利性和其他管理类别。

四、统计口径调整

1. 村卫生室数计入医疗卫生机构总数。

2. 1996年起，依据《医疗机构管理条例》将个体开业人员改称私人诊所计入医疗卫生机构，当年医疗卫生机构总数增加较多。

3. 2002年起，医疗卫生机构数按卫生或工商、民政部门登记注册数统计，1949—2001年医疗卫生机构数按卫生或其他行政部门批准成立数统计。

4. 2002年起，按照行业管理原则，医疗卫生机构总数不再包括出入境卫生检疫所，高、中等医学院校，药品检验所（室）和计划生育指导中心。

4. 2013年起，医疗卫生机构总数包括原卫生计生部门主管的计划生育技术服务机构数。

主要指标解释

医疗卫生机构　指从卫生健康行政部门取得医疗机构执业许可证，或从民政、工商行政、机构编制管理部门取得法人单位登记证书，为社会提供医疗保健、疾病控制、卫生监督服务或从事医学科研和医学在职培训等工作的单位。医疗卫生机构包括医院、基层医疗卫生机构、专业公共卫生机构、其他医疗卫生机构。

医院　包括综合医院、中医医院、中西医结合医院、民族医医院、各类专科医院和护理院（中心），不包括专科疾病防治院、妇幼保健院和康复医疗机构。

中医医院　指中医（综合）医院和中医专科医院，不包括中西医结合医院和民族医医院。

专科医院　包括口腔医院、眼科医院、耳鼻喉科医院、肿瘤医院、心血管病医院、胸科医院、血液病医院、妇产（科）医院、儿童医院、精神病医院、传染病医院、皮肤病医院、结核病医院、麻风病医院、职业病医院、骨科医院、康复医院、整形外科医院、美容医院等其他专科医院，不包括中医专科医院、各类专科疾病防治院和妇幼保健院。

公立医院　指经济类型为国有和集体的医院。

民营医院　指经济类型为国有和集体以外的医院，包括联营、股份合作、私营、台港澳投资和外国投资等医院。

基层医疗卫生机构 包括社区卫生服务中心（站）、街道卫生院、乡镇卫生院、村卫生室、门诊部、诊所（医务室）。

专业公共卫生机构 包括疾病预防控制中心、专科疾病防治机构、妇幼保健机构、健康教育机构、急救中心（站）、采供血机构、卫生监督机构、卫生健康部门主管的计划生育技术服务机构。不包括传染病院、结核病医院、血防医院、精神病医院、卫生监督检验（监测、检测）机构。

其他医疗卫生机构 包括康复医疗机构（含疗养院）、临床检验中心、医学科研机构、医学在职教育机构、医学考试中心、人才交流中心、统计信息中心等卫生事业单位。

医院等级 由卫生健康行政部门评定，级别分为一级、二级、三级、未定级，等次分为甲、乙、丙、未定等。

联合办村卫生室 指由两个或多个乡村医生联合办、执业（助理）医师与乡村医生联合办的村卫生室。

1-1-1 医疗卫生机构数

单位：个

年份	合计	医院				基层医疗卫生机构					专业公共卫生机构数				
		医院	综合医院	中医医院	专科医院	基层医疗卫生机构	社区卫生服务中心（站）	乡镇卫生院	村卫生室	门诊部（所）	专业公共卫生机构数	疾病预防控制中心	专科疾病防治院（所／站）	妇幼保健院（所／站）	卫生监督所（中心）
1950	8915	2803	2692	4	85					3356		61	30	426	
1955	67 725	3648	3351	67	188					51 600		315	287	3944	
1960	261 195	6020	5173	330	401			24 849		213 823		1866	683	4213	
1965	224 266	5330	4747	131	339			36 965		170 430		2499	822	2910	
1970	149 823	5964	5353	117	385			56 568		79 600		1714	607	1124	
1975	151 733	7654	6817	160	543			54 026		80 739		2912	683	2128	
1980	180 553	9902	7859	678	694			55 413		102 474		3105	1138	2745	
1985	978 540	11 955	9197	1485	938			47 387	777 674	126 604		3410	1566	2996	
1990	1 012 690	14 377	10 424	2115	1362			47 749	803 956	129 332		3618	1781	3148	
1991	1 003 769	14 628	10 562	2195	1345			48 140	794 733	128 665		3652	1818	3187	
1992	1 001 310	14 889	10 774	2269	1376			46 117	796 523	125 873		3673	1845	3187	
1993	1 000 531	15 436	11 426	2298	1438			45 024	806 945	115 161		3729	1872	3115	
1994	1 005 271	15 595	11 549	2336	1440			51 929	813 529	105 984		3711	1905	3190	
1995	994 409	15 663	11 586	2361	1445			51 797	804 352	104 406		3729	1895	3179	
1996	1 078 131	15 833	11 696	2405	1473			51 277	755 565	237 153		3737	1887	3172	
1997	1 048 657	15 944	11 771	2413	1488			50 981	733 624	229 474		3747	1893	3180	
1998	1 042 885	16 001	11 779	2443	1495			50 071	728 788	229 349		3746	1889	3191	
1999	1 017 673	16 678	11 868	2441	1533			49 694	716 677	226 588		3763	1877	3180	
2000	1 034 229	16 318	11 872	2453	1543	1 000 169		49 229	709 458	240 934	11 386	3741	1839	3163	
2001	1 029 314	16 197	11 834	2478	1576	995 670		48 090	698 966	248 061	11 471	3813	1783	3132	
2002	1 005 004	17 844	12 716	2492	2237	973 098	8211	44 992	698 966	219 907	10 787	3580	1839	3067	571
2003	806 243	17 764	12 599	2518	2271	774 693	10 101	44 279	514 920	204 468	10 792	3584	1749	3033	838
2004	849 140	18 393	12 900	2611	2492	817 018	14 153	41 626	551 600	208 794	10 878	3588	1583	2998	1284
2005	882 206	18 703	12 982	2620	2682	849 488	17 128	40 907	583 209	207 457	11 177	3585	1502	3021	1702
2006	918 097	19 246	13 120	2665	3022	884 818	22 656	39 975	609 128	212 243	11 269	3548	1402	3003	2097
2007	912 263	19 852	13 372	2720	3282	878 686	27 069	39 876	613 855	197 083	11 528	3585	1365	3051	2553
2008	891 480	19 712	13 119	2688	3437	858 015	24 260	39 080	613 143	180 752	11 485	3534	1310	3011	2675
2009	916 571	20 291	13 364	2728	3716	882 153	27 308	38 475	632 770	182 448	11 665	3536	1291	3020	2809
2010	936 927	20 918	13 681	2778	3956	901 709	32 739	37 836	648 424	181 781	11 835	3513	1274	3025	2992
2011	954 389	21 979	14 328	2831	4283	918 003	32 860	37 295	662 894	184 287	11 926	3484	1294	3036	3022
2012	950 297	23 170	15 021	2889	4665	912 620	33 562	37 097	653 419	187 932	12 083	3490	1289	3044	3088
2013	974 398	24 709	15 887	3015	5127	915 368	33 965	37 015	648 619	195 176	31 155	3516	1271	3144	2967
2014	981 432	25 860	16 524	3115	5478	917 335	34 238	36 902	645 470	200 130	35 029	3490	1242	3098	2975
2015	983 528	27 587	17 430	3267	6023	920 770	34 321	36 817	640 536	208 572	31 927	3478	1234	3078	2986
2016	983 394	29 140	18 020	3462	6642	926 518	34 327	36 795	638 763	216 187	24 866	3481	1213	3063	2986
2017	986 649	31 056	18 921	3695	7220	933 024	34 652	36 551	632 057	229 221	19 896	3456	1200	3077	2992
2018	997 433	33 009	19 693	3977	7900	943 639	34 997	36 461	622 001	249 654	18 033	3443	1161	3080	2949
2019	1 007 579	34 354	19 963	4221	8531	954 390	35 013	36 112	616 094	266 659	15 958	3403	1128	3071	2869
2020	1 022 922	35 394	20 133	4426	9021	970 036	35 365	35 762	608 828	289 542	14 492	3384	1048	3052	2934
2021	1 030 935	36 570	20 307	4630	9699	977 790	36 160	34 943	599 292	306 883	13 276	3376	932	3032	3010
2022	1 032 918	36 976	20 190	4779	10 000	979 768	36 448	33 917	587 749	321 123	12 436	3386	856	3031	2944
2023	1 070 785	38 355	20 497	5053	10 581	1 016 238	37 177	33 753	581 964	362 847	12 121	3426	823	3063	2791

注：①村卫生室数计入医疗卫生机构数。②2008年，社区卫生服务中心（站）减少的原因是江苏省约5000家农村社区卫生服务站划归村卫生室。③2002年起，医疗卫生机构数不再包括高、中等医学院校本部，药检机构，国境卫生检疫所和非卫生部门举办的计划生育指导站。④2013年起，医疗卫生机构数包括原计生部门主管的计划生育技术服务机构。⑤1996年以前，门诊部（所）不包括私人诊所。

1-1-2　2023年各地区医疗卫生机构数

单位：个

地区	合计	医院							基层医疗卫生机构						
		小计	综合医院	中医医院	中西医结合医院	民族医医院	专科医院	护理院（中心）	小计	社区卫生服务中心	社区卫生服务站	街道卫生院	乡镇卫生院	村卫生室	门诊部
总　计	**1 070 785**	**38 355**	**20 497**	**5053**	**797**	**325**	**10 581**	**1102**	**1 016 238**	**10 070**	**27 107**	**497**	**33 753**	**581 964**	**43 909**
东　部	416 543	15 102	7639	1878	299	7	4403	876	395 137	4372	15 499	101	8835	203 880	24 561
中　部	338 050	11 548	6064	1737	254	6	3346	141	321 634	2993	5793	276	11 099	202 327	12 332
西　部	316 192	11 705	6794	1438	244	312	2832	85	299 467	2705	5815	120	13 819	175 757	7016
北　京	11 487	682	205	192	59	3	216	7	10 505	363	1671			2774	1499
天　津	6799	458	286	62	4		105	1	6184	133	568	5	126	2196	966
河　北	92 825	2487	1616	301	57		504	9	89 576	364	1267		1965	59 321	1342
山　西	37 849	1383	628	219	40		488	8	35 984	234	853	222	1285	22 566	855
内蒙古	25 685	851	393	166	14	83	185	10	24 328	349	918		1240	12 812	995
辽　宁	34 137	1536	785	226	16	3	487	19	32 005	400	1019	16	1001	16 401	1420
吉　林	26 161	870	403	167	8	2	288	2	24 905	260	78		762	8799	2026
黑龙江	21 417	1249	793	195	11	3	244	3	19 623	488	160	1	973	10 325	1762
上　海	6514	467	182	26	10		150	99	5796	350	842			1118	1499
江　苏	39 536	2173	981	166	40		562	424	36 378	568	2122	7	905	14 671	3603
浙　江	37 679	1606	631	192	37		614	132	35 405	527	3428	8	1045	11 581	3216
安　徽	31 361	1354	733	152	49		368	52	29 340	367	1458	6	1311	15 546	1753
福　建	30 023	731	388	92	10	1	229	11	28 845	246	493		877	16 487	1930
江　西	40 129	1139	664	140	30		287	18	38 292	203	503	7	1603	27 059	800
山　东	88 186	2847	1463	397	41		830	116	84 426	626	1873	56	1449	51 541	2074
河　南	85 044	2527	1400	478	65		562	22	81 645	631	1362	11	1987	59 447	1509
湖　北	38 586	1245	602	161	23		443	16	36 735	371	765	27	1107	22 459	1803
湖　南	57 503	1781	841	225	28	1	666	20	55 110	439	614	2	2071	36 126	1824
广　东	62 819	1875	974	199	16		629	57	59 874	736	2058	6	1164	25 127	6549
广　西	34 888	892	452	119	19	5	285	12	33 497	213	149		1266	18 589	767
海　南	6538	240	128	25	9		77	1	6143	59	158	3	303	2663	463
重　庆	23 389	862	434	142	56		213	17	22 279	251	386	3	804	9496	633
四　川	74 975	2479	1423	277	38	43	676	22	71 581	545	559	16	2762	42 301	1680
贵　州	30 695	1543	1021	140	21	3	351	7	28 750	351	742	41	1313	19 643	458
云　南	28 765	1409	860	170	18	4	352	5	26 745	206	462	27	1361	13 588	698
西　藏	7058	190	116		1	57	16		6745	12	4		674	5236	51
陕　西	35 133	1292	747	180	18		340	7	33 334	260	492	29	1509	21 611	947
甘　肃	25 375	737	357	120	37	15	205	3	24 200	217	527	3	1348	16 272	137
青　海	6950	243	131	17	7	49	38	1	6536	37	245		407	4469	244
宁　夏	4863	220	133	31	5	1	50		4514	49	195		205	2142	82
新　疆	18 416	987	727	76	10	52	121	1	16 958	215	1136	1	930	9598	324

	专业公共卫生机构									其他医疗卫生机构					
诊所（医务室、护理站）	小计	疾病预防控制中心	专科疾病防治院（所、站）	健康教育所（站）	妇幼保健院（所、站）	急救中心（站）	采供血机构	卫生监督所（中心）	计划生育技术服务机构	小计	康复医疗机构	医学科研机构	医学在职培训机构	统计信息中心	其他
318 938	**12 121**	**3426**	**823**	**277**	**3063**	**597**	**671**	**2791**	**473**	**4071**	**274**	**140**	**176**	**110**	**3371**
137 889	4007	1066	358	81	961	293	217	848	183	2297	152	81	77	51	1936
86 814	3902	1074	351	52	969	189	193	910	164	966	55	24	64	21	802
94 235	4212	1286	114	144	1133	115	261	1033	126	808	67	35	35	38	633
4198	93	27	16		17	9	6	18		207		30	5	5	167
2190	72	20	3	1	17	7	7	17		85	1	7	4		73
25 317	633	187	13	2	184	17	22	178	30	129	16	1		5	107
9969	428	132	6	3	129	11	27	120		54	2	1		2	49
8014	438	121	9	45	118	9	19	117		68	9	2			57
11 748	440	123	39	7	96	18	16	91	50	156	7	1			148
12 980	282	67	54	2	70	8	19	49	13	104	6	3	3	3	89
5914	474	145	22		117	16	29	117	28	71	2	1	2	3	63
1987	104	19	15	6	19	12	8	17	8	147	4	8	2	4	129
14 502	508	115	25	6	119	62	32	108	41	477	29	10	18	19	401
15 600	414	103	14	2	96	63	32	99	5	254	19	4	29	7	195
8899	485	128	42	7	130	24	33	108	13	182	11	10	14	5	142
8812	324	102	19		94	13	10	86		123	3	6	11	1	102
8117	529	152	78	25	115	20	26	111	2	169	22	5			142
26 807	601	194	75	3	158	16	27	115	13	312	57	4	4	1	246
16 698	724	185	21	6	164	59	23	176	90	148	5	3	34	1	105
10 203	469	119	61	1	104	43	16	107	18	137	3		10	6	118
14 034	511	146	67	8	140	8	20	122		101	4	1	1	1	94
24 234	690	147	123	44	133	67	50	106	20	380	14	10	4	8	344
12 513	427	123	26	2	106	5	35	111	19	72	8	9		6	49
2494	128	29	16	10	28	9	7	13	16	27	2			1	24
10 706	156	41	11	9	41	1	14	39		92	6		2	5	79
23 718	677	211	20	9	201	23	57	156		238	13	5	9	16	195
6202	333	101	4	3	99	12	37	75	2	69	3	1	3		62
10 403	539	149	25	17	147	47	19	135		72	6	10	3	2	51
768	121	82		1	28		7	3		2	1		1		
8486	391	121	4	10	118	6	11	116	5	116	9	5	16	5	81
5696	413	105	9	23	99	4	18	94	61	25	5	2	1	2	15
1134	168	54	2	5	52		9	46		3				1	2
1841	104	26		16	25	4	8	24	1	25	2			1	22
4754	445	152	4	4	99	4	27	117	38	26	5	1			20

1-1-3　2023年各类医疗卫生机构数

单位：个

机构分类	合计	按城乡分		按登记		
		城市	农村	公立	国有	集体
总　计	**1 070 785**	**410 563**	**660 222**	**544 964**	**127 437**	**417 527**
一、医院	38 355	20 222	18 133	11 772	11 091	681
综合医院	20 497	9574	10 923	6926	6519	407
中医医院	5053	2643	2410	2413	2323	90
中西医结合医院	797	480	317	179	170	9
民族医医院	325	65	260	247	245	2
专科医院	10 581	6679	3902	1921	1777	144
口腔医院	1266	925	341	177	157	20
眼科医院	1421	841	580	60	47	13
耳鼻喉科医院	91	63	28	5	5	
肿瘤医院	164	130	34	83	82	1
心血管病医院	88	60	28	17	17	
胸科医院	18	15	3	11	11	
血液病医院	21	11	10	1	1	
妇产（科）医院	709	526	183	55	51	4
儿童医院	162	121	41	68	65	3
精神病医院	2583	1077	1506	789	731	58
传染病医院	185	155	30	182	180	2
皮肤病医院	181	153	28	43	41	2
结核病医院	24	18	6	22	21	1
麻风病医院	20	14	6	20	20	
职业病医院	19	17	2	15	15	
骨科医院	668	350	318	33	27	6
康复医院	868	580	288	183	166	17
整形外科医院	64	59	5	3	3	
美容医院	515	488	27			
其他专科医院	1514	1076	438	154	137	17
护理院（中心）	1102	781	321	86	57	29
二、基层医疗卫生机构	1 016 238	382 413	633 825	519 870	103 252	416 618
社区卫生服务中心（站）	37 177	27 929	9248	25 109	15 508	9601
社区卫生服务中心	10 070	7306	2764	9008	6838	2170
社区卫生服务站	27 107	20 623	6484	16 101	8670	7431
卫生院	34 250	6602	27 648	34 120	26 574	7546
街道卫生院	497	146	351	485	278	207
乡镇卫生院	33 753	6456	27 297	33 635	26 296	7339
中心卫生院	10 368	2052	8316	10 351	8901	1450
一般卫生院	23 385	4404	18 981	23 284	17 395	5889
村卫生室	581 964	132 054	449 910	437 049	48 035	389 014
门诊部	43 909	35 110	8799	2125	1414	711
综合门诊部	9199	6795	2404	1512	986	526
中医门诊部	3483	2981	502	127	77	50
中西医结合门诊部	594	469	125	27	12	15
民族医门诊部	58	26	32	3	1	2
专科门诊部	30 575	24 839	5736	456	338	118
诊所、卫生所、医务室、护理站	318 938	180 718	138 220	21 467	11 721	9746
诊所	278 645	159 977	118 668	2266	644	1622
卫生所、医务室	39 285	19 856	19 429	19 180	11 062	8118
护理站	1008	885	123	21	15	6

注：①城市包括直辖市区、地级市辖区，农村包括县和县级市。②社会办包括企业、事业单位、社会团体和其他社会组织办的卫生机构。

注册类型分			按主办单位分			
非公立	联营	私营	政府办	卫生健康部门	社会办	个人办
525 821	**11 039**	**427 595**	**138 902**	**134 223**	**491 670**	**440 213**
26 583	127	18 699	10 055	8937	9006	19 294
13 571	77	9966	5536	4701	4747	10 214
2640	6	1959	2355	2335	625	2073
618	3	443	165	163	151	481
78		61	239	239	21	65
8660	39	5666	1730	1474	2951	5900
1089	2	699	158	156	375	733
1361	7	779	54	52	548	819
86	1	60	5	4	28	58
81	1	43	78	77	42	44
71		49	15	15	21	52
7		4	11	11	2	5
20		12	1	1	8	12
654	1	418	49	49	224	436
94		52	63	63	39	60
1794	7	1294	744	595	521	1318
3		2	176	176	7	2
138		99	41	40	40	100
2		2	19	19	3	2
			17	17	3	
4		1	13	11	5	1
635	5	474	26	25	147	495
685	6	380	136	68	341	391
61		36	2	2	28	34
515	1	279			200	315
1360	8	983	122	93	369	1023
1016	2	604	30	25	511	561
496 368	10 906	407 401	116 338	113 108	480 433	419 467
12 068	68	9969	17 550	16 772	8851	10 776
1062	6	672	7452	7221	1964	654
11 006	62	9297	10 098	9551	6887	10 122
130	1	95	33 686	33 399	455	109
12	1	10	465	457	18	14
118		85	33 221	32 942	437	95
17		11	10 284	10 213	70	14
101		74	22 937	22 729	367	81
144 915	10 554	110 422	62 695	62 695	416 860	102 409
41 784	29	30 258	268	98	10 970	32 671
7687	16	5773	202	75	2942	6055
3356	1	2426	15	5	843	2625
567		461	2		89	503
55		46			6	52
30 119	12	21 552	49	18	7090	23 436
297 471	254	256 657	2139	144	43 297	273 502
276 379	160	241 286	236	23	22 018	256 391
20 105	94	14 840	1896	116	20 832	16 557
987		531	7	5	447	554

1-1-3　2023年各类医疗卫生机构数（续）

单位：个

机构分类	合计	按城乡分		按登记		
		城市	农村	公立		
					国有	集体
三、专业公共卫生机构	12 121	5037	7084	11 728	11 541	187
疾病预防控制中心	3426	1419	2007	3424	3401	23
省属	31	31		31	31	
地级市（地区）属	410	370	40	410	409	1
县级市（区）属	1319	932	387	1319	1313	6
县属	1503		1503	1503	1497	6
其他	163	86	77	161	151	10
专科疾病防治院（所、站）	823	354	469	767	726	41
专科疾病防治院	161	93	68	149	141	8
传染病防治院	10	5	5	10	9	1
结核病防治院	12	8	4	12	12	
职业病防治院	40	34	6	36	34	2
其他	99	46	53	91	86	5
专科疾病防治所（站、中心）	662	261	401	618	585	33
口腔病防治所（站、中心）	61	45	16	51	30	21
精神病防治所（站、中心）	34	13	21	23	20	3
皮肤病与性病防治所（中心）	157	42	115	153	149	4
结核病防治所（站、中心）	167	62	105	167	166	1
职业病防治所（站、中心）	34	25	9	25	24	1
地方病防治所（站、中心）	8	4	4	8	8	
血吸虫病防治所（站、中心）	109	29	80	109	108	1
药物戒毒所（中心）	9	7	2	9	8	1
其他	83	34	49	73	72	1
健康教育所（站、中心）	277	149	128	257	251	6
妇幼保健院（所、站）	3063	1194	1869	3052	3024	28
省属	26	26		26	26	
地级市（地区）属	380	348	32	380	378	2
县级市（区）属	1162	782	380	1162	1144	18
县属	1415		1415	1415	1408	7
其他	80	38	42	69	68	1
妇幼保健院	2265	778	1487	2260	2243	17
妇幼保健所	316	191	125	315	312	3
妇幼保健站	278	106	172	278	272	6
生殖保健中心	8	3	5	5	5	
急救中心（站）	597	333	264	530	514	16
采供血机构	671	369	302	504	498	6
卫生监督所（中心）	2791	1079	1712	2723	2678	45
省属	21	21		21	21	
地级市（地区）属	351	305	46	346	342	4
县级市（区）属	959	636	323	940	925	15
县属	1184		1184	1173	1153	20
其他	276	117	159	243	237	6
计划生育技术服务机构	473	140	333	471	449	22
四、其他医疗卫生机构	4071	2892	1179	1594	1553	41
康复医疗机构	274	188	86	102	93	9
卫生监督检验（监测）机构	13	7	6	8	8	
医学科学研究机构	140	128	12	139	138	1
医学在职培训机构	176	55	121	175	175	
临床检验中心（所、站）	764	695	69	37	31	6
统计信息中心	110	91	19	110	109	1
其他	2594	1728	866	1023	999	24

注册类型分			按主办单位分			
非公立	联营	私营	政府办	卫生健康部门	社会办	个人办
393	5	107	11 165	10 933	843	113
2			3332	3279	94	
			31	31		
			410	410		
			1319	1319		
			1503	1503		
2			69	16	94	
56		36	719	702	70	34
12		5	138	134	19	4
			10	10		
			12	12		
4			27	25	13	
8		5	89	87	6	4
44		31	581	568	51	30
10		10	42	42	9	10
11		7	20	16	5	9
4		2	148	148	6	3
			164	164	3	
9		6	14	14	16	4
			8	8		
			107	106	2	
			9	2		
10		6	69	68	10	4
20			217	212	60	
11		2	2998	2990	63	2
			26	26		
			380	380		
			1162	1162		
			1415	1415		
11		2	15	7	63	2
5		2	2229	2225	34	2
1			308	308	8	
			269	266	9	
3			4	4	4	
67		41	445	439	102	50
167	3	28	483	474	161	27
68	2		2548	2529	243	
			21	21		
5			351	351		
19	1		959	959		
11			1184	1184		
33	1		33	14	243	
2			423	308	50	
2477	1	1388	1344	1245	1388	1339
172		110	52	27	107	115
5		4	7	6	3	3
1		1	115	113	24	1
1			165	163	11	
727		403	12	10	371	381
			110	110		
1571	1	870	883	816	872	839

1-2-1　医院数

单位：个

医院分类	2015	2019	2020	2021	2022	2023
总　计	**27 587**	**34 354**	**35 394**	**36 570**	**36 976**	**38 355**
按登记注册类型分						
公立医院	13 069	11 930	11 870	11 804	11 746	11 772
民营医院	14 518	22 424	23 524	24 766	25 230	26 583
按主办单位分						
政府办	9651	9701	9758	9824	9894	10 055
社会办	6570	7731	7947	8322	8406	9006
个人办	11 366	16 922	17 689	18 424	18 676	19 294
按管理类别分						
非营利性	18 518	20 603	20 666	20 660	20 478	20 419
营利性	9069	13 751	14 728	15 910	16 498	17 936
按医院等级分						
其中：三级医院	2123	2749	2996	3275	3523	3855
二级医院	7494	9687	10 404	10 848	11 145	11 946
一级医院	8759	11 264	12 252	12 649	12 815	13 252
按机构类别分						
综合医院	17 430	19 963	20 133	20 307	20 190	20 497
中医医院	3267	4221	4426	4630	4779	5053
中西医结合医院	446	699	732	756	762	797
民族医医院	253	312	324	329	321	325
专科医院	6023	8531	9021	9699	10 000	10 581
护理院（中心）	168	628	758	849	924	1102

1-2-2　2023年各地区公立医院数

单位：个

地区	医院合计	按医院级别分				按机构类别分						公立医院中：政府办医院
		三级医院	二级医院	一级医院	未定级	综合医院	中医医院	中西医结合医院	民族医医院	专科医院	护理院（中心）	
总　计	**11 772**	**3233**	**5485**	**2036**	**1018**	**6926**	**2413**	**179**	**247**	**1921**	**86**	**10 054**
东　部	4399	1295	1849	819	436	2527	804	96	5	904	63	3693
中　部	3522	954	1650	651	267	2110	816	34	3	546	13	2945
西　部	3851	984	1986	566	315	2289	793	49	239	471	10	3416
北　京	196	91	54	51		98	33	19	2	44		137
天　津	132	48	46	37	1	69	21	1		41		101
河　北	690	101	361	193	35	451	148	14		77		560
山　西	441	58	270	50	63	245	122	3		71		363
内蒙古	327	86	204	26	11	161	60	2	59	44	1	306
辽　宁	438	144	178	78	38	253	73	6	2	104		360
吉　林	266	59	150	31	26	138	64	3	2	59		231
黑龙江	549	99	244	159	47	379	96	4	1	68	1	433
上　海	162	54	91	9	8	81	14	8		51	8	149
江　苏	446	181	133	80	52	205	73	7		131	30	368
浙　江	452	177	161	5	109	238	91	12		105	6	414
安　徽	353	139	135	58	21	199	84	4		59	7	300
福　建	288	80	146	43	19	153	70	4	1	60		260
江　西	351	115	152	44	40	205	93	4		49		300
山　东	771	158	336	191	86	461	134	13		155	8	628
河　南	706	197	293	204	12	442	154	7		102	1	589
湖　北	397	151	173	46	27	237	89	6		63	2	323
湖　南	459	136	233	59	31	265	114	3		75	2	406
广　东	742	238	309	116	79	466	131	9		126	10	656
广　西	357	98	203	38	18	190	89	12	5	59	2	338
海　南	82	23	34	16	9	52	16	3		10	1	60
重　庆	217	72	88	38	19	125	41	5		43	3	180
四　川	683	289	272	45	77	372	155	9	39	107	1	620
贵　州	302	78	163	45	16	181	82	4	1	34		269
云　南	448	102	230	51	65	262	120	4	3	57	2	393
西　藏	132	17	64	35	16	85			45	2		132
陕　西	447	60	281	69	37	288	107	4		47	1	311
甘　肃	281	71	163	13	34	162	76	6	10	27		254
青　海	113	25	86		2	63	13		29	8		97
宁　夏	71	19	45	5	2	41	18	2	1	9		70
新　疆	473	67	187	201	18	359	32	1	47	34		446

1-2-3　2023年各地区民营医院数

单位：个

地区	医院	按医院级别分				按机构类别分					
		三级医院	二级医院	一级医院	未定级	综合医院	中医医院	中西医结合医院	民族医医院	专科医院	护理院（中心）
总　计	**26 583**	**622**	**6461**	**11 216**	**8284**	**13 571**	**2640**	**618**	**78**	**8660**	**1016**
东　部	10 703	262	2413	4309	3719	5112	1074	203	2	3499	813
中　部	8026	197	2046	3301	2482	3954	921	220	3	2800	128
西　部	7854	163	2002	3606	2083	4505	645	195	73	2361	75
北　京	486	30	110	305	41	107	159	40	1	172	7
天　津	326	3	51	163	109	217	41	3		64	1
河　北	1797	15	308	1163	311	1165	153	43		427	9
山　西	942	11	166	184	581	383	97	37		417	8
内蒙古	524	9	167	279	69	232	106	12	24	141	9
辽　宁	1098	36	362	391	309	532	153	10	1	383	19
吉　林	604	17	164	157	266	265	103	5		229	2
黑龙江	700	26	141	231	302	414	99	7	2	176	2
上　海	305		1	1	303	101	12	2		99	91
江　苏	1727	29	377	700	621	776	93	33		431	394
浙　江	1154	8	49	39	1058	393	101	25		509	126
安　徽	1001	22	332	461	186	534	68	45		309	45
福　建	443	23	142	186	92	235	22	6		169	11
江　西	788	23	155	331	279	459	47	26		238	18
山　东	2076	46	612	927	491	1002	263	28		675	108
河　南	1821	24	396	1201	200	958	324	58		460	21
湖　北	848	57	250	274	267	365	72	17		380	14
湖　南	1322	17	442	462	401	576	111	25	1	591	18
广　东	1133	55	368	381	329	508	68	7		503	47
广　西	535	12	188	240	95	262	30	7		226	10
海　南	158	17	33	53	55	76	9	6		67	
重　庆	645	25	167	318	135	309	101	51		170	14
四　川	1796	55	496	831	414	1051	122	29	4	569	21
贵　州	1241	14	353	717	157	840	58	17	2	317	7
云　南	961	20	263	445	233	598	50	14	1	295	3
西　藏	58	1	3	16	38	31		1	12	14	
陕　西	845	20	195	304	326	459	73	14		293	6
甘　肃	456	2	56	59	339	195	44	31	5	178	3
青　海	130	2	20	11	97	68	4	7	20	30	1
宁　夏	149	1	44	70	34	92	13	3		41	
新　疆	514	2	50	316	146	368	44	9	5	87	1

1-3-1 2023年医院等级情况

单位：个

医院分类	医院	综合医院	中医医院	中西医结合医院	民族医医院	专科医院
总 计	**38 355**	**20 497**	**5053**	**797**	**325**	**10 581**
三级	3855	2014	738	105	34	964
甲等	1795	948	414	75	24	334
乙等	500	324	114	9	6	47
丙等	31	23				8
未定等	1529	719	210	21	4	575
二级	11 946	4865	1998	197	176	4690
甲等	4048	2286	1309	58	114	281
乙等	1160	736	139	15	27	242
丙等	65	26	4	3		32
未定等	6673	1817	546	121	35	4135
一级	13 252	9560	1519	307	51	1668
甲等	1559	1366	54	18	15	102
乙等	406	308	29	8	5	54
丙等	200	97	68	6	4	19
未定等	11 087	7789	1368	275	27	1493
未定级	9302	4058	798	188	64	3259

1-3-2 2023年各地区医院等级情况

单位：个

地区	合计	三级	甲等	乙等	丙等	二级	甲等	乙等	丙等	一级	甲等	乙等	丙等	未定级
总　计	**38 355**	**3855**	**1795**	**500**	**31**	**11 946**	**4048**	**1160**	**65**	**13 252**	**1559**	**406**	**200**	**9302**
东　部	15 102	1557	758	194	21	4262	1344	310	38	5128	599	158	147	4155
中　部	11 548	1151	477	67	8	3696	1206	402	22	3952	528	144	38	2749
西　部	11 705	1147	560	239	2	3988	1498	448	5	4172	432	104	15	2398
北　京	682	121	58	1	20	164	26	2	31	356	26	2	127	41
天　津	458	51	32	6		97	20	9	1	200	20	6	1	110
河　北	2487	116	53	2		669	297	31	3	1356	102	20	3	346
山　西	1383	69	44	7		436	243	46	2	234	89	32	4	644
内蒙古	851	95	57	15	1	371	135	58	1	305	18	4		80
辽　宁	1536	180	63	17	1	540	126	41	2	469	49	13	4	347
吉　林	870	76	32	11	7	314	105	66	7	188	21	8	2	292
黑龙江	1249	125	73	13		385	140	93	2	390	116	22	3	349
上　海	467	54	32	16		92	57	19		10	7			311
江　苏	2173	210	99	52		510	114	35	1	780	202	99	11	673
浙　江	1606	185	113	71		210	110	88		44	1			1167
安　徽	1354	161	59	2		467	86	28	2	519	38	22		207
福　建	731	103	40	10		288	93	43		229	12	1		111
江　西	1139	138	54	17		307	140	22		375	44	13	7	319
山　东	2847	204	105	17		948	260	27		1118	123	14		577
河　南	2527	221	75	3		689	208	42	3	1405	147	28	13	212
湖　北	1245	208	79	13		423	119	63	2	320	35	13	5	294
湖　南	1781	153	61	1	1	675	165	42	4	521	38	6	4	432
广　东	1875	293	146	2		677	218	10		497	54	2	1	408
广　西	892	110	63	1		391	138	6		278	16	1		113
海　南	240	40	17			67	23	5		69	3	1		64
重　庆	862	97	37	1		255	54	12		356	10	2		154
四　川	2479	344	138	132		768	234	180		876	144	60	2	491
贵　州	1543	92	36	9		516	122	6		762	15			173
云　南	1409	122	54	13	1	493	184	19		496	6	9	5	298
西　藏	190	18	12	3		67	16	49		51	23	3	2	54
陕　西	1292	80	51	9		476	229	58	1	373	30	10	2	363
甘　肃	737	73	38	33		219	137	27	3	72	10	4	1	373
青　海	243	27	14	13		106	77	8		11	3	3	2	99
宁　夏	220	20	8	8		89	34	4		75	1		1	36
新　疆	987	69	52	2		237	138	21		517	156	8		164

1-4-1　2023年按床位数分组的医院数

单位：个

医院分类	合计	0～49张	50～99张	100～199张	200～299张	300～399张	400～499张	500～799张	800张及以上
医院	**38 355**	**13 455**	**9131**	**5790**	**2629**	**1628**	**1133**	**2278**	**2311**
按登记注册类型分									
公立医院	11 772	2055	1143	1559	1174	965	845	1882	2149
民营医院	26 583	11 400	7988	4231	1455	663	288	396	162
按类别分									
综合医院	20 497	7366	5073	2731	1087	745	489	1333	1673
中医医院	5053	1601	960	705	443	283	327	459	275
中西医结合医院	797	260	198	160	35	31	38	38	37
民族医医院	325	106	90	60	33	19	3	10	4
专科医院	10 581	4010	2334	1866	895	495	250	415	316
口腔医院	1266	1201	44	19	2				
眼科医院	1421	784	543	75	10	3	4	1	1
耳鼻喉科医院	91	19	54	15	2			1	
肿瘤医院	164	9	13	36	17	11	13	22	43
心血管病医院	88	14	20	21	8	6	3	11	5
胸科医院	18	2	4	2	1		1	4	4
血液病医院	21	9	4	1	4	1		1	1
妇产（科）医院	709	210	363	81	30	9	3	7	6
儿童医院	162	51	43	16	7	2	2	17	24
精神病医院	2583	90	415	606	566	311	165	255	175
传染病医院	185	21	20	23	20	27	22	30	22
皮肤病医院	181	102	58	17	2		1		1
结核病医院	24	5	1	1	3	2	3	5	4
麻风病医院	20	13	4	2		1			
职业病医院	19	4	3	3	2	2	1	3	1
骨科医院	668	166	144	259	59	23	5	5	7
康复医院	868	128	158	369	88	69	18	30	8
整形外科医院	64	33	18	11			1	1	
美容医院	515	498	15	2					
其他专科医院	1514	651	410	307	74	28	8	22	14
护理院（中心）	1102	112	476	268	136	55	26	23	6

1-4-2　2023年各地区按床位数分组医院数

单位：个

地区	合计	0～49张	50～99张	100～199张	200～299张	300～399张	400～499张	500～799张	800张及以上
总　计	**38 355**	**13 455**	**9131**	**5790**	**2629**	**1628**	**1133**	**2278**	**2311**
东　部	15 102	5618	3269	2216	1079	639	454	869	958
中　部	11 548	3951	2806	1815	783	442	316	682	753
西　部	11 705	3886	3056	1759	767	547	363	727	600
北　京	682	348	107	74	27	21	24	32	49
天　津	458	267	78	43	12	8	7	24	19
河　北	2487	1055	658	269	107	82	77	145	94
山　西	1383	592	353	195	86	45	35	40	37
内蒙古	851	371	156	135	58	33	26	38	34
辽　宁	1536	636	289	261	99	47	39	75	90
吉　林	870	314	160	188	73	30	24	42	39
黑龙江	1249	477	277	214	83	54	28	62	54
上　海	467	101	58	71	65	46	31	50	45
江　苏	2173	644	594	396	156	87	56	106	134
浙　江	1606	559	255	285	166	88	66	88	99
安　徽	1354	398	328	237	86	57	42	84	122
福　建	731	190	145	124	82	42	28	67	53
江　西	1139	335	292	171	97	44	50	95	55
山　东	2847	1221	609	401	146	86	54	141	189
河　南	2527	896	678	331	124	93	42	150	213
湖　北	1245	373	283	188	99	58	38	83	123
湖　南	1781	566	435	291	135	61	57	126	110
广　东	1875	492	435	266	197	119	66	125	175
广　西	892	180	195	135	117	85	40	70	70
海　南	240	105	41	26	22	13	6	16	11
重　庆	862	201	313	136	43	25	28	58	58
四　川	2479	667	733	417	148	115	82	169	148
贵　州	1543	540	476	184	84	67	48	94	50
云　南	1409	415	400	240	94	70	50	68	72
西　藏	190	87	50	31	9	7		6	
陕　西	1292	441	310	217	94	50	36	76	68
甘　肃	737	242	178	111	44	32	19	70	41
青　海	243	75	76	43	14	14	4	9	8
宁　夏	220	90	45	33	15	11	10	9	7
新　疆	987	577	124	77	47	38	20	60	44

1-5　基层医疗卫生机构数

单位：个

机构分类	2015	2019	2020	2021	2022	2023
总　计	**920 770**	**954 390**	**970 036**	**977 790**	**979 768**	**1 016 238**
按登记注册类型分						
公立	495 986	507 140	510 889	509 128	505 233	519 870
非公立	424 784	447 250	459 147	468 662	474 535	496 368
按主办单位分						
政府办	117 503	124 753	127 112	122 213	117 958	116 338
社会办	472 631	460 467	462 004	466 933	470 479	480 433
个人办	330 636	369 170	380 920	388 644	391 331	419 467
按管理类别分						
非营利性	691 375	675 634	672 280	664 717	655 914	655 609
营利性	229 395	278 756	297 753	313 073	323 854	360 603
按机构类别分						
社区卫生服务中心（站）	34 321	35 013	35 365	36 160	36 448	37 177
社区卫生服务中心	8806	9561	9826	10 122	10 353	10 070
社区卫生服务站	25 515	25 452	25 539	26 038	26 095	27 107
卫生院	37 341	36 624	36 301	35 455	34 448	34 250
街道卫生院	524	512	539	512	531	497
乡镇卫生院	36 817	36 112	35 762	34 943	33 917	33 753
村卫生室	640 536	616 094	608 828	599 292	587 749	581 964
门诊部	13 282	25 666	29 709	35 827	38 737	43 909
诊所（卫生所、医务室、护理站）	195 290	240 993	259 833	271 056	282 386	318 938

1-6-1 2023年各地区按床位数分组的社区卫生服务中心（站）数

单位：个

地区	社区卫生服务中心							社区卫生服务站			
	总计	无床	1～9张	10～29张	30～49张	50～99张	100张及以上	总计	无床	1～9张	10张及以上
总　计	**10 070**	**3640**	**611**	**2111**	**1550**	**1682**	**476**	**27 107**	**25 676**	**1117**	**314**
东　部	4372	1932	202	697	674	664	203	15 499	15 007	377	115
中　部	2993	841	193	708	492	614	145	5793	5271	408	114
西　部	2705	867	216	706	384	404	128	5815	5398	332	85
北　京	363	179	49	69	33	25	8	1671	1671		
天　津	133	76	2	20	18	16	1	568	568		
河　北	364	90	19	130	73	51	1	1267	1097	124	46
山　西	234	98	16	60	31	24	5	853	764	75	14
内蒙古	349	145	35	100	29	36	4	918	906	8	4
辽　宁	400	206	13	83	49	42	7	1019	948	52	19
吉　林	260	121	28	72	24	12	3	78	73	3	2
黑龙江	488	230	49	112	50	42	5	160	111	27	22
上　海	350	140		11	57	98	44	842	842		
江　苏	568	131	12	76	154	140	55	2122	2116	3	3
浙　江	527	250	55	82	70	53	17	3428	3427	1	
安　徽	367	71	30	105	78	64	19	1458	1458		
福　建	246	99	15	57	38	28	9	493	493		
江　西	203	75	19	54	35	14	6	503	399	88	16
山　东	626	218	18	93	119	132	46	1873	1643	186	44
河　南	631	122	22	130	105	222	30	1362	1231	99	32
湖　北	371	57	10	60	76	132	36	765	655	92	18
湖　南	439	67	19	115	93	104	41	614	580	24	10
广　东	736	521	17	62	51	70	15	2058	2055	2	1
广　西	213	113	11	23	38	21	7	149	149		
海　南	59	22	2	14	12	9		158	147	9	2
重　庆	251	41	4	42	40	86	38	386	382	2	2
四　川	545	119	32	128	87	124	55	559	519	28	12
贵　州	351	83	43	121	46	52	6	742	720	16	6
云　南	206	61	14	46	45	30	10	462	404	49	9
西　藏	12		5	7				4	1	2	1
陕　西	260	97	21	72	44	25	1	492	485	5	2
甘　肃	217	58	32	75	30	18	4	527	375	115	37
青　海	37	16	3	13	2	2	1	245	245		
宁　夏	49	23	4	18	1	3		195	188	7	
新　疆	215	111	12	61	22	7	2	1136	1024	100	12

1-6-2　2023年各地区按床位数分组乡镇卫生院数

单位：个

类别 地区	合计	无床	1～9张	10～29张	30～49张	50～99张	100张 及以上
乡镇卫生院	**33 753**	**1298**	**3766**	**11 292**	**5613**	**7998**	**3786**
中心卫生院	10 368	173	518	2378	1783	3220	2296
一般卫生院	23 385	1125	3248	8914	3830	4778	1490
各地区乡镇卫生院							
东　部	8835	557	446	2615	1703	2534	980
中　部	11 099	280	711	3539	1887	3058	1624
西　部	13 819	461	2609	5138	2023	2406	1182
北　京							
天　津	126	9	8	62	31	16	
河　北	1965	16	27	684	498	636	104
山　西	1285	55	153	724	211	128	14
内蒙古	1240	38	408	597	113	71	13
辽　宁	1001	22	30	607	202	121	19
吉　林	762	43	128	459	70	56	6
黑龙江	973	28	118	535	163	113	16
上　海							
江　苏	905	18	2	61	153	371	300
浙　江	1045	370	218	224	104	99	30
安　徽	1311	21	82	312	220	352	324
福　建	877	20	51	418	177	144	67
江　西	1603	29	76	630	310	461	97
山　东	1449	27	10	142	260	734	276
河　南	1987	7	7	229	354	835	555
湖　北	1107	18	6	87	141	509	346
湖　南	2071	79	141	563	418	604	266
广　东	1164	52	58	294	226	360	174
广　西	1266	18	15	264	240	451	278
海　南	303	23	42	123	52	53	10
重　庆	804	19	22	218	181	249	115
四　川	2762	14	608	812	347	524	457
贵　州	1313	80	245	498	244	195	51
云　南	1361	49	10	536	286	342	138
西　藏	674	63	492	116	3		
陕　西	1509	65	244	737	216	213	34
甘　肃	1348	31	233	725	179	155	25
青　海	407	7	202	169	19	9	1
宁　夏	205	26	32	105	32	9	1
新　疆	930	51	98	361	163	188	69

1-6-3　村卫生室数

单位：个

年份 / 地区	村卫生室					
	合计	村办	卫生院设点	联合办	个人办	其他
2000	709 458	300 864	47 101	89 828	255 179	16 486
2005	583 209	313 633	32 396	38 561	180 403	18 216
2010	648 424	365 153	49 678	32 650	177 080	23 863
2015	640 536	353 196	60 231	29 208	153 353	44 548
2017	632 057	349 025	63 598	28 687	147 046	43 701
2018	622 001	342 062	65 495	28 353	141 623	44 468
2019	616 094	339 525	69 091	27 626	134 575	45 277
2020	608 828	337 868	71 858	26 817	125 503	46 782
2021	599 292	338 065	67 551	26 751	118 322	48 603
2022	587 749	335 704	64 325	25 367	109 640	52 713
2023	581 964	340 502	62 695	24 630	102 409	51 728
东　部	203 880	111 473	26 520	7791	40 152	17 944
中　部	202 327	124 769	10 727	11 649	37 266	17 916
西　部	175 757	104 260	25 448	5190	24 991	15 868
北　京	2774	2586	12	1	161	14
天　津	2196	561	808	111	98	618
河　北	59 321	33 386	3124	1217	17 147	4447
山　西	22 566	15 684	993	517	2210	3162
内蒙古	12 812	4721	2861	255	3646	1329
辽　宁	16 401	7949	416	164	6814	1058
吉　林	8799	3980	1657	1069	1667	426
黑龙江	10 325	7468	1283	139	761	674
上　海	1118	939				179
江　苏	14 671	7742	3748	1765	38	1378
浙　江	11 581	6001	2711	129	1553	1187
安　徽	15 546	9252		2513	702	3079
福　建	16 487	10 642	1026	208	2957	1654
江　西	27 059	12 590	964	1465	10 825	1215
山　东	51 541	28 019	11 626	3976	4865	3055
河　南	59 447	36 197	1274	2787	14 381	4808
湖　北	22 459	15 053	2982	2469	802	1153
湖　南	36 126	24 545	1574	690	5918	3399
广　东	25 127	12 696	2684	198	5444	4105
广　西	18 589	13 127	1086	38	4178	160
海　南	2663	952	365	22	1075	249
重　庆	9496	6758	845	205	726	962
四　川	42 301	23 709	3196	1290	8981	5125
贵　州	19 643	12 069	244	264	3729	3337
云　南	13 588	10 115	1713	576	162	1022
西　藏	5236	2158	2221	21		836
陕　西	21 611	20 473	124	131	803	80
甘　肃	16 272	5868	6013	773	1965	1653
青　海	4469	1806	813	584	646	620
宁　夏	2142	1711	177	249		5
新　疆	9598	1745	6155	804	155	739

1-7 专业公共卫生机构数

单位：个

机构分类	2015	2019	2020	2021	2022	2023
总 计	**31 927**	**15 958**	**14 492**	**13 276**	**12 436**	**12 121**
按登记注册类型分						
公立	31 582	15 654	14 206	12 906	12 164	11 728
非公立	345	304	286	370	272	393
按主办单位分						
政府办	29 019	14 896	13 626	12 357	11 715	11 165
社会办	2880	980	780	820	623	843
个人办	28	82	86	99	98	113
按机构类别分						
疾病预防控制中心	3478	3403	3384	3376	3386	3426
专科疾病防治院（所、站）	1234	1128	1048	932	856	823
健康教育所（站）	166	170	174	184	250	277
妇幼保健院（所、站）	3078	3071	3052	3032	3031	3063
急救中心（站）	345	448	484	526	545	597
采供血机构	548	594	606	628	637	671
卫生监督所（中心）	2986	2869	2934	3010	2944	2791
计划生育技术服务机构	20 092	4275	2810	1588	787	473

二、卫生人员

简要说明

一、本章主要介绍全国及31个省、自治区、直辖市卫生人员数，主要包括各类卫生人员的性别、年龄、工作年限、学历、职称、科室等构成情况，不同医疗卫生机构的各类卫生人员数，以及执业（助理）医师的执业类别及执业范围等。

二、本章数据主要来源于卫生资源与医疗服务统计年报。

三、统计口径

（一）卫生人员总数

1．村卫生室人员数（包括乡村医生、卫生员、执业医师和执业助理医师、注册护士）计入卫生人员总数。

2．2002年起，按照行业管理原则，卫生人员数不再包括国境卫生检疫所，高、中等医学院校，药品检验所（室）人员数。

3．2007年起，卫生人员数增加返聘本单位半年以上人员数。

4．2010—2021年间，卫生人员总数包括获得“卫生监督员”证书的公务员数。

5．2013年起，卫生人员数包括卫生计生部门主管的计划生育技术服务机构人员数，2013年以前，卫生人员数不包括原人口计生部门主管的计划生育技术服务机构人员数。

（二）卫生技术人员

1．2007年起，卫生技术人员不再包括药剂员和检验员等技能人员，计入工勤技能人员；2007年以前，药师（士）包括药剂员，检验师（士）包括检验员。

2．执业（助理）医师：2002年起，按取得医师执业证书的人数统计；2002年以前按实际在岗的医生统计。执业（助理）医师数包括村卫生室执业（助理）医师数。2002年以前执业（助理）医师系医生数（包括主任医师、副主任医师、主治医师、住院医师和医士），执业医师系医师数（包括主任医师、副主任医师、主治医师、住院医师）。

3．注册护士：2002年起，按注册数统计；2002年以前，按实际在岗的护士数统计。

（三）工勤技能人员

2007年以前工勤技能人员系工勤人员数，不包括药剂员和检验员等技能人员。

四、本章涉及卫生机构的口径变动和指标解释与“医疗卫生机构”章一致。

五、分科执业（助理）医师的科室分类主要依据《医疗机构诊疗科目》。中医医院和专科医院人员的科室归类原则如下：中医医院全部计入中医科，中西医结合医院全部计入中西医结合科，民族医医院全部计入民族医学科，妇幼保健院分别计入妇产科、儿科，儿童医院全部计入儿科，传染病院、麻风病院全部计入传染科，疗养院、康复医院全部计入康复医学科，肿瘤医院全部计入肿瘤科，其他专科医院计入相关科室。

主要指标解释

卫生人员　指在医院、基层医疗卫生机构、专业公共卫生机构及其他医疗卫生机构工作的职工，包括卫生技术人员、乡村医生和卫生员、其他技术人员、管理人员和工勤人员。一律按支付年底工资的在岗职工统计，包括各类聘任人员（含合同工）及返聘本单位半年以上人员，不包括临时工、离退休人员、退职人员、离开本单位仍保留劳动关系人员、本单位返聘和临聘不足半年人员。

卫生技术人员 包括执业医师、执业助理医师、注册护士、药师（士）、检验技师（士）、影像技师（士）、卫生监督员和见习医（药、护、技）师（士）等卫生专业人员。不包括仅从事管理工作的卫生技术人员。

执业医师 指《医师执业证》“级别”为“执业医师”且实际从事医疗、预防保健工作的人员，不包括仅从事管理工作的执业医师。执业医师类别分为临床、中医、口腔和公共卫生四类。

执业助理医师 指医师执业证“级别”为“执业助理医师”且实际从事医疗、预防保健工作的人员，不包括仅从事管理工作的执业助理医师。执业助理医师类别分为临床、中医、口腔和公共卫生四类。

见习医师 指毕业于高等院校医学专业、尚未取得医师执业证书的医师。

注册护士 指具有注册护士证书且实际从事护理工作的人员，不包括仅从事管理工作的护士。

药剂师（士） 包括主任药师、副主任药师、主管药师、药师、药士，不包括药剂员。

技师（士） 指检验技师（士）和影像技师（士）。包括主任技师、副主任技师、主管技师、技师、技士。

检验师（士） 包括主任检验技师、副主任检验技师、主管检验技师、检验技师、检验技士，不包括检验员。

其他卫生技术人员 包括见习医（药、护、技）师（士）等卫生专业人员，不包括药剂员、检验员、护理员等。

其他技术人员 指从事医疗器械修配、卫生宣传、科研、教学等技术工作的非卫生专业人员。

管理人员 指担负领导职责或管理任务的工作人员。包括从事医疗保健、疾病控制、卫生监督、医学科研与教学等业务管理工作的人员，主要从事党政、人事、财务、信息、安全保卫等行政管理工作的人员。

工勤技能人员 指承担技能操作和维护、后勤保障服务等职责的工作人员。工勤技能人员分为技术工和普通工。技术工包括护理员（工）、药剂员（工）、检验员、收费员、挂号员等，但不包括实验员、技术员、研究实习员（计入其他技术人员），也不包括经济员、会计员和统计员等（计入管理人员）。

卫生监督员 指医疗卫生机构中获得“卫生监督员”证书且实际从事卫生监督工作的人员，不包括仅从事管理工作的卫生监督员。

每千人口卫生技术人员 即（卫生技术人员数/人口数）×1000。人口数系国家统计局公布的常住人口。

每千人口执业（助理）医师 即［执业（助理）医师数/人口数］×1000。人口数系国家统计局公布的常住人口。

每万人口全科医生数 即（全科医生数/人口数）×10 000。人口数系国家统计局公布的常住人口。

乡村医生 指在村卫生室工作并且取得“乡村医生”证书的人员。

中专学历（水平） 指获得中专文凭或获得当地卫生健康行政部门认可的中专水平证书的乡村医生。

卫生员 指在村卫生室工作但未取得“乡村医生”证书的人员。

2-1-1 卫生人员数

单位：人

年份	卫生人员	卫生技术人员	执业（助理）医师	执业医师	注册护士	药师（士）	检验师（士）	乡村医生和卫生员	其他技术人员	管理人员	工勤技能人员
1950	611 240	555 040	380 800	327 400	37 800	8080				21 877	34 323
1955	1 052 787	874 063	500 398	402 409	107 344	60 974	15 394			86 465	92 259
1960	1 769 205	1 504 894	596 109	427 498	170 143	119 293				132 034	132 277
1965	1 872 300	1 531 600	762 804	510 091	234 546	117 314			10 996	168 845	160 859
1970	6 571 795	1 453 247	702 304	446 251	295 147	…		4 779 280	10 813	156 862	171 593
1975	7 435 212	2 057 068	877 716	521 617	379 545	219 904	77 506	4 841 695	14 122	251 420	270 907
1980	7 355 483	2 798 241	1 153 234	709 473	465 798	308 438	114 290	3 820 776	27 834	310 805	397 827
1985	5 606 105	3 410 910	1 413 281	724 238	636 974	365 145	145 217	1 293 094	46 052	358 812	497 237
1990	6 137 711	3 897 921	1 763 086	1 302 997	974 541	405 978	170 371	1 231 510	85 504	396 694	526 082
1995	6 704 395	4 256 923	1 917 772	1 454 926	1 125 661	418 520	189 488	1 331 017	120 782	450 013	545 660
1996	6 735 097	4 311 845	1 941 235	1 475 232	1 162 609	424 952	192 873	1 316 095	125 480	444 571	537 106
1997	6 833 962	4 397 805	1 984 867	1 505 342	1 198 228	428 295	198 016	1 317 786	133 369	448 047	536 955
1998	6 863 315	4 423 721	1 999 521	1 513 975	1 218 836	423 644	200 846	1 327 633	145 060	435 507	531 394
1999	6 894 985	4 458 669	2 044 672	1 561 584	1 244 844	418 574	201 272	1 324 937	150 041	434 997	526 341
2000	6 910 383	4 490 803	2 075 843	1 603 266	1 266 838	414 408	200 900	1 319 357	157 533	426 789	515 901
2001	6 874 527	4 507 700	2 099 658	1 637 337	1 286 938	404 087	203 378	1 290 595	157 961	412 757	505 514
2002	6 528 674	4 269 779	1 843 995	1 463 573	1 246 545	357 659	209 144	1 290 595	179 962	332 628	455 710
2003	6 216 971	4 380 878	1 942 364	1 534 046	1 265 959	357 378	209 616	867 778	199 331	318 692	450 292
2004	6 332 739	4 485 983	1 999 457	1 582 442	1 308 433	355 451	211 553	883 075	209 422	315 595	438 664
2005	6 447 246	4 564 050	2 042 135	1 622 684	1 349 589	349 533	211 495	916 532	225 697	312 826	428 141
2006	6 681 184	4 728 350	2 099 064	1 678 031	1 426 339	353 565	218 771	957 459	235 466	323 705	436 204
2007	6 964 389	4 913 186	2 122 925	1 715 460	1 558 822	325 212	206 487	931 761	243 460	356 569	519 413
2008	7 251 803	5 174 478	2 201 904	1 791 881	1 678 091	330 525	212 618	938 313	255 149	356 854	527 009
2009	7 781 448	5 535 124	2 329 206	1 905 436	1 854 818	341 910	220 695	1 050 991	275 006	362 665	557 662
2010	8 207 502	5 876 158	2 413 259	1 972 840	2 048 071	353 916	230 572	1 091 863	290 161	370 548	578 772
2011	8 616 040	6 202 858	2 466 094	2 020 154	2 244 020	363 993	238 874	1 126 443	305 981	374 885	605 873
2012	9 115 705	6 675 549	2 616 064	2 138 836	2 496 599	377 398	249 255	1 094 419	319 117	372 997	653 623
2013	9 790 483	7 210 578	2 794 754	2 285 794	2 783 121	395 578	266 607	1 081 063	359 819	420 971	718 052
2014	10 234 213	7 589 790	2 892 518	2 374 917	3 004 144	409 595	279 277	1 058 182	379 740	451 250	755 251
2015	10 693 881	8 007 537	3 039 135	2 508 408	3 241 469	423 294	293 680	1 031 525	399 712	472 620	782 487
2016	11 172 945	8 454 403	3 191 005	2 651 398	3 507 166	439 246	293 680	1 000 324	426 171	483 198	808 849
2017	11 748 972	8 988 230	3 390 034	2 828 999	3 804 021	452 968	325 909	968 611	451 480	509 093	831 558
2018	12 300 325	9 529 179	3 607 156	3 010 376	4 098 630	467 685	342 914	907 098	476 569	529 045	858 434
2019	12 928 335	10 154 010	3 866 916	3 210 515	4 445 047	483 420	362 518	842 302	503 947	543 750	884 326
2020	13 474 992	10 678 019	4 085 689	3 401 672	4 708 717	496 793	379 962	795 510	529 601	561 157	910 705
2021	13 985 363	11 244 217	4 287 604	3 590 846	5 019 422	520 865	401 905	696 749	599 026	460 012	985 359
2022	14 410 844	11 657 878	4 434 728	3 721 811	5 224 244	531 221	422 992	664 543	605 684	492 467	990 272
2023	15 237 463	12 488 283	4 782 086	4 009 658	5 637 142	569 481	446 550	622 079	614 547	515 527	997 027

注：①2010至2021年间，卫生人员和卫生技术人员包括获得“卫生监督员”证书的公务员1万人，本章各表同。②2013年以后卫生人员数包括卫生计生部门主管的计划生育技术服务机构人员数，2013年以前不包括原人口计生部门主管的计划生育技术服务机构人员数。③2016年起，执业（助理）医师数含乡村全科执业助理医师。④1985年以前乡村医生和卫生员系赤脚医生数。⑤2020年起，诊所的乡村医生和卫生员纳入统计。⑥2021年起，管理人员指专职管理人员数，不含同时担负临床或监督工作的管理人员，本章各表同。⑦2023年，同时担负临床或监督工作的管理人员有49.0万名。

2-1-2 2023年各类医疗卫生机构人员数

单位：人

机构分类	合计	卫生				
		小计	执业（助理）医师	执业医师	注册护士
总 计	**15 237 463**	**12 488 283**	**4 782 086**	**4 009 658**	**5 637 142**
一、医院	9 138 803	7 723 324	2 602 940	2 446 827	3 915 532
综合医院	6 077 438	5 211 067	1 768 592	1 672 984	2 665 708
中医医院	1 316 870	1 135 920	405 120	379 080	524 472
中西医结合医院	180 345	154 029	56 493	53 202	73 645
民族医医院	48 577	39 865	15 209	13 355	14 868
专科医院	1 445 358	1 140 683	347 562	319 486	611 259
口腔医院	103 905	82 265	36 416	32 549	38 869
眼科医院	119 089	79 946	24 705	22 713	40 080
耳鼻喉科医院	8656	6742	2268	2042	3392
肿瘤医院	122 201	103 030	32 340	31 704	52 858
心血管病医院	30 776	26 245	8026	7712	14 312
胸科医院	11 502	9933	3016	2958	5511
血液病医院	4955	3696	885	837	2098
妇产（科）医院	108 585	81 523	27 057	25 489	42 738
儿童医院	87 655	74 803	24 747	24 375	37 134
精神病医院	341 861	273 329	63 617	56 710	173 293
传染病医院	77 849	64 813	20 003	19 566	34 306
皮肤病医院	14 874	11 341	3805	3523	5322
结核病医院	9663	8211	2461	2385	4536
麻风病医院	387	273	126	104	79
职业病医院	5165	4060	1422	1367	1902
骨科医院	80 426	66 919	20 746	17 432	34 539
康复医院	110 898	89 868	24 520	21 754	40 193
整形外科医院	9424	5872	2277	2096	3114
美容医院	45 518	26 033	9753	8768	14 301
其他专科医院	151 969	121 781	39 372	35 402	62 682
护理院	70 215	41 760	9964	8720	25 580
二、基层医疗卫生机构	4 953 046	3 877 090	1 882 667	1 295 500	1 410 335
社区卫生服务中心（站）	777 594	681 313	278 077	232 284	277 658
社区卫生服务中心	627 059	543 478	215 914	179 452	216 087
社区卫生服务站	150 535	137 835	62 163	52 832	61 571
卫生院	1 626 191	1 422 403	578 606	358 804	494 887
街道卫生院	20 738	17 963	7034	4952	6795
乡镇卫生院	1 605 453	1 404 440	571 572	353 852	488 092
中心卫生院	706 948	621 343	250 490	163 187	222 685
一般卫生院	898 505	783 097	321 082	190 665	265 407
村卫生室	948 015	333 403	280 740	70 164	45 289
门诊部	579 427	491 179	232 868	198 467	216 965
综合门诊部	178 061	153 820	70 933	64 910	62 757
中医门诊部	48 602	39 228	23 675	21 485	8804
中西医结合门诊部	8642	7717	3617	3253	3041
民族医门诊部	432	344	198	177	79
专科门诊部	343 690	290 070	134 445	108 642	142 284
诊所、卫生所、医务室、护理站	1 021 819	948 792	512 376	435 781	375 536
诊所	895 941	846 284	460 241	393 691	332 441
卫生所、医务室	109 563	98 100	52 014	41 984	39 327
护理站	16 315	4408	121	106	3768

注：①乡村医生和卫生员622 079人。②本表村卫生室人员数不包括乡镇卫生院在村卫生室工作的人员数。

技术人员					其他技术人员	管理人员	工勤技能人员
药师（士）	技师（士）	检验师（士）	其他	见习医师			
569 481	**819 866**	**446 550**	**679 708**	**175 847**	**614 547**	**515 527**	**997 027**
345 900	537 793	264 261	321 159	108 924	377 812	361 446	676 221
214 615	354 166	181 700	207 986	72 872	230 942	228 840	406 589
72 303	82 160	38 447	51 865	19 748	55 471	41 622	83 857
8105	10 971	5122	4815	1194	7637	7656	11 023
3215	3236	1331	3337	742	3683	2023	3006
45 954	84 198	37 079	51 710	13 969	77 742	78 337	148 596
1277	2342	847	3361	1019	5065	6335	10 240
3474	4568	2326	7119	1550	10 939	10 467	17 737
299	354	196	429	93	396	515	1003
4182	8083	3260	5567	845	6953	5873	6345
891	1733	787	1283	243	979	1799	1753
424	766	417	216	56	689	478	402
165	478	324	70	26	543	400	316
3192	6049	4195	2487	537	5311	6344	15 407
3442	6739	3333	2741	388	3693	4674	4485
11 167	12 790	6782	12 462	4643	15 795	14 425	38 312
3302	5080	3624	2122	558	4983	3814	4239
999	824	667	391	85	997	882	1654
354	615	400	245	77	455	601	396
26	26	22	16	5	28	34	52
162	406	231	168	12	439	371	295
2649	5612	1975	3373	1488	2712	3501	7294
3457	16 837	2244	4861	832	5192	5647	10 191
166	178	112	137	15	697	694	2161
844	746	566	389	120	5114	3046	11 325
5482	9972	4771	4273	1377	6762	8437	14 989
1708	3062	582	1446	399	2337	2968	23 150
195 526	163 363	88 538	225 199	52 282	145 284	90 494	218 099
47 778	41 488	23 374	36 312	8536	34 636	19 645	42 000
40 884	38 793	21 673	31 800	7908	30 094	15 842	37 645
6894	2695	1701	4512	628	4542	3803	4355
86 901	98 526	54 184	163 483	37 724	77 494	26 788	99 506
1057	1304	672	1773	352	1202	350	1223
85 844	97 222	53 512	161 710	37 372	76 292	26 438	98 283
37 680	44 259	24 344	66 229	17 541	31 253	10 962	43 390
48 164	52 963	29 168	95 481	19 831	45 039	15 476	54 893
7374							
15 577	16 693	9117	9076	2196	19 660	23 438	45 150
6774	10 618	6001	2738	375	5335	5512	13 394
4337	1175	543	1237	176	2147	2492	4735
572	371	224	116	13	172	238	515
38	14	9	15		36	26	26
3856	4515	2340	4970	1632	11 970	15 170	26 480
37 896	6656	1863	16 328	3826	13 494	20 623	31 443
35 558	5444	1373	12 600	3429	11 505	18 296	18 589
2331	1000	490	3428	395	1571	1771	1921
7	212		300	2	418	556	10 933

2-1-2 2023年各类医疗卫生机构人员数（续）

单位：人

机构分类	合计	卫生				
		小计	执业（助理）医师	执业医师	注册护士
三、专业公共卫生机构	1 005 842	807 600	276 388	248 931	285 525
疾病预防控制中心	239 555	181 441	79 064	69 567	21 460
省属	12 216	9042	4835	4740	157
地级市（地区）属	53 053	40 953	20 489	19 689	2433
县级市（区）属	85 625	64 809	27 632	24 527	8663
县属	81 041	61 187	24 296	19 045	9462
其他	7620	5450	1812	1566	745
专科疾病防治院（所、站）	43 017	33 454	12 803	11 275	12 853
专科疾病防治院	18 331	14 211	4980	4570	6209
传染病防治院	965	749	218	200	392
结核病防治院	1930	1539	460	432	722
职业病防治院	7202	5416	2074	1995	2157
其他	8234	6507	2228	1943	2938
专科疾病防治所（站、中心）	24 686	19 243	7823	6705	6644
口腔病防治所（站、中心）	2648	2227	1175	1094	819
精神病防治所（站、中心）	2348	1890	520	438	1045
皮肤病与性病防治所（中心）	5789	4531	1703	1440	1470
结核病防治所（站、中心）	4796	3627	1375	1192	1226
职业病防治所（站、中心）	1725	1309	595	560	337
地方病防治所（站、中心）	364	256	147	141	10
血吸虫病防治所（站、中心）	3510	2781	1306	1045	847
药物戒毒所（中心）	182	71	36	33	25
其他	3324	2551	966	762	865
健康教育所（站、中心）	4150	1636	660	562	368
妇幼保健院（所、站）	577 105	487 150	172 042	157 103	224 838
省属	31 675	27 258	9739	9723	13 341
地级市（地区）属	170 708	145 267	50 259	49 279	70 732
县级市（区）属	182 885	153 346	55 706	50 890	69 099
县属	184 448	155 034	54 090	45 155	68 863
其他	7389	6245	2248	2056	2803
妇幼保健院	541 469	458 955	158 924	145 707	216 151
妇幼保健所	14 119	11 224	5698	5171	3094
妇幼保健站	10 382	8011	3340	2738	2593
生殖保健中心	281	244	138	113	82
急救中心（站）	26 611	14 552	6414	5790	6589
采供血机构	44 619	32 947	4163	3713	18 519
卫生监督所（中心）	64 807	53 408			
省属	1695	1458			
地级市（地区）属	13 230	11 322			
县级市（区）属	22 590	18 538			
县属	20 987	16 771			
其他	6305	5319			
计划生育技术服务机构	5978	3012	1242	921	898
四、其他医疗卫生机构	139 772	80 269	20 091	18 400	25 750
康复医疗机构	14 364	9760	3052	2779	4322
卫生监督检验（监测）机构	509	297	56	41	22
医学科学研究机构	9763	3794	1262	1242	208
医学在职培训机构	5452	2241	653	542	709
临床检验中心（所、站）	36 290	18 578	2428	2238	1287
统计信息中心	1814	97	39	38	14
其他	71 580	45 502	12 601	11 520	19 188

技术人员					其他技术人员	管理人员	工勤技能人员
药师（士）	技师（士）		其他				
		检验师（士）		见习医师			
26 597	95 681	75 042	123 409	14 192	68 857	49 087	80 298
3600	39 559	36 081	37 758	5538	23 447	15 920	18 747
70	2683	2405	1297	306	1974	532	668
487	11 228	10 573	6316	1641	5412	3619	3069
1360	13 024	11 901	14 130	1964	7835	6242	6739
1591	11 714	10 381	14 124	1498	7174	4907	7773
92	910	821	1891	129	1052	620	498
2196	3285	2455	2317	480	3549	2253	3761
915	1426	1034	681	262	1674	1003	1443
49	66	57	24	16	76	47	93
115	186	147	56	19	107	138	146
266	671	429	248	109	936	441	409
485	503	401	353	118	555	377	795
1281	1859	1421	1636	218	1875	1250	2318
32	52	12	149	12	161	115	145
68	80	52	177	15	151	127	180
535	419	384	404	44	478	221	559
242	521	362	263	42	408	318	443
38	234	170	105	25	165	101	150
5	47	46	47	3	54	27	27
144	260	201	224	12	238	144	347
3	5	4	2	2	7	72	32
214	241	190	265	63	213	125	435
71	77	59	460	16	1118	1086	310
20 109	44 509	28 760	25 652	7444	30 093	21 057	38 805
816	2607	1745	755	317	1613	795	2009
5870	13 503	8802	4903	1482	9232	6747	9462
6691	13 883	9075	7967	2260	9661	7189	12 689
6456	13 890	8758	11 735	3328	9233	6032	14 149
276	626	380	292	57	354	294	496
19 038	41 676	26 644	23 166	6958	27 401	18 612	36 501
453	1251	996	728	148	1156	881	858
297	721	482	1060	183	865	754	752
9	12	12	3	1	25	4	8
175	162	112	1212	613	2728	1613	7718
274	7814	7382	2177	84	4236	2134	5302
			53 408		2756	3908	4735
			1458		37	126	74
			11 322		387	830	691
			18 538		1025	1399	1628
			16 771		1071	1221	1924
			5319		236	332	418
172	275	193	425	17	930	1116	920
1458	23 029	18 709	9941	449	22 594	14 500	22 409
400	1608	365	378	111	1224	1105	2275
2	147	117	70	1	50	71	91
171	218	187	1935	23	4240	1046	683
128	88	34	663	38	1951	690	570
59	11 841	11 286	2963	64	5396	3412	8904
5	18	3	21	2	1062	585	70
693	9109	6717	3911	210	8671	7591	9816

2-1-3　2022年卫生人员性别、年龄、学历、职称构成

单位：%

分类	卫生技术人员							其他技术人员	管理人员
	合计	执业（助理）医师	执业医师	注册护士	药师（士）	技师（士）	其他		
总　计	**100.0**	**100.0**	**100.0**	**100.0**	**100.0**	**100.0**	**100.0**	**100.0**	**100.0**
按性别分									
男	26.8	51.6	51.8	3.5	30.1	37.9	41.7	38.4	43.7
女	73.2	48.4	48.2	96.5	69.9	62.1	58.3	61.6	56.3
按年龄分									
25岁以下	8.1	0.8	0.1	12.5	4.0	10.3	15.2	5.1	2.5
25～34岁	40.7	25.7	24.7	50.8	35.4	46.4	46.2	37.5	27.9
35～44岁	26.5	32.5	33.0	23.1	29.9	23.2	20.5	31.1	30.8
45～54岁	16.4	24.4	24.1	10.8	21.6	13.8	13.0	20.4	27.3
55～59岁	4.0	7.2	7.6	1.6	5.7	3.7	3.2	4.2	8.1
60岁及以上	4.3	9.4	10.4	1.2	3.6	2.6	2.0	1.7	3.3
按工作年限分									
5年以下	24.0	16.2	14.6	26.6	17.5	30.0	41.6	23.6	16.2
5～9年	23.0	18.5	18.5	27.0	20.7	24.1	20.9	22.0	17.3
10～19年	26.8	26.4	27.2	29.1	27.7	22.7	18.5	27.2	25.8
20～29年	14.3	20.3	20.3	10.2	18.1	12.6	10.7	15.2	19.7
30年及以上	11.9	18.6	19.5	7.2	15.9	10.6	8.4	12.0	21.0
按学历分									
研究生	7.1	16.7	19.0	0.3	5.6	4.4	6.3	7.1	8.4
大学本科	39.0	46.4	50.8	32.7	41.2	44.8	37.8	40.9	46.7
大专	38.0	25.5	21.3	48.0	33.3	38.7	37.6	33.0	30.8
中专	15.2	10.6	8.2	18.7	17.7	11.3	16.5	13.2	9.1
高中及以下	0.7	0.8	0.7	0.2	2.1	0.7	1.9	5.7	5.1
按专业技术资格分									
正高	2.6	6.1	7.0	0.5	1.3	1.3	0.6	0.5	2.0
副高	7.6	14.9	17.1	3.5	5.5	5.6	1.8	3.9	6.6
中级	22.7	30.7	34.8	19.7	24.6	19.1	7.1	16.7	14.7
师级／助理	32.9	38.6	38.1	30.4	36.9	30.1	22.9	23.1	13.0
士级	30.0	8.2	1.7	43.9	29.0	29.1	46.1	32.7	11.9
不详	4.2	1.5	1.4	2.0	2.8	14.9	21.5	23.1	51.8
按聘任技术职务分									
正高	2.4	5.7	6.5	0.4	1.1	1.4	0.5	0.5	3.1
副高	7.5	14.7	16.8	3.3	5.4	6.0	1.7	3.6	9.6
中级	21.9	29.8	33.8	18.5	23.6	20.7	6.9	15.3	21.4
师级／助理	32.2	37.9	37.4	29.7	35.4	32.1	19.7	22.9	20.5
士级	28.2	8.3	2.3	41.8	27.2	30.2	36.3	27.8	17.3
待聘	7.9	3.5	3.3	6.3	7.3	9.6	34.9	29.9	28.0

注：本表不包括村卫生室数字。

2-1-4 2023年卫生人员性别、年龄、学历、职称构成

单位：%

分类	卫生技术人员							其他技术人员	管理人员
	合计	执业（助理）医师	执业医师	注册护士	药师（士）	技师（士）	其他		
总　计	**100.0**	**100.0**	**100.0**	**100.0**	**100.0**	**100.0**	**100.0**	**100.0**	**100.0**
按性别分									
男	26.7	51.0	51.2	4.0	29.2	37.4	41.7	38.4	43.3
女	73.3	49.0	48.8	96.0	70.8	62.6	58.3	61.6	56.7
按年龄分									
25 岁以下	8.0	1.0	0.2	12.3	4.0	10.3	15.5	4.8	2.4
25 ～ 34 岁	40.2	26.1	25.2	49.8	34.5	48.1	44.8	36.3	27.5
35 ～ 44 岁	27.1	32.0	32.8	24.5	31.4	23.1	21.1	32.7	32.5
45 ～ 54 岁	16.2	24.0	23.7	10.6	21.5	12.8	13.2	20.2	26.6
55 ～ 59 岁	3.8	6.9	7.1	1.5	5.1	3.2	3.2	4.2	7.5
60 岁及以上	4.7	10.0	11.0	1.4	3.8	2.6	2.2	1.8	3.6
按工作年限分									
5 年以下	24.5	17.5	15.7	26.8	18.4	31.6	41.9	24.0	17.2
5 ～ 9 年	22.2	18.4	18.3	25.6	19.8	24.0	19.9	21.3	16.8
10 ～ 19 年	28.3	26.9	27.8	31.2	29.8	23.8	19.6	29.0	27.8
20 ～ 29 年	13.5	19.1	19.2	9.7	17.0	11.1	10.3	14.5	18.7
30 年及以上	11.5	18.2	18.9	6.8	15.0	9.5	8.3	11.3	19.5
按学历分									
研究生	7.3	16.9	19.3	0.4	6.1	4.8	7.1	7.9	9.1
大学本科	40.2	46.8	51.2	34.2	42.8	47.0	38.9	42.9	47.9
大专	37.8	25.5	21.2	47.9	33.3	37.7	36.9	31.8	29.8
中专	14.1	10.1	7.8	17.3	16.1	9.9	15.3	12.0	8.5
高中及以下	0.6	0.7	0.6	0.2	1.7	0.5	1.8	5.4	4.7
按专业技术资格分									
正高	2.6	6.2	7.1	0.5	1.3	1.4	0.6	0.6	1.9
副高	7.7	14.8	16.9	3.6	5.7	5.4	1.9	4.0	6.2
中级	23.4	30.5	34.6	21.0	25.2	18.5	7.3	17.2	14.4
师级 / 助理	32.3	38.1	37.8	29.5	36.7	28.4	21.9	22.6	12.6
士级	29.1	8.5	1.9	43.1	27.6	26.3	43.4	30.0	11.1
不详	5.0	1.9	1.7	2.3	3.4	20.0	25.0	25.6	53.8
按聘任技术职务分									
正高	2.4	5.7	6.5	0.4	1.2	1.5	0.6	0.6	2.9
副高	7.6	14.6	16.6	3.4	5.5	6.2	1.8	3.7	9.2
中级	22.5	29.5	33.4	19.5	24.1	21.1	7.1	15.6	21.3
师级 / 助理	31.7	37.4	37.1	29.0	35.1	32.2	18.8	22.6	20.1
士级	27.6	8.7	2.5	41.0	26.1	29.1	33.7	25.7	16.6
待聘	8.3	4.2	3.9	6.6	8.0	9.9	38.0	31.9	29.9

注：本表不包括村卫生室数字。

2-1-5　2023年卫生人员数

单位：人

分类	合计	卫生技术人员							乡村医生和卫生员	其他技术人员	管理人员	工勤技能人员
		小计	执业（助理）医师	执业医师	注册护士	药师（士）	技师（士）	其他				
总　计	**15 237 463**	**12 488 283**	**4 782 086**	**4 009 658**	**5 637 142**	**569 481**	**819 866**	**679 708**	**622 079**	**614 547**	**515 527**	**997 027**
按城乡分												
城市	8 691 663	7 232 353	2 741 141	2 482 008	3 372 224	325 575	486 341	307 072	133 782	370 835	356 547	598 146
农村	6 545 800	5 255 930	2 040 945	1 527 650	2 264 918	243 906	333 525	372 636	488 297	243 712	158 980	398 881
按登记注册类型分												
公立	11 016 698	9 066 706	3 363 302	2 837 393	4 065 857	431 139	639 512	566 896	480 988	478 638	349 148	641 218
国有	9 705 546	8 255 012	2 915 906	2 607 529	3 823 372	388 360	602 747	524 627	66 343	446 726	335 411	602 054
集体	1 311 152	811 694	447 396	229 864	242 485	42 779	36 765	42 269	414 645	31 912	13 737	39 164
非公立	4 220 765	3 421 577	1 418 784	1 172 265	1 571 285	138 342	180 354	112 812	141 091	135 909	166 379	355 809
其中：												
联营	34 560	20 317	10 879	5618	7232	743	823	640	11 319	638	871	1415
私营	2 788 037	2 308 179	1 001 418	814 720	1 040 652	93 485	102 986	69 638	105 291	80 739	95 226	198 602
按主办单位分												
政府办	9 829 674	8 344 350	2 967 259	2 622 331	3 823 360	403 532	609 121	541 078	92 765	458 890	325 740	607 929
其中：												
卫生健康部门	9 592 937	8 151 513	2 898 818	2 561 904	3 734 321	394 000	594 299	530 075	92 699	446 891	312 478	589 356
社会办	2 524 444	1 744 670	768 890	533 469	734 385	69 273	105 503	66 619	435 997	70 609	89 001	184 167
个人办	2 883 345	2 399 263	1 045 937	853 858	1 079 397	96 676	105 242	72 011	93 317	85 048	100 786	204 931

注：①城市包括直辖市区和地级市辖区，农村包括县及县级市，本章各表同。②社会办包括企业、事业单位、社会团体和其他社会组织办的卫生机构。

2-1-6 各地区卫生人员数

单位：人

地区	合计	卫生技术人员								乡村医生和卫生员	其他技术人员	管理人员	工勤技能人员
		小计	执业（助理）医师	执业医师	注册护士	药师（士）	技师（士）	其他					
2022	14 410 844	11 657 878	4 434 728	3 721 811	5 224 244	531 221	750 595	717 090	664 543	605 684	492 467	990 272
2023	15 237 463	12 488 283	4 782 086	4 009 658	5 637 142	569 481	819 866	679 708	622 079	614 547	515 527	997 027
东部	6 590 413	5 423 633	2 135 433	1 835 943	2 414 693	264 771	344 803	263 933	197 757	280 480	226 869	461 674
中部	4 388 964	3 602 409	1 406 456	1 141 210	1 654 194	149 698	229 610	162 451	214 283	175 867	138 717	257 688
西部	4 258 086	3 462 241	1 240 197	1 032 505	1 568 255	155 012	245 453	253 324	210 039	158 200	149 941	277 665
北京	389 020	312 758	121 550	114 956	134 646	16 982	22 173	17 407	2273	20 423	20 670	32 896
天津	165 384	133 656	56 468	53 123	52 051	8136	9061	7940	2641	8739	10 162	10 186
河北	790 666	644 925	289 780	224 708	269 708	23 715	33 000	28 722	53 117	30 206	21 189	41 229
山西	374 803	298 173	118 428	100 253	132 685	12 601	19 747	14 712	24 099	16 795	13 236	22 500
内蒙古	284 106	234 507	92 704	78 884	101 220	12 243	14 565	13 775	12 114	13 656	10 592	13 237
辽宁	442 605	357 550	137 914	124 244	167 895	14 161	21 481	16 099	14 490	19 009	16 922	34 634
吉林	294 224	232 250	92 276	79 946	106 986	9071	14 023	9894	11 697	14 594	12 853	22 830
黑龙江	335 659	267 541	103 732	88 488	118 794	11 494	16 550	16 971	11 855	13 761	15 137	27 365
上海	297 704	245 752	89 072	85 454	110 968	11 568	20 726	13 418	46	13 124	13 089	25 693
江苏	910 971	743 324	290 096	247 688	333 420	37 770	50 356	31 682	19 476	43 847	31 854	72 470
浙江	785 789	662 556	265 975	238 284	292 265	34 911	41 451	27 954	6319	31 904	25 042	59 968
安徽	590 238	509 859	200 567	164 082	241 447	19 620	28 673	19 552	22 681	20 019	13 856	23 823
福建	397 110	325 816	123 317	106 471	144 733	18 103	21 456	18 207	14 760	17 122	11 084	28 328
江西	439 075	361 613	134 825	111 420	169 354	18 172	25 233	14 029	27 506	14 001	11 038	24 917
山东	1 135 939	934 661	371 920	306 629	417 633	43 091	59 228	42 789	63 961	55 599	30 815	50 903
河南	1 069 794	866 110	346 557	262 578	383 863	33 907	59 945	41 838	62 598	45 607	31 904	63 575
湖北	602 208	497 181	190 424	160 105	230 596	19 972	32 531	23 658	27 374	25 774	20 560	31 319
湖南	682 963	569 682	219 647	174 338	270 469	24 861	32 908	21 797	26 473	25 316	20 133	41 359
广东	1 169 128	976 091	357 885	307 084	450 163	52 372	60 403	55 268	18 289	36 565	41 198	96 985
广西	536 134	433 491	145 146	120 565	200 913	24 506	30 510	32 416	26 760	21 031	14 680	40 172
海南	106 097	86 544	31 456	27 302	41 211	3962	5468	4447	2385	3942	4844	8382
重庆	334 725	272 035	102 267	86 095	128 142	11 066	17 288	13 272	12 586	10 041	15 040	25 023
四川	926 093	740 444	279 437	234 510	335 453	33 895	52 271	39 388	39 924	34 962	34 322	76 441
贵州	430 549	354 783	125 958	101 520	163 692	12 933	26 065	26 135	23 268	13 528	17 010	21 960
云南	512 722	425 232	146 724	120 660	203 577	15 746	28 621	30 564	28 713	20 746	11 739	26 292
西藏	46 320	29 531	12 289	9804	9820	1412	1795	4215	9990	2573	1264	2962
陕西	471 012	391 726	133 291	109 331	169 607	16 799	31 045	40 984	16 872	5209	26 597	30 608
甘肃	268 421	221 119	78 030	65 313	100 397	9365	15 909	17 418	16 061	11 533	6486	13 222
青海	72 697	57 975	21 604	18 339	23 710	3117	4581	4963	5683	4026	1483	3530
宁夏	78 053	65 731	24 266	21 362	30 046	3552	4078	3789	2477	2379	2657	4809
新疆	297 254	235 667	78 481	66 122	101 678	10 378	18 725	26 405	15 591	18 516	8071	19 409

2-1-7 2023年各地区卫生人员数（城市）

单位：人

地区	合计	卫生技术人员							乡村医生和卫生员	其他技术人员	管理人员	工勤技能人员
		小计	执业（助理）医师	执业医师	注册护士	药师（士）	技师（士）	其他				
总　计	**8 691 663**	**7 232 353**	**2 741 141**	**2 482 008**	**3 372 224**	**325 575**	**486 341**	**307 072**	**133 782**	**370 835**	**356 547**	**598 146**
东　部	4 403 780	3 653 741	1 413 877	1 289 702	1 660 698	176 028	242 738	160 400	54 014	196 899	177 174	321 952
中　部	2 135 080	1 798 788	676 905	609 855	868 991	71 727	118 412	62 753	36 121	91 914	83 858	124 399
西　部	2 152 803	1 779 824	650 359	582 451	842 535	77 820	125 191	83 919	43 647	82 022	95 515	151 795
北　京	389 020	312 758	121 550	114 956	134 646	16 982	22 173	17 407	2273	20 423	20 670	32 896
天　津	165 384	133 656	56 468	53 123	52 051	8136	9061	7940	2641	8739	10 162	10 186
河　北	363 570	306 062	131 873	113 956	135 428	11 080	17 156	10 525	9764	15 491	12 913	19 340
山　西	207 882	174 044	66 161	60 094	83 114	6842	11 656	6271	3686	9147	8850	12 155
内蒙古	146 946	124 234	47 350	43 554	57 699	6226	7685	5274	1897	6816	7069	6930
辽　宁	311 289	260 510	98 938	93 564	126 379	10 098	15 561	9534	2785	13 341	12 121	22 532
吉　林	140 713	114 257	44 030	40 318	55 280	4389	7084	3474	1969	6908	6446	11 133
黑龙江	202 815	165 012	62 301	57 121	78 435	6614	10 007	7655	2559	8262	10 153	16 829
上　海	297 704	245 752	89 072	85 454	110 968	11 568	20 726	13 418	46	13 124	13 089	25 693
江　苏	580 719	474 355	179 837	163 322	218 279	23 702	33 752	18 785	6696	29 411	23 367	46 890
浙　江	455 063	377 442	147 956	137 328	170 095	19 209	25 798	14 384	1852	21 798	16 931	37 040
安　徽	301 513	262 706	99 584	89 548	128 465	10 146	16 005	8506	4498	11 794	9516	12 999
福　建	231 448	192 060	73 561	67 093	87 417	10 059	12 742	8281	3634	10 298	8057	17 399
江　西	207 340	174 803	63 979	57 016	84 854	8160	12 188	5622	6077	7692	7173	11 595
山　东	643 925	541 626	213 776	187 603	249 010	24 268	34 477	20 095	18 485	32 589	21 407	29 818
河　南	471 024	399 936	152 650	133 299	190 762	15 106	27 628	13 790	9459	20 396	17 268	23 965
湖　北	319 592	267 907	98 958	90 761	129 741	10 426	18 631	10 151	5260	15 191	12 728	18 506
湖　南	284 201	240 123	89 242	81 698	118 340	10 044	15 213	7284	2613	12 524	11 724	17 217
广　东	906 533	760 509	283 051	256 905	352 433	38 739	48 107	38 179	5352	29 364	35 608	75 700
广　西	288 165	240 243	84 616	76 512	114 599	12 864	16 916	11 248	6281	11 409	10 274	19 958
海　南	59 125	49 011	17 795	16 398	23 992	2187	3185	1852	486	2321	2849	4458
重　庆	263 519	215 268	81 079	69 127	102 537	8856	13 419	9377	7806	8057	12 194	20 194
四　川	516 474	414 641	153 289	138 562	196 812	18 406	30 199	15 935	9479	21 876	23 781	46 697
贵　州	168 282	141 484	52 308	46 072	67 200	4974	10 555	6447	3766	6154	7954	8924
云　南	174 539	146 642	52 946	48 032	72 898	5441	9749	5608	3412	8605	5830	10 050
西　藏	21 398	15 883	6503	5662	6441	647	1078	1214	1220	1253	912	2130
陕　西	272 332	229 446	81 180	71 587	105 820	9051	17 206	16 189	3668	3031	17 893	18 294
甘　肃	134 214	113 813	39 743	35 551	54 971	4685	8415	5999	3369	5836	3963	7233
青　海	38 359	31 824	11 632	10 707	14 539	1665	2638	1350	1559	2168	823	1985
宁　夏	51 824	43 875	16 425	14 984	20 546	2304	2796	1804	763	1740	2105	3341
新　疆	76 751	62 471	23 288	22 101	28 473	2701	4535	3474	427	5077	2717	6059

注：本表管理人员未纳入城市地区同时担负临床或监督工作的人员，2023年，共30.0万人。

2-1-8　2023年各地区卫生人员数（农村）

单位：人

地区	合计	卫生技术人员							乡村医生和卫生员	其他技术人员	管理人员	工勤技能人员
		小计	执业（助理）医师	执业医师	注册护士	药师（士）	技师（士）	其他				
总　计	**6 545 800**	**5 255 930**	**2 040 945**	**1 527 650**	**2 264 918**	**243 906**	**333 525**	**372 636**	**488 297**	**243 712**	**158 980**	**398 881**
东　部	2 186 633	1 769 892	721 556	546 241	753 995	88 743	102 065	103 533	143 743	83 581	49 695	139 722
中　部	2 253 884	1 803 621	729 551	531 355	785 203	77 971	111 198	99 698	178 162	83 953	54 859	133 289
西　部	2 105 283	1 682 417	589 838	450 054	725 720	77 192	120 262	169 405	166 392	76 178	54 426	125 870
北　京												
天　津												
河　北	427 096	338 863	157 907	110 752	134 280	12 635	15 844	18 197	43 353	14 715	8276	21 889
山　西	166 921	124 129	52 267	40 159	49 571	5759	8091	8441	20 413	7648	4386	10 345
内蒙古	137 160	110 273	45 354	35 330	43 521	6017	6880	8501	10 217	6840	3523	6307
辽　宁	131 316	97 040	38 976	30 680	41 516	4063	5920	6565	11 705	5668	4801	12 102
吉　林	153 511	117 993	48 246	39 628	51 706	4682	6939	6420	9728	7686	6407	11 697
黑龙江	132 844	102 529	41 431	31 367	40 359	4880	6543	9316	9296	5499	4984	10 536
上　海												
江　苏	330 252	268 969	110 259	84 366	115 141	14 068	16 604	12 897	12 780	14 436	8487	25 580
浙　江	330 726	285 114	118 019	100 956	122 170	15 702	15 653	13 570	4467	10 106	8111	22 928
安　徽	288 725	247 153	100 983	74 534	112 982	9474	12 668	11 046	18 183	8225	4340	10 824
福　建	165 662	133 756	49 756	39 378	57 316	8044	8714	9926	11 126	6824	3027	10 929
江　西	231 735	186 810	70 846	54 404	84 500	10 012	13 045	8407	21 429	6309	3865	13 322
山　东	492 014	393 035	158 144	119 026	168 623	18 823	24 751	22 694	45 476	23 010	9408	21 085
河　南	598 770	466 174	193 907	129 279	193 101	18 801	32 317	28 048	53 139	25 211	14 636	39 610
湖　北	282 616	229 274	91 466	69 344	100 855	9546	13 900	13 507	22 114	10 583	7832	12 813
湖　南	398 762	329 559	130 405	92 640	152 129	14 817	17 695	14 513	23 860	12 792	8409	24 142
广　东	262 595	215 582	74 834	50 179	97 730	13 633	12 296	17 089	12 937	7201	5590	21 285
广　西	247 969	193 248	60 530	44 053	86 314	11 642	13 594	21 168	20 479	9622	4406	20 214
海　南	46 972	37 533	13 661	10 904	17 219	1775	2283	2595	1899	1621	1995	3924
重　庆	71 206	56 767	21 188	16 968	25 605	2210	3869	3895	4780	1984	2846	4829
四　川	409 619	325 803	126 148	95 948	138 641	15 489	22 072	23 453	30 445	13 086	10 541	29 744
贵　州	262 267	213 299	73 650	55 448	96 492	7959	15 510	19 688	19 502	7374	9056	13 036
云　南	338 183	278 590	93 778	72 628	130 679	10 305	18 872	24 956	25 301	12 141	5909	16 242
西　藏	24 922	13 648	5786	4142	3379	765	717	3001	8770	1320	352	832
陕　西	198 680	162 280	52 111	37 744	63 787	7748	13 839	24 795	13 204	2178	8704	12 314
甘　肃	134 207	107 306	38 287	29 762	45 426	4680	7494	11 419	12 692	5697	2523	5989
青　海	34 338	26 151	9972	7632	9171	1452	1943	3613	4124	1858	660	1545
宁　夏	26 229	21 856	7841	6378	9500	1248	1282	1985	1714	639	552	1468
新　疆	220 503	173 196	55 193	44 021	73 205	7677	14 190	22 931	15 164	13 439	5354	13 350

注：本表管理人员未纳入农村地区同时担负临床或监督工作的人员，2023年，共19.0万人。

2-2-1 每千人口卫生技术人员数

单位：人

年份	卫生技术人员			执业（助理）医师			其中：执业医师	注册护士		
	合计	城市	农村	合计	城市	农村		合计	城市	农村
1949	0.93	1.87	0.73	0.67	0.70	0.66	0.58	0.06	0.25	0.02
1955	1.42	3.49	1.01	0.81	1.24	0.74	0.70	0.14	0.64	0.04
1960	2.37	5.67	1.85	1.04	1.97	0.90	0.79	0.23	1.04	0.07
1965	2.11	5.37	1.46	1.05	2.22	0.82	0.70	0.32	1.45	0.10
1970	1.76	4.88	1.22	0.85	1.97	0.66	0.43	0.29	1.10	0.14
1975	2.24	6.92	1.41	0.95	2.66	0.65	0.57	0.41	1.74	0.18
1980	2.85	8.03	1.81	1.17	3.22	0.76	0.72	0.47	1.83	0.20
1985	3.28	7.92	2.09	1.36	3.35	0.85	0.70	0.61	1.85	0.30
1990	3.45	6.59	2.15	1.56	2.95	0.98	1.15	0.86	1.91	0.43
1995	3.59	5.36	2.32	1.62	2.39	1.07	1.23	0.95	1.59	0.49
2000	3.63	5.17	2.41	1.68	2.31	1.17	1.30	1.02	1.64	0.54
2001	3.62	5.15	2.38	1.69	2.32	1.17	1.32	1.03	1.65	0.54
2002	3.41	…	…	1.47	…	…	1.17	1.00	…	…
2003	3.48	4.88	2.26	1.54	2.13	1.04	1.22	1.00	1.59	0.50
2004	3.53	4.99	2.24	1.57	2.18	1.04	1.25	1.03	1.63	0.50
2005	3.50	5.82	2.69	1.56	2.46	1.26	1.24	1.03	2.10	0.65
2006	3.60	6.09	2.70	1.60	2.56	1.26	1.28	1.09	2.22	0.66
2007	3.72	6.44	2.69	1.61	2.61	1.23	1.30	1.18	2.42	0.70
2008	3.90	6.68	2.80	1.66	2.68	1.26	1.35	1.27	2.54	0.76
2009	4.15	7.15	2.94	1.75	2.83	1.31	1.43	1.39	2.82	0.81
2010	4.39	7.62	3.04	1.80	2.97	1.32	1.47	1.53	3.09	0.89
2011	4.58	7.90	3.19	1.82	3.00	1.33	1.49	1.66	3.29	0.98
2012	4.94	8.54	3.41	1.94	3.19	1.40	1.58	1.85	3.65	1.09
2013	5.27	9.18	3.64	2.04	3.39	1.48	1.67	2.04	4.00	1.22
2014	5.56	9.70	3.77	2.12	3.54	1.51	1.74	2.20	4.30	1.31
2015	5.84	10.21	3.90	2.22	3.72	1.55	1.84	2.37	4.58	1.39
2016	6.12	10.42	4.08	2.31	3.79	1.61	1.92	2.54	4.75	1.50
2017	6.47	10.87	4.28	2.44	3.97	1.68	2.04	2.74	5.01	1.62
2018	6.83	10.91	4.63	2.59	4.01	1.82	2.16	2.94	5.08	1.80
2019	7.26	11.10	4.96	2.77	4.10	1.96	2.30	3.18	5.22	1.99
2020	7.57	11.46	5.18	2.90	4.25	2.06	2.41	3.34	5.40	2.10
2021	7.97	9.87	6.27	3.04	3.73	2.42	2.55	3.56	4.58	2.64
2022	8.27	10.20	6.55	3.15	3.84	2.53	2.64	3.71	4.74	2.79
2023	8.87	10.89	7.07	3.40	4.13	2.74	2.85	4.00	5.08	3.05

注：①2002年以前，执业（助理）医师数系医生，执业医师数系医师，注册护士数系护师（士）。②合计项分母系常住人口数，2020年前分城乡项分母系推算户籍人口数，2021年起，系推算常住人口数，下表同。

2-2-2 2023年各地区每千人口卫生技术人员数

单位：人

地区	卫生技术人员			执业（助理）医师			其中：执业医师			注册护士		
	合计	城市	农村	合计	城市	农村	合计	城市	农村	合计	城市	农村
总　计	**8.87**	**10.89**	**7.07**	**3.40**	**4.13**	**2.74**	**2.85**	**3.74**	**2.05**	**4.00**	**5.08**	**3.05**
东　部	8.92	10.40	6.89	3.51	4.02	2.81	3.02	3.67	2.13	3.97	4.73	2.93
中　部	8.63	11.72	6.84	3.37	4.41	2.77	2.74	3.97	2.01	3.96	5.66	2.98
西　部	9.06	11.19	7.54	3.24	4.09	2.64	2.70	3.66	2.02	4.10	5.30	3.25
北　京	14.31	14.31		5.56	5.56		5.26	5.26		6.16	6.16	
天　津	9.80	9.80		4.14	4.14		3.89	3.89		3.82	3.82	
河　北	8.72	11.75	7.08	3.92	5.06	3.30	3.04	4.37	2.31	3.65	5.20	2.80
山　西	8.60	12.14	6.11	3.42	4.62	2.57	2.89	4.19	1.98	3.83	5.80	2.44
内蒙古	9.79	12.81	7.73	3.87	4.88	3.18	3.29	4.49	2.48	4.22	5.95	3.05
辽　宁	8.55	10.47	5.73	3.30	3.98	2.30	2.97	3.76	1.81	4.01	5.08	2.45
吉　林	9.93	10.65	9.32	3.95	4.11	3.81	3.42	3.76	3.13	4.57	5.15	4.08
黑龙江	8.74	11.06	6.53	3.39	4.17	2.64	2.89	3.83	2.00	3.88	5.26	2.57
上　海	9.88	9.88		3.58	3.58		3.44	3.44		4.46	4.46	
江　苏	8.72	10.04	7.07	3.40	3.81	2.90	2.91	3.46	2.22	3.91	4.62	3.03
浙　江	10.00	11.95	8.22	4.01	4.68	3.40	3.60	4.35	2.91	4.41	5.38	3.52
安　徽	8.33	10.86	6.67	3.28	4.12	2.73	2.68	3.70	2.01	3.94	5.31	3.05
福　建	7.79	10.22	5.80	2.95	3.92	2.16	2.55	3.57	1.71	3.46	4.65	2.49
江　西	8.01	10.94	6.40	2.99	4.01	2.43	2.47	3.57	1.86	3.75	5.31	2.90
山　东	9.23	11.76	7.12	3.67	4.64	2.87	3.03	4.07	2.16	4.13	5.41	3.06
河　南	8.82	13.48	6.81	3.53	5.15	2.83	2.68	4.49	1.89	3.91	6.43	2.82
湖　北	8.52	10.88	6.79	3.26	4.02	2.71	2.74	3.68	2.05	3.95	5.27	2.99
湖　南	8.67	12.60	7.07	3.34	4.68	2.80	2.65	4.29	1.99	4.12	6.21	3.26
广　东	7.68	8.33	6.03	2.82	3.10	2.09	2.42	2.81	1.40	3.54	3.86	2.73
广　西	8.62	11.32	6.65	2.89	3.99	2.08	2.40	3.61	1.52	4.00	5.40	2.97
海　南	8.30	9.75	6.95	3.02	3.54	2.53	2.62	3.26	2.02	3.95	4.77	3.19
重　庆	8.53	8.52	8.54	3.20	3.21	3.19	2.70	2.74	2.55	4.02	4.06	3.85
四　川	8.85	11.01	7.08	3.34	4.07	2.74	2.80	3.68	2.09	4.01	5.23	3.01
贵　州	9.18	11.81	8.00	3.26	4.37	2.76	2.63	3.85	2.08	4.24	5.61	3.62
云　南	9.10	13.14	7.83	3.14	4.74	2.64	2.58	4.30	2.04	4.36	6.53	3.67
西　藏	8.09	17.43	4.98	3.37	7.14	2.11	2.69	6.21	1.51	2.69	7.07	1.23
陕　西	9.91	10.99	8.71	3.37	3.89	2.80	2.77	3.43	2.03	4.29	5.07	3.42
甘　肃	8.97	12.34	6.95	3.17	4.31	2.48	2.65	3.86	1.93	4.07	5.96	2.94
青　海	9.76	13.72	7.22	3.64	5.01	2.75	3.09	4.62	2.11	3.99	6.27	2.53
宁　夏	9.02	11.09	6.56	3.33	4.15	2.35	2.93	3.79	1.91	4.12	5.19	2.85
新　疆	9.07	12.98	8.18	3.02	4.84	2.61	2.55	4.59	2.08	3.91	5.92	3.46

2-3-1 2022年执业（助理）医师性别、年龄、学历及职称构成

单位：%

分类	执业（助理）医师					其中：执业医师				
	合计	临床	中医	口腔	公共卫生	合计	临床	中医	口腔	公共卫生
总　计	**100.0**	**100.0**	**100.0**	**100.0**	**100.0**	**100.0**	**100.0**	**100.0**	**100.0**	**100.0**
按性别分										
男	51.6	51.2	56.4	46.3	47.5	51.8	51.5	56.2	46.5	46.9
女	48.4	48.8	43.6	53.7	52.5	48.2	48.5	43.8	53.5	53.1
按年龄分										
25 岁以下	0.8	0.6	0.6	2.6	0.7	0.1	0.1	0.1	0.4	0.3
25 ～ 34 岁	25.7	24.2	27.2	37.3	22.1	24.7	23.4	26.4	33.9	24.9
35 ～ 44 岁	32.5	32.9	31.4	33.3	26.3	33.0	33.4	31.3	35.4	26.1
45 ～ 54 岁	24.4	26.0	19.9	15.6	31.8	24.1	25.5	19.7	17.2	29.1
55 ～ 59 岁	7.2	7.4	7.1	4.7	12.5	7.6	7.7	7.4	5.3	12.5
60 岁及以上	9.4	8.9	13.7	6.6	6.6	10.4	9.8	15.0	7.8	7.0
按工作年限分										
5 年以下	16.2	14.7	18.7	26.0	11.1	14.6	13.5	17.2	21.0	11.5
5 ～ 9 年	18.5	18.0	19.5	22.0	15.1	18.5	18.0	19.4	21.9	16.6
10 ～ 19 年	26.4	26.6	26.4	26.8	20.9	27.2	27.3	26.7	28.8	21.7
20 ～ 29 年	20.3	21.9	16.0	14.0	23.6	20.3	21.7	16.1	15.5	21.7
30 年及以上	18.6	18.8	19.5	11.2	29.4	19.5	19.6	20.6	12.8	28.4
按学历分										
研究生	16.7	17.3	17.9	10.2	11.7	19.0	19.6	20.3	12.7	13.9
大学本科	46.4	48.8	41.1	35.1	47.5	50.8	53.0	44.8	40.9	53.5
大专	25.5	23.6	26.6	42.1	24.1	21.3	19.6	23.0	35.5	20.8
中专	10.6	9.9	12.3	11.8	15.1	8.2	7.5	10.0	10.2	10.9
高中及以下	0.8	0.5	2.1	0.8	1.5	0.7	0.4	1.9	0.6	0.9
按专业技术资格分										
正高	6.1	6.9	4.8	2.1	4.8	7.0	7.9	5.4	2.7	5.6
副高	14.9	16.6	11.9	6.2	14.9	17.1	18.7	13.5	7.8	17.5
中级	30.7	31.8	28.3	24.3	33.5	34.8	35.7	32.0	30.0	38.7
师级 / 助理	38.6	35.7	45.0	52.3	36.5	38.1	34.9	45.7	54.6	35.1
士级	8.2	7.7	8.2	12.1	8.8	1.7	1.6	1.8	2.5	1.5
不详	1.5	1.2	1.7	2.9	1.5	1.4	1.2	1.5	2.5	1.5
按聘任技术职务分										
正高	5.7	6.4	4.5	1.8	4.4	6.5	7.3	5.1	2.3	5.2
副高	14.7	16.3	11.8	6.1	14.8	16.8	18.5	13.3	7.6	17.4
中级	29.8	30.9	27.5	23.3	32.7	33.8	34.7	31.1	28.8	37.8
师级 / 助理	37.9	35.3	44.2	50.5	36.1	37.4	34.4	44.6	52.1	34.7
士级	8.3	7.8	8.3	12.4	9.0	2.3	2.1	2.5	3.7	1.9
待聘	3.5	3.2	3.7	5.9	3.0	3.3	3.0	3.4	5.5	2.9

2-3-2 2023年执业（助理）医师性别、年龄、学历及职称构成

单位：%

分类	执业（助理）医师					其中：执业医师				
	合计	临床	中医	口腔	公共卫生	合计	临床	中医	口腔	公共卫生
总　计	**100.0**	**100.0**	**100.0**	**100.0**	**100.0**	**100.0**	**100.0**	**100.0**	**100.0**	**100.0**
按性别分										
男	51.0	50.8	55.3	45.7	46.4	51.2	51.1	55.1	45.9	45.7
女	49.0	49.2	44.7	54.3	53.6	48.8	48.9	44.9	54.1	54.3
按年龄分										
25 岁以下	1.0	0.7	1.0	3.5	0.8	0.2	0.1	0.2	0.6	0.4
25 ～ 34 岁	26.1	24.5	27.6	37.4	23.6	25.2	23.7	27.0	34.5	26.4
35 ～ 44 岁	32.0	32.2	31.6	33.5	25.9	32.8	33.0	31.7	35.9	26.3
45 ～ 54 岁	24.0	25.9	19.6	15.0	30.2	23.7	25.3	19.3	16.6	27.3
55 ～ 59 岁	6.9	7.1	6.5	4.1	11.7	7.1	7.4	6.6	4.6	11.5
60 岁及以上	10.0	9.6	13.8	6.6	7.8	11.0	10.5	15.0	7.8	8.2
按工作年限分										
5 年以下	17.5	15.8	20.1	27.2	12.9	15.7	14.5	18.2	21.9	13.3
5 ～ 9 年	18.4	17.8	19.4	22.7	15.3	18.3	17.7	19.4	22.7	16.8
10 ～ 19 年	26.9	27.1	27.2	27.0	22.0	27.8	27.9	27.8	29.4	23.1
20 ～ 29 年	19.1	20.7	15.2	12.8	21.2	19.2	20.6	15.4	14.2	19.4
30 年及以上	18.2	18.7	18.2	10.3	28.6	18.9	19.3	19.2	11.8	27.4
按学历分										
研究生	16.9	17.7	18.0	9.5	13.0	19.3	20.0	20.5	11.8	15.3
大学本科	46.8	49.1	42.0	35.8	48.7	51.2	53.3	45.7	41.8	54.5
大专	25.5	23.3	26.5	43.3	23.0	21.2	19.2	22.8	36.4	19.5
中专	10.1	9.5	11.7	10.9	14.1	7.8	7.1	9.4	9.6	10.0
高中及以下	0.7	0.4	1.7	0.6	1.2	0.6	0.3	1.6	0.5	0.7
按专业技术资格分										
正高	6.2	7.1	4.7	2.0	5.0	7.1	8.0	5.3	2.5	5.9
副高	14.8	16.6	11.9	5.9	15.3	16.9	18.7	13.5	7.4	17.9
中级	30.5	31.8	28.3	24.0	32.7	34.6	35.7	32.0	29.7	37.4
师级 / 助理	38.1	35.1	44.4	51.6	36.5	37.8	34.4	45.3	54.5	35.4
士级	8.5	7.9	8.7	12.7	8.7	1.9	1.7	1.9	2.7	1.6
不详	1.9	1.6	2.1	3.7	1.8	1.7	1.5	1.9	3.2	1.8
按聘任技术职务分										
正高	5.7	6.5	4.3	1.7	4.6	6.5	7.4	4.9	2.1	5.4
副高	14.6	16.3	11.7	5.8	15.1	16.6	18.4	13.3	7.2	17.6
中级	29.5	30.8	27.2	22.9	31.8	33.4	34.5	30.8	28.3	36.4
师级 / 助理	37.4	34.6	43.5	49.7	36.1	37.1	33.9	44.2	52.0	35.1
士级	8.7	8.0	8.8	13.1	8.9	2.5	2.3	2.6	3.9	2.1
待聘	4.2	3.7	4.5	6.9	3.5	3.9	3.5	4.1	6.4	3.4

2-3-3 各类别执业（助理）医师数

项目	合计		执业医师		执业助理医师	
	2022	2023	2022	2023	2022	2023
人数／万人	**443.5**	**478.2**	**372.2**	**401.0**	**71.3**	**77.2**
临床类别	321.2	339.7	269.8	285.6	51.4	54.1
中医类别	76.4	86.8	64.9	73.2	11.5	13.7
口腔类别	33.4	38.7	27.0	31.3	6.3	7.5
公共卫生类别	12.5	13.0	10.5	10.9	2.1	2.0
构成／%	**100.0**	**100.0**	**100.0**	**100.0**	**100.0**	**100.0**
临床类别	72.4	71.0	72.5	71.2	72.1	70.1
中医类别	17.2	18.2	17.4	18.3	16.1	17.7
口腔类别	7.5	8.1	7.3	7.8	8.8	9.7
公共卫生类别	2.8	2.7	2.8	2.7	2.9	2.6

2-3-4 全科医生数

单位：人

项目	合计		注册为全科医学专业的人数		注册为乡村全科执业助理医师的人数	
	2022	2023	2022	2023	2022	2023
总　计	**463 048**	**561 808**	**367 486**	**449 986**	**95 562**	**111 822**
其中：医院	71 889	98 955	71 889	98 955		
社区卫生服务中心（站）	105 651	118 623	102 050	116 130	3601	2493
乡镇卫生院	174 296	201 591	151 939	179 261	22 357	22 330

注：全科医生数指注册为全科医学专业和注册为乡村全科执业助理医师的人数之和，下表同。

2-3-5 2023年各地区分类别执业（助理）医师和全科医生数

单位：人

地区	执业（助理）医师数					全科医生数			每万人口全科医生数
	合计	临床	中医	口腔	公共卫生	合计	注册为全科医学专业的人数	注册为乡村全科执业助理医师的人数	
总 计	**4 782 086**	**3 396 933**	**868 231**	**387 350**	**129 572**	**561 808**	**449 986**	**111 822**	**3.99**
东 部	2 135 433	1 499 857	368 036	206 442	61 098	270 269	224 520	45 749	4.44
中 部	1 406 456	1 033 643	239 724	96 468	36 621	162 731	122 909	39 822	3.90
西 部	1 240 197	863 433	260 471	84 440	31 853	128 808	102 557	26 251	3.37
北 京	121 550	77 884	24 972	15 245	3449	9206	9001	205	4.21
天 津	56 468	35 593	13 108	6127	1640	5312	4851	461	3.89
河 北	289 780	207 000	53 916	25 165	3699	34 479	23 837	10 642	4.66
山 西	118 428	83 485	21 613	10 418	2912	9592	5736	3856	2.77
内蒙古	92 704	61 145	21 374	7205	2980	9809	6488	3321	4.09
辽 宁	137 914	100 931	20 274	13 659	3050	16 836	14 425	2411	4.03
吉 林	92 276	63 855	15 356	10 963	2102	8970	7336	1634	3.83
黑龙江	103 732	76 290	16 045	9692	1705	12 548	10 585	1963	4.10
上 海	89 072	63 991	12 217	8584	4280	11 736	11 691	45	4.72
江 苏	290 096	214 262	40 669	23 621	11 544	45 194	38 647	6547	5.30
浙 江	265 975	187 353	43 664	28 195	6763	28 701	27 960	741	4.33
安 徽	200 567	144 819	35 174	12 358	8216	24 837	20 335	4502	4.06
福 建	123 317	83 068	23 495	12 825	3929	17 762	15 090	2672	4.25
江 西	134 825	100 346	23 490	7582	3407	13 997	11 140	2857	3.10
山 东	371 920	261 797	68 649	32 625	8849	40 369	21 544	18 825	3.99
河 南	346 557	256 858	61 393	21 749	6557	44 350	28 310	16 040	4.52
湖 北	190 424	146 436	26 595	12 729	4664	19 488	16 735	2753	3.34
湖 南	219 647	161 554	40 058	10 977	7058	28 949	22 732	6217	4.41
广 东	357 885	244 225	62 902	37 765	12 993	57 376	54 602	2774	4.52
广 西	145 146	103 075	27 570	10 245	4256	18 324	15 827	2497	3.65
海 南	31 456	23 753	4170	2631	902	3298	2872	426	3.16
重 庆	102 267	69 372	23 801	7170	1924	11 417	9392	2025	3.58
四 川	279 437	179 416	76 777	18 051	5193	31 059	27 456	3603	3.71
贵 州	125 958	94 502	22 143	6142	3171	12 879	9615	3264	3.33
云 南	146 724	107 767	23 915	10 048	4994	15 855	11 991	3864	3.39
西 藏	12 289	7660	3375	349	905	597	508	89	1.64
陕 西	133 291	99 741	20 360	11 098	2092	15 675	10 331	5344	3.97
甘 肃	78 030	52 770	19 324	4138	1798	4906	3771	1135	1.99
青 海	21 604	14 426	5103	1463	612	1450	1125	325	2.44
宁 夏	24 266	16 876	3867	2699	824	2358	1919	439	3.23
新 疆	78 481	56 683	12 862	5832	3104	4479	4134	345	1.72

2-3-6 分科执业（助理）医师构成

单位：%

分科	2022			2023		
	合计	执业医师	执业助理医师	合计	执业医师	执业助理医师
总　计	100.0	100.0	100.0	100.0	100.0	100.0
预防保健科	1.8	1.3	4.9	1.7	1.3	4.6
全科医疗科	4.6	4.0	9.1	4.8	4.1	9.5
内科	18.5	18.1	21.8	18.4	17.9	21.6
外科	9.9	10.4	6.4	9.5	10.0	6.0
儿科	5.1	5.4	3.0	4.9	5.2	2.8
妇产科	8.3	8.4	7.4	7.8	8.0	6.7
眼科	1.4	1.5	0.7	1.4	1.5	0.7
耳鼻咽喉科	1.1	1.1	0.6	1.0	1.1	0.6
口腔科	7.7	7.0	12.6	8.3	7.5	13.7
皮肤科	0.7	0.7	0.3	0.7	0.7	0.3
医疗美容科	0.9	1.0	0.5	1.1	1.1	0.5
精神科	1.7	1.7	1.6	1.8	1.8	1.7
传染科	0.9	1.0	0.2	0.9	1.0	0.2
结核病科	0.2	0.2	0.1	0.1	0.2	0.1
地方病科	0.0	0.0	0.0	0.0	0.0	0.0
肿瘤科	1.5	1.7	0.2	1.5	1.7	0.2
急诊医学科	1.7	1.8	0.8	1.7	1.9	0.8
康复医学科	1.4	1.4	1.5	1.5	1.5	1.5
运动医学科	0.0	0.0	0.0	0.0	0.0	0.0
职业病科	0.1	0.2	0.0	0.1	0.1	0.0
麻醉科	1.9	2.1	0.7	1.9	2.0	0.6
重病医学科	0.7	0.8	0.1	0.8	0.9	0.1
医学检验科	0.3	0.2	0.5	0.3	0.2	0.5
病理科	0.4	0.5	0.1	0.4	0.5	0.1
医学影像科	5.4	5.5	4.9	5.3	5.4	4.5
中医科	16.7	17.1	13.7	16.9	17.3	14.2
民族医学科	0.3	0.3	0.3	0.3	0.3	0.3
中西医结合科	2.3	2.4	2.2	2.4	2.4	2.2
其他	4.4	4.3	5.8	4.6	4.5	6.0

注：本表不包括村卫生室数字。

2-4-1 医院人员数

单位：人

分类	合计	卫生技术人员							其他技术人员	管理人员	工勤技能人员
		小计	执业（助理）医师	执业医师	注册护士	药师（士）	技师（士）	其他			
2022	8 747 709	7 353 043	2 469 879	2 317 353	3 711 793	332 849	494 839	343 683	371 054	350 541	673 071
2023	9 138 803	7 723 324	2 602 940	2 446 827	3 915 532	345 900	537 793	321 159	377 812	361 446	676 221
按城乡分											
城市	5 744 028	4 823 177	1 655 442	1 593 684	2 446 648	212 294	337 216	171 577	244 120	258 505	418 226
农村	3 394 775	2 900 147	947 498	853 143	1 468 884	133 606	200 577	149 582	133 692	102 941	257 995
按登记注册类型分											
公立医院	6 891 746	5 934 910	2 021 214	1 949 229	3 000 580	267 925	404 335	240 856	288 130	249 640	419 066
民营医院	2 247 057	1 788 414	581 726	497 598	914 952	77 975	133 458	80 303	89 682	111 806	257 155
按主办单位分											
政府办	6 582 076	5 671 735	1 931 180	1 864 365	2 872 202	255 347	384 265	228 741	278 120	233 948	398 273
社会办	1 226 849	984 130	321 653	291 110	498 999	43 277	76 009	44 192	45 899	65 257	131 563
个人办	1 329 878	1 067 459	350 107	291 352	544 331	47 276	77 519	48 226	53 793	62 241	146 385
按管理类别分											
非营利性	7 674 091	6 583 409	2 237 288	2 131 141	3 328 483	296 730	452 014	268 894	314 822	284 113	491 747
营利性	1 464 712	1 139 915	365 652	315 686	587 049	49 170	85 779	52 265	62 990	77 333	184 474
按医院等级分											
其中：三级医院	4 937 162	4 248 069	1 454 117	1 432 964	2 190 245	178 176	281 625	143 906	201 296	196 208	291 589
二级医院	2 981 960	2 511 096	815 143	735 603	1 260 183	117 398	184 740	133 632	122 458	106 645	241 761
一级医院	634 682	521 936	187 298	152 582	242 714	29 651	38 700	23 573	26 587	27 888	58 271

注：本表管理人员未纳入医院同时担负临床工作的人员，2023年，共32.3万人。

2-4-2　2022年医院人员性别、年龄、学历及职称构成

单位：%

分类	卫生技术人员							其他技术人员	管理人员
	合计	执业（助理）医师	执业医师	注册护士	药师（士）	技师（士）	其他		
总　计	**100.0**	**100.0**	**100.0**	**100.0**	**100.0**	**100.0**	**100.0**	**100.0**	**100.0**
按性别分									
男	25.4	52.6	52.8	4.2	30.1	39.7	40.6	40.0	41.8
女	74.6	47.4	47.2	95.8	69.9	60.3	59.4	60.0	58.2
按年龄分									
25岁以下	8.4	0.5	0.1	12.5	3.6	10.3	16.5	4.5	2.6
25～34岁	44.1	29.2	28.3	52.3	37.5	47.4	55.8	39.9	30.4
35～44岁	26.5	34.6	35.1	22.7	29.3	23.1	17.7	31.1	30.2
45～54岁	14.3	21.6	21.9	10.2	20.9	12.8	7.0	19.0	25.6
55～59岁	3.7	7.1	7.4	1.5	5.7	3.7	1.7	4.1	8.0
60岁及以上	3.0	6.9	7.3	0.8	3.0	2.7	1.2	1.5	3.2
按工作年限分									
5年以下	24.7	17.1	16.0	26.3	17.5	30.4	49.1	23.4	17.1
5～9年	24.7	20.7	20.6	27.6	21.8	24.6	23.8	23.5	19.1
10～19年	28.0	28.1	28.6	29.9	28.2	23.4	17.1	27.9	26.0
20～29年	12.3	18.1	18.3	9.3	16.5	11.3	5.4	13.5	17.5
30年及以上	10.3	16.0	16.5	6.9	16.1	10.3	4.5	11.7	20.3
按学历分									
研究生	9.7	25.3	26.9	0.4	8.2	5.4	9.6	9.1	10.4
大学本科	43.6	52.5	54.7	37.0	46.3	48.2	45.8	44.9	49.0
大专	35.5	17.1	14.1	47.6	30.5	36.2	34.4	31.2	28.2
中专	10.9	4.9	4.1	14.8	13.5	9.7	9.2	9.9	7.7
高中及以下	0.3	0.3	0.2	0.2	1.5	0.6	1.0	4.9	4.8
按专业技术资格分									
正高	3.3	8.7	9.3	0.5	1.8	1.4	0.7	0.6	2.5
副高	8.7	18.6	19.8	3.8	6.8	5.9	1.9	4.4	7.8
中级	24.4	33.4	35.4	21.0	28.0	19.8	7.8	18.3	16.8
师级／助理	32.4	33.6	33.1	32.1	37.0	30.5	27.1	24.7	13.7
士级	27.3	4.4	1.3	40.5	23.5	25.1	41.7	29.6	10.8
不详	4.0	1.3	1.2	2.1	2.9	17.2	20.9	22.4	48.3
按聘任技术职务分									
正高	3.1	8.1	8.7	0.5	1.6	1.5	0.6	0.7	3.6
副高	8.5	18.3	19.5	3.6	6.6	6.5	1.8	4.1	10.8
中级	23.5	32.5	34.4	19.8	26.9	22.0	7.2	16.7	23.1
师级／助理	31.7	33.2	32.6	31.4	35.8	33.5	22.5	24.7	20.8
士级	25.7	4.6	1.7	38.5	22.1	26.8	31.4	25.4	15.1
待聘	7.5	3.3	3.2	6.3	7.0	9.6	36.5	28.4	26.6

2-4-3 2023年医院人员性别、年龄、学历及职称构成

单位：%

分类	卫生技术人员							其他技术人员	管理人员
	合计	执业（助理）医师	执业医师	注册护士	药师（士）	技师（士）	其他		
总 计	**100.0**	**100.0**	**100.0**	**100.0**	**100.0**	**100.0**	**100.0**	**100.0**	**100.0**
按性别分									
男	25.5	52.1	52.3	4.7	29.4	39.3	40.7	40.1	41.7
女	74.5	47.9	47.7	95.3	70.6	60.7	59.3	59.9	58.3
按年龄分									
25 岁以下	6.6	0.4	0.1	9.9	2.8	8.0	12.9	3.3	1.8
25 ～ 34 岁	42.5	27.4	26.4	50.5	34.6	49.0	55.4	36.3	28.1
35 ～ 44 岁	29.2	35.2	35.8	26.5	32.8	24.7	20.8	34.8	33.0
45 ～ 54 岁	14.4	21.8	22.0	10.3	20.6	12.1	7.5	19.0	25.0
55 ～ 59 岁	3.6	6.8	7.0	1.6	5.4	3.3	1.8	4.5	7.8
60 岁及以上	3.7	8.3	8.7	1.2	3.8	3.0	1.5	2.1	4.3
按工作年限分									
5 年以下	22.4	16.2	15.2	23.4	16.5	28.8	45.0	21.1	16.0
5 ～ 9 年	23.8	20.3	19.9	26.1	20.1	25.3	24.6	22.5	18.3
10 ～ 19 年	31.3	29.7	30.3	34.2	32.1	26.1	20.2	31.7	29.2
20 ～ 29 年	12.0	17.4	17.6	9.4	15.3	10.1	5.7	13.1	16.8
30 年及以上	10.5	16.4	16.9	7.0	16.0	9.7	4.7	11.6	19.7
按学历分									
研究生	10.1	25.9	27.5	0.5	8.9	5.8	11.0	10.1	11.2
大学本科	44.8	52.5	54.6	39.0	47.7	50.0	46.3	46.7	50.1
大专	34.8	16.7	13.8	46.9	29.9	35.2	33.4	29.8	27.2
中专	10.0	4.7	3.8	13.5	12.2	8.6	8.3	8.8	7.1
高中及以下	0.3	0.2	0.2	0.2	1.3	0.4	1.0	4.6	4.5
按专业技术资格分									
正高	3.4	8.8	9.3	0.6	1.8	1.4	0.8	0.7	2.3
副高	8.8	18.5	19.7	4.0	7.1	5.7	2.1	4.6	7.3
中级	25.3	33.3	35.2	22.7	28.9	19.1	8.1	19.0	16.4
师级 / 助理	31.6	33.1	32.8	31.3	36.6	28.5	26.1	24.1	13.4
士级	26.1	4.6	1.4	39.1	22.2	22.5	38.9	27.2	10.1
不详	4.8	1.7	1.6	2.3	3.4	22.7	24.0	24.5	50.5
按聘任技术职务分									
正高	3.2	8.2	8.7	0.5	1.7	1.6	0.7	0.7	3.4
副高	8.7	18.2	19.3	3.8	6.8	6.7	2.0	4.3	10.3
中级	24.3	32.3	34.2	21.2	27.6	22.4	7.6	17.1	23.0
师级 / 助理	31.2	32.7	32.3	30.8	35.4	33.5	21.6	24.3	20.6
士级	24.9	4.9	1.8	37.3	21.1	25.9	29.1	23.7	14.4
待聘	7.7	3.8	3.7	6.4	7.5	9.9	39.0	29.9	28.3

2-4-4　各地区医院人员数

单位：人

地区	合计	卫生技术人员							其他技术人员	管理人员	工勤技能人员
		小计	执业（助理）医师	执业医师	注册护士	药师（士）	技师（士）	其他			
2022	8 747 709	7 353 043	2 469 879	2 317 353	3 711 793	332 849	494 839	343 683	371 054	350 541	673 071
2023	9 138 803	7 723 324	2 602 940	2 446 827	3 915 532	345 900	537 793	321 159	377 812	361 446	676 221
东　部	3 992 269	3 358 129	1 163 642	1 108 192	1 675 779	158 022	227 911	132 775	170 444	156 923	306 773
中　部	2 611 724	2 227 624	751 175	700 397	1 155 732	93 800	152 367	74 550	110 446	99 031	174 623
西　部	2 534 810	2 137 571	688 123	638 238	1 084 021	94 078	157 515	113 834	96 922	105 492	194 825
北　京	261 134	212 645	76 757	75 000	100 296	10 381	15 033	10 178	11 982	13 988	22 519
天　津	108 419	90 404	34 306	33 442	40 536	5007	5974	4581	4768	6510	6737
河　北	468 087	402 588	152 288	139 453	195 846	15 661	24 629	14 164	19 502	16 314	29 683
山　西	234 235	197 145	66 536	63 058	99 967	8388	14 797	7457	11 006	9817	16 267
内蒙古	171 910	145 255	50 356	47 468	72 572	6994	9451	5882	8853	7988	9814
辽　宁	308 874	256 297	87 650	84 474	132 211	10 625	16 718	9093	14 171	11 790	26 616
吉　林	182 281	147 245	50 078	47 186	77 000	6023	10 200	3944	8850	8460	17 726
黑龙江	227 022	185 969	63 951	59 658	93 699	8091	12 061	8167	8846	10 720	21 487
上　海	195 163	166 899	54 822	54 088	81 778	7577	14 396	8326	8614	9299	10 351
江　苏	522 510	432 413	147 486	141 619	221 556	20 650	30 055	12 666	23 474	20 612	46 011
浙　江	488 704	407 250	143 441	137 779	200 921	20 427	28 237	14 224	20 672	17 466	43 316
安　徽	346 071	306 517	104 750	98 336	162 331	12 044	18 072	9320	13 369	10 003	16 182
福　建	226 066	191 994	63 134	60 245	98 600	9668	12 907	7685	9730	7315	17 027
江　西	247 120	214 927	70 484	66 033	112 727	10 726	14 668	6322	8121	7952	16 120
山　东	665 949	575 664	199 776	187 795	292 229	25 476	38 498	19 685	33 791	21 631	34 863
河　南	631 738	542 180	184 003	166 681	275 384	21 773	41 002	20 018	29 263	22 541	37 754
湖　北	349 697	297 717	101 177	96 248	153 342	12 376	20 661	10 161	15 625	14 713	21 642
湖　南	393 560	335 924	110 196	103 197	181 282	14 379	20 906	9161	15 366	14 825	27 445
广　东	688 042	573 658	188 084	179 063	287 076	30 281	38 097	30 120	21 746	28 566	64 072
广　西	294 561	246 563	75 750	72 230	129 066	11 967	18 309	11 471	10 672	10 995	26 331
海　南	59 321	48 317	15 898	15 234	24 730	2269	3367	2053	1994	3432	5578
重　庆	195 272	160 436	52 376	48 476	84 097	6637	11 182	6144	6108	10 454	18 274
四　川	544 845	448 973	148 856	139 400	229 537	19 901	33 344	17 335	21 722	23 107	51 043
贵　州	255 330	220 259	71 934	66 139	113 606	8242	15 502	10 975	8091	11 462	15 518
云　南	290 431	252 578	79 053	72 303	131 512	10 943	17 776	13 294	11 581	8122	18 150
西　藏	23 773	18 253	6921	5779	7114	937	1251	2030	1916	1039	2565
陕　西	306 066	260 694	79 602	74 693	129 053	10 715	20 704	20 620	3202	19 660	22 510
甘　肃	164 677	142 746	45 533	41 463	72 005	5941	10 636	8631	8351	4092	9488
青　海	45 995	39 242	13 092	11 675	18 322	2046	3302	2480	2936	977	2840
宁　夏	47 971	40 811	14 039	13 226	20 420	2176	2681	1495	1515	2000	3645
新　疆	193 979	161 761	50 611	45 386	76 717	7579	13 377	13 477	11 975	5596	14 647

2-5-1　基层医疗卫生机构人员数

单位：人

分类	合计	卫生技术人员							乡村医生和卫生员	其他技术人员	管理人员	工勤技能人员
		小计	执业（助理）医师	执业医师	注册护士	药师（士）	技师（士）	其他				
2022	4 550 607	3 450 293	1 680 415	1 149 284	1 215 969	171 552	145 743	236 614	664 543	143 363	79 757	212 651
2023	4 953 046	3 877 090	1 882 667	1 295 500	1 410 335	195 526	163 363	225 199	622 079	145 284	90 494	218 099
按城乡分												
城市	2 297 288	1 916 143	920 852	731 453	752 120	98 879	74 677	69 615	133 782	68 362	58 380	120 621
农村	2 655 758	1 960 947	961 815	564 047	658 215	96 647	88 686	155 584	488 297	76 922	32 114	97 478
按登记注册类型分												
公立医院	3 085 974	2 312 800	1 060 787	634 864	778 716	135 945	138 159	199 193	480 988	109 811	43 827	138 548
非公立医院	1 867 072	1 564 290	821 880	660 636	631 619	59 581	25 204	26 006	141 091	35 473	46 667	79 551
按主办单位分												
政府办	2 237 803	1 873 295	760 441	509 766	669 964	121 451	129 890	191 549	92 765	103 753	39 144	128 846
社会办	1 209 375	703 737	433 598	229 848	216 928	25 069	15 873	12 269	435 997	14 901	16 242	38 498
个人办	1 505 868	1 300 058	688 628	555 886	523 443	49 006	17 600	21 381	93 317	26 630	35 108	50 755
按管理类别分												
其中：												
非营利性	3 460 481	2 557 689	1 194 690	719 452	868 545	146 530	144 319	203 605	583 701	115 731	50 107	153 253
营利性	1 492 499	1 319 347	687 942	576 024	541 780	48 992	19 044	21 589	38 368	29 551	40 387	64 846

注：本表管理人员未纳入基层医疗卫生机构同时担负临床或监督工作的人员，2022年，共10.1万人。

2-5-2 各地区基层医疗卫生机构人员数

单位：人

地区	合计	卫生技术人员							乡村医生和卫生员	其他技术人员	管理人员	工勤技能人员
		小计	执业（助理）医师	执业医师	注册护士	药师（士）	技师（士）	其他				
2022	4 550 607	3 450 293	1 680 415	1 149 284	1 215 969	171 552	145 743	236 614	664 543	143 363	79 757	212 651
2023	4 953 046	3 877 090	1 882 667	1 295 500	1 410 335	195 526	163 363	225 199	622 079	145 284	90 494	218 099
东　部	2 122 510	1 703 465	845 797	611 493	617 757	95 014	66 883	78 014	197 757	66 103	44 590	110 595
中　部	1 439 545	1 111 520	567 614	363 436	401 890	47 895	44 619	49 502	214 283	40 384	20 899	52 459
西　部	1 390 991	1 062 105	469 256	320 571	390 688	52 617	51 861	97 683	210 039	38 797	25 005	55 045
北　京	101 749	82 591	39 226	34 564	30 188	6183	4324	2670	2273	4487	4645	7753
天　津	45 700	36 116	19 394	17 026	10 407	2987	1751	1577	2641	2034	2438	2471
河　北	268 228	200 966	122 595	72 755	59 709	6953	4193	7516	53 117	5311	2655	6179
山　西	114 915	81 781	45 774	31 697	26 495	3680	2513	3319	24 099	3762	1650	3623
内蒙古	87 007	69 204	35 476	25 330	23 118	4636	2262	3712	12 114	2611	1131	1947
辽　宁	110 412	84 345	44 244	34 271	31 760	3203	2440	2698	14 490	3031	2481	6065
吉　林	93 082	71 903	37 539	28 536	26 291	2677	1886	3510	11 697	3673	2241	3568
黑龙江	85 328	64 466	34 408	24 084	20 120	2939	2334	4665	11 855	2967	2308	3732
上　海	82 080	65 528	29 296	26 702	26 527	3805	3744	2156	46	2518	2268	11 720
江　苏	331 183	267 767	126 572	90 788	98 953	15 989	13 627	12 626	19 476	14 005	8567	21 368
浙　江	246 006	215 537	107 431	85 952	78 445	13 204	7371	9086	6319	6446	5338	12 366
安　徽	205 411	172 112	85 142	56 348	68 814	6833	6405	4918	22 681	3797	2263	4558
福　建	137 690	107 640	51 684	38 420	38 215	7512	4947	5282	14 760	4672	2568	8050
江　西	145 524	108 877	51 525	33 862	40 809	5996	5811	4736	27 506	3152	1199	4790
山　东	383 957	290 994	148 631	97 179	99 737	15 361	11 943	15 322	63 961	13 338	5346	10 318
河　南	354 560	262 846	143 886	80 249	85 593	10 216	11 704	11 447	62 598	9535	4098	15 483
湖　北	203 298	158 606	75 058	51 140	61 472	6449	6975	8652	27 374	6506	3754	7058
湖　南	237 427	190 929	94 282	57 520	72 296	9105	6991	8255	26 473	6992	3386	9647
广　东	378 647	321 585	143 875	104 279	130 541	18 393	11 487	17 289	18 289	8956	7457	22 360
广　西	190 497	145 198	56 715	36 800	54 499	10 748	6850	16 386	26 760	7100	2185	9254
海　南	36 858	30 396	12 849	9557	13 275	1424	1056	1792	2385	1305	827	1945
重　庆	118 654	95 887	44 985	32 966	38 090	4000	3865	4947	12 586	2430	2874	4877
四　川	315 696	241 119	114 104	80 003	87 201	12 500	11 215	16 099	39 924	8210	7290	19 153
贵　州	141 494	107 049	45 110	27 544	39 990	3887	6932	11 130	23 268	3733	3248	4196
云　南	177 661	136 772	55 602	37 824	58 852	3814	6172	12 332	28 713	5494	2115	4567
西　藏	20 014	9191	4406	3288	2425	419	252	1689	9990	459	138	236
陕　西	129 572	103 837	47 147	28 882	31 457	5136	6818	13 279	16 872	903	3366	4594
甘　肃	79 819	59 589	26 588	18 612	21 452	2883	3090	5576	16 061	1996	582	1591
青　海	22 589	15 435	7301	5636	4636	988	761	1749	5683	709	311	451
宁　夏	23 307	19 434	8339	6395	7760	1189	671	1475	2477	419	269	708
新　疆	84 681	59 390	23 483	17 291	21 208	2417	2973	9309	15 591	4733	1496	3471

2-6-1 各地区社区卫生服务中心（站）人员数

单位：人

地区	合计	卫生技术人员							其他技术人员	管理人员	工勤技能人员
		小计	执业（助理）医师	执业医师	注册护士	药师（士）	技师（士）	其他			
2022	717 298	623 476	254 738	211 344	252 568	43 955	36 016	36 199	34 125	18 508	41 189
2023	777 594	681 313	278 077	232 284	277 658	47 778	41 488	36 312	34 636	19 645	42 000
东　部	418 088	366 320	157 890	134 895	136 127	30 814	22 608	18 881	19 285	9624	22 859
中　部	185 958	162 508	65 270	53 131	73 401	8079	9108	6650	8479	4904	10 067
西　部	173 548	152 485	54 917	44 258	68 130	8885	9772	10 781	6872	5117	9074
北　京	45 390	38 265	16 485	14 618	12 386	4556	2935	1903	2363	1551	3211
天　津	11 707	9979	4555	4232	3106	959	654	705	824	538	366
河　北	24 004	21 370	10 188	8320	8887	912	833	550	897	607	1130
山　西	15 829	13 864	5821	4989	6449	528	552	514	800	378	787
内蒙古	17 319	15 320	5897	4862	7029	919	660	815	877	388	734
辽　宁	21 949	18 452	7686	6955	8381	1099	856	430	920	801	1776
吉　林	12 433	9755	3610	3011	4532	528	553	532	1225	503	950
黑龙江	17 400	13 951	5236	4391	6093	809	909	904	1119	775	1555
上　海	39 775	35 182	15 005	13 724	12 943	3000	2761	1473	1944	930	1719
江　苏	66 849	58 798	24 419	20 330	21 560	5177	4369	3273	3490	1066	3495
浙　江	54 576	48 937	22 967	19 481	15 988	4360	2876	2746	2150	977	2512
安　徽	28 293	26 384	10 787	8815	12 669	1072	1092	764	740	421	748
福　建	18 555	16 354	6857	5777	5908	1563	1100	926	1035	331	835
江　西	10 753	9665	3720	3198	4461	591	585	308	368	220	500
山　东	57 544	50 330	20 505	16 275	20 243	3453	2781	3348	3530	1128	2556
河　南	41 240	36 259	15 275	12 339	15 961	1574	2304	1145	1532	1152	2297
湖　北	30 192	26 294	10 122	8265	11 767	1416	1680	1309	1471	923	1504
湖　南	29 818	26 336	10 699	8123	11 469	1561	1433	1174	1224	532	1726
广　东	72 842	64 335	27 778	24 000	24 479	5501	3257	3320	1997	1490	5020
广　西	12 812	11 306	4185	3540	4782	908	777	654	551	262	693
海　南	4897	4318	1445	1183	2246	234	186	207	135	205	239
重　庆	20 010	17 258	6765	5395	7218	1025	1170	1080	672	779	1301
四　川	38 660	33 365	12 307	9862	14 617	2264	2287	1890	1356	1127	2812
贵　州	22 222	19 739	6977	5011	8590	854	1380	1938	833	746	904
云　南	14 140	12 785	4552	3624	6158	465	776	834	590	252	513
西　藏	376	291	161	125	75	14	24	17	36	2	47
陕　西	15 289	13 322	4461	3748	5917	783	1023	1138	175	893	899
甘　肃	12 143	11 067	3512	2818	5641	488	635	791	564	182	330
青　海	3292	2933	999	848	1380	212	172	170	191	52	116
宁　夏	3889	3589	1047	880	1800	301	128	313	111	30	159
新　疆	13 396	11 510	4054	3545	4923	652	740	1141	916	404	566

注：本表管理人员未纳入社区卫生服务中心（站）同时担负临床或监督工作的人员，2023年，共2.6万人。

2-6-2 2022年社区卫生服务中心人员性别、年龄、学历及职称构成

单位：%

分类	卫生技术人员							其他技术人员	管理人员
	合计	执业（助理）医师	执业医师	注册护士	药师（士）	技师（士）	其他		
总　计	100.0	100.0	100.0	100.0	100.0	100.0	100.0	100.0	100.0
按性别分									
男	22.6	40.6	40.1	1.2	22.9	29.7	35.3	27.2	38.3
女	77.4	59.4	59.9	98.8	77.1	70.3	64.7	72.8	61.7
按年龄分									
25岁以下	5.9	0.9	0.2	8.1	3.9	9.2	19.1	4.8	2.0
25～34岁	33.8	22.7	21.5	42.2	33.7	43.6	39.3	32.7	23.1
35～44岁	31.7	34.2	35.5	30.7	37.1	27.0	22.7	35.9	34.9
45～54岁	22.2	30.6	30.4	16.9	19.7	15.2	14.4	22.6	30.7
55～59岁	3.6	6.1	6.3	1.4	3.7	2.6	2.4	2.9	6.7
60岁及以上	2.9	5.6	6.2	0.7	1.8	2.4	2.1	1.2	2.6
按工作年限分									
5年以下	18.5	12.2	10.4	20.0	14.1	25.9	40.1	20.5	12.9
5～9年	19.4	16.4	16.2	21.8	18.9	23.4	19.5	20.7	14.6
10～19年	29.3	27.8	29.1	31.8	35.5	25.3	20.8	30.6	28.5
20～29年	19.8	25.2	25.3	16.7	19.5	15.6	12.4	18.2	23.8
30年及以上	13.1	18.5	18.9	9.6	11.9	9.8	7.2	9.9	20.1
按学历分									
研究生	2.1	4.9	5.8	0.1	1.0	0.4	0.9	0.8	2.3
大学本科	43.3	54.8	61.5	33.8	45.8	43.6	31.2	39.5	46.4
大专	39.3	29.6	25.0	47.7	36.8	42.8	45.8	39.3	37.0
中专	14.5	10.0	7.1	18.2	14.8	12.4	19.9	14.8	10.2
高中及以下	0.7	0.8	0.6	0.3	1.6	0.7	2.2	5.6	4.1
按专业技术资格分									
正高	1.0	2.3	2.7	0.3	0.3	0.3	0.1	0.0	1.0
副高	6.7	12.3	14.8	3.7	3.2	3.2	0.8	1.1	4.7
中级	28.1	35.8	42.8	26.9	24.4	20.5	4.8	13.6	13.8
师级／助理	33.3	37.6	37.3	31.5	38.8	30.5	17.7	22.6	13.9
士级	26.9	11.1	1.6	36.5	30.6	30.9	51.1	38.0	15.3
不详	3.9	1.0	0.8	1.1	2.7	14.6	25.5	24.6	51.3
按聘任技术职务分									
正高	0.9	2.0	2.5	0.2	0.2	0.3	0.0	0.0	1.5
副高	6.7	12.1	14.6	3.6	3.2	3.5	0.7	1.0	7.0
中级	26.6	34.0	40.6	25.0	22.9	21.9	4.5	11.5	20.0
师级／助理	33.5	38.2	38.0	31.7	38.1	33.4	15.1	22.7	21.4
士级	25.3	11.1	2.2	35.0	28.6	32.5	38.2	31.3	21.3
待聘	7.0	2.5	2.1	4.5	7.0	8.4	41.5	33.5	28.8

2-6-3 2023年社区卫生服务中心人员性别、年龄、学历及职称构成

单位：%

分类	卫生技术人员							其他技术人员	管理人员
	合计	执业（助理）医师	执业医师	注册护士	药师（士）	技师（士）	其他		
总　计	**100.0**	**100.0**	**100.0**	**100.0**	**100.0**	**100.0**	**100.0**	**100.0**	**100.0**
按性别分									
男	22.3	40.0	39.5	1.5	22.2	29.8	35.4	27.1	37.8
女	77.7	60.0	60.5	98.5	77.8	70.2	64.6	72.9	62.2
按年龄分									
25 岁以下	4.9	0.8	0.1	6.5	3.1	8.4	16.4	3.8	1.9
25 ～ 34 岁	33.1	21.9	20.5	41.0	31.1	45.9	39.6	30.2	21.5
35 ～ 44 岁	31.7	32.6	34.2	32.0	38.9	26.0	23.5	36.9	36.0
45 ～ 54 岁	22.7	31.1	30.9	17.5	21.0	14.5	15.5	24.0	30.1
55 ～ 59 岁	4.0	6.8	6.9	2.0	3.7	2.4	2.7	3.7	7.3
60 岁及以上	3.6	6.8	7.4	1.0	2.3	2.8	2.3	1.6	3.2
按工作年限分									
5 年以下	17.5	11.7	9.8	18.7	13.2	26.4	38.6	18.8	12.9
5 ～ 9 年	19.4	16.6	16.2	21.5	18.3	24.4	19.8	20.5	14.7
10 ～ 19 年	30.9	28.8	30.5	34.1	37.1	26.4	21.9	32.4	29.7
20 ～ 29 年	18.7	23.4	23.7	16.1	19.1	13.3	12.1	17.8	22.9
30 年及以上	13.6	19.6	19.9	9.7	12.3	9.5	7.6	10.5	19.8
按学历分									
研究生	2.2	5.0	6.0	0.1	1.2	0.5	1.0	1.0	2.7
大学本科	44.8	55.7	62.4	35.4	48.0	46.3	32.9	41.6	48.5
大专	39.0	29.0	24.3	47.6	36.3	41.9	45.4	38.5	35.8
中专	13.4	9.6	6.7	16.6	13.3	10.6	18.7	13.7	9.2
高中及以下	0.6	0.7	0.5	0.2	1.2	0.7	2.0	5.2	3.8
按专业技术资格分									
正高	1.2	2.6	3.1	0.4	0.3	0.4	0.1	0.0	1.0
副高	7.1	12.7	15.3	4.0	3.6	3.3	0.8	1.2	4.5
中级	28.3	35.6	42.6	27.6	25.6	19.2	4.5	14.4	13.0
师级 / 助理	32.5	36.7	36.4	30.7	38.6	28.7	16.1	22.3	13.3
士级	26.2	11.3	1.6	36.1	28.9	28.0	48.4	35.3	14.2
不详	4.7	1.2	1.0	1.3	3.0	20.3	30.0	26.7	53.9
按聘任技术职务分									
正高	1.1	2.3	2.8	0.3	0.3	0.4	0.1	0.0	1.6
副高	7.0	12.4	15.0	3.9	3.5	3.8	0.8	1.0	6.8
中级	26.8	33.6	40.3	25.4	23.9	21.8	4.2	12.1	19.2
师级 / 助理	32.9	37.4	37.3	30.8	37.7	33.3	13.8	22.4	21.5
士级	24.9	11.3	2.3	34.8	27.5	31.7	35.9	29.1	20.7
待聘	7.3	2.9	2.3	4.8	7.1	9.0	45.2	35.4	30.2

2-7-1 各地区乡镇卫生院人员数

单位：人

地区	合计	卫生技术人员							其他技术人员	管理人员	工勤技能人员
		小计	执业（助理）医师	执业医师	注册护士	药剂人员	技师（士）	其他			
2022	1 530 690	1 325 665	536 740	331 443	445 826	82 129	89 285	171 685	77 969	25 892	101 164
2023	1 605 453	1 404 440	571 572	353 852	488 092	85 844	97 222	161 710	76 292	26 438	98 283
东　部	544 427	473 408	200 157	129 686	163 844	34 016	30 491	44 900	27 069	8485	35 465
中　部	524 343	458 595	200 851	121 117	164 913	25 138	30 155	37 538	24 163	8551	33 034
西　部	536 683	472 437	170 564	103 049	159 335	26 690	36 576	79 272	25 060	9402	29 784
北　京											
天　津	5522	4840	2413	2085	1172	403	356	496	267	206	209
河　北	71 160	62 877	33 039	18 928	18 922	2648	2612	5656	3580	823	3880
山　西	27 802	22 995	11 670	7822	6353	1302	1434	2236	2238	561	2008
内蒙古	23 891	21 370	10 429	6867	5861	1377	1288	2415	1256	360	905
辽　宁	22 562	17 103	8051	5246	5531	1045	1034	1442	1456	839	3164
吉　林	23 150	18 318	8620	5911	5927	954	896	1921	1585	1173	2074
黑龙江	22 770	19 014	8734	5698	4760	1190	1091	3239	1344	896	1516
上　海											
江　苏	112 223	97 771	41 380	29 019	35 324	6894	6809	7364	5702	1455	7295
浙　江	55 553	49 900	22 999	17 011	15 033	4595	2958	4315	1877	864	2912
安　徽	74 903	69 787	32 293	20 996	26 398	3289	4254	3553	2144	780	2192
福　建	41 825	35 800	13 246	9395	12 726	3488	2856	3484	2335	538	3152
江　西	62 043	55 931	20 915	13 896	21 893	4271	4870	3982	2080	339	3693
山　东	112 193	98 500	40 619	26 755	33 909	6286	7355	10 331	6980	1609	5104
河　南	128 098	107 132	48 913	27 240	34 438	5615	8554	9612	7000	2052	11 914
湖　北	83 727	74 660	31 600	18 732	28 824	3435	4254	6547	3740	1594	3733
湖　南	101 850	90 758	38 106	20 822	36 320	5082	4802	6448	4032	1156	5904
广　东	107 514	93 315	33 605	18 228	35 704	7829	5801	10 376	4035	1796	8368
广　西	92 604	79 006	23 521	12 180	28 624	6278	5617	14 966	5390	842	7366
海　南	15 875	13 302	4805	3019	5523	828	710	1436	837	355	1381
重　庆	36 616	31 937	13 150	8677	11 420	1699	2229	3439	1341	1072	2266
四　川	115 097	99 864	39 197	24 097	34 795	5844	7426	12 602	5117	2315	7801
贵　州	60 955	54 560	20 394	11 105	18 327	2332	5137	8370	2348	1638	2409
云　南	70 376	63 087	21 936	13 344	23 584	2183	4787	10 597	4068	473	2748
西　藏	6704	6216	2671	1862	1387	323	196	1639	347	62	79
陕　西	47 867	42 947	12 010	7443	12 248	2874	5045	10 770	652	1739	2529
甘　肃	34 227	31 788	12 470	8368	10 887	1753	2171	4507	1110	268	1061
青　海	6960	6462	2720	2014	1690	301	426	1325	288	64	146
宁　夏	7078	6369	2538	1902	1914	537	417	963	249	87	373
新　疆	34 308	28 831	9528	5190	8598	1189	1837	7679	2894	482	2101

注：本表管理人员未纳入乡镇卫生院同时担负临床或监督工作的人员，2023年，共4.6万人。

2-7-2　2022年乡镇卫生院人员性别、年龄、学历及职称构成

单位：%

分类	卫生技术人员							其他技术人员	管理人员
	合计	执业（助理）医师	执业医师	注册护士	药师（士）	技师（士）	其他		
总　计	**100.0**	**100.0**	**100.0**	**100.0**	**100.0**	**100.0**	**100.0**	**100.0**	**100.0**
按性别分									
男	33.6	55.9	57.0	1.8	34.1	38.7	45.1	38.9	58.1
女	66.4	44.1	43.0	98.2	65.9	61.3	54.9	61.1	41.9
按年龄分									
25岁以下	8.4	1.7	0.2	11.7	6.0	12.4	16.6	6.5	2.3
25～34岁	35.6	22.7	20.1	46.7	34.4	48.6	37.8	33.4	21.5
35～44岁	26.9	31.2	32.1	25.2	28.0	20.7	22.5	30.2	31.1
45～54岁	23.2	34.3	35.7	15.1	23.4	14.5	17.6	23.7	34.7
55～59岁	4.0	6.8	7.6	1.0	6.1	2.7	3.6	4.6	8.1
60岁及以上	1.9	3.4	4.3	0.3	2.1	1.0	1.8	1.7	2.2
按工作年限分									
5年以下	23.7	14.6	10.0	26.7	19.5	33.1	37.2	25.7	12.9
5～9年	20.7	16.4	15.8	25.4	19.9	24.8	19.5	21.0	13.2
10～19年	23.1	23.5	24.6	25.5	23.0	18.5	19.4	24.1	24.4
20～29年	20.4	27.6	29.5	15.5	22.1	15.1	15.2	18.3	28.0
30年及以上	12.0	18.0	20.1	6.9	15.5	8.5	8.8	10.8	21.6
按学历分									
研究生	0.2	0.4	0.6	0.0	0.2	0.0	0.1	0.1	0.3
大学本科	25.7	33.1	44.4	20.0	27.7	26.1	18.8	21.3	29.1
大专	45.3	42.3	38.0	48.6	39.4	51.6	45.4	39.0	42.9
中专	27.5	23.0	16.0	30.9	29.0	21.1	32.8	29.4	20.6
高中及以下	1.4	1.2	1.0	0.4	3.7	1.3	3.0	10.2	7.0
按专业技术资格分									
正高	0.4	0.9	1.5	0.2	0.2	0.2	0.0	0.0	0.3
副高	4.3	7.6	12.3	3.2	3.0	1.9	0.3	0.7	2.9
中级	16.0	21.3	33.6	17.4	16.2	10.6	2.3	7.1	9.5
师级／助理	32.8	45.0	47.9	29.7	31.5	26.3	13.3	17.2	16.2
士级	42.5	24.4	4.2	48.5	47.0	52.8	66.8	53.6	27.4
不详	4.1	0.8	0.5	1.1	2.1	8.3	17.2	21.3	43.9
按聘任技术职务分									
正高	0.4	0.8	1.3	0.2	0.1	0.1	0.0	0.0	0.3
副高	4.3	7.5	12.2	3.2	3.0	1.9	0.3	0.6	4.2
中级	15.4	20.7	32.7	16.3	15.6	10.9	2.2	6.5	13.6
师级／助理	31.8	44.2	47.0	28.7	29.9	26.0	11.7	15.8	23.5
士级	38.4	23.7	5.0	45.2	42.5	49.8	52.9	44.8	37.9
待聘	9.8	3.1	1.8	6.5	8.7	11.3	32.9	32.3	20.5

2-7-3　2023年乡镇卫生院人员性别、年龄、学历及职称构成

单位：%

分类	卫生技术人员							其他技术人员	管理人员
	合计	执业（助理）医师	执业医师	注册护士	药师（士）	技师（士）	其他		
总　计	**100.0**	**100.0**	**100.0**	**100.0**	**100.0**	**100.0**	**100.0**	**100.0**	**100.0**
按性别分									
男	32.9	54.9	55.7	2.2	32.7	38.2	45.3	38.6	57.6
女	67.1	45.1	44.3	97.8	67.3	61.8	54.7	61.4	42.4
按年龄分									
25岁以下	7.4	1.7	0.2	10.1	5.0	10.4	16.1	5.7	2.0
25～34岁	35.6	23.0	20.7	46.1	33.3	50.5	37.6	31.5	20.1
35～44岁	26.2	28.6	29.6	25.9	28.7	20.6	22.0	30.9	30.9
45～54岁	23.8	34.6	36.0	15.9	24.6	14.5	18.2	24.6	35.1
55～59岁	4.5	7.5	8.0	1.5	5.5	2.7	4.0	5.1	8.9
60岁及以上	2.5	4.6	5.6	0.5	2.9	1.3	2.2	2.2	3.0
按工作年限分									
5年以下	23.0	14.9	10.3	25.3	18.5	32.0	36.7	24.9	13.0
5～9年	20.9	17.3	16.6	24.7	19.6	25.9	19.5	21.2	13.2
10～19年	25.3	24.4	26.1	28.9	26.5	20.9	20.7	26.0	25.2
20～29年	18.1	24.2	25.8	13.8	20.0	12.8	13.9	16.8	25.6
30年及以上	12.7	19.3	21.2	7.3	15.4	8.4	9.2	11.1	23.1
按学历分									
研究生	0.2	0.4	0.6	0.0	0.2	0.0	0.1	0.1	0.3
大学本科	27.7	34.9	46.9	21.8	30.2	29.6	20.4	23.3	31.7
大专	45.6	41.8	36.8	49.6	40.4	51.0	46.0	39.3	42.4
中专	25.4	21.9	14.8	28.1	26.2	18.4	30.9	26.9	19.2
高中及以下	1.2	1.0	0.8	0.4	3.0	1.0	2.7	10.4	6.3
按专业技术资格分									
正高	0.5	1.1	1.7	0.2	0.2	0.2	0.0	0.0	0.3
副高	4.6	7.8	12.6	3.4	3.4	2.1	0.3	0.7	2.8
中级	16.5	21.1	33.3	18.2	17.2	10.7	2.2	7.6	9.2
师级/助理	32.3	43.9	47.0	28.7	31.2	26.3	12.3	16.6	15.0
士级	41.3	25.0	4.6	48.1	45.2	48.1	64.1	49.2	26.2
不详	4.9	1.2	0.7	1.3	2.7	12.6	20.9	25.8	46.5
按聘任技术职务分									
正高	0.5	0.9	1.5	0.2	0.2	0.2	0.0	0.0	0.4
副高	4.5	7.7	12.5	3.4	3.4	2.2	0.3	0.6	4.0
中级	15.9	20.4	32.3	17.1	16.6	11.4	2.1	6.8	13.5
师级/助理	31.4	43.1	46.2	27.7	29.5	27.1	10.8	15.4	22.4
士级	37.4	24.1	5.3	44.7	40.9	47.3	49.5	40.6	37.3
待聘	10.4	3.7	2.1	6.9	9.4	11.9	37.3	36.7	22.4

2-8-1　村卫生室人员数

单位：人

年份	人员总数	执业（助理）医师和持乡村医生证的人员			注册护士	药师（士）	卫生员
		合计	执业（助理）医师	乡村医生			
2010	1 292 410	1 205 103	173 275	1 031 828	27 272	—	60 035
2015	1 447 712	1 272 437	309 923	962 514	106 264	—	69 011
2016	1 435 766	1 252 733	319 797	932 936	115 645	—	67 388
2017	1 454 890	1 252 718	351 723	900 995	134 556	—	67 616
2018	1 441 005	1 226 789	381 353	845 436	152 554	—	61 662
2019	1 445 525	1 227 545	435 471	792 074	167 752	—	50 228
2020	1 442 311	1 211 929	465 214	746 715	185 170	—	45 212
2021	1 363 361	1 147 122	475 824	671 298	193 057	3919	19 263
2022	1 367 295	1 141 242	502 095	639 147	204 126	3617	18 310
2023	1 343 876	1 108 337	508 452	599 885	196 263	7374	14 727
按主办单位分							
村办	577 184	538 309	188 135	350 174	28 102	4482	6291
卫生院设点	488 553	315 618	227 712	87 906	150 974	—	4786
联合办	48 764	45 604	16 708	28 896	2276	337	547
个人办	145 813	132 533	48 000	84 533	9735	1808	1737
其他	83 562	76 273	27 897	48 376	5176	747	1366

注：本表包括卫生院在村卫生室工作的执业（助理）医师、注册护士。

2-8-2　2022年村卫生室人员性别、年龄、学历及职称构成

单位：%

分类	合计	执业（助理）医师	注册护士	乡村医生
总　计	100.0	100.0	100.0	100.0
按性别分				
男	62.9	64.4	8.4	65.5
女	37.1	35.6	91.6	34.5
按年龄分				
25岁以下	1.8	0.6	10.5	1.4
25～34岁	6.8	4.3	41.9	5.4
35～44岁	25.0	32.2	27.8	20.9
45～54岁	39.0	46.6	14.8	36.6
55～59岁	11.1	8.5	2.3	13.3
60岁及以上	16.5	7.9	2.6	22.4
按工作年限分				
5年以下	11.9	10.2	38.7	10.1
5～9年	9.4	9.8	22.7	8.3
10～19年	28.6	33.5	25.9	26.9
20～29年	27.6	30.6	9.3	27.5
30年及以上	22.5	15.9	3.4	27.2
按学历分				
大学本科及以上	8.5	13.0	19.7	5.6
大专	40.8	38.6	32.9	43.0
中专	42.4	46.3	46.1	41.8
中专水平	1.4	0.5	0.3	1.5
高中及以下	6.9	1.5	0.9	8.1
按专业技术资格分				
副高及以上	0.1	0.2	0.3	
中级	0.9	1.7	3.1	
师级/助理	17.2	37.8	13.5	
士级	37.5	44.7	71.2	
不详	44.3	15.5	12.0	
按聘任技术职务分				
副高及以上	0.1	0.2	0.3	
中级	0.9	1.5	3.2	
师级/助理	16.7	34.4	13.3	
士级	36.6	39.9	66.5	
待聘	45.7	23.9	16.6	

2-8-3　2023年村卫生室人员性别、年龄、学历及职称构成

单位：%

分类	合计	执业（助理）医师	注册护士	乡村医生
总　计	**100.0**	**100.0**	**100.0**	**100.0**
按性别分				
男	60.9	63.3	5.1	65.1
女	39.1	36.7	94.9	34.9
按年龄分				
25岁以下	2.4	0.8	14.6	1.8
25～34岁	7.4	4.6	43.0	5.4
35～44岁	22.8	28.6	25.9	18.4
45～54岁	39.9	48.5	12.9	37.1
55～59岁	11.7	9.6	1.8	14.2
60岁及以上	15.8	7.8	1.9	23.1
按工作年限分				
5年以下	13.6	11.9	43.7	11.3
5～9年	9.7	10.1	22.1	8.4
10～19年	28.2	32.9	24.8	26.1
20～29年	27.5	30.2	7.0	27.8
30年及以上	21.1	14.9	2.2	26.4
按学历分				
大学本科及以上	8.8	13.0	17.1	5.3
大专	42.4	45.6	45.4	40.6
中专	42.5	39.5	36.8	45.2
中专水平	1.1	0.5	0.2	1.5
高中及以下	5.2	1.4	0.5	7.5
按专业技术资格分				
副高及以上	0.1	0.3	0.4	
中级	1.1	2.0	3.4	
师级／助理	18.0	37.9	13.5	
士级	37.4	44.3	73.7	
不详	43.4	15.5	9.0	
按聘任技术职务分				
副高及以上	0.1	0.3	0.4	
中级	1.1	1.8	3.4	
师级／助理	17.6	34.4	12.7	
士级	36.3	39.0	66.1	
待聘	44.9	24.6	17.5	

2-8-4 各地区村卫生室人员数

单位：人

地区	人员总数	执业（助理）医师和持乡村医生证的人员			注册护士	药师（士）	卫生员
		合计	执业（助理）医师	乡村医生			
2022	1 367 915	1 141 242	502 095	639 147	204 126	4237	18 310
2023	1 326 701	1 108 337	508 452	599 885	196 263	7374	14 727
东　部	488 188	398 406	209 970	188 436	81 834	2712	5236
中　部	468 029	390 053	184 750	205 303	68 390	3525	6061
西　部	370 484	319 878	113 732	206 146	46 039	1137	3430
北　京	6340	5018	2884	2134	1194	28	100
天　津	6153	5015	2478	2537	1030	5	103
河　北	115 600	101 229	51 585	49 644	13 508	481	382
山　西	48 389	40 529	17 616	22 913	6195	575	1090
内蒙古	30 097	24 120	12 554	11 566	5342	189	446
辽　宁	30 606	25 743	11 362	14 381	4748	51	64
吉　林	20 336	17 159	7106	10 053	2952	60	165
黑龙江	24 626	22 003	10 299	11 704	2426	51	146
上　海	2155	1333	1287	46	822		0
江　苏	68 493	51 866	33 965	17 901	14 908	190	1529
浙　江	34 995	24 094	18 425	5669	9926	413	562
安　徽	42 975	38 227	16 633	21 594	3405	390	953
福　建	33 616	27 911	13 297	14 614	5484	115	106
江　西	60 551	48 033	21 211	26 822	11 465	535	518
山　东	135 763	114 153	51 734	62 419	18 907	1346	1357
河　南	156 086	127 689	67 905	59 784	25 312	1201	1884
湖　北	40 439	36 506	9819	26 687	3122	151	660
湖　南	74 627	59 907	34 161	25 746	13 513	562	645
广　东	46 403	36 810	20 007	16 803	8591	66	936
广　西	38 110	34 693	8418	26 275	2980	173	264
海　南	8064	5234	2946	2288	2716	17	97
重　庆	19 899	18 923	6381	12 542	891	42	43
四　川	81 821	70 614	31 307	39 307	10 367	270	570
贵　州	32 416	29 498	6780	22 718	2321	52	545
云　南	44 733	40 140	11 646	28 494	4354	46	193
西　藏	12 405	11 176	1531	9645	851	33	345
陕　西	31 871	30 154	13 282	16 872	1651	66	0
甘　肃	35 876	26 961	11 176	15 785	8515	146	254
青　海	9847	8206	2668	5538	1399	98	144
宁　夏	4052	3554	1150	2404	437	1	60
新　疆	29 357	21 839	6839	15 000	6931	21	566

注：本表包括乡镇卫生院在村卫生室工作的执业（助理）医师和注册护士。

2-9-1 专业公共卫生机构人员数

单位：人

分类	合计	卫生技术人员							其他技术人员	管理人员	工勤技能人员
		小计	执业（助理）医师	执业医师	注册护士	药师（士）	技师（士）	其他			
2022	978 929	779 892	266 114	238 522	274 579	25 492	88 835	124 872	68 452	48 426	82 159
2023	1 005 842	807 600	276 388	248 931	285 525	26 597	95 681	123 409	68 857	49 087	80 298
按城乡分											
城市	539 066	431 588	149 918	142 820	155 641	13 524	54 543	57 962	38 806	27 860	40 812
农村	466 776	376 012	126 470	106 111	129 884	13 073	41 138	65 447	30 051	21 227	39 486
按登记注册类型分											
公立医院	993 185	797 984	274 509	247 275	280 320	26 444	94 725	121 986	67 992	48 392	78 817
非公立医院	12 657	9616	1879	1656	5205	153	956	1423	865	695	1481
按主办单位分											
政府办	972 996	782 781	270 269	243 506	276 133	26 076	93 430	116 873	66 192	46 975	77 048
社会办	29 843	22 576	5580	4976	8022	469	2078	6427	2441	1964	2862
个人办	3003	2243	539	449	1370	52	173	109	224	148	388

注：①2023年每万人口专业公共卫生机构人员为7.15人。②本表管理人员未纳入专业公共卫生机构中同时担负临床或监督工作的人员，2023年，共4.1万人。

2-9-2 各地区专业公共卫生机构人员数

单位：人

地区	合计	卫生技术人员							其他技术人员	管理人员	工勤技能人员
		小计	执业（助理）医师	执业医师	注册护士	药师（士）	技师（士）	其他			
2022	978 929	779 892	266 114	238 522	274 579	25 492	88 835	124 872	68 452	48 426	82 159
2023	1 005 842	807 600	276 388	248 931	285 525	26 597	95 681	123 409	68 857	49 087	80 298
东 部	397 517	318 543	115 377	106 412	108 755	11 017	36 240	47 154	29 513	17 576	31 885
中 部	306 213	243 221	82 495	72 775	89 393	7589	27 515	36 229	21 388	15 856	25 748
西 部	302 112	245 836	78 516	69 744	87 377	7991	31 926	40 026	17 956	15 655	22 665
北 京	16 912	13 335	4748	4581	3720	385	1489	2993	1331	769	1477
天 津	7004	5429	2342	2234	922	105	711	1349	750	525	300
河 北	50 948	39 268	14 240	11 897	13 344	1071	3683	6930	4927	1884	4869
山 西	23 083	17 595	5641	5048	5646	526	1986	3796	1872	1560	2056
内蒙古	23 403	19 007	6532	5770	5176	582	2629	4088	2026	1243	1127
辽 宁	20 072	14 852	5309	4853	3336	284	1956	3967	1488	2162	1570
吉 林	16 092	11 547	4248	3857	3195	336	1498	2270	1587	1689	1269
黑龙江	21 316	15 789	5000	4382	4331	448	1979	4031	1721	1940	1866
上 海	14 988	10 397	4348	4067	2266	159	1249	2375	855	725	3011
江 苏	43 139	34 661	13 578	13 135	10 496	1006	4112	5469	4019	1574	2885
浙 江	41 314	34 875	13 973	13 490	11 685	1201	3779	4237	2413	1213	2813
安 徽	33 028	27 218	9872	8658	8646	663	3072	4965	2259	1248	2303
福 建	29 924	24 375	8081	7415	7355	875	2952	5112	2271	876	2402
江 西	39 320	33 108	11 531	10 394	14 028	1348	3598	2603	2004	1355	2853
山 东	74 256	60 718	21 511	19 768	22 773	2108	7289	7037	6566	3092	3880
河 南	78 317	58 290	17 914	15 032	22 194	1816	6533	9833	6004	4652	9371
湖 北	45 861	38 797	13 566	12 174	15 283	1108	4364	4476	3154	1747	2163
湖 南	49 196	40 877	14 723	13 230	16 070	1344	4485	4255	2787	1665	3867
广 东	89 987	73 480	24 781	22 680	29 974	3558	8074	7093	4305	4251	7951
广 西	49 106	40 524	12 287	11 157	16 813	1745	5202	4477	2904	1335	4343
海 南	8973	7153	2466	2292	2884	265	946	592	588	505	727
重 庆	17 478	13 712	4394	4171	5035	397	1776	2110	1167	1219	1380
四 川	56 012	45 376	15 525	14 236	16 944	1414	6281	5212	3606	2618	4412
贵 州	30 553	25 449	8340	7312	9207	791	3151	3960	1434	2061	1609
云 南	40 168	34 001	11 439	9934	12 635	937	4221	4769	2194	1187	2786
西 藏	2489	2074	955	731	278	55	291	495	196	72	147
陕 西	31 471	24 722	5970	5272	8305	912	2860	6675	841	2847	3061
甘 肃	23 274	18 457	5801	5138	6880	522	2126	3128	1093	1669	2055
青 海	4088	3286	1203	1020	750	83	516	734	373	194	235
宁 夏	6180	5121	1787	1643	1737	177	639	781	370	297	392
新 疆	17 890	14 107	4283	3360	3617	376	2234	3597	1752	913	1118

2-10-1 各地区妇幼保健院（所、站）人员数

单位：人

地区	合计	卫生技术人员							其他技术人员	管理人员	工勤技能人员
		小计	执业（助理）医师	执业医师	注册护士	药师（士）	技师（士）	其他			
2022	561 370	471 725	164 754	149 867	218 150	19 206	41 506	28 109	29 539	20 304	39 802
2023	577 105	487 150	172 042	157 103	224 838	20 109	44 509	25 652	30 093	21 057	38 805
东　部	224 850	190 036	70 896	66 007	85 685	8287	16 582	8586	12 483	7435	14 896
中　部	172 134	145 743	52 731	47 533	68 661	5473	12 836	6042	9272	6167	10 952
西　部	180 121	151 371	48 415	43 563	70 492	6349	15 091	11 024	8338	7455	12 957
北　京	7346	6187	2578	2540	2527	298	506	278	274	294	591
天　津	1379	1056	597	556	205	45	119	90	144	118	61
河　北	31 501	25 882	10 586	8916	11 069	870	1782	1575	2415	815	2389
山　西	12 329	9771	3590	3267	4260	394	861	666	887	608	1063
内蒙古	11 371	9504	3645	3294	3986	401	875	597	805	475	587
辽　宁	5666	4348	1915	1788	1611	149	425	248	377	482	459
吉　林	6628	4910	2118	1973	1976	183	389	244	638	611	469
黑龙江	8299	6393	2464	2172	2656	262	516	495	525	590	791
上　海	2839	2448	991	982	1106	94	222	35	131	118	142
江　苏	21 272	18 026	7222	7003	7999	756	1626	423	1512	723	1011
浙　江	27 157	23 643	9551	9246	10 450	1085	1781	776	1159	677	1678
安　徽	15 884	13 606	5395	4790	5854	470	1088	799	884	548	846
福　建	14 304	12 235	4570	4273	5200	574	1260	631	776	364	929
江　西	25 270	22 127	7842	7180	10 788	998	1935	564	996	620	1527
山　东	47 628	40 442	14 597	13 532	18 760	1594	3713	1778	3451	1336	2399
河　南	45 616	37 908	12 862	11 140	18 200	1375	3694	1777	2669	1648	3391
湖　北	27 390	24 327	8676	7961	11 964	791	2080	816	1324	769	970
湖　南	30 718	26 701	9784	9050	12 963	1000	2273	681	1349	773	1895
广　东	60 391	51 222	16 782	15 700	24 564	2621	4649	2606	1979	2268	4922
广　西	34 365	28 992	8561	7874	14 125	1421	3238	1647	1526	865	2982
海　南	5367	4547	1507	1471	2194	201	499	146	265	240	315
重　庆	10 943	8841	2805	2684	4393	345	794	504	498	606	998
四　川	33 403	28 189	9629	8934	13 566	1215	2762	1017	1617	1270	2327
贵　州	19 843	16 959	5554	4912	7747	642	1601	1415	776	1163	945
云　南	24 488	21 203	6542	5660	10 269	801	2065	1526	1224	679	1382
西　藏	579	441	136	110	159	21	44	81	75	17	46
陕　西	18 560	15 273	4200	3745	6667	683	1522	2201	309	1342	1636
甘　肃	13 772	11 485	3785	3393	5510	350	1007	833	594	481	1212
青　海	1686	1360	564	474	446	60	126	164	153	80	93
宁　夏	3914	3327	1234	1119	1435	157	324	177	228	141	218
新　疆	7197	5797	1760	1364	2189	253	733	862	533	336	531

注：本表管理人员未纳入妇幼保健院（所、站）同时担负临床或监督工作的人员，2023年，共2.1万人。

2-10-2 2022年妇幼保健院（所、站）人员性别、年龄、学历及职称构成

单位：%

分类	卫生技术人员							其他技术人员	管理人员
	合计	执业（助理）医师	执业医师	注册护士	药师（士）	技师（士）	其他		
总　计	**100.0**	**100.0**	**100.0**	**100.0**	**100.0**	**100.0**	**100.0**	**100.0**	**100.0**
按性别分									
男	14.8	26.3	26.4	1.4	24.1	28.7	26.3	31.8	40.4
女	85.2	73.7	73.6	98.6	75.9	71.3	73.7	68.2	59.6
按年龄分									
25 岁以下	6.4	0.4	0.1	9.1	3.8	9.0	14.3	4.5	2.0
25 ～ 34 岁	41.5	24.8	24.0	51.2	37.8	48.1	48.3	39.0	25.8
35 ～ 44 岁	28.9	34.8	35.3	26.2	33.1	25.6	21.9	32.0	31.5
45 ～ 54 岁	18.6	30.3	30.2	12.0	20.8	14.1	12.8	21.0	31.9
55 ～ 59 岁	3.4	6.9	7.4	1.2	3.6	2.5	1.9	3.0	7.6
60 岁及以上	1.2	2.8	3.0	0.2	0.9	0.7	0.8	0.6	1.1
按工作年限分									
5 年以下	20.3	11.6	10.7	21.8	17.7	27.5	41.1	21.7	12.9
5 ～ 9 年	22.9	17.1	17.1	27.4	20.4	24.5	20.7	22.2	14.1
10 ～ 19 年	28.3	27.2	27.8	31.0	30.0	25.2	19.4	28.0	25.1
20 ～ 29 年	17.4	25.5	25.2	13.0	19.5	14.3	12.2	17.0	24.9
30 年及以上	11.0	18.6	19.1	6.8	12.4	8.6	6.5	11.1	23.0
按学历分									
研究生	4.6	10.9	12.0	0.2	5.3	4.2	4.0	3.9	5.4
大学本科	44.9	58.2	61.7	34.7	47.8	49.8	42.8	46.5	50.3
大专	39.4	24.8	21.4	50.4	33.2	37.0	40.2	36.8	33.6
中专	11.0	5.9	4.8	14.6	12.8	8.6	12.1	9.5	7.4
高中及以下	0.2	0.1	0.1	0.1	0.9	0.4	0.9	3.4	3.3
按专业技术资格分									
正高	2.3	5.7	6.2	0.5	1.0	1.1	0.5	0.2	1.6
副高	9.0	18.4	20.2	4.4	6.2	5.9	2.0	3.4	6.7
中级	25.6	35.6	38.7	22.3	27.1	21.4	7.5	18.8	14.7
师级 / 助理	33.1	34.0	32.8	33.7	37.1	32.0	24.8	24.8	13.5
士级	26.7	5.8	1.5	38.1	26.7	26.8	46.3	32.7	12.6
不详	3.4	0.6	0.5	1.0	1.9	12.8	18.9	20.0	50.9
按聘任技术职务分									
正高	2.1	5.3	5.9	0.5	0.9	1.1	0.4	0.2	2.6
副高	8.8	17.9	19.7	4.2	6.0	6.3	2.0	3.1	10.2
中级	24.7	34.5	37.6	21.0	26.0	23.0	7.0	16.8	22.5
师级 / 助理	32.6	34.1	32.9	33.2	35.9	34.3	20.5	25.5	21.7
士级	25.1	5.9	1.9	36.3	24.5	27.4	36.7	28.4	19.3
待聘	6.6	2.3	2.1	4.8	6.7	7.8	33.4	26.1	23.7

2-10-3 2023年妇幼保健院（所、站）人员性别、年龄、学历及职称构成

单位：%

分类	卫生技术人员							其他技术人员	管理人员
	合计	执业（助理）医师	执业医师	注册护士	药师（士）	技师（士）	其他		
总　计	**100.0**	**100.0**	**100.0**	**100.0**	**100.0**	**100.0**	**100.0**	**100.0**	**100.0**
按性别分									
男	15.0	26.4	26.4	1.5	23.9	28.2	26.9	31.4	40.2
女	85.0	73.6	73.6	98.5	76.1	71.8	73.1	68.6	59.8
按年龄分									
25岁以下	4.5	0.3	0.1	6.2	2.6	6.5	11.4	3.2	1.6
25～34岁	39.5	23.0	22.2	49.0	35.1	48.5	47.4	36.2	23.4
35～44岁	30.7	34.1	34.9	29.6	35.6	27.2	23.3	34.7	33.0
45～54岁	19.7	31.0	30.7	13.2	21.6	14.3	14.6	21.6	32.2
55～59岁	3.7	7.3	7.7	1.5	3.8	2.4	2.1	3.5	7.8
60岁及以上	1.8	4.2	4.5	0.5	1.3	1.0	1.2	0.8	2.0
按工作年限分									
5年以下	17.5	10.8	10.0	17.9	15.9	25.6	37.4	19.8	12.6
5～9年	22.1	16.7	16.6	25.8	19.7	24.7	21.5	21.5	13.3
10～19年	31.3	28.5	29.2	35.5	33.2	28.1	21.1	31.2	27.1
20～29年	17.1	24.1	23.9	13.5	18.5	13.2	12.5	16.2	24.2
30年及以上	11.9	20.0	20.3	7.4	12.7	8.4	7.4	11.2	22.8
按学历分									
研究生	4.8	11.2	12.3	0.2	5.8	4.4	4.5	4.8	5.5
大学本科	46.6	59.1	62.5	37.0	49.7	51.8	42.5	48.3	51.3
大专	38.3	24.0	20.5	49.3	32.6	36.1	40.4	35.2	32.8
中专	10.0	5.6	4.5	13.3	11.2	7.5	11.7	8.5	7.2
高中及以下	0.2	0.1	0.1	0.1	0.7	0.3	1.0	3.2	3.2
按专业技术资格分									
正高	2.5	6.1	6.7	0.6	1.1	1.2	0.4	0.2	1.6
副高	9.4	18.5	20.4	4.8	6.4	5.9	2.0	3.6	6.0
中级	27.0	35.6	38.7	24.7	28.3	21.9	7.3	19.2	13.7
师级／助理	32.4	33.1	31.9	33.5	36.7	29.5	23.7	24.2	12.8
士级	24.7	5.9	1.6	35.3	24.9	23.8	44.9	29.4	11.8
不详	4.1	0.8	0.7	1.1	2.5	17.8	21.6	23.4	54.0
按聘任技术职务分									
正高	2.3	5.7	6.2	0.5	1.0	1.3	0.4	0.2	2.5
副高	9.2	18.0	19.8	4.5	6.2	6.6	1.9	3.3	9.5
中级	26.1	34.4	37.4	23.2	26.9	24.7	6.8	16.7	21.9
师级／助理	32.4	33.3	32.2	33.2	35.6	33.6	19.9	25.0	21.6
士级	23.4	6.1	2.0	33.7	23.0	25.9	35.0	25.7	18.9
待聘	6.7	2.6	2.4	4.8	7.2	7.9	36.0	29.1	25.5

2-11-1 各地区疾病预防控制中心人员数

单位：人

地区	合计	卫生技术人员							其他技术人员	管理人员	工勤技能人员
		小计	执业（助理）医师	执业医师	注册护士	药师（士）	技师（士）	其他			
2022	224 084	168 909	76 004	66 664	19 259	3286	36 020	34 340	22 979	13 680	18 516
2023	239 555	181 441	79 064	69 567	21 460	3600	39 559	37 758	23 447	15 920	18 747
东　部	89 118	68 162	31 356	28 681	6008	1119	14 806	14 873	9927	5217	5812
中　部	71 982	51 836	21 805	18 435	7588	1254	11 012	10 177	7019	5576	7551
西　部	78 455	61 443	25 903	22 451	7864	1227	13 741	12 708	6501	5127	5384
北　京	4599	3631	1408	1397	127	22	817	1257	572	264	132
天　津	2457	1929	1008	960	100	24	441	356	261	175	92
河　北	11 357	7830	2965	2395	985	154	1508	2218	1594	629	1304
山　西	5330	3515	1527	1280	437	99	770	682	610	654	551
内蒙古	8054	6373	2542	2172	693	141	1449	1548	849	475	357
辽　宁	7958	5634	2362	2111	610	86	1274	1302	686	1186	452
吉　林	4823	3389	1423	1244	383	78	807	698	508	617	309
黑龙江	7459	5285	1820	1561	531	126	1179	1629	862	932	380
上　海	3568	3017	1665	1572	32	3	782	535	321	153	77
江　苏	11 729	9308	5244	5097	528	146	1918	1472	1470	399	552
浙　江	7046	5775	3419	3327	172	35	1498	651	710	248	313
安　徽	9070	7412	3200	2747	886	110	1448	1768	712	358	588
福　建	11 663	9069	3015	2684	1361	208	1437	3048	1241	308	1045
江　西	6598	5367	2470	2169	1136	132	1146	483	450	258	523
山　东	15 026	11 551	5140	4621	991	210	2797	2413	1834	1027	614
河　南	18 349	11 087	3971	3062	1863	329	2211	2713	1919	1846	3497
湖　北	10 102	8101	3599	3102	1369	184	1778	1171	1038	423	540
湖　南	10 251	7680	3795	3270	983	196	1673	1033	920	488	1163
广　东	11 880	9064	4532	4000	943	211	2008	1370	1024	710	1082
广　西	8740	6912	3077	2703	1041	202	1488	1104	882	252	694
海　南	1835	1354	598	517	159	20	326	251	214	118	149
重　庆	4091	2984	1388	1303	232	35	794	535	453	412	242
四　川	15 190	11 636	5185	4647	1374	159	2917	2001	1376	880	1298
贵　州	7080	5697	2483	2124	627	121	1298	1168	442	635	306
云　南	10 182	8422	3980	3485	1048	90	1782	1522	657	338	765
西　藏	1744	1508	799	607	89	34	204	382	108	41	87
陕　西	6953	5242	1400	1184	777	163	1021	1881	272	832	607
甘　肃	5713	4187	1726	1497	699	137	941	684	293	745	488
青　海	1501	1230	529	441	195	21	276	209	116	56	99
宁　夏	1231	1029	476	452	108	16	260	169	74	43	85
新　疆	7976	6223	2318	1836	981	108	1311	1505	979	418	356

注：本表管理人员未纳入疾病预防控制中心同时担负业务工作的人员，2023年，共1.1万人。

2-11-2　2022年疾病预防控制中心人员性别、年龄、学历及职称构成

单位：%

分类	卫生技术人员						其他技术人员	管理人员
	小计	执业（助理）医师	执业医师	药师（士）	技师（士）	其他		
总　计	**100.0**	**100.0**	**100.0**	**100.0**	**100.0**	**100.0**	**100.0**	**100.0**
按性别分								
男	38.7	48.6	48.4	35.1	37.3	41.4	38.8	53.1
女	61.3	51.4	51.6	64.9	62.7	58.6	61.2	46.9
按年龄分								
25 岁以下	4.4	0.5	0.4	1.7	6.2	9.1	4.6	2.4
25 ～ 34 岁	28.1	19.9	21.1	16.8	34.1	37.1	30.2	18.3
35 ～ 44 岁	27.3	26.6	26.7	36.7	26.6	24.5	30.8	30.4
45 ～ 54 岁	29.0	35.6	33.5	35.1	24.0	21.9	26.8	35.1
55 ～ 59 岁	9.5	14.6	15.2	7.8	8.1	6.3	6.5	12.1
60 岁及以上	1.7	2.9	3.0	1.9	1.0	1.1	1.1	1.8
按工作年限分								
5 年以下	18.4	8.8	9.2	8.7	21.3	33.2	21.3	11.1
5 ～ 9 年	13.4	12.3	13.0	8.1	17.3	13.1	13.5	7.6
10 ～ 19 年	21.5	21.4	22.3	25.5	22.0	18.6	24.3	23.0
20 ～ 29 年	23.4	26.2	24.4	33.8	20.3	18.4	21.9	27.6
30 年及以上	23.3	31.4	31.1	23.9	19.1	16.6	19.0	30.8
按学历分								
研究生	9.2	11.3	12.7	2.2	9.7	10.0	8.8	5.5
大学本科	49.5	52.4	56.3	38.4	55.2	49.4	48.2	50.3
大专	29.5	26.1	22.9	38.7	27.2	27.6	30.3	33.5
中专	10.9	9.6	7.7	18.9	7.5	11.4	8.8	7.7
高中及以下	0.9	0.7	0.4	1.7	0.4	1.6	3.9	3.0
按专业技术资格分								
正高	3.9	6.3	7.2	1.1	4.0	1.9	1.0	1.9
副高	12.1	18.5	20.8	5.4	12.8	5.0	6.6	4.8
中级	27.6	35.4	38.9	28.9	27.9	13.9	23.9	10.7
师级 / 助理	30.9	32.4	30.2	35.6	31.6	28.1	25.5	11.4
士级	17.8	5.7	1.2	26.7	18.0	30.5	22.5	11.2
不详	7.7	1.7	1.7	2.4	5.7	20.7	20.6	59.9
按聘任技术职务分								
正高	3.6	5.9	6.7	0.9	3.8	1.5	0.8	3.7
副高	11.9	18.3	20.6	5.3	12.5	4.7	6.1	8.5
中级	27.5	35.2	38.8	28.5	27.8	14.1	22.8	20.1
师级 / 助理	29.5	31.8	29.5	34.0	30.2	25.0	26.0	21.3
士级	16.3	5.8	1.5	25.5	16.4	27.0	20.2	20.3
待聘	11.3	3.0	3.0	5.8	9.2	27.7	24.1	26.0

2-11-3 2023年疾病预防控制中心人员性别、年龄、学历及职称构成

单位：%

分类	卫生技术人员						其他技术人员	管理人员
	小计	执业（助理）医师	执业医师	药师（士）	技师（士）	其他		
总 计	**100.0**	**100.0**	**100.0**	**100.0**	**100.0**	**100.0**	**100.0**	**100.0**
按性别分								
男	37.2	46.8	46.4	34.2	35.6	40.5	38.9	52.3
女	62.8	53.2	53.6	65.8	64.4	59.5	61.1	47.7
按年龄分								
25岁以下	4.7	0.6	0.4	1.9	5.8	9.7	4.3	2.2
25～34岁	30.9	22.6	23.9	18.5	37.7	39.7	31.8	19.8
35～44岁	26.6	26.1	26.5	34.8	26.1	23.6	30.3	31.5
45～54岁	27.4	34.0	31.7	35.7	22.2	20.2	26.2	34.1
55～59岁	8.4	13.1	13.5	7.1	7.0	5.5	6.0	10.6
60岁及以上	2.1	3.7	3.8	2.0	1.1	1.2	1.5	1.8
按工作年限分								
5年以下	22.3	11.7	12.1	11.6	25.6	38.0	23.9	13.0
5～9年	13.2	12.7	13.5	8.5	16.5	12.3	12.4	7.9
10～19年	22.0	22.1	23.0	25.6	22.9	18.7	24.9	24.2
20～29年	21.1	23.7	22.2	31.5	18.2	16.1	20.8	27.0
30年及以上	21.4	29.8	29.2	22.7	16.8	14.9	17.9	27.8
按学历分								
研究生	10.2	12.6	14.3	3.2	10.9	11.1	8.8	5.5
大学本科	51.5	53.8	57.7	40.7	57.9	51.4	51.4	53.9
大专	27.9	24.4	21.0	37.9	24.9	26.1	28.4	31.6
中专	9.6	8.6	6.7	16.7	5.9	10.0	8.2	6.7
高中及以下	0.7	0.5	0.3	1.5	0.3	1.4	3.2	2.4
按专业技术资格分								
正高	4.0	6.5	7.3	1.1	4.3	1.8	0.8	1.6
副高	12.0	18.5	20.8	5.7	12.8	4.6	6.3	4.1
中级	26.2	33.6	36.9	30.1	26.5	12.7	23.5	9.3
师级／助理	30.4	33.3	31.4	34.4	31.7	25.7	25.0	10.6
士级	17.5	6.1	1.6	25.4	17.4	28.6	20.7	10.8
不详	9.9	1.9	2.0	3.2	7.3	26.6	23.6	63.6
按聘任技术职务分								
正高	3.6	6.0	6.8	0.9	4.0	1.5	0.7	3.3
副高	11.8	18.3	20.5	5.8	12.6	4.4	5.9	7.9
中级	26.1	33.4	36.6	29.7	26.6	12.8	22.2	18.7
师级／助理	29.3	32.8	30.8	32.2	30.6	23.3	25.6	21.2
士级	15.8	6.1	1.9	24.5	15.9	24.9	18.6	21.1
待聘	13.5	3.4	3.5	6.8	10.2	33.0	27.0	27.9

2-12-1 各地区卫生监督所（中心）人员数

单位：人

地区	合计	卫生技术人员			其他技术人员	管理人员	工勤技能人员
		小计	卫生监督员	其他			
2022	70 370	55 110	50 202	4908	3364	5999	5897
2023	64 807	53 408	49 808	3600	2756	3908	4735
东　部	24 165	20 431	18 779	1652	1067	1366	1301
中　部	23 050	18 170	16 976	1194	1155	1630	2095
西　部	17 592	14 807	14 053	754	534	912	1339
北　京	1220	1182	1169	13	11	5	22
天　津	901	832	802	30	22	34	13
河　北	3966	2933	2422	511	325	242	466
山　西	2718	2354	2233	121	57	153	154
内蒙古	2062	1797	1661	136	108	102	55
辽　宁	2639	2234	1947	287	62	208	135
吉　林	1439	1205	1088	117	86	101	47
黑龙江	1993	1694	1593	101	80	147	72
上　海	1283	1210	1202	8	20	53	0
江　苏	3606	3340	3160	180	95	63	108
浙　江	2922	2722	2649	73	63	70	67
安　徽	2385	2025	1878	147	81	125	154
福　建	1626	1359	1220	139	76	88	103
江　西	1860	1431	1326	105	98	135	196
山　东	3103	2339	2023	316	288	319	157
河　南	7104	4776	4438	338	570	603	1155
湖　北	2777	2274	2127	147	119	250	134
湖　南	2774	2411	2293	118	64	116	183
广　东	2746	2152	2075	77	99	275	220
广　西	1876	1608	1528	80	102	47	119
海　南	153	128	110	18	6	9	10
重　庆	1202	1042	958	84	82	55	23
四　川	2387	2067	2026	41	64	58	198
贵　州	1449	1252	1215	37	10	95	92
云　南	1745	1505	1495	10	29	56	155
西　藏	15	13	13	0	0	1	1
陕　西	3107	2275	2109	166	82	313	437
甘　肃	1666	1441	1351	90	16	70	139
青　海	366	317	304	13	2	30	17
宁　夏	454	390	317	73	12	19	33
新　疆	1263	1100	1076	24	27	66	70

注：本表管理人员未纳入卫生监督所（中心）同时担负监督工作的人员，2023年，共0.4万人。

2-12-2 卫生监督所（中心）人员性别、年龄、学历及职称构成

单位：%

分类	2022			2023		
	卫生技术人员	其他技术人员	管理人员	卫生技术人员	其他技术人员	管理人员
总　计	**100.0**	**100.0**	**100.0**	**100.0**	**100.0**	**100.0**
按性别分						
男	57.9	50.7	65.8	57.2	50.5	66.8
女	42.1	49.3	34.2	42.8	49.5	33.2
按年龄分						
25岁以下	0.4	0.7	0.1	0.7	1.2	0.2
25～34岁	15.7	22.8	8.3	18.6	23.5	9.6
35～44岁	31.6	33.0	25.6	33.6	32.4	26.8
45～54岁	36.8	30.1	42.6	37.6	34.3	48.1
55～59岁	11.6	9.7	17.8	9.1	8.3	14.9
60岁及以上	3.9	3.7	5.6	0.4	0.3	0.4
按工作年限分						
5年以下	5.3	7.2	2.0	7.4	6.6	2.3
5～9年	9.6	12.5	5.8	10.0	11.4	5.2
10～19年	24.1	26.7	18.9	24.5	25.0	18.3
20～29年	28.3	25.6	29.6	29.5	29.1	33.0
30年及以上	32.7	28.0	43.6	28.6	27.9	41.2
按学历分						
研究生	4.3	3.9	5.6	4.9	3.6	5.8
大学本科	52.4	46.9	61.0	54.8	48.5	62.0
大专	32.3	34.7	28.8	30.7	34.8	28.5
中专	7.8	9.0	3.6	6.7	7.4	3.0
高中及以下	3.2	5.5	1.0	2.9	5.7	0.7

2-13-1 医学专业招生及在校学生数

单位：人

年份	普通高等学校				中等职业学校			
	招生总数	医学专业	在校生总数	医学专业	招生总数	医学专业	在校生总数	医学专业
1955	98 000	9927	288 000	36 472	190 000	22 647	537 000	57 284
1965	164 000	20 044	674 000	82 861	208 000	36 604	547 000	88 972
1970	42 000	8620	48 000	13 235	54 000	8092	64 000	10 688
1975	191 000	33 785	501 000	86 336	344 000	66 890	707 000	139 113
1980	281 000	31 277	1 144 000	139 569	468 000	65 719	1 243 000	244 695
1985	619 000	42 919	1 703 000	157 388	668 000	87 925	1 571 000	221 441
1986	572 000	40 647	1 880 000	170 317	677 000	88 259	1 757 000	250 679
1987	617 000	43 699	1 959 000	182 154	715 000	96 818	1 874 000	274 575
1988	670 000	48 135	2 066 000	191 527	776 000	109 504	2 052 000	300 061
1989	597 000	46 245	2 082 000	199 305	735 000	93 142	2 177 000	306 506
1990	608 850	46 772	2 062 695	201 789	730 000	93 261	2 244 000	308 394
1991	619 874	48 943	2 043 662	202 344	780 000	95 700	2 277 000	298 540
1992	754 192	58 915	2 184 376	214 285	879 000	106 215	2 408 000	311 040
1993	923 952	66 877	2 535 517	231 375	1 149 000	138 168	2 820 000	355 410
1994	899 846	66 105	2 798 639	247 485	1 225 000	127 874	3 198 000	364 700
1995	925 940	65 695	2 906 429	256 003	1 381 000	133 357	3 722 000	402 319
1996	965 812	68 576	3 021 079	262 665	1 523 000	141 868	4 228 000	432 216
1997	1 000 393	70 425	3 174 362	271 137	1 621 000	152 717	4 654 000	462 396
1998	1 083 627	75 188	3 408 764	283 320	1 668 000	168 744	4 981 000	499 117
1999	1 548 554	108 384	4 085 874	329 200	1 634 000	175 854	5 155 000	534 161
2000	2 206 072	149 928	5 560 900	422 869	1 325 870	179 210	4 895 000	567 599
2001	2 847 987	190 956	7 190 658	529 410	1 276 754	197 565	4 580 000	647 800
2002	3 407 587	227 724	9 033 631	656 560	1 553 062	252 455	4 563 511	678 833
2003	4 090 626	284 182	11 085 642	814 741	4 241 166	359 361	10 635 841	1 081 853
2004	4 799 708	332 326	13 334 969	976 261	4 565 045	388 142	11 747 467	1 108 831
2005	5 409 412	386 905	15 617 767	1 132 165	5 372 922	468 960	13 247 421	1 226 777
2006	5 858 455	422 283	18 493 094	1 384 488	6 130 607	491 784	14 890 719	1 328 663
2007	6 077 806	410 229	20 044 001	1 514 760	6 514 754	477 527	16 198 590	1 371 676
2008	6 656 404	449 365	21 867 111	1 673 448	6 502 739	538 974	16 882 421	1 442 658
2009	7 021 870	499 582	23 245 843	1 788 175	7 117 770	628 765	17 798 473	1 597 102
2010	7 280 599	533 618	24 276 639	1 864 655	7 113 957	582 799	18 164 447	1 683 865
2011	7 509 238	593 030	25 192 616	2 001 756	6 499 626	530 467	17 749 068	1 650 724
2012	7 618 638	591 683	26 122 830	2 120 880	5 970 785	513 420	16 898 820	1 539 531
2013	7 777 287	630 203	27 033 409	2 256 404	5 412 624	519 612	15 363 842	1 470 917
2014	7 992 684	680 128	27 920 774	2 419 365	4 953 553	488 066	14 163 127	1 465 838
2015	8 111 373	708 858	28 630 905	2 554 393	4 798 174	468 240	13 352 414	1 401 127
2016	8 250 646	777 207	29 421 646	2 756 139	4 198 668	450 903	12 758 604	1 340 680
2017	8 389 517	808 558	30 075 350	2 891 864	4 515 235	421 440	12 542 893	1 285 590
2018	8 767 897	855 229	31 041 605	3 050 131	4 285 024	389 999	12 136 280	1 209 161
2019	10 065 529	1 005 775	33 178 974	3 314 539	4 574 121	394 314	12 161 663	1 155 266
2020	10 770 310	1 122 565	35 951 985	3 677 236	4 846 056	442 354	12 678 379	1 185 131
2021	11 189 677	1 251 357	38 293 680	4 117 324	4 889 890	451 294	13 118 146	1 225 980

注：①普通高等学校招生和在校生数包括博士和硕士研究生、本科生及大专生，含研究机构研究生和在职研究生，不含成人本专科生；2003年起中等职业学校包括调整后中职学生、普通中专学生、成人中专学生，职业高中学生，下表同。②2020年，医学专业成人本专科招生572 904人。③2021年，中职为医药卫生大类数据，且不含国家开放大学中职部的学生数。

2-13-2 医学专业毕业人数

单位：人

年份	普通高等学校毕业人数	医学专业	中等职业学校毕业人数	医学专业
1950—1952	69 000	6393	200 000	31 263
1953—1957	269 000	25 918	842 000	96 042
1958—1962	606 000	60 135	1 393 000	169 545
1963—1965	589 000	72 882	452 000	69 513
1966—1970	669 000	78 246	617 000	100 956
1971—1975	215 000	44 167	720 000	126 437
1976—1980	740 000	116 612	1 502 000	256 473
1981—1985	1 535 000	152 054	2 231 000	329 218
1986—1990	2 668 000	179 431	2 922 000	392 637
1986	393 000	27 907	496 000	61 952
1987	532 000	32 124	578 000	70 362
1988	553 000	38 153	596 000	83 365
1989	576 000	38 366	591 000	82 783
1990	614 000	42 881	661 000	94 175
1991—1995	3 230 715	243 052	3 787 000	464 913
1991	614 000	46 028	740 000	103 515
1992	604 000	45 664	743 000	93 883
1993	570 715	48 559	736 000	93 813
1994	637 000	47 090	729 000	81 718
1995	805 000	55 711	839 000	92 369
1996—2000	4 295 217	305 437	6 378 000	625 354
1996	839 000	61 417	1 019 000	112 608
1997	829 000	61 239	1 157 000	121 885
1998	829 833	61 379	1 293 000	127 608
1999	847 617	61 545	1 402 000	137 255
2000	949 767	59 857	1 507 000	129 893
2001—2005	10 310 478	673 667	8 591 583	1 277 051
2001	1 104 132	69 630	1 502 867	141 989
2002	1 418 150	88 177	1 441 539	161 151
2003	1 988 583	123 563	1 884 786	302 174
2004	2 541 929	170 315	1 801 330	340 554
2005	3 257 684	221 982	1 961 061	331 183
2006—2010	26 105 920	1 933 525	23 482 806	1 977 097
2006	4 030 610	279 667	3 926 271	350 700
2007	4 789 746	332 842	4 312 433	360 584
2008	5 464 323	408 983	4 710 924	409 167
2009	5 683 396	428 422	5 096 654	420 776
2010	6 137 845	483 611	5 436 524	435 870
2011—2015	34 597 530	2 786 145	26 424 852	2 451 740
2011	6 511 559	498 184	5 411 252	504 644
2012	6 733 793	513 376	5 543 840	534 092
2013	6 900 836	559 000	5 575 587	500 063
2014	7 129 534	588 724	5 161 519	452 132
2015	7 321 808	626 861	4 732 654	460 809
2016—2020	40 524 973	3 917 505	20 224 392	2 049 940
2016	7 569 429	674 263	4 405 572	443 900
2017	7 905 343	745 914	4 063 981	421 861
2018	8 137 455	790 668	3 969 770	408 589
2019	8 224 964	828 398	3 950 427	401 072
2020	8 687 782	878 262	3 834 642	374 518
2021	9 037 825	943 430	3 753 709	346 701

补充资料：①2020年，医学专业成人本专科毕业482 796人；2003年起，中等职业学校包括调整后中职学生、普通中专学生、成人中专学生、职业高中学生。②1928—1947年，高校医药专业毕业生9499人，新中国成立前，中等医药学校毕业生41 437人。③2021年，中职为医药卫生大类数据，且不含国家开放大学中职部的学生数。

2-13-3 医学专业研究生数

单位：人

年份	研究生总数			其中：医学专业		
	招生数	在校生数	毕业生数	招生数	在校生数	毕业生数
1978	10 708	10 934	9	1417	1474	
1979	8110	18 830	140	1462	3113	57
1980	3616	21 604	476	640	3651	32
1981	9363	18 848	11 669	591	2442	1512
1982	11 080	25 847	4058	610	2558	558
1983	15 642	37 166	4497	1869	3781	966
1984	23 181	57 566	2756	2243	5608	424
1985	46 871	87 331	17 004	4373	9196	777
1986	41 310	110 371	16 950			
1987	39 017	120 191	27 603	4583	13 331	2359
1988	35 645	112 776	40 838			
1989	28 569	101 339	37 232			
1990	29 649	93 018	35 440			
1991	29 679	88 128	23 537			
1992	33 439	94 164	25 692			
1993	42 145	106 771	28 214			
1994	50 864	127 935	28 047			
1995	51 053	145 443	31 877			
1996	59 398	163 322	39 652			
1997	63 749	176 353	46 539	6452	17 652	4886
1998	72 508	198 885	47 077	7280	19 375	4681
1999	92 225	233 513	54 670	9056	22 706	5370
2000	128 484	301 239	58 767	12 832	30 070	6166
2001	165 197	393 256	67 809	16 274	37 571	6722
2002	203 000	501 000	81 000	16 800	38 837	6992
2003	268 925	651 260	111 091	26 501	63 939	12 207
2004	326 286	819 896	150 777	33 012	81 859	16 128
2005	364 831	978 610	189 728	31 602	80 107	21 923
2006	397 925	1 104 653	255 902	42 200	115 901	26 415
2007	418 612	1 195 047	311 839	44 161	128 471	32 453
2008	446 422	1 283 046	344 825	47 412	140 030	37 402
2009	510 953	1 404 942	371 273	44 713	128 205	34 629
2010	538 177	1 538 416	383 600	40 067	128 916	35 582
2011	560 168	1 645 845	429 994	60 831	181 129	49 039
2012	589 673	1 719 818	486 455	64 868	188 666	56 001
2013	611 381	1 793 953	513 626	66 525	196 621	58 550
2014	621 323	1 847 689	535 863	70 466	204 148	61 192
2015	645 055	1 911 406	551 522	75 325	215 232	62 602
2016	667 064	1 981 051	563 938	79 341	227 162	65 798
2017	806 103	2 639 561	578 045	86 539	253 719	66 869
2018	857 966	2 731 257	604 368	95 172	271 406	70 708
2019	916 503	2 863 712	639 666	101 347	290 132	74 371
2020	1 106 551	3 139 598	728 627	130 740	336 215	80 405
2021	1 176 526	3 332 373	772 761	142 549	387 806	89 257

注：研究生包括博士和硕士研究生，2017年以后，含在职研究生。

三、卫生设施

简要说明

一、本章主要介绍全国及31个省、自治区、直辖市医疗卫生机构床位、医用设备、房屋面积和信息化基础资源情况。主要包括各级各类医疗卫生机构床位数，医院、社区卫生服务中心、乡镇卫生院主要医用设备台数，各类医疗卫生机构房屋建筑面积，公立医院信息化基础资源情况等。

二、本章数据来源于卫生资源与医疗服务统计年报。

三、分科床位数中所列科室主要依据医疗机构《诊疗科目》。中医医院和专科医院床位的科室归类原则如下：中医医院全部计入中医科，中西医结合医院全部计入中西医结合科，民族医医院全部计入民族医学科，妇幼保健院分别计入妇产科、儿科，儿童医院全部计入儿科，传染病院、麻风病院全部计入传染科，疗养院、康复医院全部计入康复医学科，肿瘤医院全部计入肿瘤科，其他专科医院计入相关科室。

四、房屋面积统计口径和指标解释与《综合医院建设标准》《妇幼保健院建设标准》《乡镇卫生院建设标准》等一致。

主要指标解释

床位数 指年底固定实有床位（非编制床位），包括正规床、简易床、监护床、正在消毒和修理床位、因扩建或大修而停用的床位，不包括产科新生儿床、接产室待产床、库存床、观察床、临时加床和病人家属陪侍床。

每千人口医疗卫生机构床位数 即（医疗卫生机构床位数/人口数）×1000。人口数系国家统计局公布的常住人口。

设备台数 指实有设备数，即单位实际拥有、可供调配的设备，包括安装的和未安装的设备，不包括已经批准报废的设备和已订购尚未运抵单位的设备。

房屋建筑面积 指单位购建且有产权证的房屋建筑面积，不包括租房面积。

租房面积 医疗卫生机构使用的无产权证的房屋建筑面积，无论其是否缴纳租金均计入租房面积。

业务用房面积 医院包括门急诊、住院、医技科室、保障系统、行政管理和院内生活用房面积，社区卫生服务中心和卫生院包括医疗、预防保健、行政后勤保障用房面积，妇幼保健院（所、站）包括医疗保健、医技、行政后勤保障等用房面积，专科疾病防治院（所、站）包括医疗、医技、疾控、行政后勤保障等用房面积，疾病预防控制中心（防疫站）包括检验、疾病控制、行政后勤保障等用房面积。

每床占用业务用房面积 即业务用房面积/床位数。床位数系实有床位（非编制床位）数。

服务器CPU核数（个） 指单位自有机房及租用云资源的服务器CPU核数总和。

已使用存储容量（T） 指单位自有机房及租用云资源的已使用存储容量总和。

电脑终端数量（个） 包括在用的台式电脑和笔记本电脑，不包括服务器、平板电脑、医疗设备工作站等其他设备。

3-1-1 医疗卫生机构床位数

单位：万张

年份	合计	医院				基层医疗卫生机构			专业公共卫生机构			其他医疗卫生机构
			综合医院	中医医院	专科医院		社区卫生服务中心（站）	乡镇卫生院		妇幼保健院（所、站）	专科疾病防治院（所、站）	
1950	11.91	9.71	8.46	0.01	0.74					0.27		
1955	36.28	21.53	17.08	0.14	2.80					0.57		
1960	97.68	59.14	44.74	1.42	7.95			4.63		0.88	1.74	
1965	103.33	61.20	48.04	1.04	7.49			13.25		0.92		
1970	126.15	70.50	57.21	1.01	7.79			36.80		0.70		
1975	176.43	94.02	76.33	1.37	11.11			62.03		0.97	2.88	
1980	218.44	119.58	94.11	5.00	12.87			77.54		1.64	2.73	
1985	248.71	150.86	112.77	11.23	16.56			72.06		3.46	2.95	
1990	292.54	186.89	136.90	17.57	21.95			72.29		4.66	3.10	
1991	299.19	192.61	140.55	18.82	22.26			72.92		4.80	3.17	
1992	304.94	197.66	144.10	20.04	22.71			73.28		5.00	3.22	
1993	309.90	203.64	156.63	21.35	24.37			73.08		4.50	3.03	
1994	313.40	207.04	158.70	22.18	24.85			73.24		4.80	2.98	
1995	314.06	206.33	158.72	22.72	24.51			73.31		5.13	3.07	
1996	309.96	209.65	159.73	23.75	24.86			73.47		5.60	2.83	
1997	313.45	211.92	161.21	24.46	24.97			74.24		6.02	3.06	
1998	314.30	213.41	162.00	24.95	25.01			73.77		6.30	2.90	
1999	315.90	215.07	163.25	25.33	25.03			73.40		6.63	2.93	
2000	317.70	216.67	164.09	25.93	25.08	76.65		73.48	11.86	7.12	2.84	12.52
2001	320.12	215.56	150.50	24.60	25.65	77.14		74.00	12.02	7.40	2.70	15.40
2002	313.61	222.18	168.38	24.67	26.21	71.05	1.20	67.13	12.37	7.98	3.18	8.01
2003	316.40	226.95	171.34	26.02	26.72	71.05	1.21	67.27	12.61	8.09	3.38	5.79
2004	326.84	236.35	177.68	27.55	28.26	71.44	1.81	66.89	12.73	8.70	3.12	6.32
2005	336.75	244.50	183.47	28.77	29.21	72.58	2.50	67.82	13.58	9.41	3.34	6.09
2006	351.18	256.04	190.29	30.32	32.05	76.19	4.12	69.62	13.50	9.93	2.80	5.45
2007	370.11	267.51	197.16	32.16	34.37	85.03	7.66	74.72	13.29	10.62	2.59	4.28
2008	403.87	288.29	211.28	35.03	37.77	97.10	9.80	84.69	14.66	11.73	2.64	3.82
2009	441.66	312.08	227.11	38.56	41.67	109.98	13.13	93.34	15.40	12.61	2.71	4.21
2010	478.68	338.74	244.95	42.42	45.95	119.22	16.88	99.43	16.45	13.44	2.93	4.26
2011	515.99	370.51	267.07	47.71	49.65	123.37	18.71	102.63	17.81	14.59	3.14	4.29
2012	572.48	416.15	297.99	54.80	55.74	132.43	20.32	109.93	19.82	16.16	3.57	4.08
2013	618.19	457.86	325.52	60.88	62.11	134.99	19.42	113.65	21.49	17.55	3.85	3.85
2014	660.12	496.12	349.99	66.50	68.58	138.12	19.59	116.72	22.30	18.48	3.76	3.58
2015	701.52	533.06	372.10	71.54	76.25	141.38	20.10	119.61	23.63	19.54	4.03	3.45
2016	741.05	568.89	392.79	76.18	84.46	144.19	20.27	122.39	24.72	20.65	4.00	3.24
2017	794.03	612.05	417.24	81.82	94.56	152.85	21.84	129.21	26.26	22.11	4.08	2.87
2018	840.41	651.97	437.89	87.21	105.41	158.36	23.13	133.39	27.44	23.28	4.08	2.64
2019	880.70	686.65	453.27	93.26	115.81	163.11	23.74	136.99	28.50	24.32	4.11	2.43
2020	910.07	713.12	462.25	98.11	125.83	164.94	23.83	139.03	29.61	25.29	4.23	2.41
2021	945.01	741.42	469.97	102.28	139.84	169.98	25.17	141.74	30.16	26.01	4.06	3.45
2022	974.99	766.29	479.15	107.88	148.54	175.11	26.31	145.59	31.36	27.35	3.91	2.24
2023	1017.37	800.45	489.17	115.41	161.78	182.02	28.52	150.45	32.51	28.54	3.87	2.39

3-1-2 2023年各类医疗卫生机构床位数

单位：张

机构分类	合计	按城乡分		按登记注册		
		城市	农村	公立	国有	集体
总 计	**10 173 727**	**5 322 366**	**4 851 361**	**7 641 600**	**7 157 164**	**484 436**
一、医院	8 004 519	4 621 583	3 382 936	5 535 788	5 446 396	89 392
综合医院	4 891 687	2 773 335	2 118 352	3 646 292	3 599 246	47 046
中医医院	1 154 119	544 379	609 740	980 726	964 741	15 985
中西医结合医院	149 614	115 230	34 384	95 214	94 212	1002
民族医医院	42 950	13 644	29 306	38 323	38 171	152
专科医院	1 617 773	1 060 374	557 399	764 967	741 907	23 060
护理院（中心）	148 376	114 621	33 755	10 266	8119	2147
二、基层医疗卫生机构	1 820 217	524 217	1 295 996	1 769 369	1 378 156	391 213
社区卫生服务中心（站）	285 176	191 520	93 656	250 578	179 009	71 569
社区卫生服务中心	274 193	183 242	90 951	245 725	176 555	69 170
社区卫生服务站	10 983	8278	2705	4853	2454	2399
卫生院	1 520 893	323 476	1 197 417	1 516 216	1 198 047	318 169
街道卫生院	16 389	4715	11 674	16 178	11 671	4507
乡镇卫生院	1 504 504	318 761	1 185 743	1 500 038	1 186 376	313 662
门诊部	12 634	8127	4503	2535	1060	1475
护理站	1514	1094	420	40	40	
三、专业公共卫生机构	325 078	159 589	165 489	321 471	318 215	3256
专科疾病防治院（所、站）	38 707	20 907	17 800	35 540	33 168	2372
专科疾病防治院	20 799	13 874	6925	19 239	17 632	1607
专科疾病防治所（中心）	17 908	7033	10 875	16 301	15 536	765
妇幼保健院（所、站）	285 440	138 284	147 156	285 035	284 180	855
其中：妇幼保健院	276 016	136 400	139 616	275 673	275 058	615
妇幼保健所（站）	6089	978	5111	6089	6049	40
急救中心（站）	931	398	533	896	867	29
四、其他医疗卫生机构	23 913	16 977	6940	14 972	14 397	575
康复医疗机构	23 913	16 973	6940	14 972	14 397	575

注：①城市包括直辖市区和地级市辖区，农村包括县和县级市。②社会办包括企业、事业单位、社会团体和其他社会组织办的医疗卫生机构。

类型分			按主办单位分				按管理类别分	
非公立	联营	私营	政府办	卫生健康部门	社会办	个人办	非营利	营利
2 532 127	**14 535**	**1 577 108**	**7 306 471**	**7 079 435**	**1 265 245**	**1 602 011**	**8 604 605**	**1 569 122**
2 468 731	14 294	1 536 463	5 263 720	5 063 506	1 183 228	1 557 571	6 457 486	1 547 033
1 245 395	9158	766 554	3 422 531	3 329 237	696 679	772 477	4 180 396	711 291
173 393	210	115 838	971 269	965 218	59 386	123 464	1 041 908	112 211
54 400	609	35 196	93 262	93 066	17 382	38 970	117 296	32 318
4627		3675	37 301	37 301	1929	3720	39 180	3770
852 806	4117	543 915	734 581	634 365	330 413	552 779	1 012 680	605 093
138 110	200	71 285	4776	4319	77 439	66 161	66 026	82 350
50 844	241	34 039	1 716 847	1 696 186	66 364	37 002	1 806 049	14 164
34 598	211	21 923	218 797	213 594	43 885	22 494	282 309	2867
28 468	165	17 314	216 772	211 805	40 166	17 255	271 836	2357
6130	46	4609	2025	1789	3719	5239	10 473	510
4677	30	3510	1 497 233	1 482 002	19 123	4537	1 520 311	582
211	30	181	15 340	15 071	658	391	16 295	94
4466		3329	1 481 893	1 466 931	18 465	4146	1 504 016	488
10 095		7549	817	590	2721	9092	3073	9557
1474		1057			635	879	356	1158
3607		1812	316 403	313 654	6552	2123	324 147	931
3167		1563	32 017	30 228	4809	1881	37 868	839
1560		521	16 482	16 178	3617	700	20 502	297
1607		1042	15 535	14 050	1192	1181	17 366	542
405		217	283 669	282 713	1554	217	285 381	59
343		217	274 335	273 469	1464	217	275 997	19
			6061	5971	28		6089	
35		32	717	713	189	25	898	33
8945		4794	9501	6089	9101	5315	16 923	6994
8941		4794	9501	6089	9101	5311	16 919	6994

3-1-3 2023年各地区医疗卫生机构床位数

单位：张

地区	合计	医院						
		小计	综合医院	中医医院	中西医	民族医医院	专科医院	护理院（中心）
总 计	**10 173 727**	**8 004 519**	**4 891 687**	**1 154 119**	**149 614**	**42 950**	**1 617 773**	**148 376**
东 部	3 909 606	3 208 590	1 924 473	412 000	73 199	838	669 336	128 744
中 部	3 271 054	2 491 169	1 557 808	398 120	36 451	435	485 018	13 337
西 部	2 993 067	2 304 760	1 409 406	343 999	39 964	41 677	463 419	6295
北 京	138 823	130 831	68 760	17 414	12 900	258	30 751	748
天 津	72 505	66 704	35 182	9002	1428		21 072	20
河 北	534 036	414 853	283 063	63 136	15 718		52 231	705
山 西	232 339	190 415	121 693	22 845	3418		41 789	670
内蒙古	173 136	139 410	79 080	19 024	1508	14 967	24 515	316
辽 宁	334 223	294 466	183 407	33 951	3245	520	71 710	1633
吉 林	183 671	162 017	95 821	24 888	2214	123	38 841	130
黑龙江	273 327	233 417	149 422	35 437	2033	282	45 979	264
上 海	174 966	156 979	76 663	8252	4690		38 323	29 051
江 苏	578 826	456 531	238 068	54 668	6135		94 521	63 139
浙 江	406 088	361 706	205 153	48 452	9054		79 485	19 562
安 徽	453 525	348 444	221 243	51 616	6361		62 730	6494
福 建	242 062	192 786	120 693	24 229	3257	60	43 679	868
江 西	340 712	247 937	154 501	41 691	2907		47 600	1238
山 东	738 564	571 345	356 881	82 782	7379		116 641	7662
河 南	777 415	578 810	377 195	104 514	7668		87 966	1467
湖 北	476 130	340 376	220 647	50 860	7290		60 103	1476
湖 南	533 935	389 753	217 286	66 269	4560	30	100 010	1598
广 东	628 584	515 620	326 002	64 695	8549		111 120	5254
广 西	362 013	251 728	145 102	36 291	5528	1568	62 260	979
海 南	60 929	46 769	30 601	5419	844		9803	102
重 庆	255 591	189 881	110 406	34 776	6350		37 179	1170
四 川	708 592	533 181	300 191	81 366	10 542	2283	136 721	2078
贵 州	315 372	255 478	153 557	32 284	3522	235	65 529	351
云 南	359 916	275 778	180 857	42 923	2070	485	49 123	320
西 藏	21 551	16 997	11 730		52	3360	1855	
陕 西	306 176	252 617	171 141	40 632	3557		36 702	585
甘 肃	203 974	156 135	96 016	32 879	4668	1372	21 024	176
青 海	45 712	39 007	25 673	3402	331	4557	4744	300
宁 夏	43 499	37 414	25 692	6266	562	221	4673	
新 疆	197 535	157 134	109 961	14 156	1274	12 629	19 094	20

基层医疗卫生机构							专业公共卫生机构				其他机构
小计	社区卫生服务中心	社区卫生服务站	街道卫生院	乡镇卫生院	门诊部	护理站	小计	专科疾病防治院（所、站）	妇幼保健院（所、站）	急救中心（站）	
1 820 217	**274 193**	**10 983**	**16 389**	**1 504 504**	**12 634**	**1514**	**325 078**	**38 707**	**285 440**	**931**	**23 913**
567 810	112 014	3842	6164	440 183	4314	1293	121 130	16 903	103 810	417	12 076
661 231	89 220	4147	6216	556 142	5476	30	112 757	17 544	95 057	156	5897
591 176	72 959	2994	4009	508 179	2844	191	91 191	4260	86 573	358	5940
5487	5487						2505	584	1921		
5313	1940		110	3263			338	338			150
101 128	8138	1343		89 784	1863		17 254	101	17 088	65	801
37 321	4428	450	2454	29 753	236		4603	350	4251	2	
28 217	5445	115		21 858	799		5328	447	4881		181
35 191	6532	556	250	27 837		16	2782	684	1961	137	1784
17 835	3199	54		14 546	29	7	2579	916	1663		1240
33 644	6932	484		24 646	1582		6146	2206	3920	20	120
15 786	15 786						1336	194	1142		865
108 164	24 319	83	1029	81 960	60	713	11 315	1410	9821	84	2816
30 886	10 715	4	109	19 850	208		12 149	427	11 667	55	1347
92 631	11 464		330	79 872	965		11 615	2061	9528	26	835
40 407	5281			35 126			8499	1617	6827	55	370
71 693	3686	668	169	65 617	1552	1	18 443	3627	14 794	22	2639
136 298	22 784	1745	3940	105 721	1544	564	27 636	5365	22 271		3285
169 035	23 306	1136	987	143 059	527	20	29 301	1738	27 491	72	269
113 721	18 133	638	1086	93 683	181		21 703	2633	19 057	13	330
125 351	18 072	717	1190	104 966	404	2	18 367	4013	14 353	1	464
77 791	9814	22	278	67 532	145		34 715	6145	28 560	10	458
92 369	4121			88 208		40	16 966	376	16 590		950
11 359	1218	89	448	9110	494		2601	38	2552	11	200
60 014	13 601	86	296	45 943	88		5278	122	5156		418
158 811	22 955	377	727	134 522	230		15 020	619	14 345	56	1580
48 245	8082	189	1156	38 688	130		11 444	275	11 166	3	205
71 777	6329	366	1175	63 441	466		11 542	580	10 704	258	819
4258	97	14		3902	245		296		296		
42 805	4525	51	625	37 579	25		10 055	883	9172		699
37 651	3898	1225	30	32 157	341		9506	806	8682	18	682
5928	635			5072	221		777	17	760		
4375	515	36		3639	35	150	1618		1616	2	92
36 726	2756	535		33 170	264	1	3361	135	3205	21	314

3-1-4 每千人口医疗卫生机构床位数

单位：张

年份 / 地区	医疗卫生机构床位数			每千人口医疗卫生机构床位数		
	合计	城市	农村	合计	城市	农村
2015	7 015 214	3 418 194	3 597 020	5.11	8.27	3.71
2018	8 404 088	4 141 427	4 262 661	6.03	8.70	4.56
2019	8 806 956	4 351 540	4 455 416	6.30	8.78	4.81
2020	9 100 700	4 502 529	4 598 171	6.46	8.81	4.95
2021	9 450 110	4 970 374	4 479 736	6.70	7.47	6.01
2022	9 749 933	5 090 352	4 659 581	6.92	7.66	6.25
2023	10 173 727	5 322 366	4 851 361	7.23	8.02	6.52
东　部	3 909 606	2 417 056	1 492 550	6.43	6.88	5.81
中　部	3 271 054	1 504 232	1 766 822	7.84	9.80	6.70
西　部	2 993 067	1 401 078	1 591 989	7.83	8.81	7.13
北　京	138 823	138 823		6.35	6.35	
天　津	72 505	72 505		5.32	5.32	
河　北	534 036	223 564	310 472	7.22	8.58	6.48
山　西	232 339	123 924	108 415	6.70	8.65	5.33
内蒙古	173 136	88 748	84 388	7.23	9.15	5.92
辽　宁	334 223	221 739	112 484	7.99	8.91	6.64
吉　林	183 671	91 670	92 001	7.85	8.55	7.26
黑龙江	273 327	167 593	105 734	8.93	11.23	6.74
上　海	174 966	174 966		7.04	7.04	
江　苏	578 826	355 449	223 377	6.79	7.53	5.87
浙　江	406 088	236 353	169 735	6.13	7.48	4.90
安　徽	453 525	217 856	235 669	7.41	9.01	6.36
福　建	242 062	124 295	117 767	5.79	6.62	5.11
江　西	340 712	150 878	189 834	7.55	9.45	6.51
山　东	738 564	390 643	347 921	7.30	8.48	6.31
河　南	777 415	320 418	456 997	7.92	10.80	6.67
湖　北	476 130	226 347	249 783	8.16	9.19	7.40
湖　南	533 935	205 546	328 389	8.13	10.79	7.04
广　东	628 584	448 403	180 181	4.95	4.91	5.04
广　西	362 013	175 329	186 684	7.20	8.26	6.43
海　南	60 929	30 316	30 613	5.84	6.03	5.67
重　庆	255 591	190 561	65 030	8.01	7.54	9.79
四　川	708 592	348 851	359 741	8.47	9.26	7.82
贵　州	315 372	118 217	197 155	8.16	9.87	7.39
云　南	359 916	104 220	255 696	7.70	9.34	7.19
西　藏	21 551	11 926	9625	5.90	13.09	3.51
陕　西	306 176	169 290	136 886	7.75	8.11	7.34
甘　肃	203 974	99 028	104 946	8.27	10.74	6.80
青　海	45 712	22 470	23 242	7.70	9.69	6.42
宁　夏	43 499	28 596	14 903	5.97	7.23	4.47
新　疆	197 535	43 842	153 693	7.60	9.11	7.26

注：千人口床位数的合计项分母系常住人口数。2020年及以前，分城乡分母系户籍人口数推算，2020年后，分城乡分母系常住人口数推算。

3-1-5　2023年医疗卫生机构分科床位数及构成

分科	医疗卫生机构		其中：医院	
	床位数 / 张	构成 /%	床位数 / 张	构成 /%
总计	**10 173 727**	**100.00**	**8 004 519**	**100.00**
预防保健科	27 536	0.27	6558	0.08
全科医疗科	487 842	4.80	84 765	1.06
内科	2 567 603	25.24	1 934 860	24.17
外科	1 578 482	15.52	1 359 707	16.99
儿科	588 057	5.78	358 465	4.48
妇产科	658 015	6.47	403 089	5.04
眼科	162 689	1.60	153 231	1.91
耳鼻咽喉科	97 325	0.96	90 398	1.13
口腔科	52 737	0.52	40 879	0.51
皮肤科	33 141	0.33	28 084	0.35
医疗美容科	19 201	0.19	18 105	0.23
精神科	940 946	9.25	923 345	11.54
传染科	161 965	1.59	152 800	1.91
结核病科	26 295	0.26	20 241	0.25
肿瘤科	290 898	2.86	290 826	3.63
急诊医学科	76 136	0.75	60 991	0.76
康复医学科	394 826	3.88	316 578	3.95
职业病科	16 504	0.16	9744	0.12
中医科	1 429 905	14.05	1 255 971	15.69
民族医学科	43 635	0.43	43 450	0.54
中西医结合科	173 416	1.70	173 010	2.16
重症医学科	77 611	0.76	77 540	0.97
其他	268 962	2.64	201 882	2.52

注：儿科包括小儿外科、儿童保健科和新生儿科，妇产科包括妇女保健科。下表同。

3-1-6　2023年各地区医院分科床位数

单位：张

地区	总计	预防保健科	全科医疗科	内科	外科	儿科	妇产科	眼科	耳鼻咽喉科	口腔科	皮肤科
总　计	**8 004 519**	**6558**	**84 765**	**1 934 860**	**1 359 707**	**358 465**	**403 089**	**153 231**	**90 398**	**40 879**	**28 084**
北　京	130 831	21	1159	29 595	23 734	4992	5591	1992	1513	1093	404
天　津	66 704	81	549	16 743	11 256	3157	3728	1297	909	453	215
河　北	414 853	601	3380	115 933	73 985	20 449	21 899	8058	3640	1967	772
山　西	190 415	114	1193	51 866	39 000	8669	10 878	3818	2007	1207	1069
内蒙古	139 410	126	995	32 988	21 679	5393	7471	2408	1061	664	378
辽　宁	294 466	151	1717	82 978	53 300	9989	13 852	6668	2979	1482	816
吉　林	162 017	94	880	44 172	27 687	5200	7342	3185	1473	666	357
黑龙江	233 417	123	1512	73 763	36 369	7510	8939	4404	2020	1218	562
上　海	156 979	79	4539	58 067	23 286	4433	5893	1570	1738	750	370
江　苏	456 531	306	7337	143 530	75 462	16 851	19 311	8069	4469	2449	873
浙　江	361 706	343	2968	97 651	65 465	10 660	16 139	4746	3108	4194	1949
安　徽	348 444	193	3583	75 368	61 136	15 416	19 576	7857	4622	2143	1351
福　建	192 786	67	1422	35 892	34 931	12 046	13 252	4757	2308	800	237
江　西	247 937	662	2606	53 723	42 113	10 194	10 610	3566	2731	1008	830
山　东	571 345	1117	3787	138 777	97 009	26 130	25 048	12 926	5921	3933	2121
河　南	578 810	677	5711	139 288	97 434	32 140	27 273	12 463	7331	2164	1467
湖　北	340 376	74	3080	77 297	61 468	14 576	16 251	8213	5258	1799	2158
湖　南	389 753	68	5205	85 035	62 776	15 882	17 902	6784	4922	2079	961
广　东	515 620	205	6847	104 076	97 600	25 279	32 185	9620	6118	2527	1984
广　西	251 728	169	3105	44 449	34 628	11 846	11 896	5890	2940	831	895
海　南	46 769	39	711	10 387	7166	1641	2665	1188	546	333	202
重　庆	189 881	19	2272	38 980	29 856	7982	7817	3054	2759	595	518
四　川	533 181	257	4263	118 792	84 015	18 844	20 980	8148	6312	1559	1924
贵　州	255 478	231	4856	45 345	39 796	13 573	17 037	4583	2950	844	1065
云　南	275 778	179	3179	62 808	47 591	15 781	18 127	5582	3257	1015	1436
西　藏	16 997	27	166	3217	2905	1530	2467	237	130	59	40
陕　西	252 617	81	2089	66 640	44 233	15 978	13 938	5434	2817	1228	1032
甘　肃	156 135	177	795	33 123	25 426	9308	8206	2557	1492	717	493
青　海	39 007	23	622	7869	6330	2611	3449	701	471	304	390
宁　夏	37 414	11	200	9382	6213	2045	2099	898	516	238	156
新　疆	157 134	243	4037	37 126	25 858	8360	11 268	2558	2080	560	1059

医疗美容科	精神科	传染科	结核病科	肿瘤科	急诊医学科	康复医学科	职业病科	中医科	民族医学科	中西医结合科	重症医学科	其他
18 105	**923 345**	**152 800**	**20 241**	**290 826**	**60 991**	**316 578**	**9744**	**1 255 971**	**43 450**	**173 010**	**77 540**	**201 882**
912	9141	2011	353	6497	353	4782	530	17 778	262	12 463	1516	4139
168	7664	875	130	4039	204	809	6	9804		1738	815	2064
606	29 417	7324	708	12 178	3743	9619	519	66 324		17 808	4111	11 812
282	13 454	3468	1178	7835	893	6398	626	26 206		3666	1619	4969
169	8804	4675	41	4872	1249	4383	237	19 984	14 620	2035	1158	4020
420	37 175	7743	1740	13 234	767	10 567	400	36 830	490	4054	2001	5113
358	17 131	3861	771	8745	588	6118	130	25 832	153	2450	769	4055
256	23 503	6425	487	9643	1896	6958	444	37 518	296	3511	1632	4428
571	13 657	2476	1642	7008	1496	9623	61	9426	55	4704	1199	4336
1235	31 201	12 112	339	20 219	3982	28 178	350	57 537		6639	3905	12 177
1229	33 032	5225	357	11 324	2763	29 369	280	48 201		9301	5067	8335
995	33 216	7784	1187	14 289	4286	13 561	105	55 833		7016	3053	15 874
363	29 448	3566	723	5462	1600	6905	40	26 970	60	3851	2106	5980
355	36 623	4444	1232	9629	3225	8435	274	43 938	4	3230	2205	6300
1378	64 756	9685	731	24 754	6062	24 173	1374	92 935	15	8075	6837	13 801
938	39 214	8882	950	24 950	8529	22 341	752	111 473		10 827	8208	15 798
1030	38 515	5124	1100	13 504	922	16 346	71	54 542	20	8017	3011	8000
1006	61 858	5441	1472	14 800	1701	17 420	236	67 358	63	5467	2765	8552
1772	76 857	8645	984	19 950	1964	22 323	73	70 382	75	9837	6280	10 037
269	56 639	5570	341	8078	790	6887	576	41 711	2011	6289	2363	3555
306	8222	707	55	2018	520	1357		5959		1140	401	1206
588	27 517	2457	127	6556	815	7337	170	38 951		6908	1441	3162
1245	102 809	6769	201	14 321	1293	17 702	1219	90 190	2175	13 907	4544	11 712
436	51 590	5171	366	5154	2215	5454	620	40 669	405	5036	2009	6073
313	30 767	6979	65	6256	2495	7876	151	47 767	485	2910	1907	8852
55	478	744	7	262	236	170		158	3638	157	133	181
423	18 034	4286	1158	5678	1961	11 256	257	43 283	5	3960	2029	6817
246	9064	3099	140	3677	1564	4882	162	37 900	1304	5458	1648	4697
56	939	1422	21	1097	1044	887		4026	4713	422	354	1256
17	2448	1022	25	792	376	1185	31	7399	260	715	322	1064
108	10 172	4808	1610	4005	1459	3277	50	19 087	12 341	1419	2132	3517

3-2　医院床位数

单位：张

医院分类	2015	2019	2020	2021	2022	2023
总　计	**5 330 580**	**6 866 546**	**7 131 186**	**7 414 228**	**7 662 929**	**8 004 519**
按登记注册类型分						
公立医院	4 296 401	4 975 633	5 090 558	5 207 727	5 363 364	5 535 788
民营医院	1 034 179	1 890 913	2 040 628	2 206 501	2 299 565	2 468 731
按主办单位分						
政府办	3 910 400	4 654 099	4 770 232	4 904 983	5 081 868	5 263 720
社会办	704 108	969 716	1 027 437	1 087 191	1 107 199	1 183 228
个人办	716 072	1 242 731	1 333 517	1 422 054	1 473 862	1 557 571
按管理类别分						
非营利性	4 785 769	5 817 149	5 975 532	6 120 640	6 277 114	6 457 486
营利性	544 811	1 049 397	1 155 654	1 293 588	1 385 815	1 547 033
按医院等级分						
其中：三级医院	2 047 819	2 777 932	3 002 503	3 230 629	3 445 405	3 710 398
二级医院	2 196 748	2 665 974	2 718 116	2 743 079	2 773 482	2 853 416
一级医院	481 876	651 045	712 732	726 054	732 490	746 599
按机构类别分						
综合医院	3 721 036	4 532 676	4 622 462	4 699 689	4 791 462	4 891 687
中医医院	715 393	932 578	981 142	1 022 754	1 078 758	1 154 119
中西医结合医院	78 611	117 672	124 614	132 094	137 787	149 614
民族医医院	25 408	41 380	42 379	42 184	41 807	42 950
专科医院	762 519	1 158 126	1 258 267	1 398 416	1 485 396	1 617 773
护理院（中心）	27 613	84 114	102 322	119 091	127 719	148 376

3-3　基层医疗卫生机构床位数

单位：张

机构分类	2015	2019	2020	2021	2022	2023
总　计	**1 413 842**	**1 631 132**	**1 649 384**	**1 699 776**	**1 744 425**	**1 820 217**
按登记注册类型分						
公立医院	1 375 150	1 581 726	1 605 616	1 643 882	1 693 612	1 769 369
非公立医院	38 692	49 406	43 768	55 894	50 813	50 848
按主办单位分						
政府办	1 335 057	1 534 779	1 563 067	1 606 120	1 655 838	1 716 847
社会办	48 383	57 113	53 801	51 329	52 310	66 364
个人办	30 402	39 240	32 516	42 327	36 277	37 006
按管理类别分						
非营利性	1 406 143	1 619 526	1 641 231	1 683 634	1 733 568	1 806 053
营利性	7699	11 606	8153	16 142	10 857	14 164
按机构类别分						
社区卫生服务中心（站）	200 979	237 445	238 343	251 720	263 054	285 176
社区卫生服务中心	178 410	214 559	225 539	239 139	251 453	274 193
社区卫生服务站	22 569	22 886	12 804	12 581	11 601	10 983
卫生院	1 204 989	1 381 996	1 402 955	1 429 635	1 469 040	1 520 893
街道卫生院	8867	12 082	12 630	12 225	13 164	16 389
乡镇卫生院	1 196 122	1 369 914	1 390 325	1 417 410	1 455 876	1 504 504
门诊部	7716	11 291	7522	17 078	10 892	12 634
护理站	158	400	564	1343	1439	1514

3-4　2023年医疗卫生机构万元以上设备台数

机构分类	万元以上设备总价值 / 万元	万元以上设备台数			
		合计	50 万元以下	50 万～ 99 万元	100 万元及以上
总　计	**223 415 519**	**12 948 733**	**12 210 087**	**376 962**	**361 684**
一、医院	186 867 312	9 859 263	9 257 944	293 176	308 143
综合医院	136 421 341	6 986 898	6 552 264	208 007	226 627
中医医院	22 858 664	1 306 118	1 231 910	36 253	37 955
中西医结合医院	3 491 174	190 306	178 781	5787	5738
民族医医院	807 171	51 598	48 679	1524	1395
专科医院	23 166 628	1 310 354	1 232 725	41 352	36 277
口腔医院	1 383 871	158 604	154 534	2702	1368
眼科医院	1 939 468	108 815	100 341	5327	3147
耳鼻喉科医院	190 717	8691	7978	393	320
肿瘤医院	4 353 884	140 896	129 878	4740	6278
心血管病医院	1 131 935	56 013	52 986	1357	1670
胸科医院	371 664	16 171	15 002	527	642
血液病医院	76 830	5541	5310	110	121
妇产（科）医院	1 453 471	98 282	92 691	2849	2742
儿童医院	2 458 630	131 019	122 746	4027	4246
精神病医院	2 324 668	143 950	135 380	5222	3348
传染病医院	2 422 263	133 042	124 922	3902	4218
皮肤病医院	228 663	13 952	12 905	558	489
结核病医院	343 825	15 249	14 051	627	571
麻风病医院	3329	226	207	13	6
职业病医院	107 835	8318	7901	207	210
骨科医院	800 580	45 365	42 369	1524	1472
康复医院	1 202 719	82 917	78 836	2171	1910
整形外科医院	121 870	6543	6009	352	182
美容医院	311 747	18 134	16 357	1537	240
其他专科医院	1 938 659	118 626	112 322	3207	3097
护理院	122 334	13 989	13 585	253	151
二、基层医疗卫生机构	14 000 767	1 486 932	1 437 746	32 345	16 841
社区卫生服务中心（站）	4 481 688	534 010	518 653	9756	5601
社区卫生服务中心	4 285 130	497 743	482 837	9405	5501
社区卫生服务站	196 558	36 267	35 816	351	100
卫生院	9 517 394	952 543	918 714	22 589	11 240
街道卫生院	114 046	11 550	11 169	212	169
乡镇卫生院	9 403 348	940 993	907 545	22 377	11 071
中心卫生院	4 835 595	439 325	421 307	11 248	6770
一般卫生院	4 567 753	501 668	486 238	11 129	4301
护理站	1685	379	379		
三、专业公共卫生机构	19 312 108	1 389 121	1 312 842	45 424	30 855
疾病预防控制中心	5 614 921	426 847	401 730	17 962	7155
省属	833 524	55 712	52 035	2262	1415
地级市（地区）属	2 187 650	138 797	128 114	7118	3565
县级市（区）属	1 280 206	113 164	107 596	4493	1075
县属	1 074 316	98 971	94 762	3446	763
其他	239 225	20 203	19 223	643	337

注：本表不包括门诊部、诊所、卫生所、医务室和村卫生室数字。

3-4 2023年医疗卫生机构万元以上设备台数（续）

机构分类	万元以上设备总价值 / 万元	万元以上设备台数			
		合计	50 万元以下	50 万～ 99 万元	100 万元及以上
专科疾病防治院（所、站）	607 790	41 995	39 715	1381	899
专科疾病防治院	371 305	22 754	21 391	762	601
传染病防治院	13 278	1615	1568	23	24
结核病防治院	33 366	2159	2029	74	56
职业病防治院	199 550	11 060	10 347	404	309
其他	125 111	7920	7447	261	212
专科疾病防治所（站、中心）	236 485	19 241	18 324	619	298
口腔病防治所（站、中心）	42 886	4855	4714	104	37
精神病防治所（站、中心）	5132	454	433	19	2
皮肤病与性病防治所（中心）	41 920	3004	2852	97	55
结核病防治所（站、中心）	63 070	4521	4268	161	92
职业病防治所（站、中心）	35 984	2420	2243	120	57
地方病防治所（站、中心）	4248	401	388	8	5
血吸虫病防治所（站、中心）	10 249	1248	1216	25	7
药物戒毒所（中心）	716	33	29	2	2
其他	32 280	2305	2181	83	41
健康教育所（站、中心）	9926	1623	1607	14	2
妇幼保健院（所、站）	10 714 240	695 780	657 343	18 906	19 531
省属	934 429	53 284	50 188	1385	1711
地级市（地区）属	4 115 385	241 435	227 209	6705	7521
县级市（区）属	3 034 945	203 437	192 530	5442	5465
县属	2 519 948	190 340	180 542	5165	4633
其他	109 533	7284	6874	209	201
妇幼保健院	10 210 847	655 635	619 064	17 825	18 746
妇幼保健所	230 537	17 899	17 041	485	373
妇幼保健站	149 638	12 335	11 835	293	207
生殖保健中心	1993	204	191	13	
急救中心（站）	690 376	73 640	71 461	1844	335
采供血机构	1 515 794	105 213	97 059	5252	2902
卫生监督所（中心）	135 504	41 706	41 706		
省属	13 921	2132	2132		
地级市（地区）属	37 935	10 669	10 669		
县级市（区）属	40 140	12 977	12 977		
县属	35 791	12 775	12 775		
其他	7717	3153	3153		
计划生育技术服务机构	23 557	2317	2221	65	31
四、其他机构	3 235 332	213 417	201 555	6017	5845
康复医疗机构	186 691	8810	8081	376	353
卫生监督检验（监测）机构	4958	330	318	12	
医学科学研究机构	649 647	39 109	36 419	1539	1151
医学在职培训机构	52 890	8498	8357	101	40
临床检验中心（所、站）	839 157	66 545	63 821	1410	1314
卫生统计信息中心	65 255	5965	5788	121	56
其他	1 436 734	84 160	78 771	2458	2931

3-5-1　2023年医疗卫生机构房屋建筑面积

机构分类	合计	房屋建筑面积 /m²	业务用房面积 /m²			租房面积 /m²
				危房面积 /m²	危房 /%	
总　计	**1 196 840 904**	**1 037 247 290**	**776 069 306**	**4 419 226**	**0.57**	**159 593 614**
一、医院	789 331 536	685 346 686	579 183 262	2 116 436	0.37	103 984 850
综合医院	519 746 758	470 328 202	399 068 069	1 416 881	0.36	49 418 556
中医医院	104 011 882	94 678 759	82 246 258	287 489	0.35	9 333 123
中西医结合医院	14 103 035	11 260 334	9 771 418	37 516	0.38	2 842 701
民族医医院	5 279 024	4 482 615	3 926 342	30 839	0.79	796 409
专科医院	136 768 257	99 857 890	80 529 565	340 292	0.42	36 910 367
口腔医院	6 247 290	3 772 871	3 138 739	2744	0.09	2 474 419
眼科医院	9 531 542	4 733 028	3 749 273	3506	0.09	4 798 514
耳鼻喉科医院	710 898	347 350	276 790			363 548
肿瘤医院	10 015 130	9 095 807	7 898 613	13 860	0.18	919 323
心血管病医院	3 212 961	2 868 117	2 444 393			344 844
胸科医院	612 136	547 981	498 681	3486	0.70	64 155
血液病医院	482 734	359 066	214 911			123 668
妇产（科）医院	10 851 199	6 791 344	5 753 486	170		4 059 855
儿童医院	7 531 209	6 994 154	5 823 518	55 624	0.96	537 055
精神病医院	39 785 218	30 886 235	22 739 525	109 865	0.48	8 898 983
传染病医院	7 536 745	7 411 969	6 133 268	66 941	1.09	124 776
皮肤病医院	1 270 085	890 760	698 840	1660	0.24	379 325
结核病医院	774 341	751 484	624 674	1695	0.27	22 857
麻风病医院	79 386	78 585	61 381	2896	4.72	801
职业病医院	406 986	398 106	287 873	8852	3.07	8880
骨科医院	7 347 801	5 109 611	4 327 030	1300	0.03	2 238 190
康复医院	13 144 063	8 390 271	7 093 251	36 407	0.51	4 753 792
整形外科医院	688 297	432 574	344 469	11 619	3.37	255 723
美容医院	2 809 538	1 169 362	1 044 931	8200	0.78	1 640 176
其他专科医院	13 730 698	8 829 215	7 375 919	11 467	0.16	4 901 483
护理院	9 422 580	4 738 886	3 641 610	3419	0.09	4 683 694
二、基层医疗卫生机构	315 232 123	268 464 255	130 498 849	1 895 759	1.45	46 767 868
社区卫生服务中心（站）	47 171 198	35 582 758	30 650 679	284 465	0.93	11 588 440
社区卫生服务中心	39 031 495	31 031 954	26 826 397	272 771	1.02	7 999 541
社区卫生服务站	8 139 703	4 550 804	3 824 282	11 694	0.31	3 588 899
卫生院	131 151 597	128 941 287	99 761 677	1 611 212	1.62	2 210 310
街道卫生院	1 460 681	1 343 697	1 136 815	29 368	2.58	116 984
乡镇卫生院	129 690 916	127 597 590	98 624 862	1 581 844	1.60	2 093 326
中心卫生院	59 566 104	58 698 319	44 935 612	744 963	1.66	867 785
一般卫生院	70 124 812	68 899 271	53 689 250	836 881	1.56	1 225 541
村卫生室	54 889 192	52 248 637				2 640 555
门诊部	33 139 375	19 959 421				13 179 954
综合门诊部	11 399 047	7 130 202				4 268 845
中医门诊部	2 563 575	1 590 923				972 652
中西医结合门诊部	386 158	270 855				115 303
民族医门诊部	62 193	46 373				15 820
专科门诊部	18 728 402	10 921 068				7 807 334
诊所、卫生所、医务室、护理站	48 880 761	31 732 152	86 493	82	0.09	17 148 609
诊所	41 252 502	25 636 742				15 615 760
卫生所、医务室	7 314 491	5 891 271				1 423 220
护理站（中心）	313 768	204 139	86 493	82	0.09	109 629

3-5-1　2023年医疗卫生机构房屋建筑面积（续）

机构分类	合计	房屋建筑面积/m^2	业务用房面积/m^2	危房面积/m^2	危房/%	租房面积/m^2
三、专业公共卫生机构	78 117 408	74 603 672	59 431 245	335 106	0.56	3 513 736
疾病预防控制中心	18 650 411	18 145 907	13 398 579	99 549	0.74	504 504
省属	1 285 613	1 270 953	688 452	11 830	1.72	14 660
地级市（地区）属	4 671 169	4 567 235	3 395 542	9971	0.29	103 934
县级市（区）属	5 780 665	5 494 079	4 057 865	30 834	0.76	286 586
县属	6 220 198	6 144 333	4 744 780	43 644	0.92	75 865
其他	692 766	669 307	511 940	3270	0.64	23 459
专科疾病防治院（所、站）	3 884 028	3 574 485	2 443 790	23 292	0.95	309 543
专科疾病防治院	1 510 465	1 392 454	1 177 409	7495	0.64	118 011
传染病防治院	73 940	73 270	51 509	956	1.86	670
结核病防治院	113 960	111 680	98 773	5176	5.24	2280
职业病防治院	605 250	577 290	481 614			27 960
其他	717 315	630 214	545 513	1363	0.25	87 101
专科疾病防治所（站、中心）	2 373 563	2 182 031	1 266 381	15 797	1.25	191 532
口腔病防治所（站、中心）	117 228	72 858	58 529			44 370
精神病防治所（站、中心）	208 003	158 439	136 989			49 564
皮肤病与性病防治所（中心）	398 589	371 372	295 806	7745	2.62	27 217
结核病防治所（站、中心）	396 771	375 117	305 915	1546	0.51	21 654
职业病防治所（站、中心）	103 195	98 682	71 569	195	0.27	4513
地方病防治所（站、中心）	27 097	25 606	22 191	1719	7.75	1491
血吸虫病防治所（站、中心）	825 111	812 783	184 729	3232	1.75	12 328
药物戒毒所（中心）	41 184	41 184	24 900			
其他	256 385	225 990	165 753	1360	0.82	30 395
健康教育所（站、中心）	155 565	134 957	113 960	1314	1.15	20 608
妇幼保健院（所、站）	46 192 178	44 200 913	36 914 573	186 872	1	1 991 265
省属	3 103 491	3 035 670	2 445 715			67 821
地级市（地区）属	15 669 631	15 111 473	12 253 961	61 202	0.50	558 158
县级市（区）属	13 587 791	12 677 046	10 637 010	54 447	0.51	910 745
县属	13 262 471	12 851 809	11 138 047	70 238	0.63	410 662
其他	568 794	524 915	439 840	985	0.22	43 879
妇幼保健院	43 579 183	41 731 614	34 778 812	181 408	0.52	1 847 569
妇幼保健所	1 080 617	1 015 546	855 261	3471	0.41	65 071
妇幼保健站	786 198	728 188	654 980	1227	0.19	58 010
生殖保健中心	22 289	14 783	10 785			7506
急救中心（站）	1 456 468	1 334 896	874 625	3772	0.43	121 572
采供血机构	3 717 746	3 576 964	2 709 979	6229	0.23	140 782
卫生监督所（中心）	3 661 243	3 248 034	2 657 042	12 216	0.46	413 209
省属	107 116	99 961	55 847			7155
地级市（地区）属	743 488	599 340	486 022	1096	0.23	144 148
县级市（区）属	1 133 315	985 075	805 330	4527	0.56	148 240
县属	1 381 016	1 303 496	1 105 694	5516	0.50	77 520
其他	296 308	260 162	204 149	1077	0.53	36 146
计划生育技术服务机构	399 769	387 516	318 697	1862	0.58	12 253
四、其他医疗卫生机构	14 159 837	8 832 677	6 955 950	71 925	1.03	5 327 160
康复医疗机构	2 754 736	2 325 568	1 763 630	10 030	0.57	429 168
卫生监督检验（监测）机构	18 978	15 152	12 268			3826
医学科学研究机构	1 062 151	936 835	786 227	24 871	3.16	125 316
医学在职培训机构	1 372 927	1 299 699	1 033 721	28 158	2.72	73 228
临床检验中心（所、站）	2 356 680	999 516	774 528	145	0.02	1 357 164
卫生统计信息中心	82 169	59 935	52 193			22 234
其他	6 512 196	3 195 972	2 533 383	8721	0.34	3 316 224

3-5-2　2023年政府办医疗卫生机构房屋建筑面积

机构分类	合计	房屋建筑面积/m²	业务用房面积/m²	危房/%	租房面积/m²	每床占用业务用房面积/m²
总　计	**775 306 863**	**745 574 362**	**617 476 959**	**0.66**	**29 732 501**	**83.20**
一、医院	527 662 436	509 328 490	435 388 378	0.43	18 333 946	85.43
综合医院	368 971 520	356 551 927	305 101 169	0.40	12 419 593	91.96
中医医院	87 402 136	84 233 084	73 656 352	0.37	3 169 052	78.39
中西医结合医院	7 955 050	7 613 069	6 737 246	0.56	341 981	75.12
民族医医院	3 951 722	3 780 901	3 315 763	0.91	170 821	92.81
专科医院	59 051 970	56 841 035	46 334 254	0.68	2 210 935	65.45
护理院（中心）	330 038	308 474	243 594		21 564	54.94
二、基层医疗卫生机构	167 369 450	159 598 764	120 929 601	1.52	7 770 686	69.16
其中：社区卫生服务中心（站）	31 341 213	26 133 073	22 652 404	1.09	5 208 140	91.48
社区卫生服务中心	30 111 532	25 233 416	21 845 662	1.11	4 878 116	91.84
社区卫生服务站	1 229 681	899 657	806 742	0.48	330 024	52.99
卫生院	129 005 426	126 867 754	98 276 598	1.62	2 137 672	65.91
街道卫生院	1 363 968	1 251 860	1 064 231	2.66	112 108	72.87
乡镇卫生院	127 641 458	125 615 894	97 212 367	1.60	2 025 564	65.84
门诊部	402 531	378 565			23 966	
三、专业公共卫生机构	75 562 326	72 344 664	57 699 175	0.57	3 217 662	122.17
其中：专科疾病防治院（所、站）	3 446 403	3 227 689	2 143 349	1.07	218 714	57.12
专科疾病防治院	1 283 340	1 178 415	983 233	0.76	104 925	61.05
专科疾病防治所（中心）	2 163 063	2 049 274	1 160 116	1.33	113 789	52.94
妇幼保健院（所、站）	45 847 899	43 900 505	36 672 253	0.51	1 947 394	129.11
内：妇幼保健院	43 293 574	41 479 574	34 568 668	0.52	1 814 000	129.22
妇幼保健所（站）	1 833 999	1 713 418	1 487 771	0.32	120 581	124.07
急救中心（站）	1 306 473	1 221 741	791 213	0.48	84 732	305.02
四、其他医疗卫生机构	4 712 651	4 302 444	3 459 805	1.17	410 207	83.03
其中：康复医疗机构	1 018 657	1 002 038	798 435	0.27	16 619	83.00
临床检验中心（所、站）	29 920	29 420	23 945		500	

3-5-3　2023年公立医院信息化基础资源情况

类别	服务器 CPU 核数 / 个	已使用存储容量 /T	电脑终端数量 / 个
总　计	**3 352 874**	**1 202 398**	**4 818 783**
按医院等级分			
其中：三级医院	2 466 342	904 845	3 512 180
二级医院	880 737	246 630	1 358 268
一级医院	26 227	21 940	47 787
按机构类别分			
其中：综合医院	2 318 448	884 210	3 514 839
中医医院	633 453	175 083	895 291
专科医院	447 148	126 483	541 528
按机构隶属关系分			
其中：委属	187 406	81 994	194 879
省属	620 103	246 153	871 662
地级市（地区）属	1 091 386	381 595	1 621 245
县级市（区）属	644 521	245 143	955 926
县属	651 382	195 217	942 742

3-5-4　2023年公立医院信息化基础资源机构分布构成比

单位：%

类别	服务器CPU核数的机构分布构成比				已使用存储容量的机构分布构成比				电脑终端数量的机构分布构成比			
	50以内	[50，100)	[100，200)	200及以上	10以内	[10，20)	[20，40)	40及以上	100以内	[100，200)	[200，400)	400及以上
总　计	**45.79**	**9.66**	**11.56**	**32.99**	**39.68**	**8.65**	**12.11**	**39.56**	**34.05**	**13.16**	**20.51**	**32.28**
东　部	42.06	8.68	12.01	37.25	37.10	3.76	10.75	48.39	32.13	10.85	18.26	38.76
中　部	51.54	10.34	10.94	27.18	43.26	9.05	12.85	34.84	36.93	13.53	20.94	28.60
西　部	45.00	10.31	11.58	33.11	38.70	10.19	13.66	37.45	33.72	15.96	23.20	27.12
北　京	36.02	5.91	6.45	51.62	41.58	4.21	10.00	44.21	30.65	5.91	13.44	50.00
天　津	46.88	7.03	10.94	35.15	48.44	7.81	7.81	35.94	35.94	12.50	17.19	34.37
河　北	55.16	7.97	13.59	23.28	47.03	8.13	12.03	32.81	41.09	12.34	22.19	24.38
山　西	50.74	12.81	13.79	22.66	49.26	9.36	14.53	26.85	39.41	17.24	24.63	18.72
内蒙古	45.74	15.46	10.09	28.71	40.69	11.67	16.40	31.24	32.81	17.98	25.87	23.34
辽　宁	59.86	9.13	9.86	21.15	46.88	8.17	11.78	33.17	41.59	12.98	18.99	26.44
吉　林	62.99	10.63	11.42	14.96	51.57	12.60	14.57	21.26	37.40	16.93	25.20	20.47
黑龙江	71.16	7.68	9.74	11.42	60.67	10.67	10.67	17.99	57.68	15.54	11.24	15.54
上　海	16.23	10.39	16.23	57.15	22.73	5.19	5.84	66.24	7.14	12.99	22.08	57.79
江　苏	34.76	7.12	12.25	45.87	29.34	5.13	7.12	58.41	28.77	7.12	12.54	51.57
浙　江	32.50	5.91	8.64	52.95	29.32	5.23	8.86	56.59	26.82	7.73	17.27	48.18
安　徽	36.98	11.24	8.88	42.90	31.95	5.30	16.27	46.48	29.29	12.13	21.01	37.57
福　建	39.22	9.19	13.78	37.81	36.40	7.14	12.37	44.09	35.34	9.19	17.31	38.16
江　西	43.73	9.04	11.37	35.86	37.03	9.62	13.41	39.94	30.32	11.37	25.66	32.65
山　东	43.55	8.82	11.90	35.73	41.32	7.28	9.52	41.88	37.96	11.06	14.57	36.41
河　南	52.90	9.81	11.14	26.15	44.28	8.02	10.85	36.85	37.44	11.44	18.87	32.25
湖　北	35.75	10.61	10.61	43.03	29.05	6.42	12.57	51.96	25.70	9.50	24.30	40.50
湖　南	54.20	12.02	10.66	23.12	35.37	10.20	13.15	41.28	28.57	14.97	23.58	32.88
广　东	35.71	10.44	11.54	42.31	38.75	8.38	10.85	42.02	25.69	12.50	18.27	43.54
广　西	40.11	11.17	17.19	31.53	33.24	10.60	13.75	42.41	22.64	10.60	25.79	40.97
海　南	48.15	9.88	11.11	30.86	31.81	8.64	9.88	49.67	35.80	16.05	22.22	25.93
重　庆	39.49	8.72	11.28	40.51	44.13	11.28	7.69	36.90	26.67	12.31	17.44	43.58
四　川	32.88	11.41	12.61	43.10	27.94	10.39	14.14	47.53	21.98	17.72	26.41	33.89
贵　州	32.76	10.34	12.41	44.49	32.41	8.62	14.48	44.49	28.62	10.00	25.52	35.86
云　南	41.41	9.41	14.59	34.59	36.24	7.29	16.47	40.00	31.53	16.47	25.65	26.35
西　藏	73.60	9.60	8.00	8.80	65.60	9.60	5.60	19.20	74.40	11.20	8.00	6.40
陕　西	53.05	10.09	10.33	26.53	41.31	9.15	16.67	32.87	35.92	17.84	22.07	24.17
甘　肃	47.62	11.36	10.29	30.73	37.73	13.55	12.09	36.63	28.94	17.95	29.30	23.81
青　海	58.01	8.57	10.48	22.94	48.57	16.19	7.62	27.62	42.86	21.90	20.95	14.29
宁　夏	29.23	7.69	18.46	44.62	26.15	16.92	13.85	43.08	16.92	18.46	29.23	35.39
新　疆	53.25	7.04	9.22	30.49	50.42	8.74	12.14	28.70	49.27	13.59	16.50	20.64

四、卫生经费

简要说明

一、本章主要介绍全国及31个省、自治区、直辖市卫生经费情况，包括卫生总费用、医疗卫生机构资产与负债、年收入与支出、门诊和住院病人人均医药费用等。

二、卫生总费用系核算数。其他卫生经费数据主要来源于卫生资源与医疗服务统计年报，城乡居民医疗保障支出摘自《中国统计年鉴》。

三、非营利性机构各项指标的统计口径和解释与2017年印发的《政府会计制度》一致，营利性医院与《企业会计制度》一致。

四、统计口径调整

1．2007年起，卫生总费用按新的统计口径核算。

2．本章涉及医疗卫生机构的口径变动和指标解释与“医疗卫生机构”章一致。

主要指标解释

卫生总费用 指一个国家或地区在一定时期内，为开展卫生服务活动从全社会筹集的卫生资源的货币总额，按来源法核算。它反映一定经济条件下，政府、社会和居民个人对卫生保健的重视程度和费用负担水平，以及卫生筹资模式的主要特征和卫生筹资的公平性、合理性。

政府卫生支出 指各级政府用于医疗卫生服务、医疗保障补助、卫生和医疗保障行政管理、人口与计划生育事务性支出等各项事业的经费。

社会卫生支出 指政府支出外的社会各界对卫生事业的资金投入。包括社会医疗保障支出、商业健康保险费、社会办医支出、社会捐赠援助、行政事业性收费收入等。

个人现金卫生支出 指城乡居民在接受各类医疗卫生服务时的现金支付，包括享受各种医疗保险制度的居民就医时自付的费用。可分为城镇居民、农村居民个人现金卫生支出，反映城乡居民医疗卫生费用的负担程度。

当年价格 即报告期当年的实际价格，是指用“当年价格”计算的一些以货币表现的物量指标，如国内生产总值、卫生总费用等。在计算增长速度时，一般都使用“可比价格”来消除价格变动的因素，真实地反映经济发展动态。“不变价格”（也叫固定价格）是用某一时期同类产品的平均价格作为固定价格来计算各个时期的产品价值，目的是消除各时期价格变动的影响，保证前后时期之间指标的可比性。

人均卫生费用 即某年卫生总费用与同期平均人口数之比。

卫生总费用占GDP比重 指某年卫生总费用与同期国内生产总值（GDP）之比，是用来反映一定时期国家对卫生事业的资金投入力度，以及政府和全社会对卫生对居民健康的重视程度。

总资产 包括流动资产、非流动资产。

负债 包括流动负债、非流动负债。

平均每床固定资产 即固定资产/床位数。

总收入 指单位为开展业务及其他活动依法取得的非偿还性资金。总收入包括医疗收入、财政补助收入、科教项目收入/上级补助收入、其他收入。

财政拨款收入 指单位从主管部门或主办单位取得的财政性事业经费（包括定额和定项补助）。

业务收入 包括医疗收入和其他收入。

医疗收入 指医疗卫生机构在开展医疗服务活动中取得的收入。包括挂号收入、床位收入、诊察收入、检查收入、化验收入、治疗收入、手术收入、卫生材料收入、药品收入、药事服务费收入、护理收入和其他收入。

总费用/支出 指单位在开展业务及其他活动中发生的资金耗费和损失。包括医疗业务成本/医疗卫生支出、财政项目补助支出/财政基建设备补助支出、科教项目支出、管理费用和其他支出。

业务活动费用 指单位为实现其职能目标，依法履职或开展专业业务活动及其辅助活动所发生的各项费用。

单位管理费用 指单位本级行政及后勤管理部门开展管理活动发生的各项费用，包括单位行政及后勤管理部门发生的人员经费、公用经费、资产折旧（摊销）等费用，以及由单位统一负担的离退休人员经费、工会经费、诉讼费、中介费等。

医疗业务成本/医疗卫生支出 指医疗卫生机构开展医疗服务及其辅助活动发生的各项费用，包括人员经费、耗用的药品及卫生材料费、固定资产折旧费、无形资产摊销费、提取医疗风险基金和其他费用。

人员经费支出 包括人员的基本工资、绩效工资、津贴、社会保险缴费等，但不包括对个人家庭的补助支出。基本工资指事业单位工作人员的岗位工资和薪级工资。

门诊病人次均医药费用 又称每诊疗人次医药费用、次均门诊费用。即医疗门诊收入/总诊疗人次数。

住院病人次均医药费用 又称出院者次均医药费用、次均住院费用。即医疗住院收入/出院人次数。

住院病人日均医药费 即医疗住院收入/出院者占用总床日数。

每一职工年业务收入 即年业务收入/年平均职工数。

每一医师年业务收入 即年业务收入/年平均医师数。

4-1-1　卫生总费用

年份	卫生总费用/亿元				卫生总费用构成/%			城乡卫生费用/亿元		人均卫生费用/元			卫生总费用占GDP比重/%
	合计	政府卫生支出	社会卫生支出	个人卫生支出	政府卫生支出	社会卫生支出	个人卫生支出	城市	农村	合计	城市	农村	
1980	143.23	51.91	60.97	30.35	36.24	42.57	21.19			14.5			3.12
1985	279.00	107.65	91.96	79.39	38.58	32.96	28.46			26.4			3.07
1990	747.39	187.28	293.10	267.01	25.06	39.22	35.73	396.00	351.39	65.4	158.8	38.8	3.96
1991	893.49	204.05	354.41	335.02	22.84	39.67	37.50	482.60	410.89	77.1	187.6	45.1	4.06
1992	1096.86	228.61	431.55	436.70	20.84	39.34	39.81	597.30	499.56	93.6	222.0	54.7	4.03
1993	1377.78	272.06	524.75	580.97	19.75	38.09	42.17	760.30	617.48	116.3	268.6	67.6	3.86
1994	1761.24	342.28	644.91	774.06	19.43	36.62	43.95	991.50	769.74	147.0	332.6	86.3	3.62
1995	2155.13	387.34	767.81	999.98	17.97	35.63	46.40	1239.50	915.63	177.9	401.3	112.9	3.51
1996	2709.42	461.61	875.66	1372.15	17.04	32.32	50.64	1494.90	1214.52	221.4	467.4	150.7	3.77
1997	3196.71	523.56	984.06	1689.09	16.38	30.78	52.84	1771.40	1425.31	258.6	537.8	177.9	4.01
1998	3678.72	590.06	1071.03	2017.63	16.04	29.11	54.85	1906.92	1771.81	294.9	625.9	194.6	4.32
1999	4047.50	640.96	1145.99	2260.56	15.84	28.31	55.85	2193.12	1854.38	321.8	702.0	203.2	4.47
2000	4586.63	709.52	1171.94	2705.17	15.47	25.55	58.98	2621.69	1964.63	361.9	813.0	214.9	4.57
2001	5025.93	800.61	1211.43	3013.88	15.93	24.10	59.97	2792.95	2232.98	393.8	841.2	244.8	4.53
2002	5790.03	908.51	1539.38	3342.14	15.69	26.59	57.72	3448.24	2341.79	450.8	987.1	259.3	4.76
2003	6584.10	1116.94	1788.50	3678.67	16.96	27.16	55.87	4150.32	2433.78	509.5	1108.9	274.7	4.79
2004	7590.29	1293.58	2225.35	4071.35	17.04	29.32	53.64	4939.21	2651.08	583.9	1261.9	301.6	4.69
2005	8659.91	1552.53	2586.41	4520.98	17.93	29.87	52.21	6305.57	2354.34	662.3	1126.4	315.8	4.62
2006	9843.34	1778.86	3210.92	4853.56	18.07	32.62	49.31	7174.73	2668.61	748.8	1248.3	361.9	4.49
2007	11 573.97	2581.58	3893.72	5098.66	22.31	33.64	44.05	8968.70	2605.27	876.0	1516.3	358.1	4.29
2008	14 535.40	3593.94	5065.60	5875.86	24.73	34.85	40.42	11 251.90	3283.50	1094.5	1861.8	455.2	4.55
2009	17 541.92	4816.26	6154.49	6571.16	27.46	35.08	37.46	13 535.61	4006.31	1314.3	2176.6	562.0	5.03
2010	19 980.39	5732.49	7196.61	7051.29	28.69	36.02	35.29	15 508.62	4471.77	1490.1	2315.5	666.30	4.85
2011	24 345.91	7464.18	8416.45	8465.28	30.66	34.57	34.77	18 571.87	5774.04	1804.5	2655.9	888.50	4.99
2012	28 119.00	8431.98	10 030.70	9656.32	29.99	35.67	34.34	21 280.46	6838.54	2068.8	2948.5	1072.80	5.22
2013	31 668.95	9545.81	11 393.79	10 729.34	30.14	35.98	33.88	23 644.95	8024.00	2316.2	3173.7	1289.50	5.34
2014	35 312.40	10 579.23	13 437.75	11 295.41	29.96	38.05	31.99	26 575.60	8736.80	2565.5	3463.2	1434.40	5.49
2015	40 974.64	12 475.28	16 506.71	11 992.65	30.45	40.29	29.27	31 297.85	9676.79	2962.2	3946.7	1639.50	5.95
2016	46 344.88	13 910.31	19 096.68	13 337.90	30.01	41.21	28.78	35 458.01	10 886.87	3328.6	4328.2	1899.70	6.21
2017	52 598.28	15 205.87	22 258.81	15 133.60	28.91	42.32	28.77			3756.7			6.32
2018	59 121.91	16 399.13	25 810.78	16 911.99	27.74	43.66	28.61			4206.7			6.43
2019	65 841.39	18 016.95	29 150.57	18 673.87	27.36	44.27	28.36			4669.3			6.67
2020	72 175.00	21 941.90	30 273.67	19 959.43	30.40	41.94	27.65			5111.1			7.12
2021	76 844.99	20 676.06	34 963.26	21 205.67	26.91	45.50	27.60			5440.0			6.69
2022	85 327.49	24 040.89	38 345.67	22 940.94	28.17	44.94	26.89			6044.1			7.08
2023	90 575.81	24 147.89	41 676.80	24 751.13	26.66	46.01	27.33			6425.3			7.19

注：①本表系核算数，2023年为初步核算数。②按当年价格计算。③2001年起卫生总费用不含高等医学教育经费，2006年起包括城乡医疗救助经费。

4-1-2 2022年各地区卫生总费用

地区	卫生总费用/亿元				卫生总费用构成/%			卫生总费用占GDP比重/%	人均卫生总费用/元
	合计	政府卫生支出	社会卫生支出	个人卫生支出	政府卫生支出	社会卫生支出	个人卫生支出		
全 国	**85 327.49**	**24 040.89**	**38 345.67**	**22 940.94**	**28.17**	**44.94**	**26.89**	**7.08**	**6044.09**
北 京	3649.37	940.00	2214.62	494.75	25.76	60.69	13.56	8.77	16 707.27
天 津	1110.20	196.72	623.32	290.16	17.72	56.15	26.14	6.81	8145.25
河 北	3607.09	977.36	1597.07	1032.66	27.10	44.28	28.63	8.51	4861.31
山 西	1705.62	519.36	693.07	493.19	30.45	40.63	28.92	6.65	4899.31
内蒙古	1484.60	460.62	599.05	424.93	31.03	40.35	28.62	6.41	6182.80
辽 宁	2056.46	482.83	985.72	587.91	23.48	47.93	28.59	7.10	4899.84
吉 林	1237.78	410.59	481.44	345.75	33.17	38.90	27.93	9.47	5272.34
黑龙江	1826.95	458.68	840.62	527.64	25.11	46.01	28.88	11.49	5895.28
上 海	4005.29	1388.49	2059.78	557.02	34.67	51.43	13.91	8.97	16 177.16
江 苏	6548.66	1520.42	3493.85	1534.39	23.22	53.35	23.43	5.33	7690.73
浙 江	5095.46	1320.28	2627.40	1147.79	25.91	51.56	22.53	6.56	7747.39
安 徽	2813.65	838.68	1173.02	801.96	29.81	41.69	28.50	6.25	4592.22
福 建	2262.14	641.46	1059.48	561.19	28.36	46.84	24.81	4.26	5401.48
江 西	2011.93	736.75	719.37	555.81	36.62	35.76	27.63	6.27	4443.33
山 东	5802.75	1274.84	2940.76	1587.15	21.97	50.68	27.35	6.64	5709.80
河 南	4456.98	1200.03	1958.47	1298.47	26.92	43.94	29.13	7.27	4514.77
湖 北	3383.79	862.61	1591.27	929.91	25.49	47.03	27.48	6.30	5790.19
湖 南	3379.18	832.23	1627.91	919.05	24.63	48.17	27.20	6.94	5116.87
广 东	8888.00	2185.46	4492.24	2210.29	24.59	50.54	24.87	6.88	7022.31
广 西	2081.85	657.98	853.68	570.18	31.61	41.01	27.39	7.92	4124.92
海 南	585.95	267.02	199.08	119.85	45.57	33.98	20.45	8.59	5705.34
重 庆	1876.22	507.02	863.04	506.15	27.02	46.00	26.98	6.44	5838.84
四 川	4690.59	1245.16	2183.36	1262.07	26.55	46.55	26.91	8.27	5601.38
贵 州	1584.85	611.09	591.25	382.52	38.56	37.31	24.14	7.86	4110.08
云 南	2195.69	760.99	843.27	591.43	34.66	38.41	26.94	7.58	4678.65
西 藏	276.48	196.42	56.52	23.55	71.04	20.44	8.52	12.96	7595.58
陕 西	2408.36	690.25	1032.59	685.52	28.66	42.88	28.46	7.35	6087.87
甘 肃	1127.11	418.29	394.17	314.65	37.11	34.97	27.92	10.06	4522.16
青 海	398.81	184.36	130.27	84.17	46.23	32.66	21.11	11.05	6702.61
宁 夏	453.53	147.78	193.05	112.70	32.59	42.57	24.85	8.95	6229.83
新 疆	1724.05	640.47	706.76	376.81	37.15	40.99	21.86	9.72	6664.29

4-1-3 政府卫生支出

单位：亿元

年份	政府卫生支出				
	合计	医疗卫生服务支出	医疗保障支出	行政管理事务支出	人口与计划生育事务支出
1990	187.28	122.86	44.34	4.55	15.53
1991	204.05	132.38	50.41	5.15	16.11
1992	228.61	144.77	58.10	6.37	19.37
1993	272.06	164.81	76.33	8.04	22.89
1994	342.28	212.85	92.02	10.94	26.47
1995	387.34	230.05	112.29	13.09	31.91
1996	461.61	272.18	135.99	15.61	37.83
1997	523.56	302.51	159.77	17.06	44.23
1998	590.06	343.03	176.75	19.90	50.38
1999	640.96	368.44	191.27	22.89	58.36
2000	709.52	407.21	211.00	26.81	64.50
2001	800.61	450.11	235.75	32.96	81.79
2002	908.51	497.41	251.66	44.69	114.75
2003	1116.94	603.02	320.54	51.57	141.82
2004	1293.58	679.72	371.60	60.90	181.36
2005	1552.53	805.52	453.31	72.53	221.18
2006	1778.86	834.82	602.53	84.59	256.92
2007	2581.58	1153.30	957.02	123.95	347.32
2008	3593.94	1397.23	1577.10	194.32	425.29
2009	4816.26	2081.09	2001.51	217.88	515.78
2010	5732.49	2565.60	2331.12	247.83	587.94
2011	7464.18	3125.16	3360.78	283.86	694.38
2012	8431.98	3506.70	3789.14	323.29	812.85
2013	9545.81	3838.93	4428.82	373.15	904.92
2014	10 579.23	4288.70	4958.53	436.95	895.05
2015	12 475.28	5191.25	5822.99	625.94	835.10
2016	13 910.31	5867.38	6497.20	804.31	741.42
2017	15 205.87	6550.45	7007.51	933.82	714.10
2018	16 399.13	6908.05	7795.57	1005.79	689.72
2019	18 016.95	7986.42	8459.16	883.77	687.61
2020	21 941.90	11 415.83	8844.93	1021.15	660.00
2021	20 676.06	9564.18	9416.78	1048.13	646.97
2022	24 040.89	12 754.14	9538.57	1137.77	610.42
2023	24 147.89	11 967.50	10 311.27	1143.59	725.53

注：①本表按当年价格计算。②2023年为初步核算数。③政府卫生支出是指各级政府用于医疗卫生服务、医疗保障补助、卫生和医疗保险行政管理事务、人口与计划生育事务支出等各项事业的经费。

4-1-4 政府卫生支出所占比重

年份	政府卫生支出 / 亿元	占财政支出比重 /%	占卫生总费用比重 /%	占国内生产总值比重 /%
1990	187.28	6.07	25.06	0.99
1991	204.05	6.03	22.84	0.93
1992	228.61	6.11	20.84	0.84
1993	272.06	5.86	19.75	0.76
1994	342.28	5.91	19.43	0.70
1995	387.34	5.68	17.97	0.63
1996	461.61	5.82	17.04	0.64
1997	523.56	5.67	16.38	0.66
1998	590.06	5.46	16.04	0.69
1999	640.96	4.86	15.84	0.71
2000	709.52	4.47	15.47	0.71
2001	800.61	4.24	15.93	0.72
2002	908.51	4.12	15.69	0.75
2003	1116.94	4.53	16.96	0.81
2004	1293.58	4.54	17.04	0.80
2005	1552.53	4.58	17.93	0.83
2006	1778.86	4.40	18.07	0.81
2007	2581.58	5.19	22.31	0.96
2008	3593.94	5.74	24.73	1.13
2009	4816.26	6.31	27.46	1.38
2010	5732.49	6.38	28.69	1.39
2011	7464.18	6.83	30.66	1.53
2012	8431.98	6.69	29.99	1.57
2013	9545.81	6.81	30.14	1.61
2014	10 579.23	6.97	29.96	1.64
2015	12 475.28	7.09	30.45	1.81
2016	13 910.31	7.41	30.01	1.86
2017	15 205.87	7.49	28.91	1.83
2018	16 399.13	7.42	27.74	1.78
2019	18 016.95	7.54	27.36	1.83
2020	21 941.90	8.41	30.40	2.16
2021	20 676.06	8.38	26.91	1.80
2022	24 040.89	9.22	28.17	2.00
2023	24 147.89	8.79	26.66	1.92

注：①本表按当年价格计算。②2023年为初步核算数。③为保证支出口径均为一般公共预算支出及历史时间序列数据可比，2020—2023年政府卫生支出占财政支出比重中，政府卫生支出不含政府性基金支出下抗疫特别国债安排的支出。

4-1-5 城乡居民医疗保健支出

年份／地区	城镇居民			农村居民		
	人均年消费支出／元	人均医疗保健支出／元	医疗保健支出占消费性支出的百分比	人均年消费支出／元	人均医疗保健支出／元	医疗保健支出占消费性支出的百分比
2000	4998.0	318.1	6.4	1670.1	87.6	5.2
2005	7942.9	600.9	7.6	2555.4	168.1	6.6
2010	13 471.5	871.8	6.5	4381.8	326.0	7.4
2015	21 392.4	1443.4	6.7	9222.6	846.0	9.2
2016	23 078.9	1630.8	7.1	10 129.8	929.2	9.2
2017	24 445.0	1777.4	7.3	10 954.5	1058.7	9.7
2018	26 112.3	2045.7	7.8	12 124.3	1240.1	10.2
2019	28 063.4	2282.7	8.1	13 327.7	1420.8	10.7
2020	27 007.4	2172.2	8.0	13 713.4	1417.5	10.3
2021	30 307.2	2521.3	8.3	15 915.6	1579.6	9.9
2022	30 390.8	2480.7	8.2	16 632.1	1632.5	9.8
2023	32 994	2850	8.6	18 175	1916	10.5
北　京	45 616.9	4304.0	9.4	23 745.4	1900.3	8.0
天　津	33 823.6	3811.6	11.3	18 934.2	2286.1	12.1
河　北	25 071.3	2338.8	9.3	16 270.6	1662.1	10.2
山　西	21 922.6	2442.2	11.1	12 090.9	1324.4	11.0
内蒙古	26 666.8	2340.7	8.8	15 443.6	2140.3	13.9
辽　宁	26 652.2	2466.4	9.3	14 326.1	1631.8	11.4
吉　林	21 834.9	2377.5	10.9	12 729.2	1661.6	13.1
黑龙江	24 011.0	2798.9	11.7	15 161.8	2125.3	14.0
上　海	48 110.5	3719.3	7.7	27 430.3	2690.1	9.8
江　苏	37 795.7	2839.1	7.5	22 596.9	1994.1	8.8
浙　江	44 511.2	2864.5	6.4	27 483.4	1847.3	6.7
安　徽	26 832.4	1933.6	7.2	17 980.4	1554.1	8.6
福　建	35 692.1	2064.3	5.8	20 466.5	1634.2	8.0
江　西	25 975.5	2185.7	8.4	16 984.4	1491.0	8.8
山　东	28 555.2	2339.6	8.2	14 686.7	1577.6	10.7
河　南	23 539.3	2220.1	9.4	14 823.9	1641.5	11.1
湖　北	29 120.9	2538.4	8.7	18 991.0	1975.6	10.4
湖　南	29 580.1	2562.0	8.7	18 077.7	2004.8	11.1
广　东	36 936.2	2019.2	5.5	20 800.0	1219.6	5.9
广　西	22 438.1	2097.0	9.3	14 657.7	1539.0	10.5
海　南	26 417.6	1615.0	6.1	15 145.5	1060.1	7.0
重　庆	30 573.9	2697.9	8.8	16 727.1	1773.4	10.6
四　川	27 637.3	2343.1	8.5	17 199.0	1878.0	10.9
贵　州	24 229.9	1876.2	7.7	13 172.5	993.0	7.5
云　南	26 239.7	2610.2	9.9	13 308.6	1217.6	9.1
西　藏	28 265.4	1342.0	4.7	11 138.9	490.5	4.4
陕　西	24 765.8	2832.4	11.4	14 094.2	1894.7	13.4
甘　肃	25 207.0	2005.1	8.0	11 494.2	1307.8	11.4
青　海	21 700.2	2156.1	9.9	12 515.8	1353.9	10.8
宁　夏	24 213.4	2481.2	10.2	12 825.3	1552.6	12.1
新　疆	24 142.3	2773.6	11.5	12 169.1	1222.6	10.0

注：①本表按当年价格计算。②分地区系2022年数据。③2023年，国家统计局公布数据，仅保留整数。

4-2-1　2023年各类医疗卫生机构资产与负债

单位：万元

机构分类	总资产			负债	净资产
	合计	流动资产	非流动资产		
总　计	**773 257 669**	**304 783 510**	**455 312 621**	**350 385 547**	**401 429 913**
一、医院	617 931 503	247 776 853	369 530 073	301 858 195	316 073 308
综合医院	427 388 794	169 222 873	257 676 352	212 583 228	214 805 566
中医医院	81 463 525	31 138 968	50 289 781	40 921 016	40 542 508
中西医结合医院	11 451 577	4 723 919	6 726 120	5 846 464	5 605 113
民族医医院	2 873 834	745 116	2 128 090	796 804	2 077 031
专科医院	93 060 061	41 141 153	51 824 346	40 549 704	52 510 357
口腔医院	6 022 103	3 280 608	2 732 902	2 015 167	4 006 936
眼科医院	6 895 724	3 325 304	3 558 535	3 771 663	3 124 061
耳鼻喉科医院	457 296	199 324	257 842	219 021	238 276
肿瘤医院	16 370 655	9 132 495	7 230 038	6 648 103	9 722 551
心血管病医院	3 548 256	1 707 780	1 840 263	1 926 487	1 621 769
胸科医院	1 047 699	499 550	547 873	467 347	580 352
血液病医院	498 508	301 347	197 161	337 262	161 246
妇产（科）医院	5 712 532	2 114 484	3 591 262	3 568 495	2 144 038
儿童医院	8 289 774	2 520 064	5 765 878	2 828 120	5 461 654
精神病医院	15 300 657	6 778 125	8 505 086	4 737 436	10 563 221
传染病医院	7 460 949	2 136 415	5 317 508	2 593 306	4 867 643
皮肤病医院	956 340	491 180	465 160	279 905	676 435
结核病医院	1 044 371	389 471	638 955	311 215	733 156
麻风病医院	28 069	4905	23 165	1517	26 553
职业病医院	377 610	125 209	252 401	125 177	252 433
骨科医院	3 319 293	1 539 465	1 778 368	2 045 378	1 273 915
康复医院	5 231 797	2 058 281	3 172 743	2 925 908	2 305 889
整形外科医院	475 293	223 848	251 385	275 298	199 995
美容医院	1 800 131	1 135 570	664 436	1 407 620	392 512
其他专科医院	8 223 003	3 177 730	5 033 385	4 065 280	4 157 723
护理院（中心）	1 693 712	804 826	885 384	1 160 979	532 733
二、基层医疗卫生机构	78 682 325	26 874 817	39 309 507	21 095 448	36 144 667
社区卫生服务中心（站）	18 620 946	10 987 922	7 606 936	7 387 471	11 233 475
社区卫生服务中心	17 079 237	10 162 919	6 899 630	6 793 530	10 285 707
社区卫生服务站	1 541 709	825 003	707 306	593 941	947 768
卫生院	38 499 911	15 797 703	22 647 967	13 657 609	24 842 302
街道卫生院	483 708	208 075	275 119	217 949	265 759
乡镇卫生院	38 016 203	15 589 628	22 372 847	13 439 659	24 576 543
中心卫生院	18 433 008	7 418 365	10 990 748	6 566 967	11 866 041
一般卫生院	19 583 195	8 171 263	11 382 100	6 872 693	12 710 503
门诊部	13 592 865		4 561 301		
诊所、卫生所、医务室、护理站	7 968 602	89 192	4 493 304	50 368	68 890
内：护理站	119 258	89 192	29 972	50 368	68 890
三、专业公共卫生机构	58 015 672	18 908 889	39 067 822	18 665 369	39 350 304
疾病预防控制中心	17 574 384	7 330 720	10 243 664	6 027 352	11 547 032
省属	2 916 422	1 230 065	1 686 357	590 603	2 325 819
地级市（地区）属	4 344 834	1 081 959	3 262 875	780 305	3 564 529
县级市（区）属	5 777 213	3 034 053	2 743 161	3 029 581	2 747 632
县属	3 893 839	1 683 350	2 210 489	1 500 642	2 393 197
其他	642 077	301 294	340 783	126 222	515 855

注：①本表不含村卫生室数字。②门诊部、诊所、卫生所、医务室只统计总资产及非流动资产，下表同。

4-2-1 2023年各类医疗卫生机构资产与负债（续）

单位：万元

机构分类	总资产			负债	净资产
	合计	流动资产	非流动资产		
专科疾病防治院（所、站）	1 891 867	833 834	1 058 034	504 141	1 387 726
专科疾病防治院	933 578	388 073	545 505	293 700	639 878
传染病防治院	46 041	12 261	33 781	32 099	13 942
结核病防治院	115 345	35 902	79 444	36 152	79 193
职业病防治院	419 398	167 215	252 183	146 741	272 658
其他	352 793	172 695	180 098	78 708	274 085
专科疾病防治所（站、中心）	958 289	445 761	512 528	210 441	747 848
口腔病防治所（站、中心）	197 439	121 121	76 318	19 522	177 917
精神病防治所（站、中心）	60 083	35 959	24 124	19 011	41 072
皮肤病与性病防治所（中心）	188 692	111 086	77 606	45 521	143 171
结核病防治所（站、中心）	154 850	47 752	107 098	41 840	113 010
职业病防治所（站、中心）	81 626	48 348	33 278	20 388	61 238
地方病防治所（站、中心）	20 535	3884	16 651	661	19 875
血吸虫病防治所（站、中心）	64 317	24 493	39 825	13 149	51 168
药物戒毒所（中心）	13 881	963	12 918	2507	11 374
其他	176 865	52 156	124 709	47 843	129 023
健康教育所（站、中心）	49 574	16 401	33 173	5166	44 407
妇幼保健院（所、站）	33 553 139	9 408 332	24 105 845	11 326 353	22 226 787
省属	4 284 169	1 678 794	2 605 338	753 151	3 531 018
地级市（地区）属	12 081 315	3 019 946	9 059 508	4 235 448	7 845 867
县级市（区）属	8 784 975	2 499 265	6 271 715	3 246 551	5 538 424
县属	8 110 393	2 111 794	5 975 533	2 985 647	5 124 746
其他	292 286	98 535	193 751	105 555	186 732
妇幼保健院	32 461 220	9 143 315	23 280 728	11 144 875	21 316 344
妇幼保健所	450 222	138 950	310 881	79 063	371 159
妇幼保健站	311 982	51 442	260 416	52 086	259 895
生殖保健中心	6303	1478	4825	3677	2625
急救中心（站）	973 531	157 712	815 820	103 022	870 509
采供血机构	3 133 610	1 003 918	2 129 692	608 177	2 525 433
卫生监督所（中心）	773 977	137 716	636 261	81 648	692 329
省属	60 370	12 456	47 914	1322	59 048
地级市（地区）属	127 339	17 457	109 882	10 442	116 897
县级市（区）属	271 966	49 026	222 940	33 109	238 856
县属	239 113	34 491	204 622	30 149	208 964
其他	75 191	24 286	50 905	6626	68 565
计划生育技术服务机构	65 590	20 256	45 334	9510	56 081
四、其他医疗卫生机构	18 628 169	11 222 950	7 405 218	8 766 535	9 861 634
康复医疗机构	1 088 909	349 614	739 295	306 055	782 854
卫生监督检验（监测）机构	36 454	13 651	22 803	9762	26 692
医学科学研究机构	2 362 076	1 097 926	1 264 149	471 679	1 890 397
医学在职培训机构	341 914	74 933	266 981	44 970	296 944
临床检验中心（所、站）	7 121 479	5 178 823	1 942 656	4 694 529	2 426 950
卫生统计信息中心	191 884	44 067	147 816	15 244	176 640
其他	7 485 454	4 463 936	3 021 518	3 224 297	4 261 157

4-2-2 2023年医疗卫生机构资产与负债

单位：万元

类别	总资产			负债	净资产
	合计	流动资产	非流动资产		
总　计	**773 257 669**	**304 783 510**	**455 312 621**	**350 385 547**	**401 429 913**
按登记注册类型分					
公立	638 991 428	250 459 254	387 314 211	271 087 181	366 603 231
其中：国有	618 465 799	241 109 125	376 331 597	263 700 714	353 764 590
非公立	134 266 241	54 324 256	67 998 409	79 298 366	34 826 682
其中：私营	66 333 648	27 018 553	32 970 756	37 341 783	17 137 310
按主办单位分					
政府办	617 313 404	240 764 990	375 967 501	260 726 470	356 330 208
其中：卫生健康部门	600 447 332	235 299 716	364 746 325	256 408 390	344 009 265
社会办	86 405 138	36 967 803	44 113 709	52 735 195	26 795 383
个人办	69 539 127	27 050 718	35 231 411	36 923 882	18 304 321
按地区分					
东　部	360 135 661	145 890 257	205 313 208	162 535 563	184 200 810
中　部	216 288 582	87 956 828	126 061 947	106 812 156	105 283 027
西　部	196 833 426	70 936 424	123 937 465	81 037 827	111 946 076
北　京	34 922 491	17 688 464	16 096 760	15 794 140	16 811 207
天　津	9 881 169	4 723 723	4 748 336	4 448 613	4 838 636
河　北	30 672 907	11 879 446	18 456 380	15 018 682	14 948 275
山　西	16 252 486	5 508 044	10 632 261	5 670 909	10 375 164
内蒙古	11 914 871	3 590 775	8 199 103	5 145 040	6 414 157
辽　宁	19 065 562	8 950 683	9 917 054	11 040 522	7 535 871
吉　林	13 801 778	6 071 944	7 627 938	6 874 410	6 636 301
黑龙江	15 208 083	6 216 883	8 894 332	7 631 544	7 365 843
上　海	26 263 695	9 862 853	15 104 836	10 612 442	13 965 105
江　苏	50 730 730	20 560 517	28 931 282	24 075 918	25 154 321
浙　江	43 208 046	16 418 984	25 472 792	14 937 210	26 448 742
安　徽	32 129 411	12 211 656	19 052 938	14 456 437	16 543 354
福　建	20 285 005	7 320 678	12 503 643	6 290 698	13 168 621
江　西	23 192 366	9 566 638	13 416 769	11 582 332	10 848 521
山　东	52 810 799	20 996 037	31 296 382	29 172 998	22 730 178
河　南	46 174 711	20 240 274	25 585 262	27 114 289	18 439 237
湖　北	37 301 683	15 153 146	21 840 449	17 121 714	19 684 268
湖　南	32 228 065	12 988 244	19 011 997	16 360 522	15 390 339
广　东	64 945 309	25 197 001	37 946 698	27 852 820	34 878 619
广　西	22 532 269	7 548 320	14 843 118	10 545 396	11 719 768
海　南	7 349 948	2 291 871	4 839 046	3 291 521	3 721 235
重　庆	17 725 084	6 426 084	11 094 450	6 784 444	10 554 903
四　川	42 689 884	17 409 828	24 686 096	17 320 960	24 416 881
贵　州	17 218 843	7 715 933	9 388 956	8 853 158	8 167 381
云　南	23 289 593	8 650 970	14 415 267	9 135 292	13 765 499
西　藏	2 928 765	616 892	2 265 118	332 671	2 062 265
陕　西	22 218 601	8 469 622	13 570 837	10 110 024	11 770 603
甘　肃	13 369 701	3 873 254	9 395 773	5 300 179	7 948 238
青　海	3 835 958	1 293 937	2 419 183	1 249 385	2 531 755
宁　夏	3 289 540	965 759	2 283 727	1 243 636	1 967 249
新　疆	15 820 316	4 375 052	11 375 837	5 017 643	10 627 378

4-2-3 2023年政府办医疗卫生机构资产与负债

单位：万元

机构分类	总资产			负债	净资产	平均每床固定资产
	合计	流动资产	非流动资产			
总　计	**617 313 404**	**240 764 990**	**375 967 501**	**260 726 470**	**356 330 208**	**33.2**
医院	503 644 619	196 612 606	306 733 015	223 032 353	280 612 266	39.1
综合医院	354 260 983	138 081 994	215 953 343	162 459 075	191 801 908	43.3
中医医院	75 308 986	27 982 742	47 295 547	36 722 238	38 586 748	30.0
中西医结合医院	8 722 442	3 310 282	5 411 908	4 150 764	4 571 678	35.1
民族医医院	2 701 502	672 855	2 028 020	708 538	1 992 964	39.6
专科医院	62 584 293	26 540 402	36 002 116	18 975 145	43 609 148	32.4
护理院（中心）	66 413	24 331	42 082	16 594	49 819	7.4
基层医疗卫生机构	52 923 908	24 148 268	28 532 687	18 797 618	33 869 566	12.2
其中：社区卫生服务中心（站）	14 826 782	8 600 074	6 210 590	5 463 265	9 363 517	17.2
社区卫生服务中心	14 625 340	8 526 912	6 084 095	5 413 009	9 212 331	17.4
社区卫生服务站	201 442	73 161	126 495	50 256	151 185	4.2
卫生院	37 840 389	15 548 193	22 238 027	13 334 353	24 506 036	11.5
街道卫生院	452 447	195 342	256 592	185 208	267 239	10.0
乡镇卫生院	37 387 942	15 352 851	21 981 435	13 149 144	24 238 798	11.5
专业公共卫生机构	56 604 121	18 468 281	38 096 878	18 253 846	38 350 275	49.1
其中：疾病预防控制中心	17 375 255	7 234 366	10 140 888	5 956 272	11 418 982	
专科疾病防治院（所、站）	1 699 883	728 392	971 492	431 505	1 268 379	13.5
专科疾病防治院	836 572	346 698	489 874	255 453	581 119	17.6
专科疾病防治所（中心）	863 312	381 694	481 618	176 052	687 260	9.1
妇幼保健院（所、站）	33 402 634	9 341 815	24 021 858	11 257 684	22 144 951	53.2
内：妇幼保健院	32 323 136	9 080 213	23 205 746	11 081 867	21 241 269	53.7
妇幼保健所（站）	755 837	187 923	567 399	128 922	626 915	40.0
急救中心（站）	912 318	145 089	767 228	92 236	820 082	21.3
其他医疗卫生机构	4 140 756	1 535 835	2 604 921	642 654	3 498 102	23.8
其中：康复医疗机构	493 717	188 015	305 703	100 794	392 923	23.8
临床检验中心（所、站）	110 278	81 493	28 785	35 118	75 160	

4-3-1　2023年各类医疗卫生机构收入与支出

单位：万元

机构分类	总收入	财政拨款收入	事业收入	医疗收入	总费用/总支出	业务活动费用和单位管理费用	财政拨款费用	总费用中：人员经费
总　计	**633 211 513**	**104 500 435**	**499 823 596**	**488 592 361**	**598 008 505**	**559 515 536**	**26 614 681**	**227 213 604**
一、医院	478 211 550	53 077 525	412 386 525	409 026 573	454 484 854	442 783 511	18 506 663	167 370 373
综合医院	333 591 289	35 211 876	289 549 765	287 219 836	319 294 095	312 791 609	12 469 138	116 489 072
中医医院	60 449 713	8 278 751	50 682 894	50 416 154	56 966 437	55 712 623	2 720 487	21 597 911
中西医结合医院	10 021 493	1 192 917	8 622 640	8 569 011	9 524 808	9 219 536	389 004	3 502 526
民族医医院	1 678 553	578 949	1 060 094	1 054 476	1 614 883	1 588 101	177 146	683 762
专科医院	71 431 252	7 792 846	61 595 659	60 891 893	66 037 485	62 511 401	2 746 032	24 680 043
口腔医院	4 583 402	285 879	4 203 963	4 166 127	4 068 146	3 721 019	88 368	1 975 608
眼科医院	5 641 545	86 728	5 410 466	5 382 141	4 954 887	4 313 582	39 690	1 464 349
耳鼻喉科医院	533 943	24 792	500 731	492 686	519 435	494 395	13 532	189 568
肿瘤医院	12 505 768	879 390	11 316 705	11 019 024	11 574 399	11 396 097	322 985	3 472 953
心血管病医院	2 612 973	186 346	2 360 661	2 315 500	2 607 668	2 576 647	131 887	826 754
胸科医院	1 332 633	141 459	1 167 219	1 156 492	1 272 007	1 255 605	57 228	407 125
血液病医院	600 589	12 510	576 476	545 840	591 441	583 162	3359	130 927
妇产（科）医院	4 134 108	224 267	3 782 200	3 767 697	4 029 790	3 714 325	68 303	1 647 055
儿童医院	6 305 126	820 209	5 199 278	5 143 906	5 916 065	5 821 430	312 779	2 477 107
精神病医院	10 102 934	2 030 948	7 720 938	7 666 486	9 161 780	8 736 893	535 928	4 500 442
传染病医院	5 186 714	1 892 821	3 169 182	3 129 969	4 631 556	4 579 708	722 881	1 782 098
皮肤病医院	857 394	91 767	739 756	719 526	740 588	710 519	25 632	287 762
结核病医院	887 520	135 064	727 650	715 757	831 596	818 525	53 267	272 234
麻风病医院	16 569	8512	7651	7570	16 189	15 187	2304	8240
职业病医院	233 745	40 628	186 018	185 425	225 082	222 287	20 695	98 404
骨科医院	2 765 711	82 216	2 643 930	2 642 695	2 693 151	2 571 301	48 323	816 335
康复医院	3 433 142	399 917	2 871 885	2 863 828	3 366 290	3 151 185	108 759	1 345 214
整形外科医院	480 016	16 109	456 859	452 052	429 180	341 979	8379	158 030
美容医院	2 614 732	563	2 565 177	2 561 479	2 188 925	1 640 230	7648	526 136
其他专科医院	6 602 689	432 725	5 988 915	5 957 696	6 219 312	5 847 324	174 086	2 293 701
护理院（中心）	1 039 251	22 186	875 473	875 202	1 047 146	960 241	4857	417 058
二、基层医疗卫生机构	102 015 044	29 316 780	65 750 157	64 272 532	94 749 549	71 403 372	747	41 020 882
社区卫生服务中心（站）	32 220 749	10 876 557	20 287 575	19 899 945	31 313 707	30 729 564		11 304 496
社区卫生服务中心	28 946 347	10 272 792	17 700 846	17 390 806	28 015 993	27 636 149		10 242 515
社区卫生服务站	3 274 403	603 766	2 586 730	2 509 139	3 297 714	3 093 415		1 061 980
卫生院	41 777 182	18 433 633	21 786 083	21 394 697	41 351 980	40 472 309		19 099 013
街道卫生院	627 171	234 232	359 644	355 756	627 437	615 536		275 204
乡镇卫生院	41 150 010	18 199 400	21 426 439	21 038 941	40 724 543	39 856 773		18 823 809
中心卫生院	19 346 350	8 036 521	10 611 223	10 450 604	18 984 564	18 620 241		8 802 243
一般卫生院	21 803 660	10 162 879	10 815 216	10 588 337	21 739 980	21 236 532		10 021 566
村卫生室	5 263 692		3 434 230	2 739 010	4 287 459			2 091 314
门诊部	13 235 197		12 112 730	12 112 730	10 154 334			4 528 756
综合门诊部	4 357 212		3 701 538	3 701 538	3 529 905			1 399 509
中医门诊部	1 807 000		1 709 314	1 709 314	1 378 909			411 493
中西医结合门诊部	106 536		94 849	94 849	96 915			35 626
民族医门诊部	4160		2608	2608	3296			1666
专科门诊部	6 960 290		6 604 420	6 604 420	5 145 310			2 680 462
诊所、卫生所、医务室、护理站	9 518 225	6590	8 129 539	8 126 150	7 642 069	201 499	747	3 997 303
诊所	8 618 377		7 640 479	7 640 479	6 778 770			3 545 471
卫生所、医务室	665 048		472 594	472 594	626 958			319 273
护理站	234 801	6590	16 466	13 077	236 340	201 499	747	132 560

4-3-1　2023年各类医疗卫生机构收入与支出（续）

单位：万元

机构分类	总收入	财政拨款收入	事业收入	医疗收入	总费用总支出	业务活动费用和单位管理费用	财政拨款费用	总费用中：人员经费
三、专业公共卫生机构	42 236 096	19 702 612	19 773 136	15 086 431	40 023 112	38 904 643	7 257 968	16 387 807
疾病预防控制中心	14 080 933	9 544 267	3 498 163		13 586 601	13 004 655	4 190 998	4 083 860
省属	1 740 956	1 230 568	426 737		1 575 737	1 512 228	649 866	362 250
地级市（地区）属	3 348 059	2 488 156	652 888		3 292 511	3 170 176	974 693	1 203 443
县级市（区）属	5 281 145	3 360 650	1 430 595		5 173 313	4 975 788	1 654 174	1 363 360
县属	3 216 453	2 142 834	902 386		3 130 333	2 970 884	789 855	1 017 330
其他	494 320	322 059	85 557		414 707	375 581	122 410	137 476
专科疾病防治院（所、站）	1 585 164	622 962	888 799	870 171	1 504 698	1 469 723	177 834	701 461
专科疾病防治院	759 370	285 815	430 678	413 715	734 140	721 171	98 367	340 246
传染病防治院	23 515	7036	13 912	13 896	22 097	21 956	3544	9548
结核病防治院	80 445	25 688	52 761	52 541	74 704	73 963	9282	34 578
职业病防治院	324 900	118 156	177 188	164 050	322 668	318 892	33 495	148 901
其他	330 511	134 936	186 817	183 228	314 671	306 360	52 046	147 220
专科疾病防治所（站、中心）	825 794	337 146	458 121	456 456	770 558	748 552	79 468	361 215
口腔病防治所（站、中心）	164 298	18 565	143 956	143 830	142 931	142 266	3392	87 206
精神病防治所（站、中心）	44 966	16 362	27 944	27 942	43 625	38 430	4060	18 508
皮肤病与性病防治所（中心）	207 071	66 118	136 539	136 324	196 835	193 288	14 489	80 027
结核病防治所（站、中心）	136 307	72 618	60 783	60 411	127 234	126 594	12 838	60 328
职业病防治所（站、中心）	47 313	20 036	11 342	11 180	45 353	39 702	3305	17 913
地方病防治所（站、中心）	14 025	12 972	1048	715	12 797	12 026	7320	2265
血吸虫病防治所（站、中心）	91 337	70 161	19 144	19 080	87 306	84 379	14 303	46 415
药物戒毒所（中心）	2532	2484	48	48	2748	2700	866	1535
其他	117 946	57 831	57 317	56 926	111 729	109 166	18 895	47 019
健康教育所（站、中心）	149 995	145 473	949		149 167	145 204	39 855	67 611
妇幼保健院（所、站）	20 777 179	5 897 292	14 323 692	14 216 260	19 821 358	19 476 853	1 912 420	9 133 766
省属	2 350 401	401 650	1 885 408	1 868 024	2 071 876	2 046 004	140 956	932 900
地级市（地区）属	7 788 523	1 684 919	5 922 952	5 897 083	7 397 578	7 278 270	539 937	3 435 624
县级市（区）属	5 860 663	1 933 622	3 763 025	3 720 747	5 730 590	5 639 019	661 146	2 708 101
县属	4 523 665	1 796 902	2 587 530	2 565 779	4 376 147	4 272 875	539 049	1 945 007
其他	253 928	80 201	164 776	164 627	245 166	240 685	31 331	112 135
妇幼保健院	19 770 052	5 144 126	14 095 395	13 992 344	18 882 987	18 558 968	1 731 728	8 661 205
妇幼保健所	472 772	353 997	109 371	106 137	430 932	422 526	84 677	220 546
妇幼保健站	255 093	188 992	58 591	58 100	247 001	239 136	50 059	112 659
生殖保健中心	5038	3137	1053	1053	5615	3987	576	2338
急救中心（站）	802 038	634 946	139 624		813 728	794 500	241 237	443 950
采供血机构	3 003 490	1 061 888	892 059		2 389 976	2 262 114	472 880	758 718
卫生监督所（中心）	1 719 270	1 699 852	12 215		1 638 778	1 638 778	205 167	1 145 413
省属	73 668	73 522	81		72 182	72 182	15 757	47 649
地级市（地区）属	506 587	505 333	612		410 045	410 045	41 798	308 108
县级市（区）属	621 002	613 364	4615		621 355	621 355	79 239	437 687
县属	388 697	382 035	3860		401 585	401 585	53 290	255 799
其他	129 316	125 599	3048		133 612	133 612	15 083	96 172
计划生育技术服务机构	118 027	95 932	17 635		118 806	112 816	17 577	53 028
四、其他医疗卫生机构	10 748 824	2 403 517	1 913 778	206 824	8 750 991	6 424 010	849 303	2 434 543
康复医疗机构	417 533	121 099	210 145	206 824	395 855	358 321	28 526	179 137
卫生监督检验（监测）机构	26 175	8535	1487		25 331	15 625	2820	8808
医学科学研究机构	932 280	511 133	167 521		878 057	737 274	246 473	251 925
医学在职培训机构	180 348	147 199	25 389		178 967	177 137	44 910	105 136
临床检验中心（所、站）	3 552 898	33 203	738 285		2 895 180	2 012 342	21 458	616 197
卫生统计信息中心	161 313	150 898	8253		149 687	149 442	81 743	41 058
其他	5 478 277	1 431 450	762 699		4 227 914	2 973 869	423 373	1 232 282

4-3-2　2023年医疗卫生机构收入与支出

单位：万元

类别	总收入	财政拨款收入	事业收入	医疗收入	总费用总支出	业务活动费用和单位管理费用	财政拨款费用	总费用中：人员经费
总　计	**633 211 513**	**104 500 435**	**499 823 596**	**488 592 361**	**598 008 505**	**559 515 536**	**26 614 681**	**227 213 604**
按登记注册类型分								
公立	529 179 135	103 285 245	408 544 712	398 874 931	504 752 203	492 056 670	26 479 840	196 802 306
其中：国有	502 084 103	95 054 783	391 996 795	383 063 453	478 920 807	470 030 930	26 201 449	185 978 065
非公立	104 032 378	1 215 190	91 278 884	89 717 430	93 256 302	67 458 865	134 841	30 411 298
其中：私营	55 364 105	458 060	48 615 297	47 846 205	48 155 903	32 600 187	76 410	16 407 588
按主办单位分								
政府办	505 493 654	100 760 305	389 914 280	381 122 766	482 068 030	473 732 924	25 999 315	188 256 061
内：卫生健康部门	495 652 227	98 123 536	383 108 204	374 445 372	472 397 132	464 394 986	25 435 986	184 281 353
社会办	71 316 561	3 298 981	59 563 504	57 799 234	66 850 534	53 055 202	537 553	22 162 808
个人办	56 401 298	441 148	50 345 812	49 670 360	49 089 940	32 727 410	77 813	16 794 735
按地区分								
东　部	333 221 978	50 650 804	266 964 006	260 830 966	317 441 965	296 427 395	13 914 583	120 233 796
中　部	151 113 467	24 506 324	118 984 813	116 261 345	141 731 515	133 249 065	5 676 412	51 958 922
西　部	148 876 068	29 343 306	113 874 778	111 500 049	138 835 025	129 839 075	7 023 686	55 020 886
北　京	35 463 682	5 069 638	28 994 854	27 716 050	34 232 568	32 501 000	1 624 139	11 683 160
天　津	10 533 328	1 280 061	8 899 637	8 684 147	10 088 592	9 308 272	391 761	3 537 462
河　北	24 131 795	3 350 973	19 978 887	19 689 715	22 856 287	21 581 254	943 904	7 608 820
山　西	11 124 709	2 690 133	7 962 634	7 818 744	10 440 427	9 856 126	745 034	3 734 262
内蒙古	8 910 122	2 416 498	6 254 473	6 116 411	8 405 246	8 005 208	582 757	3 264 458
辽　宁	15 976 757	1 414 601	14 108 700	13 894 869	15 252 817	14 472 093	442 702	5 269 622
吉　林	10 101 049	2 097 672	7 698 679	7 554 464	9 381 657	8 886 112	465 910	3 343 400
黑龙江	12 211 804	2 229 182	9 545 740	9 426 504	11 480 261	10 925 525	520 413	4 138 342
上　海	33 596 609	5 065 256	26 490 605	25 676 125	31 665 345	29 553 791	1 120 184	10 845 272
江　苏	46 081 459	6 742 438	36 746 090	36 082 026	44 296 250	41 270 001	1 740 113	16 913 029
浙　江	42 774 849	7 031 552	33 329 349	32 832 396	39 725 596	36 232 871	1 722 533	16 126 616
安　徽	22 329 515	3 904 083	15 416 977	14 956 806	20 211 374	18 482 875	780 211	7 803 688
福　建	16 608 711	3 300 754	12 626 555	12 438 862	15 416 447	14 319 659	988 323	6 283 458
江　西	16 209 352	3 091 854	12 323 789	12 010 918	14 673 694	13 819 120	601 867	5 560 886
山　东	41 187 350	5 489 629	34 123 817	33 501 113	39 558 544	37 172 629	1 238 603	15 382 369
河　南	32 453 029	3 396 445	28 104 662	27 445 266	31 263 737	29 779 592	817 257	10 284 562
湖　北	24 543 883	3 939 588	19 777 403	19 352 820	23 100 153	21 777 797	1 082 994	8 903 622
湖　南	22 140 125	3 157 368	18 154 928	17 695 823	21 180 213	19 721 918	662 725	8 190 160
广　东	62 501 136	10 593 460	48 766 588	47 463 241	60 364 922	56 453 411	3 412 859	25 070 266
广　西	17 139 363	2 538 427	14 073 000	13 730 149	16 450 293	15 617 243	732 526	6 827 564
海　南	4 366 300	1 312 443	2 898 924	2 852 422	3 984 598	3 562 415	289 460	1 513 722
重　庆	14 728 313	2 514 407	11 790 473	11 390 912	13 578 312	12 441 799	626 629	5 113 583
四　川	35 084 567	5 695 333	27 901 000	27 415 380	33 384 155	31 051 600	1 555 320	13 230 039
贵　州	12 531 757	2 351 493	9 568 260	9 331 341	11 864 235	11 092 464	477 779	4 990 172
云　南	16 487 556	3 333 037	12 449 625	12 204 806	15 273 207	14 080 069	738 642	6 115 974
西　藏	1 525 552	764 384	716 404	705 639	1 304 157	1 203 114	205 573	639 679
陕　西	16 348 481	2 810 474	12 944 838	12 737 480	15 448 441	14 520 642	549 839	5 553 583
甘　肃	8 399 083	2 063 165	6 124 552	6 007 133	7 487 211	7 076 009	399 238	2 827 242
青　海	3 441 708	927 634	2 244 985	2 213 480	2 405 727	2 276 271	185 186	1 076 502
宁　夏	2 964 491	807 842	2 040 604	1 999 671	2 802 174	2 662 119	247 884	1 101 161
新　疆	11 315 074	3 120 613	7 766 564	7 647 648	10 431 866	9 812 537	722 312	4 280 929

4-4-1 公立医院收入与支出

指标名称	2015	2019	2020	2021	2022	2023
机构数 / 个	12 633	11 465	11 363	11 343	11 746	11 772
平均每所医院总收入 / 万元	16 498.5	27 552.1	28 289.9	31 193.2	30 830.2	34 768.4
财政拨款收入 *	1480.1	2670.0	4503.8	3782.1	4390.8	4491.3
事业收入	—	24 276.3	22 859.7	26 583.3	25 482.6	29 360.8
其中：医疗收入	14 612.4	24 159.9	22 723.8	26 394.0	25 217.0	29 079.1
门急诊收入	5048.3	8205.5	7864.2	9249.8	9317.2	10 569.0
内：药品收入	2441.1	3450.1	3188.6	3591.6	3573.5	4026.7
住院收入	9564.1	15 950.8	14 847.8	16 847.0	15 810.3	18 357.9
内：药品收入	3529.3	4342.7	3858.5	4178.4	3782.0	4091.7
平均每所医院总费用 / 万元	15 996.5	26 271.7	26 482.3	29 746.9	29 893.5	33 033.7
其中：业务活动费用和单位管理费用 #	13 263.2	25 860.2	26 015.0	26 190.0	29 483.4	32 558.4
内：药品费	5322.1	7712.5	6957.2	7555.2	7181.9	7920.4
平均每所医院人员经费 / 万元	4900.6	9448.8	9663.2	10 771.5	11 216.6	12 571.4
职工人均年业务收入 / 万元	37.0	46.9	42.3	47.1	45.3	50.5
医师人均年业务收入 / 万元	132.7	164.5	147.3	162.8	156.3	172.4
门诊病人次均医药费 / 元	235.2	287.6	320.2	320.9	333.6	349.0
其中：药费	113.7	120.9	129.8	124.6	131.6	133.2
检查费	44.3	56.1	64.4	65.3	66.2	73.4
住院病人次均医药费 / 元	8833.0	10 484.3	11 364.3	11 673.7	11 468.6	10 800.2
其中：药费	3259.6	2854.4	2953.2	2895.3	2743.4	2407.2
检查费	753.4	1021.1	1131.6	1195.3	1218.9	1203.2
住院病人日均医药费 / 元	903.1	1154.8	1225.7	1304.3	1312.8	1287.9

注：①本表按当年价格计算。②* 2018年及以前系财政补助收入。③# 2018年及以前系医疗业务成本。

4-4-2　2023年公立医院收入与支出

指标名称	公立医院	三级医院	二级医院	一级医院	公立医院中：政府办医院
机构数／个	11 772	3233	5485	2036	10 054
平均每所医院总收入／万元	34 768.4	100 451.6	14 465.1	1339.7	39 376.8
财政拨款收入	4491.3	11 102.4	2812.0	391.5	5188.2
事业收入	29 360.8	86 739.8	11 269.5	881.2	33 181.3
医疗收入	29 079.1	85 775.7	11 240.6	872.0	32 856.0
门急诊收入	10 569.0	30 265.1	4511.6	517.3	11 903.7
内：检查收入	2218.1	6385.5	957.1	59.8	2511.2
治疗收入	1356.9	3791.7	616.6	86.7	1523.7
手术收入	304.1	921.8	99.6	11.8	343.4
卫生材料收入	331.2	940.9	146.3	11.7	370.7
药品收入	4026.7	11 448.5	1744.1	258.5	4532.5
西药收入	2675.1	7697.5	1106.7	156.1	3012.3
中药收入	1351.5	3751.0	637.4	102.3	1520.2
住院收入	18 357.9	55 042.0	6680.8	351.6	20 783.3
内：床位收入	624.0	1719.1	307.4	24.4	704.2
检查收入	2045.3	6050.4	796.6	34.5	2317.2
治疗收入	2802.2	7993.8	1238.6	91.7	3157.9
手术收入	1598.7	5063.8	433.3	13.7	1822.4
护理收入	560.2	1503.9	297.3	24.0	632.9
卫生材料收入	3634.3	11 931.8	745.1	14.8	4134.4
药品收入	4091.7	12 100.0	1587.4	81.1	4623.2
西药收入	3590.0	10 775.6	1303.4	62.2	4055.4
中药收入	501.6	1324.4	284.0	18.9	567.7
科教收入	220.5	795.2	4.0	0.3	254.6
上级补助收入	48.2	87.1	41.1	25.9	43.5
其他收入	513.5	1474.4	211.0	25.0	565.3
平均每所医院总费用／万元	33 033.7	95 315.0	13 791.9	1295.7	37 378.8
其中：业务活动费用	29 136.4	84 878.5	11 767.0	1030.5	32 999.4
单位管理费用	3422.0	9198.2	1763.1	222.1	3848.0
其他费用	475.3	1238.3	261.8	43.2	531.4
业务活动费用和单位管理费用	32 558.4	94 076.7	13 530.1	1252.5	36 847.4
内：财政拨款经费	2522.5	6107.2	1619.8	302.8	2888.3
药品费	7920.4	23 024.7	3227.9	291.9	8935.2
科教经费	173.8	610.1	12.3	2.5	200.3
平均每所医院人员经费／万元	12 571.4	35 774.0	5517.9	573.8	14 256.5
职工人均年业务收入／元	505 479.1	615 616.1	295 396.4	159 438.9	510 503.2
医师人均年业务收入／元	1 723 535.1	2 069 545.6	1 044 279.0	504 506.6	1 739 957.4
门诊病人次均医药费／元	349.0	391.2	253.4	186.2	348.8
内：检查费	73.4	82.6	53.9	21.6	73.7
治疗费	44.9	49.1	34.8	31.4	44.7
药费	133.2	148.1	98.3	93.5	133.0
住院病人次均医药费／元	10 800.2	12 685.3	6378.2	4960.0	10 807.9
内：床位费	367.1	396.2	293.5	344.3	366.2
检查费	1203.2	1394.4	760.5	486.9	1205.0
治疗费	1648.5	1842.3	1182.5	1293.3	1642.2
手术费	940.5	1167.0	413.7	193.6	947.7
护理费	329.5	346.6	283.8	338.4	329.1
卫生材料费	2138.1	2749.9	711.3	209.4	2150.0
药费	2407.2	2788.6	1515.5	1143.7	2404.2
住院病人日均医药费／元	1287.9	1576.5	711.2	363.5	1298.4

4-4-3 综合医院收入与支出

指标名称	2015	2019	2020	2021	2022	2023
机构数 / 个	4519	4505	4503	4507	4519	4475
平均每所医院总收入 / 万元	31 210.1	48 203.4	48 956.4	53 845.5	54 952.4	61 931.9
财政拨款收入	2555.3	4140.9	7109.7	5897.4	7220.5	7403.8
事业收入	—	43 052.1	40 280.8	46 588.1	46 157.2	53 008.6
其中：医疗收入	27 962.6	42 872.5	40 060.7	46 279.3	45 677.6	52 511.0
门急诊收入	9132.1	13 828.6	13 186.9	15 865.5	16 091.6	18 091.5
内：药品收入	4200.3	5492.1	5008.3	5604.3	5782.6	6372.2
住院收入	18 830.4	29 030.6	26 846.9	30 327.4	29 415.5	34 145.8
内：药品收入	6870.2	7804.2	6928.0	7467.0	6972.5	7491.0
平均每所医院总费用 / 万元	30 317.5	45 980.4	46 093.6	51 590.9	53 456.3	59 111.5
其中：业务活动费用和单位管理费用	25 542.2	45 423.1	45 383.3	50 896.7	52 762.6	58 298.1
内：药品费	10 038.2	13 148.4	11 696.2	12 864.8	12 621.0	13 721.3
平均每所医院人员经费 / 万元	9170.8	16 149.7	16 495.7	18 274.5	19 627.4	22 090.0
职工人均年业务收入 / 万元	40.0	50.5	45.5	50.6	48.6	53.9
医师人均年业务收入 / 万元	145.0	177.7	159.3	175.5	168.1	183.8
门诊病人次均医药费 / 元	237.5	286.4	319.6	318.7	333.1	347.5
其中：药费	109.3	113.8	121.4	116.0	123.2	122.6
检查费	50.1	62.3	71.4	72.0	73.4	81.7
住院病人次均医药费 / 元	8953.3	10 644.2	11 605.0	11 919.0	11 706.2	11 007.2
其中：药费	3266.6	2861.4	2994.7	2934.6	2774.8	2414.8
检查费	775.6	1056.7	1171.7	1237.8	1260.0	1243.9
住院病人日均医药费 / 元	1009.7	1300.5	1403.3	1502.3	1539.0	1489.0

注：①本表系卫生健康部门综合医院数字。②本表按当年价格计算。

4-4-4 2023年各级综合医院收入与支出

指标名称	合计	委属	省属	地级市属	县级市属	县属
机构数/个	4475	25	262	940	1465	1783
平均每所医院总收入/万元	61 931.9	747 931.2	274 202.5	102 909.1	32 794.5	23 459.1
财政拨款收入	7403.8	32 613.6	23 734.3	12 776.3	4972.0	3816.3
事业收入	53 008.6	684 176.2	243 116.4	88 200.4	26 901.0	19 121.9
医疗收入	52 511.0	662 036.0	240 147.7	87 633.6	26 677.3	19 102.3
门急诊收入	18 091.5	239 005.9	75 346.8	29 335.9	10 402.1	6970.6
内：检查收入	4245.9	50 056.9	16 978.9	7071.5	2449.2	1719.2
治疗收入	2103.3	25 987.6	8096.9	3348.7	1267.1	918.3
手术收入	544.5	8763.6	2633.9	897.1	270.5	161.4
卫生材料收入	591.5	8193.2	2520.6	900.0	330.4	253.4
药品收入	6372.2	84 944.2	27 228.8	10 225.7	3600.4	2451.7
西药收入	4929.6	70 398.7	22 039.6	7735.1	2723.1	1831.2
中药收入	1442.6	14 545.5	5189.2	2490.6	877.3	620.5
住院收入	34 145.8	419 453.5	163 038.2	57 948.2	16 116.9	12 068.2
内：床位收入	1066.3	9878.5	3987.0	1819.8	624.5	479.4
检查收入	3858.8	36 662.4	16 675.9	6848.8	1948.6	1508.6
治疗收入	4520.9	39 705.9	17 691.0	8075.8	2450.6	1919.2
手术收入	3159.4	52 310.5	16 020.8	5291.8	1386.6	912.8
护理收入	975.3	6598.8	3441.3	1652.0	580.9	501.5
卫生材料收入	7509.8	131 255.8	46 989.0	12 291.2	2565.8	1514.9
药品收入	7491.0	87 831.7	35 411.7	12 566.0	3550.5	2824.0
西药收入	6863.7	84 978.2	33 362.0	11 443.8	3166.3	2497.9
中药收入	627.4	2853.5	2049.7	1122.2	384.2	326.0
科教收入	377.0	19 344.8	2831.4	437.7	27.6	5.5
上级补助收入	63.3		29.6	59.7	83.7	54.3
其他收入	861.3	12 781.9	4486.9	1125.5	537.0	288.6
平均每所医院总费用/万元	59 111.5	728 523.9	262 018.6	97 648.6	31 417.9	22 347.3
业务活动费用	52 524.6	663 036.5	238 256.9	86 613.2	27 462.2	19 293.2
单位管理费用	5773.5	60 500.9	20 789.1	9764.7	3434.9	2617.1
其他费用	813.4	4986.5	2972.6	1270.8	520.8	437.0
业务活动费用和单位管理费用						
内：财政拨款经费	4999.4	30 167.7	15 904.4	8020.5	3630.5	2576.1
药品费	13 721.3	171 330.7	62 065.1	22 595.0	7061.6	5201.2
科教经费	324.3	17 558.9	2301.8	345.9	26.0	25.8
平均每所医院人员支出/万元	22 090.0	252 592.2	91 279.7	37 028.4	12 639.2	8580.8
职工人均年业务收入/元	539 091.8	1 118 499.9	876 748.5	572 499.3	396 462.7	318 481.6
医师人均年业务收入/元	1 837 691.6	4 327 974.9	2 969 155.0	1 888 986.9	1 330 147.8	1 139 490.0
门诊病人次均医药费/元	347.5	640.1	480.4	359.3	277.1	244.3
内：检查费	81.7	134.2	108.3	86.7	65.4	60.4
治疗费	40.5	69.6	51.6	41.1	33.9	32.3
药费	122.6	227.7	173.7	125.4	96.2	86.2
住院病人次均医药费/元	11 007.2	23 705.3	18 124.1	12 279.7	7920.3	5869.8
内：床位费	343.7	558.3	443.2	385.6	306.9	233.2
检查费	1243.9	2072.0	1853.8	1451.3	957.6	733.8
治疗费	1457.4	2244.0	1966.6	1711.3	1204.3	933.5
手术费	1018.5	2956.3	1780.9	1121.4	681.4	444.0
护理费	314.4	372.9	382.6	350.1	285.5	243.9
卫生材料费	2420.8	7417.9	5223.5	2604.6	1260.9	736.8
药费	2414.8	4963.8	3936.5	2662.8	1744.8	1373.5
住院病人日均医药费/元	1489.0	3655.6	2531.1	1586.2	1066.2	815.5

注：①本表系卫生健康部门综合医院数字。②地级市属含地区和省辖市区属，县级市属包括地级市辖区属。

4-5-1 医院门诊病人次均医药费用

年份	门诊病人次均医药费/元			占门诊医药费比例/%	
		药费	检查费	药费	检查费
医院合计					
2015	233.9	110.5	42.7	47.3	18.3
2019	290.8	118.1	54.1	40.6	18.6
2020	324.4	126.9	61.6	39.1	19.0
2021	329.1	123.2	62.7	37.5	19.0
2022	342.7	130.3	63.1	38.0	18.4
2023	361.6	133.5	69.8	36.9	19.3
其中：公立医院					
2015	235.2	113.7	44.3	48.4	18.8
2019	287.6	120.9	56.1	42.0	19.5
2020	320.2	129.8	64.4	40.5	20.1
2021	320.9	124.6	65.3	38.8	20.4
2022	333.6	131.6	66.2	39.5	19.8
2023	349.0	133.2	73.4	38.2	21.0
内：三级医院					
2015	283.7	139.8	51.1	49.3	18.0
2019	337.6	141.3	65.3	41.8	19.4
2020	373.6	150.8	74.9	40.4	20.1
2021	370.0	142.9	75.4	38.6	20.4
2022	381.6	150.1	76.5	39.3	20.1
2023	391.2	148.1	82.6	37.9	21.1
二级医院					
2015	184.1	85.0	39.2	46.2	21.3
2019	214.5	90.4	44.1	42.1	20.5
2020	238.4	96.8	49.7	40.6	20.9
2021	232.1	90.9	48.3	39.1	20.8
2022	241.2	95.5	47.5	39.6	19.7
2023	253.4	98.3	53.9	38.8	21.3
一级医院					
2015	132.9	70.6	17.6	53.1	13.3
2019	162.2	82.6	19.8	50.9	12.2
2020	175.5	90.2	21.8	51.4	12.4
2021	174.6	85.4	22.4	48.9	12.8
2022	182.5	90.1	21.3	49.3	11.6
2023	186.2	93.5	21.6	50.2	11.6

注：本表按当年价格计算。

4-5-2 医院住院病人次均医药费用

年份	住院病人次均医药费 / 元			占住院医药费比例 /%	
		药费	检查费	药费	检查费
医院合计					
2015	8268.1	3042.0	697.2	36.8	8.4
2019	9848.4	2710.5	938.5	27.5	9.5
2020	10 619.2	2786.6	1033.7	26.2	9.7
2021	11 002.3	2759.4	1099.1	25.1	10.0
2022	10 860.6	2640.5	1120.3	24.3	10.3
2023	10 315.8	2358.6	1112.8	22.9	10.8
其中：公立医院					
2015	8833.0	3259.6	753.4	36.9	8.5
2019	10 484.3	2854.4	1021.1	27.2	9.7
2020	11 364.3	2953.2	1131.6	26.0	10.0
2021	11 673.7	2895.3	1195.3	24.8	10.2
2022	11 468.6	2743.4	1218.9	23.9	10.6
2023	10 800.2	2407.2	1203.2	22.3	11.1
内：三级医院					
2015	12 599.3	4641.6	1078.1	36.8	8.6
2019	13 670.0	3699.9	1321.8	27.1	9.7
2020	14 442.0	3749.7	1423.5	26.0	9.9
2021	14 283.6	3523.3	1449.1	24.7	10.1
2022	13 711.4	3251.7	1437.8	23.7	10.5
2023	12 685.3	2788.6	1394.4	22.0	11.0
二级医院					
2015	5358.2	1981.2	456.2	37.0	8.5
2019	6232.4	1726.9	624.1	27.7	10.0
2020	6760.5	1765.3	700.1	26.1	10.4
2021	6842.4	1737.6	730.8	25.4	10.7
2022	6790.5	1687.4	770.1	24.8	11.3
2023	6378.2	1515.5	760.5	23.8	11.9
一级医院					
2015	3844.5	1525.3	304.4	39.7	7.9
2019	5100.4	1470.8	443.4	28.8	8.7
2020	5447.9	1395.3	488.9	25.6	9.0
2021	5490.9	1343.7	504.8	24.5	9.2
2022	5424.0	1310.5	493.3	24.2	9.1
2023	4960.0	1143.7	486.9	23.1	9.8

注：本表按当年价格计算。

4-5-3　综合医院门诊病人次均医药费用

医院级别	年份	门诊病人次均医药费/元			占门诊医药费比例/%	
			药费	检查费	药费	检查费
医院合计	2015	237.5	109.3	50.1	46.0	21.1
	2019	286.8	113.8	62.4	39.7	21.8
	2020	319.6	121.4	71.4	38.0	22.4
	2021	318.7	116.0	72.1	36.4	22.6
	2022	333.1	123.2	73.4	37.0	22.0
	2023	347.5	122.6	81.7	35.3	23.5
委属	2015	441.1	234.6	69.9	53.2	15.8
	2019	523.4	220.7	95.2	42.2	18.2
	2020	592.4	241.6	111.4	40.8	18.8
	2021	596.4	227.9	117.2	38.2	19.6
	2022	624.8	241.6	122.3	38.7	19.6
	2023	640.1	227.7	134.2	35.6	21.0
省属	2015	332.6	161.2	59.6	48.5	17.9
	2019	400.4	163.3	81.4	40.8	20.3
	2020	457.5	181.8	95.6	39.7	20.9
	2021	445.3	166.2	95.9	37.3	21.5
	2022	470.8	181.5	100.3	38.5	21.3
	2023	480.4	173.7	108.3	36.2	22.5
地级市属	2015	246.7	116.3	51.8	47.1	21.0
	2019	298.2	118.1	65.7	39.6	22.0
	2020	337.9	127.8	76.4	37.8	22.6
	2021	331.8	120.5	76.6	36.3	23.1
	2022	347.9	128.0	78.5	36.8	22.6
	2023	359.3	125.4	86.7	34.9	24.1
县级市属	2015	191.0	82.3	42.2	43.1	22.1
	2019	229.3	88.6	50.7	38.7	22.1
	2020	256.7	94.0	58.7	36.6	22.9
	2021	256.5	90.6	58.7	35.3	22.9
	2022	270.0	96.5	59.3	35.7	22.0
	2023	277.1	96.2	65.4	34.7	23.6
县属	2015	170.5	68.7	46.0	40.3	27.0
	2019	203.7	78.0	50.1	38.3	24.6
	2020	225.0	81.9	55.4	36.4	24.6
	2021	224.0	80.0	54.2	35.7	24.2
	2022	236.4	85.3	54.8	36.1	23.2
	2023	244.3	86.2	60.4	35.3	24.7

注：①本表系卫生健康部门办综合医院数字。②按当年价格计算。

4-5-4 综合医院住院病人次均医药费用

医院级别	年份	住院病人次均医药费/元			占住院医药费比例/%	
			药费	检查费	药费	检查费
医院合计	2015	8953.3	3266.6	775.6	36.5	8.7
	2019	10 646.6	2861.5	1056.7	26.9	9.9
	2020	11 605.0	2994.7	1171.7	25.8	10.1
	2021	11 919.0	2934.6	1237.8	24.6	10.4
	2022	11 706.2	2774.8	1260.0	23.7	10.8
	2023	11 007.2	2414.8	1243.9	21.9	11.3
委属	2015	21 544.8	7705.0	1518.8	35.8	7.0
	2019	24 281.1	6360.5	1925.8	26.2	7.9
	2020	27 212.0	6876.3	2160.4	25.3	7.9
	2021	25 881.2	6302.1	2148.8	24.4	8.3
	2022	25 379.7	5880.9	2126.7	23.2	8.4
	2023	23 705.3	4963.8	2072.0	20.9	8.7
省属	2015	16 709.4	6055.7	1350.8	36.2	8.1
	2019	18 523.2	4955.9	1716.8	26.8	9.3
	2020	20 186.4	5278.2	1858.7	26.1	9.2
	2021	19 734.5	4838.5	1884.0	24.5	9.5
	2022	19 325.0	4595.4	1885.8	23.8	9.8
	2023	18 124.1	3936.5	1853.8	21.7	10.2
地级市属	2015	10 972.9	4085.7	1018.4	37.2	9.3
	2019	12 395.4	3334.1	1298.8	26.9	10.5
	2020	13 562.9	3496.4	1440.0	25.8	10.6
	2021	13 443.2	3291.7	1467.2	24.5	10.9
	2022	13 174.1	3079.5	1485.3	23.4	11.3
	2023	12 279.7	2662.8	1451.3	21.7	11.8
县级市属	2015	6641.1	2401.2	587.5	36.2	8.8
	2019	7702.0	2080.4	795.9	27.0	10.3
	2020	8559.5	2193.6	904.1	25.6	10.6
	2021	8625.7	2131.7	943.9	24.7	10.9
	2022	8577.4	2025.3	973.9	23.6	11.4
	2023	7920.3	1744.8	957.6	22.0	12.1
县属	2015	4656.3	1670.3	401.2	35.9	8.6
	2019	5715.5	1553.8	582.9	27.2	10.2
	2020	6246.6	1605.9	669.4	25.7	10.7
	2021	6369.3	1603.8	707.5	25.2	11.1
	2022	6325.3	1564.3	747.0	24.7	11.8
	2023	5869.8	1373.5	733.8	23.4	12.5

注：①本表系卫生健康部门综合医院数字。②按当年价格计算。

4-5-5　2023年各地区医院门诊和住院病人次均医药费用

单位：元

地区	门诊病人次均医药费	药费	检查费	住院病人次均医药费	药费	检查费	手术费
总　计	**361.6**	**133.5**	**69.8**	**10 315.8**	**2358.6**	**1112.8**	**901.3**
北　京	727.8	306.9	92.6	24 849.9	5024.1	1794.6	2326.6
天　津	488.2	235.8	74.1	17 960.9	4232.4	1663.0	1577.0
河　北	319.1	122.6	68.9	9984.7	2743.4	1250.4	578.5
山　西	320.0	122.5	68.4	8901.2	2023.4	892.2	667.7
内蒙古	340.0	113.3	78.9	8410.3	1990.3	995.1	719.8
辽　宁	401.7	144.2	94.0	10 499.3	2481.1	1215.4	1070.7
吉　林	356.8	114.8	83.2	11 390.5	3015.1	1169.9	885.6
黑龙江	360.5	103.7	94.3	9570.2	2804.7	878.4	570.9
上　海	551.6	220.5	77.9	24 761.4	5757.2	1933.3	2030.2
江　苏	382.1	148.8	68.5	12 170.7	3215.5	1129.7	921.6
浙　江	334.9	116.0	46.3	11 774.2	2501.8	842.1	1241.6
安　徽	310.9	124.3	68.6	8094.2	1941.7	892.8	670.7
福　建	346.2	119.7	67.3	10 287.2	2208.0	1236.8	1225.0
江　西	339.6	140.4	67.0	8922.8	2226.7	864.1	697.0
山　东	333.3	125.3	75.1	10 208.0	2102.1	1190.4	988.3
河　南	258.2	107.0	58.9	9009.6	2314.2	1128.9	682.3
湖　北	332.8	125.0	64.6	10 105.6	2160.6	1088.1	1077.2
湖　南	358.6	117.0	72.6	8589.0	2112.7	852.2	662.0
广　东	394.3	132.6	79.5	13 078.7	2432.8	1423.4	1482.1
广　西	279.8	95.9	55.3	9007.1	1885.2	1217.4	660.1
海　南	364.8	126.8	68.1	11 717.1	2282.7	1141.0	834.4
重　庆	414.6	150.1	69.2	9429.9	2322.2	1115.3	679.9
四　川	328.8	105.3	71.4	8602.7	1799.4	1011.7	793.7
贵　州	296.4	90.8	65.7	6436.2	1416.9	766.4	615.8
云　南	279.7	101.9	54.4	6908.7	1411.3	936.1	523.6
西　藏	386.2	111.0	95.5	8422.6	1748.8	789.3	691.7
陕　西	312.3	112.6	69.3	9154.3	2410.7	1146.2	773.7
甘　肃	267.6	112.3	58.6	7348.4	1774.2	931.3	556.7
青　海	347.6	106.3	82.3	9709.2	2399.3	1255.6	534.9
宁　夏	274.2	108.4	61.4	7990.3	1734.5	966.0	848.7
新　疆	274.0	93.8	64.3	7986.8	1320.8	1195.4	569.9

4-5-6　2023年各地区公立医院门诊和住院病人次均医药费用

单位：元

地区	门诊病人次均医药费	药费	检查费	住院病人次均医药费	药费	检查费	手术费
总　计	**349.0**	**133.2**	**73.4**	**10 800.2**	**2407.2**	**1203.2**	**940.5**
北　京	688.0	292.3	97.7	24 150.1	4575.3	1814.5	2240.4
天　津	468.8	211.5	85.8	18 450.1	4467.4	1744.5	1498.8
河　北	320.9	124.4	73.6	10 460.3	2691.6	1348.6	646.1
山　西	310.3	124.9	71.9	9578.5	2170.3	974.3	671.0
内蒙古	335.1	110.1	83.2	8717.3	2052.8	1046.9	718.2
辽　宁	401.6	149.5	100.8	11 475.9	2745.6	1351.6	1146.6
吉　林	355.0	117.4	87.2	11 830.2	3101.9	1219.3	908.7
黑龙江	353.6	101.8	100.7	10 215.9	2988.8	967.8	592.1
上　海	524.0	217.4	79.4	23 300.5	5302.6	1923.1	1988.4
江　苏	380.7	154.5	75.6	13 075.6	3311.4	1285.2	990.0
浙　江	307.7	113.7	46.2	11 499.4	2393.0	867.9	1269.0
安　徽	301.8	124.8	72.7	8500.3	2038.6	958.7	699.3
福　建	324.1	118.5	65.2	10 595.7	2383.4	1327.3	1190.1
江　西	335.7	143.1	70.5	9546.8	2304.9	944.3	754.4
山　东	327.6	124.1	81.7	10 752.7	2188.5	1281.6	1020.8
河　南	264.2	112.0	63.0	9734.1	2482.1	1244.8	725.9
湖　北	318.3	126.6	67.1	10 430.5	2267.7	1152.5	1078.2
湖　南	339.7	119.6	77.4	9095.8	2188.0	946.6	684.7
广　东	374.8	132.7	80.8	13 302.5	2493.8	1491.3	1489.6
广　西	277.3	97.3	57.2	9470.4	2032.7	1280.7	663.5
海　南	313.6	122.9	66.6	10 729.8	2375.6	1090.4	819.4
重　庆	382.4	153.5	71.4	10 117.1	2203.6	1260.7	684.6
四　川	302.9	101.8	76.5	9243.0	1734.6	1126.7	876.9
贵　州	311.2	92.9	74.6	7237.7	1462.0	911.2	698.6
云　南	273.9	103.5	59.7	7471.8	1467.1	1055.2	556.6
西　藏	252.4	85.9	62.2	8312.0	1579.3	780.7	571.9
陕　西	299.8	113.2	71.2	9367.0	2425.4	1196.6	823.6
甘　肃	263.8	113.9	60.9	7249.5	1563.5	930.2	567.8
青　海	293.1	87.9	76.1	8675.7	1775.8	1163.5	528.9
宁　夏	273.9	108.0	66.4	8398.7	1797.8	1058.7	871.0
新　疆	271.8	93.2	67.7	8353.2	1369.0	1272.7	588.4

4-6-1 2023年公立医院部分病种次均住院医药费用

疾病名称（ICD-10）	平均住院日／天	次均医药费／元	药费	检查费	治疗费	手术费	卫生材料费
病毒性肝炎	8.1	6676.4	2359.4	825.2	428.2	430.0	293.4
浸润性肺结核	11.3	9178.4	2355.7	1019.2	1067.8	862.4	581.7
急性心肌梗死	7.4	25 114.7	3896.3	2187.4	2681.7	5516.1	8210.2
充血性心力衰竭	8.0	8726.1	2797.2	1242.0	1191.4	1071.8	584.8
细菌性肺炎	7.8	7519.6	2154.8	899.7	1202.6	637.1	327.7
慢性肺源性心脏病	9.1	7653.4	2335.9	1071.4	1400.2	431.1	262.6
急性上消化道出血	7.0	8509.8	2566.7	1072.8	981.9	622.3	568.5
原发性肾病综合征	6.4	6956.9	2147.1	845.9	389.0	231.4	244.6
甲状腺功能亢进	5.3	5199.1	901.7	1053.4	436.6	2840.0	427.6
脑出血	14.5	30 278.0	8212.3	3518.5	5907.9	3943.0	4471.9
脑梗死	8.7	10 876.4	3266.9	2044.8	1296.9	2311.5	1630.0
再生障碍性贫血	6.8	11 633.8	4752.9	749.0	759.1	192.2	303.2
急性白血病	16.9	47 520.9	20 830.5	1971.9	3554.1	317.9	1847.7
结节性甲状腺肿	5.0	13 030.8	1279.8	1042.3	825.9	3447.8	4123.7
急性阑尾炎	5.6	9084.9	1780.2	636.5	650.5	2819.6	1785.1
急性胆囊炎	6.6	7355.6	2099.6	1171.8	644.6	2024.1	752.6
腹股沟疝	4.8	10 096.2	1022.0	666.3	470.2	2908.0	3609.3
胃恶性肿瘤	13.0	36 613.3	7702.5	2964.6	2524.9	6105.3	11 682.4
肺恶性肿瘤	9.9	37 512.1	4752.3	3302.2	2145.5	6517.8	13 947.3
食管恶性肿瘤	13.2	30 954.7	7062.7	3030.8	3219.0	5680.3	8559.4
膀胱恶性肿瘤	9.9	21 944.7	4286.4	2061.9	1412.9	5210.7	4339.2
前列腺增生	8.7	12 381.8	2193.2	1388.0	867.0	4000.2	1885.5
颅内损伤	12.0	19 881.1	5770.7	2610.2	3129.3	3224.8	3079.4
腰椎间盘突出症	8.3	10 790.9	1245.2	1271.3	1663.9	4799.2	3741.3
儿童支气管肺炎	6.0	2929.7	711.5	202.0	480.5	192.8	112.2
子宫平滑肌瘤	6.9	14 674.4	1809.1	947.9	1009.2	4902.1	2783.4
剖宫产	5.6	8734.9	1375.1	496.5	896.3	2299.6	1123.9
老年性白内障	2.4	6448.1	231.0	518.7	219.7	2622.0	2140.1

注：本表系卫生健康部门综合医院数字。

4-6-2　2023年各级医院部分病种次均住院医药费用

疾病名称（ICD-10）	住院病人次均医药费／元					平均住院日／天				
	委属	省属	地级市属	县级市属	县属	委属	省属	地级市属	县级市属	县属
病毒性肝炎	14 086.3	8920.7	7175.7	5822.2	4617.0	7.6	7.9	8.5	9.2	8.6
浸润性肺结核	21 168.1	12 973.4	10 966.4	9469.5	6169.9	7.9	11.1	12.4	12.4	14.5
急性心肌梗死	36 911.6	33 983.8	27 020.7	21 894.5	17 690.5	6.9	8.0	8.9	8.0	7.7
充血性心力衰竭	24 472.0	13 512.9	11 177.2	8028.9	6343.0	10.4	9.0	9.0	8.4	8.3
细菌性肺炎	21 561.5	13 064.9	9387.5	6153.1	4511.1	10.4	9.0	8.7	7.9	7.5
慢性肺源性心脏病	21 988.4	14 258.3	10 161.0	7634.3	6352.6	9.8	10.3	9.9	9.3	9.1
急性上消化道出血	19 750.5	14 713.3	11 050.3	7337.0	6175.7	8.3	8.0	8.3	7.2	7.0
原发性肾病综合征	10 277.9	8406.2	6562.0	5354.7	4155.1	6.4	6.5	7.4	7.0	6.9
甲状腺功能亢进	8153.7	6627.4	5158.6	4498.9	3689.0	4.9	5.8	5.9	5.8	6.0
脑出血	50 337.2	49 206.9	38 470.2	25 988.6	20 011.8	13.1	15.9	17.5	15.7	14.9
脑梗死	21 699.2	16 693.6	14 075.3	9066.5	6978.6	9.0	9.3	10.0	9.0	8.6
再生障碍性贫血	23 339.0	18 582.4	11 147.8	7800.1	5854.0	8.4	8.6	7.6	6.7	5.9
急性白血病	58 645.2	67 298.6	35 047.9	21 452.3	11 145.3	16.8	21.4	18.0	13.6	9.8
结节性甲状腺肿	16 775.2	14 926.8	13 796.3	11 470.1	9405.5	3.3	4.6	5.8	6.0	6.6
急性阑尾炎	16 630.2	13 221.3	10 877.2	8675.3	6882.1	4.9	5.7	6.2	5.9	6.1
急性胆囊炎	19 404.5	14 730.5	10 064.6	6300.8	4756.8	7.4	7.7	7.9	6.6	6.5
腹股沟疝	15 606.0	14 009.5	11 434.1	9357.1	7269.1	3.7	4.3	4.9	5.4	5.7
胃恶性肿瘤	58 384.9	47 842.5	36 582.8	23 507.8	14 726.2	12.2	13.5	14.8	13.1	11.5
肺恶性肿瘤	50 187.9	42 298.3	34 166.4	27 864.6	19 609.5	9.3	9.5	11.6	11.9	12.2
食管恶性肿瘤	56 276.8	42 471.9	33 371.4	20 473.4	13 884.6	13.7	13.5	14.9	13.4	11.6
膀胱恶性肿瘤	29 079.6	27 157.6	21 402.1	16 062.4	12 648.2	7.9	10.0	11.7	11.5	11.1
前列腺增生	17 817.4	16 106.4	13 915.4	10 823.4	8819.2	7.1	8.5	9.7	9.4	9.2
颅内损伤	61 258.4	41 940.7	27 569.1	16 005.8	11 740.6	13.7	14.5	15.0	12.4	11.6
腰椎间盘突出症	31 223.4	22 177.8	13 122.3	6766.5	4832.5	7.5	8.7	9.3	9.3	8.6
儿童支气管肺炎	5647.3	4339.9	3469.8	2872.1	2408.8	5.7	6.3	6.4	6.3	6.3
子宫平滑肌瘤	20 516.5	18 298.6	15 024.0	12 562.3	10 174.6	6.5	6.8	7.4	7.5	7.9
剖宫产	13 432.0	12 143.6	9829.2	7853.5	6277.1	5.5	5.9	5.9	5.8	5.9
老年性白内障	7903.2	7924.4	7065.1	6035.9	5022.2	1.7	2.2	2.8	2.8	3.3

注：本表系卫生健康部门综合医院数字。

五、医疗服务

简要说明

一、本章主要介绍全国及31个省、自治区、直辖市医疗卫生机构门诊、住院和床位利用情况，包括诊疗人次数、住院人数、病床使用率、平均住院日、医师担负工作量、住院病人疾病构成、居民两周就诊率、居民住院率等。

二、诊疗人次数、住院人数、病床使用率、平均住院日、医生人均工作量、住院病人疾病转归情况数据来源于医疗服务统计年报。居民就诊率、住院率、经常就诊单位和医疗保障方式等数据来源于2013年、2018年、2023年国家卫生服务调查。

三、本章涉及的口径变动和指标解释与“医疗卫生机构”章一致。

四、统计口径调整：村卫生室诊疗人次数计入总诊疗人次数中，按此口径调整了各年数据。

五、住院病人疾病转归情况系各级卫生健康部门所属医院汇总数，采用ICD-10国际疾病分类标准。

六、2008年、2013年、2018年、2023年国家卫生服务调查采取多阶段分层整群随机抽样法。2008年抽取了94个样本县/市（28个城市、66个县）约5.64万户共17.75万人，2013年抽取了156个样本县/市（78个城市、78个县）约9.36万户共27.37万人，2018年抽取了156个样本县/市（80个城市、76个县）约9.41万户共25.63万人，2023年抽取了156个样本县/市（84个城市、72个县）约9.36万户共22.61万人。

主要指标解释

总诊疗人次数 指所有诊疗工作的总人次数，统计界定原则为：①按挂号数统计，包括门诊、急诊、出诊、预约诊疗、单项健康检查、健康咨询指导（不含健康讲座）人次数。患者一次就诊多次挂号，按实际诊疗次数统计，不包括根据医嘱进行的各项检查、治疗、处置工作量以及免疫接种、健康管理服务人次数。②未挂号就诊、本单位职工就诊及外出诊（不含外出会诊）不收取挂号费的，按实际诊疗人次数统计。

急诊病死率 即（急诊室死亡人数/急诊人次数）×100%。

观察室病死率 即（观察室死亡人数/观察室留观人次数）×100%。

出院人次数 指报告期内所有住院后出院的人次数，包括医嘱离院、医嘱转其他医疗机构、非医嘱离院、死亡及其他人次数，不含家庭病床撤床人次数。

每百门急诊入院人次数 即（入院人次数/门急诊人次数）×100。

住院病死率 即（出院人次数中的死亡人数/出院人次数）×100%。其死亡人数包括：①已办住院手续后死亡人数；②虽未办理住院手续但实际已收容入院后的死亡者，不包括门、急诊室及观察室内的死亡人数。

住院病人手术人次数 指有正规手术单和麻醉单施行手术的住院病人总数（包括产科手术病人次数）。同一病人本次在院就诊期间患有同一疾病或不同疾病施行多次手术者，按实际施行的手术次数统计。

实际开放总床日数 指年内医院各科每日夜晚12点开放病床数总和，不论该床是否被病人占用，都应计算在内。包括消毒和小修理等暂停使用的病床，超过半年的加床。不包括因病房扩建或大修而停用的病床及临时增设病床。

实际占用总床日数 指医院各科每日夜晚12点实际占用病床数（即每日夜晚12点住院人数）

总和。包括实际占用的临时加床在内。病人入院后于当晚12点前死亡或因故出院的病人，作为实际占用床位1天进行统计，同时亦应统计“出院者占用总床日数”1床日，入院及出院人次数各1人次。

出院者占用总床日数 指所有出院人数的住院床日之总和。包括正常分娩、未产出院、住院经检查无病出院、未治出院及健康人进行人工流产或绝育手术后正常出院者的住院床日数。

平均开放病床数 即实际开放总床日数/本年日历日数（365天）。

平均就诊次数 即总诊疗人次数/人口数。人口数系国家统计局公布的常住人口。

年住院率 即入院人次数/人口数。人口数系国家统计局公布的常住人口。

病床使用率 即（实际占用总床日数/实际开放总床日数）×100%。

病床周转次数 即出院人次数/平均开放床位数。

病床工作日 即实际占用总床日数/平均开放病床数。

出院者平均住院日 即出院者占用总床日数/出院人次数。

医生人均每日担负诊疗人次数 即诊疗人次数/平均医师人数/251。

医生人均每日担负住院床日 即实际占用总床日数/平均医师人数/365。

居民两周就诊率 是指调查前两周内居民因病或身体不适到医疗机构就诊的人次数与调查人口数之比。

居民两周未就诊率 是指调查前两周内居民患病而未就诊的人次数与两周患病人次数之比。

居民住院率 是指调查前一年内居民因病住院人次数与调查人口数之比。

5-1-1 医疗卫生机构诊疗人次数

机构分类	2015	2019	2020	2021	2022	2023
总诊疗人次数 / 万人次	**769 342.5**	**871 987.3**	**774 104.8**	**847 203.3**	**841 627.6**	**955 088.2**
医院	308 364.1	384 240.5	332 287.9	388 380.1	382 245.0	426 118.4
综合医院	225 675.2	277 879.5	238 579.9	278 129.9	272 653.4	298 560.1
中医医院	48 502.6	58 620.2	51 847.8	59 667.8	59 937.2	67 867.5
中西医结合医院	5401.4	7456.6	6542.4	7790.1	7717.2	9183.1
民族医医院	966.8	1451.5	1309.1	1455.0	1526.7	1582.6
专科医院	27 702.5	38 588.4	33 753.3	41 058.0	40 141.8	48 600.7
护理院（中心）	115.4	244.4	255.5	279.2	268.8	324.5
基层医疗卫生机构	434 192.7	453 087.1	411 614.4	425 023.7	426 609.5	494 486.1
社区卫生服务中心（站）	70 645.0	85 916.4	75 472.1	83 602.5	83 250.2	103 543.0
内：社区卫生服务中心	55 902.6	69 110.7	62 068.4	69 596.6	69 330.3	82 909.0
卫生院	106 256.4	118 644.1	110 695.4	117 416.8	122 334.8	132 705.4
街道卫生院	792.1	1190.4	1179.1	1352.6	1563.3	1808.9
乡镇卫生院	105 464.3	117 453.7	109 516.3	116 064.2	120 771.4	130 896.5
村卫生室	189 406.9	160 461.7	142 753.8	134 184.3	128 176.0	140 050.4
门诊部	9394.2	15 631.7	15 722.1	18 692.1	19 366.9	25 437.5
诊所、卫生所、医务室、护理站	58 490.1	72 433.3	66 971.1	71 128.0	73 481.6	92 749.7
专业公共卫生机构	26 391.6	34 470.6	30 052.5	33 671.2	32 648.6	34 319.4
专科疾病防治院（所、站）	2256.8	2148.7	1888.7	1902.1	1693.8	1706.5
内：专科疾病防治院	805.7	782.3	694.2	668.4	616.5	575.0
妇幼保健院（所、站）	23 529.1	31 511.7	27 309.8	30 723.1	29 692.1	31 385.4
内：妇幼保健院	21 472.4	29 714.5	25 782.3	29 246.7	28 573.9	30 204.9
急救中心（站）	605.6	810.2	853.9	1046.0	1262.6	1227.5
其他医疗卫生机构	394.2	189.2	150.0	128.3	124.5	164.2
康复医疗机构	224.5	189.2	150.0	128.3	124.5	164.2
居民平均就诊次数 / 次	**5.6**	**6.2**	**5.5**	**6.0**	**6.0**	**6.8**

5-1-2 2023年各类医疗卫生机构门诊服务情况

机构分类	诊疗人次数 / 人次	门急诊	观察室留观病例数 / 例	健康检查人次数 / 人次	急诊病死率 /%	观察室病死率 /%	医师日均担负诊疗人次数 / 人次
总　计	**9 550 881 815**	**9 087 826 863**	**39 957 056**	**524 797 777**	**0.07**	**0.11**	**7.5**
一、医院	4 261 184 257	4 155 422 777	26 727 064	258 922 418	0.08	0.17	6.6
综合医院	2 985 601 113	2 921 591 023	20 475 234	190 228 881	0.09	0.18	6.8
中医医院	678 674 632	653 278 114	3 146 966	37 465 698	0.07	0.18	6.7
中西医结合医院	91 831 267	88 575 320	478 886	5 538 488	0.08	0.15	6.5
民族医医院	15 825 646	14 703 727	35 419	908 074	0.11	0.40	4.2
专科医院	486 006 602	474 326 772	2 587 893	24 622 706	0.03	0.04	5.6
口腔医院	61 430 650	60 476 096	3235	2 136 101			6.8
眼科医院	52 547 803	51 405 414	24 344	3 298 765	0.01		8.5
耳鼻喉科医院	5 161 641	5 117 126	5033	119 101			9.1
肿瘤医院	29 955 214	29 174 134	85 613	1 826 024	0.11	0.05	3.7
心血管病医院	8 860 129	8 225 125	118 575	800 638	0.09	0.11	4.4
胸科医院	3 202 838	3 191 887	59 069	170 763	0.17	0.54	4.3
血液病医院	743 132	724 233			0.01		3.4
妇产（科）医院	40 141 812	39 406 868	81 361	1 664 173	0.02		6.0
儿童医院	74 529 963	74 245 908	1 652 704	1 633 963			12.1
精神病医院	62 893 678	61 387 039	56 751	1 998 996	0.03	0.17	4.0
传染病医院	21 423 435	20 658 370	68 799	2 444 749	0.07	0.24	4.3
皮肤病医院	13 063 105	12 970 299	25 568	116 079	0.02	0.16	13.8
结核病医院	2 355 396	2 348 390	2564	274 922	0.03	0.12	3.9
麻风病医院	343 055	342 168					10.9
职业病医院	1 849 040	1 312 341	28 313	607 967	0.03	0.02	5.2
骨科医院	19 812 251	19 325 931	50 580	1 250 183	0.05		3.8
康复医院	20 199 239	19 264 364	121 031	2 929 841	0.06	0.10	3.3
整形外科医院	2 069 774	1 934 220	2243	74 813	0.12	0.58	3.7
美容医院	13 586 193	13 138 509	15 327	462 454			5.6
其他专科医院	51 838 254	49 678 350	186 783	2 813 174	0.04	0.04	5.3
护理院（中心）	3 244 997	2 947 821	2666	158 571	1.81	1.76	1.3
二、基层医疗卫生机构	4 944 861 305	4 596 982 901	11 895 810	224 103 492	0.02	0.01	9.0
社区卫生服务中心（站）	1 035 430 141	973 761 588	5 197 512	73 336 290	0.01		15.1
社区卫生服务中心	829 089 648	779 008 380	4 199 756	62 050 019	0.01		15.5
社区卫生服务站	206 340 493	194 753 208	997 756	11 286 271			13.7
卫生院	1 327 054 219	1 248 951 991	6 698 298	105 090 479	0.02	0.01	9.2
街道卫生院	18 089 411	16 886 058	68 226	1 388 312	0.02	0.01	10.4
乡镇卫生院	1 308 964 808	1 232 065 933	6 630 072	103 702 167	0.02	0.01	9.2
中心卫生院	576 245 353	541 754 987	2 828 972	41 700 250	0.03	0.01	9.2
一般卫生院	732 719 455	690 310 946	3 801 100	62 001 917	0.01	0.01	9.2
村卫生室	1 400 503 884	1 292 308 668					
门诊部	254 375 692	201 424 296		45 038 611			4.5
诊所、卫生所、医务室、护理站	927 497 369	880 536 358		638 112			7.3
三、专业公共卫生机构	343 194 443	334 064 255	1 333 113	40 907 852		0.01	7.3
专科疾病防治院（所、站）	17 065 460	16 617 762	43 004	3 663 354	0.06	0.02	5.4
妇幼保健院（所、站）	313 853 523	305 171 033	1 290 109	37 244 498		0.01	7.4
内：妇幼保健院	302 049 479	294 073 520	1 281 554	33 040 829		0.01	7.7
急救中心	12 275 460	12 275 460					7.7
四、其他医疗卫生机构	1 641 810	1 356 930	1069	864 015	0.07	13.00	2.3
康复医疗机构	1 641 810	1 356 930	1069	864 015	0.07	13.00	2.3

5-1-3 2023年各地区医疗卫生机构门诊服务情况

地区	诊疗人次数 / 人次	门急诊	观察室留观病例数 / 例	健康检查人次数 / 人次	急诊病死率 /%	观察室病死率 /%	居民年平均就诊次数 / 次
总　计	**9 550 881 815**	**9 087 826 863**	**39 957 056**	**524 797 777**	**0.07**	**0.11**	**6.78**
东　部	4 781 373 449	4 586 869 455	16 606 592	251 808 797	0.07	0.17	7.86
中　部	2 480 094 014	2 313 372 146	10 382 053	134 957 962	0.07	0.08	5.94
西　部	2 289 414 352	2 187 585 262	12 968 411	138 031 018	0.07	0.07	5.99
北　京	275 379 018	274 108 820	1 709 395	11 608 881	0.12	0.33	12.60
天　津	118 605 855	112 878 407	1 531 767	5 440 014	0.08	0.11	8.70
河　北	504 451 152	475 167 723	1 251 148	20 651 845	0.16	0.17	6.82
山　西	146 399 965	136 097 691	519 927	10 883 348	0.13	0.32	4.22
内蒙古	118 265 981	109 273 715	455 942	7 483 991	0.13	0.26	4.94
辽　宁	193 983 524	181 634 938	2 109 670	11 024 429	0.14	0.12	4.64
吉　林	112 736 513	96 931 008	587 497	6 244 289	0.11	0.16	4.82
黑龙江	120 009 101	108 203 055	274 359	6 822 550	0.14	0.79	3.92
上　海	260 067 181	255 174 788	189 805	13 876 835	0.14	1.48	10.46
江　苏	642 419 435	622 425 494	1 611 401	38 075 426	0.05	0.06	7.53
浙　江	753 080 877	724 928 243	1 249 231	37 775 468	0.03	0.25	11.36
安　徽	388 690 270	362 711 198	815 622	22 162 145	0.06	0.05	6.35
福　建	290 847 965	274 197 550	586 860	14 247 661	0.03	0.06	6.95
江　西	256 152 252	243 685 639	1 086 401	15 224 289	0.03	0.03	5.67
山　东	781 892 313	735 251 533	2 696 648	33 925 387	0.14	0.25	7.72
河　南	684 350 005	650 443 600	1 588 048	32 306 418	0.08	0.06	6.97
湖　北	367 778 312	346 599 176	1 988 063	19 920 962	0.07	0.05	6.30
湖　南	403 977 596	368 700 779	3 522 136	21 393 961	0.03	0.03	6.15
广　东	905 601 290	880 014 989	3 427 542	62 456 588	0.03	0.06	7.13
广　西	262 471 297	256 176 399	736 304	17 477 750	0.04	0.06	5.22
海　南	55 044 839	51 086 970	243 125	2 726 263	0.03	0.00	5.28
重　庆	215 108 897	207 837 291	1 792 951	10 673 338	0.06	0.01	6.74
四　川	590 253 972	554 320 512	2 580 645	32 992 494	0.07	0.08	7.05
贵　州	209 216 258	204 671 692	1 597 823	11 621 712	0.04	0.03	5.41
云　南	317 621 069	309 229 794	3 504 589	14 487 680	0.03	0.05	6.80
西　藏	15 705 670	13 918 530	87 646	1 910 930	0.04	0.17	4.30
陕　西	217 257 300	212 639 200	201 731	12 446 964	0.08	0.19	5.50
甘　肃	121 058 116	113 937 882	704 284	8 404 417	0.08	0.02	4.91
青　海	28 779 821	26 836 192	298 874	2 207 781	0.12	0.21	4.85
宁　夏	50 751 247	48 820 510	447 354	3 314 479	0.11	0.01	6.96
新　疆	142 924 724	129 923 545	560 268	15 009 482	0.20	0.36	5.50

5-1-4 2023年医疗卫生机构分科门急诊人次及构成

科室分类	门急诊人次数 / 人次	医院	构成 /%	医院
总计	**6 714 169 566**	**4 155 422 777**	**100.00**	**100.00**
预防保健科	150 383 848	14 570 127	2.24	0.35
全科医疗科	847 580 616	53 544 048	12.62	1.29
内科	1 427 629 682	887 300 393	21.26	21.35
外科	526 800 110	405 846 968	7.85	9.77
儿科	586 341 444	345 781 948	8.73	8.32
妇产科	493 233 307	278 785 331	7.35	6.71
眼科	157 408 840	146 794 621	2.34	3.53
耳鼻咽喉科	117 403 460	107 238 425	1.75	2.58
口腔科	243 624 332	146 035 403	3.63	3.51
皮肤科	135 685 362	128 053 302	2.02	3.08
医疗美容科	27 678 277	21 306 323	0.41	0.51
精神科	84 946 072	83 358 301	1.27	2.01
传染科	61 603 589	60 055 848	0.92	1.45
结核病科	8 238 452	6 243 709	0.12	0.15
肿瘤科	66 285 078	66 261 285	0.99	1.59
急诊医学科	288 443 068	252 827 920	4.30	6.08
康复医学科	71 165 770	45 673 620	1.06	1.10
职业病科	4 446 953	2 842 236	0.07	0.07
中医科	1 100 310 417	748 382 269	16.39	18.01
民族医学科	15 682 660	15 602 904	0.23	0.38
中西医结合科	103 681 357	99 601 996	1.54	2.40
重症医学科	2 244 847	2 244 041	0.03	0.05
其他	193 352 025	237 071 759	2.88	5.71

注：本表不包括门诊部、诊所（卫生所、医务室）、村卫生室数字。

5-2-1 医院诊疗人次数

单位：亿人次

年份	诊疗人次	卫生健康部门			诊疗人次中：门急诊	卫生健康部门		
			综合医院	中医医院			综合医院	中医医院
1985	12.55	7.21	5.08	0.87	11.37	7.00	4.93	0.83
1986	13.02	7.76	5.36	1.04	12.18	7.54	5.22	0.99
1987	14.80	8.50	5.61	1.38	14.00	8.30	5.49	1.33
1988	14.63	8.38	5.48	1.44	13.76	8.18	5.36	1.41
1989	14.43	8.16	5.25	1.46	13.52	7.96	5.13	1.43
1990	14.94	8.58	5.47	1.60	14.05	8.32	5.30	1.55
1991	15.33	8.88	5.54	1.78	14.40	8.64	5.42	1.70
1992	15.35	8.84	5.50	1.78	14.31	8.60	5.35	1.74
1993	13.07	7.98	4.95	1.61	12.19	7.70	4.77	1.55
1994	12.69	7.75	4.81	1.58	11.86	7.47	4.62	1.53
1995	12.52	7.76	4.78	1.58	11.65	7.49	4.59	1.53
1996	12.81	8.08	4.78	1.70	11.61	7.55	4.54	1.58
1997	12.27	7.95	4.76	1.65	11.38	7.61	4.57	1.56
1998	12.39	8.17	4.88	1.62	11.51	7.84	4.69	1.57
1999	12.31	8.19	4.93	1.56	11.51	7.90	4.73	1.51
2000	12.86	8.76	5.27	1.64	11.83	8.32	5.00	1.54
2001	12.50	8.74	5.18	1.64	11.74	8.39	4.96	1.57
2002	12.43	9.27	6.69	1.79	11.58	8.78	6.35	1.70
2003	12.13	9.05	6.69	1.85	11.50	8.72	6.44	1.78
2004	13.05	9.73	7.44	1.97	12.45	9.44	7.18	1.90
2005	13.87	10.34	8.12	2.06	13.36	10.13	7.86	1.99
2006	14.71	10.97	8.60	2.19	14.24	10.80	8.35	2.14
2007	16.38	13.00	9.55	2.29	15.82	12.63	9.30	2.21
2008	17.82	14.45	10.54	2.64	17.37	14.12	10.30	2.57
2009	19.22	15.53	11.27	2.87	18.75	15.19	11.02	2.81
2010	20.40	16.60	11.98	3.12	19.92	16.23	11.73	3.03
2011	22.59	18.34	13.28	3.43	22.11	17.99	13.03	3.36
2012	25.42	20.49	14.74	3.85	24.83	20.07	14.45	3.76
2013	27.42	22.12	15.87	4.15	26.79	21.66	15.56	4.04
2014	29.72	23.80	17.17	4.31	29.03	23.32	16.83	4.21
2015	30.84	24.52	17.64	4.42	30.17	24.04	17.30	4.31
2016	32.70	25.88	18.62	4.60	31.97	25.36	18.27	4.49
2017	34.39	27.35	19.74	4.79	33.63	26.83	19.39	4.67
2018	35.77	28.37	20.45	4.94	34.95	27.81	20.08	4.81
2019	38.42	30.54	22.05	5.28	37.53	29.91	21.64	5.11
2020	33.23	26.15	18.79	4.67	32.32	25.53	18.38	4.51
2021	38.84	30.73	22.13	5.34	37.82	30.02	21.68	5.15
2022	38.22	30.04	21.57	5.36	37.15	29.28	21.11	5.13
2023	42.61	33.58	23.73	6.03	41.55	32.83	23.29	5.81

注：①1993年以前诊疗人次系推算数字。②2002年前医院数字包括妇幼保健院、专科疾病防治院数字。③2002年以前综合医院不含高等院校附属医院。

5-2-2 各类医院诊疗人次数

单位：万人次

医院分类	2015	2019	2020	2021	2022	2023
总 计	**308 364.1**	**384 240.5**	**332 287.9**	**388 380.1**	**382 245.0**	**426 118.4**
按登记注册类型分						
公立医院	271 243.6	327 232.3	279 193.8	327 089.3	318 920.6	355 918.1
民营医院	37 120.5	57 008.2	53 094.1	61 290.8	63 324.5	70 200.3
按主办单位分						
政府办	253 498.0	312 018.8	266 675.3	313 545.9	306 724.7	342 582.9
社会办	32 173.2	39 108.3	34 719.3	39 803.5	39 354.5	43 399.8
个人办	22 692.8	33 113.4	30 893.4	35 030.7	36 165.9	40 135.7
按管理类别分						
非营利性	290 055.6	354 204.6	303 626.3	353 792.8	345 404.8	383 246.7
营利性	18 308.5	30 035.9	28 661.6	34 587.3	36 840.2	42 871.8
按医院等级分						
三级医院	149 764.6	205 701.2	179 824.5	223 144.4	222 855.4	262 627.0
二级医院	117 233.1	134 342.5	115 606.8	125 452.8	120 374.8	121 865.4
一级医院	20 567.9	22 965.2	20 225.9	21 648.8	21 467.9	24 500.6
未定级医院	20 798.5	21 231.7	16 630.8	18 134.1	17 547.0	17 125.5
按机构类别分						
综合医院	225 675.2	277 879.5	238 579.9	278 129.9	272 653.4	298 560.1
中医医院	48 502.6	58 620.2	51 847.8	59 667.8	59 937.2	67 867.5
中西医结合医院	5401.4	7456.6	6542.4	7790.1	7717.2	9183.1
民族医医院	966.8	1451.5	1309.1	1455.0	1526.7	1582.6
专科医院	27 702.5	38 588.4	33 753.3	41 058.0	40 141.8	48 600.7
护理院（中心）	115.4	244.4	255.5	279.2	268.8	324.5

5-2-3　2023年各地区医院门诊服务情况

单位：人次

地区	诊疗人次数			健康检查人次数		
	合计	公立	民营	合计	公立	民营
总　计	**4 261 184 257**	**3 559 181 176**	**702 003 081**	**258 922 418**	**202 560 976**	**56 361 442**
东　部	2 170 924 232	1 813 630 760	357 293 472	127 188 612	96 205 329	30 983 283
中　部	1 022 670 725	846 384 846	176 285 879	60 271 378	46 275 739	13 995 639
西　部	1 067 589 300	899 165 570	168 423 730	71 462 428	60 079 908	11 382 520
北　京	163 599 114	135 587 621	28 011 493	4 595 326	3 756 393	838 933
天　津	71 720 313	56 554 178	15 166 135	3 033 339	2 218 532	814 807
河　北	194 605 549	152 775 173	41 830 376	11 727 348	8 664 330	3 063 018
山　西	81 174 488	68 615 335	12 559 153	6 327 802	4 959 956	1 367 846
内蒙古	65 534 432	57 614 500	7 919 932	4 180 629	3 309 270	871 359
辽　宁	124 048 477	94 722 494	29 325 983	6 301 337	4 234 747	2 066 590
吉　林	67 174 288	56 390 031	10 784 257	3 837 973	2 970 915	867 058
黑龙江	77 731 618	64 206 666	13 524 952	4 745 786	3 987 048	758 738
上　海	165 325 733	151 188 238	14 137 495	7 047 261	6 113 060	934 201
江　苏	300 012 081	227 358 969	72 653 112	17 357 766	10 478 467	6 879 299
浙　江	327 535 450	283 426 347	44 109 103	17 160 177	12 758 209	4 401 968
安　徽	150 987 919	120 929 510	30 058 409	8 180 395	5 450 639	2 729 756
福　建	114 134 056	98 922 314	15 211 742	7 459 866	5 562 180	1 897 686
江　西	96 194 518	82 968 390	13 226 128	5 587 969	4 296 858	1 291 111
山　东	277 274 151	229 561 726	47 712 425	16 794 695	13 483 080	3 311 615
河　南	257 693 542	205 037 290	52 656 252	14 156 195	10 930 411	3 225 784
湖　北	159 860 187	139 703 362	20 156 825	8 498 859	6 654 731	1 844 128
湖　南	131 854 165	108 534 262	23 319 903	8 936 399	7 025 181	1 911 218
广　东	408 039 027	361 960 334	46 078 693	34 065 110	27 603 349	6 461 761
广　西	120 382 078	110 788 265	9 593 813	9 041 496	8 390 552	650 944
海　南	24 630 281	21 573 366	3 056 915	1 646 387	1 332 982	313 405
重　庆	86 725 853	69 989 892	16 735 961	6 251 845	4 914 888	1 336 957
四　川	260 307 844	218 021 989	42 285 855	15 734 531	13 298 015	2 436 516
贵　州	93 521 938	70 646 627	22 875 311	6 701 976	5 503 877	1 198 099
云　南	133 874 094	108 127 314	25 746 780	6 838 180	5 480 809	1 357 371
西　藏	7 911 373	5 931 667	1 979 706	1 012 183	761 431	250 752
陕　西	119 983 894	98 084 090	21 899 804	7 725 474	6 035 237	1 690 237
甘　肃	63 131 249	57 254 850	5 876 399	4 113 016	3 673 913	439 103
青　海	15 194 033	13 223 245	1 970 788	1 218 875	1 010 452	208 423
宁　夏	25 344 889	21 150 840	4 194 049	1 861 581	1 375 791	485 790
新　疆	75 677 623	68 332 291	7 345 332	6 782 642	6 325 673	456 969

5-2-4 2023年各地区医院分科门急诊人次数

单位：万人次

地 区	合 计	预防保健科	全科医疗科	内科	外科	儿科	妇产科	眼科	耳鼻咽喉科	口腔科	皮肤科
总 计	415 542.3	1457.0	5354.4	88 730.0	40 584.7	34 578.2	27 878.5	14 679.5	10 723.8	14 603.5	12 805.3
东 部	214 055.9	732.4	2740.3	45 645.5	21 278.6	17 372.8	13 862.3	7450.5	5675.0	8177.6	7025.4
中 部	98 335.2	373.0	1101.8	22 323.9	9974.7	8114.4	6508.6	3738.3	2548.8	2890.9	2909.9
西 部	103 151.1	351.7	1512.3	20 760.7	9331.4	9091.0	7507.6	3490.8	2500.1	3535.0	2870.1
北 京	16 350.2	17.1	158.8	3199.7	1511.5	1298.0	808.8	501.5	361.4	757.8	443.3
天 津	7111.4	15.8	122.0	1782.5	628.7	562.9	368.8	236.3	128.7	328.1	140.2
河 北	19 004.2	72.7	195.9	4617.7	1953.4	1435.9	1224.7	831.8	418.1	506.6	473.8
山 西	7754.8	19.7	72.7	1855.7	818.7	547.6	527.2	326.4	177.6	220.9	223.8
内蒙古	6309.1	9.6	80.5	1265.0	562.4	368.8	403.3	218.5	127.4	167.1	142.7
辽 宁	12 190.5	19.7	78.7	3107.4	1271.5	830.9	842.2	617.1	290.9	368.7	362.1
吉 林	6304.0	16.6	45.9	1566.5	703.9	462.2	374.2	234.1	137.4	128.4	163.0
黑龙江	7631.3	10.2	56.3	2176.5	828.9	386.9	385.7	304.9	175.5	185.6	188.0
上 海	16 354.1	26.8	207.1	4085.2	1864.2	1393.4	955.0	442.1	646.0	678.0	739.1
江 苏	29 639.2	57.7	395.8	6595.9	3108.0	2641.5	1705.7	873.8	704.0	1140.3	1027.0
浙 江	32 527.8	81.9	683.7	6337.2	3594.8	2417.2	1886.8	1130.9	920.9	1410.5	1272.6
安 徽	14 711.4	32.9	182.7	3122.7	1689.2	1246.6	1100.2	526.3	396.0	490.6	458.3
福 建	11 327.7	25.0	101.8	2419.0	1030.3	1074.1	820.3	380.8	330.9	353.9	361.9
江 西	9248.9	48.2	108.9	2330.8	839.5	679.7	532.4	294.0	256.1	273.0	277.8
山 东	26 826.0	102.0	244.3	5763.2	2773.8	2075.7	1677.9	1023.6	642.3	1001.7	766.0
河 南	24 615.0	102.7	306.2	5573.6	2291.0	2229.9	1628.6	940.2	582.6	549.9	734.8
湖 北	15 412.0	101.7	165.7	3256.7	1555.5	1402.9	976.2	609.6	473.8	604.8	504.9
湖 南	12 657.8	40.8	163.5	2441.3	1248.2	1158.6	984.0	502.8	349.7	437.7	359.3
广 东	40 345.3	296.8	497.2	7245.0	3326.5	3486.0	3328.0	1331.1	1165.1	1553.3	1369.2
广 西	11 730.2	67.7	181.3	2246.9	897.0	859.6	905.5	422.9	328.8	367.8	339.0
海 南	2379.7	16.9	54.9	492.6	216.0	157.1	244.2	81.5	66.8	78.7	70.2
重 庆	8474.7	27.9	105.9	1725.1	726.4	900.0	487.8	288.1	197.0	385.9	225.4
四 川	24 737.0	53.5	274.7	5022.5	2238.8	1916.6	1511.9	794.5	675.2	872.6	847.5
贵 州	9148.4	12.2	239.8	1828.2	882.3	818.9	827.9	236.3	226.2	308.7	240.1
云 南	12 992.3	38.1	171.9	2635.2	1181.9	1352.7	1015.3	436.9	284.6	423.8	323.4
西 藏	771.0	5.0	9.5	153.7	79.9	68.2	78.9	18.8	14.0	21.2	9.3
陕 西	11 821.8	57.5	148.5	2326.5	1085.7	1415.5	992.7	508.2	260.8	416.6	355.1
甘 肃	6033.1	6.8	34.8	1171.0	540.4	516.9	374.2	218.0	119.1	187.6	120.6
青 海	1459.2	1.7	8.5	312.1	140.1	140.6	130.7	53.1	28.8	66.5	32.0
宁 夏	2436.2	11.6	27.6	475.3	248.6	179.2	149.8	93.3	59.0	93.7	61.4
新 疆	7238.1	60.1	229.3	1599.4	747.8	554.1	629.6	202.3	179.3	223.5	173.5

医疗美容科	精神科	传染科	结核病科	肿瘤科	急诊医学科	康复医学科	职业病科	中医科	民族医学科	中西医结合科	重症医学科	其他
2130.6	**8335.8**	**6005.6**	**624.4**	**6626.1**	**25 282.8**	**4567.4**	**284.2**	**74 838.2**	**1560.3**	**9960.2**	**224.4**	**23 707.2**
1211.2	4176.5	3300.6	314.6	3495.8	12 379.7	2393.3	103.8	38 919.8	44.5	6307.5	106.7	11 341.7
389.6	2057.2	1174.8	154.0	1813.8	5671.0	1125.6	50.3	17 466.8	13.2	1610.7	74.6	6249.3
529.8	2102.1	1530.3	155.8	1316.5	7232.1	1048.5	130.1	18 451.6	1502.5	2042.0	43.2	6116.1
111.9	239.7	329.6	12.6	276.7	502.9	170.2	11.6	3792.4	9.4	1214.0	0.3	620.7
32.9	146.0	78.4	4.4	211.9	254.7	22.7	3.9	1598.8	0.8	123.3	5.5	314.0
52.0	356.0	187.5	16.2	246.8	924.9	111.7	6.2	3233.7	0.3	795.3	12.9	1330.1
15.2	227.6	74.1	11.7	135.9	403.2	78.3	15.1	1165.4	0.0	95.4	6.5	736.2
7.9	151.9	93.5	2.9	113.4	407.2	46.0	7.3	907.0	673.8	66.8	4.0	482.2
26.8	342.5	164.8	12.3	311.3	857.3	104.8	3.4	1505.3	23.1	163.7	4.1	882.1
23.1	193.6	55.5	3.5	136.3	432.3	41.5	1.4	1083.5	8.4	96.4	1.1	395.1
22.8	211.0	83.3	7.0	205.2	494.9	50.5	10.2	1252.3	3.4	80.9	2.8	508.4
78.1	269.9	222.7	135.5	338.6	394.0	152.2	5.2	2209.5	0.0	840.6	14.3	656.5
190.9	619.0	510.3	14.2	538.9	1841.2	333.3	5.8	5618.8	0.0	572.9	19.0	1125.3
261.6	707.9	626.7	35.5	430.9	1497.8	399.0	6.5	6613.5	0.0	916.2	2.3	1293.5
54.7	305.3	222.2	20.3	236.6	756.9	149.8	8.9	2456.0	0.0	244.3	2.3	1008.5
50.8	185.1	155.2	36.0	121.0	805.2	146.2	1.7	2109.3	5.6	237.6	14.9	561.2
38.7	159.1	152.7	29.0	149.5	592.9	83.2	4.9	1818.0	0.0	95.2	3.7	481.6
122.0	619.1	291.1	15.1	453.5	1664.8	324.0	36.8	4379.5	1.3	355.6	10.9	2481.9
70.4	456.5	234.7	17.8	484.5	1159.0	305.4	6.7	5120.1	0.0	363.3	41.8	1415.4
95.4	259.2	186.7	26.8	215.9	914.9	270.7	1.6	2357.8	0.0	486.9	11.2	933.1
69.3	244.9	165.5	37.9	250.0	917.0	146.2	1.6	2213.8	1.4	148.3	5.1	770.9
271.3	664.2	708.3	28.6	524.0	3434.7	608.9	22.6	7503.6	3.5	1057.4	21.1	1898.7
33.8	215.9	206.4	29.2	132.9	1102.1	89.3	30.7	2169.2	126.0	244.1	2.9	731.0
13.0	27.1	26.0	4.2	42.3	202.3	20.3	0.0	355.3	0.4	30.9	1.4	177.6
83.7	176.7	133.8	10.6	130.2	462.3	95.1	1.4	1798.3	0.0	157.8	0.7	354.6
191.6	752.2	318.1	28.4	347.2	1517.3	273.7	58.5	4902.5	74.2	775.8	7.3	1282.6
42.4	103.5	154.0	27.0	62.4	732.5	45.2	11.7	1494.0	16.7	211.2	2.5	624.7
59.1	255.6	237.9	8.3	167.1	1044.6	102.4	4.6	2360.8	38.7	84.8	5.6	759.0
1.2	2.9	13.2	0.2	3.2	76.6	6.7	0.0	7.4	148.1	5.5	0.0	47.5
72.1	170.8	138.3	13.7	112.5	760.0	151.8	3.8	1947.0	0.0	216.9	4.5	663.4
18.5	80.3	57.3	4.7	77.1	358.1	125.2	8.5	1371.3	32.2	167.3	10.4	432.7
2.2	13.6	28.0	1.3	11.3	114.4	10.7	0.3	173.4	91.9	9.9	0.2	87.9
2.9	31.6	37.2	1.0	33.3	167.6	21.8	1.5	489.8	8.6	47.9	0.8	192.8
14.4	147.3	112.6	28.3	125.7	489.4	80.7	1.8	830.8	292.2	54.1	4.3	457.9

5-2-5 综合医院分科门诊人次数及构成

年份	合计	内科	外科	妇产科	儿科	中医科
门诊人次数 / 万人次						
2000	79 544.5	24 546.5	9764.3	6649.4	5475.8	6603.2
2005	93 248.9	28 608.4	12 582.6	9655.5	7553.0	5850.7
2006	98 373.8	30 041.4	13 612.4	10 627.4	8191.1	5921.3
2007	119 227.3	33 531.2	14 661.3	12 294.2	9797.7	4886.0
2008	130 677.3	36 075.8	15 356.1	13 484.5	11 589.5	5247.1
2009	140 012.5	38 910.3	15 977.7	14 320.3	13 009.5	5769.5
2010	147 730.4	40 660.9	16 754.0	15 456.2	13 811.9	6185.4
2011	163 983.3	44 772.6	18 394.3	17 422.2	15 235.0	6822.1
2012	183 339.6	51 344.9	22 691.4	20 196.9	17 607.4	8031.6
2013	197 235.6	55 338.5	24 576.2	21 514.0	19 234.3	8577.6
2014	213 359.2	60 136.7	26 618.6	23 960.6	20 709.9	9152.9
2015	220 867.6	62 965.9	27 847.3	23 870.9	20 969.2	9109.8
2016	233 455.5	65 887.6	29 052.2	27 347.6	22 134.3	9210.3
2017	244 949.5	69 026.8	30 518.3	27 335.3	24 220.1	9211.1
2018	253 300.7	72 162.0	32 024.5	27 164.9	24 206.9	9215.7
2019	271 883.7	77 803.6	34 039.3	27 766.9	26 934.7	9981.2
2020	232 567.4	68 575.3	30 795.3	23 121.3	16 602.5	8574.7
2021	271 526.2	78 002.9	36 201.3	24 682.3	21 095.1	9398.2
2022	266 062.9	78 223.8	34 588.6	23 086.2	19 186.6	9029.8
2023	292 159.1	86 280.9	38 683.0	23 626.3	25 787.5	10 691.3
占比 /%						
2000	100.0	31.0	12.3	8.5	7.2	8.2
2005	100.0	30.7	13.5	10.4	8.1	6.3
2006	100.0	30.5	13.8	10.8	8.3	6.0
2007	100.0	28.1	12.3	10.3	8.2	4.1
2008	100.0	27.6	11.8	10.3	8.9	4.0
2009	100.0	27.8	11.4	10.2	9.3	4.1
2010	100.0	27.5	11.3	10.5	9.3	4.2
2011	100.0	27.3	11.2	10.6	9.3	4.2
2012	100.0	28.0	12.4	11.0	9.6	4.4
2013	100.0	28.1	12.5	10.9	9.8	4.3
2014	100.0	28.2	12.5	11.2	9.7	4.3
2015	100.0	28.5	12.6	10.8	9.5	4.1
2016	100.0	28.2	12.4	11.7	9.5	3.9
2017	100.0	28.2	12.5	11.2	9.9	3.8
2018	100.0	28.5	12.6	10.7	9.6	3.6
2019	100.0	28.6	12.5	10.2	9.9	3.7
2020	100.0	29.5	13.2	9.9	7.1	3.7
2021	100.0	28.7	13.3	9.1	7.8	3.5
2022	100.0	29.4	13.0	8.7	7.2	3.4
2023	100.0	29.5	13.2	8.1	8.8	3.7

注：本表2007年起系分科门急诊人次及构成。

5-3-1　医疗卫生机构入院人次数

机构分类	2015	2019	2020	2021	2022	2023
入院人次数 / 万人次	**21 053**	**26 596**	**23 013**	**24 732**	**24 686**	**30 187**
医院	16 087	21 183	18 352	20 155	20 099	24 500
综合医院	12 335	15 842	13 588	14 827	14 761	17 776
中医医院	2102	2878	2556	2766	2815	3509
中西医结合医院	203	313	276	316	322	420
民族医医院	56	97	79	80	78	103
专科医院	1380	2024	1821	2129	2084	2645
护理院（中心）	10	30	33	37	38	48
基层医疗卫生机构	4036	4295	3707	3592	3619	4545
社区卫生服务中心（站）	322	350	299	325	338	487
内：社区卫生服务中心	306	340	293	319	334	480
卫生院	3694	3934	3402	3241	3258	4032
街道卫生院	18	25	18	18	19	40
乡镇卫生院	3676	3909	3383	3223	3239	3992
门诊部	20	11	6	26	23	26
专业公共卫生机构	887	1091	931	963	948	1112
妇幼保健院（所、站）	836	1047	894	928	914	1072
内：妇幼保健院	802	1030	879	915	905	1062
专科疾病防治院（所、站）	51	44	37	36	34	40
内：专科疾病防治院	27	22	19	18	18	22
其他医疗卫生机构	43	27	22	22	21	30
康复医疗机构	43	27	22	22	21	30
居民年住院率 /%	15.32	19.03	16.32	17.53	17.51	21.44

注：诊所、卫生所、医务室和村卫生室无住院数字。

5-3-2 2023年医疗卫生机构住院服务情况

机构分类	入院人次数/人次	出院人次数/人次	住院病人手术人次数/人次	病死率/%	每床出院人次数/人次	每百门急诊入院人次数/人次	医师日均担负住院床日/床日
总　计	**301 872 777**	**301 262 454**	**96 387 404**	**0.43**	**29.7**	**4.5**	**1.8**
一、医院	245 001 114	244 562 113	90 455 547	0.51	30.6	5.9	2.3
综合医院	177 764 482	177 855 930	66 902 711	0.54	36.4	6.1	2.2
中医医院	35 089 710	35 013 870	10 663 880	0.44	30.4	5.4	2.2
中西医结合医院	4 199 031	4 195 821	1 708 844	0.81	28.1	4.7	2.0
民族医医院	1 025 361	1 021 041	90 271	0.28	23.9	7.0	1.8
专科医院	26 447 032	26 019 245	11 083 897	0.33	16.1	5.6	3.4
口腔医院	144 610	143 548	107 081	0.05	6.7	0.2	0.1
眼科医院	3 211 880	3 206 282	2 929 051	0.01	44.2	6.2	1.1
耳鼻喉科医院	251 713	249 572	175 215	0.01	35.8	4.9	1.5
肿瘤医院	4 774 969	4 758 525	1 784 732	0.32	47.5	16.4	2.8
心血管病医院	789 297	790 711	430 693	0.35	35.3	9.6	2.0
胸科医院	344 592	345 784	252 602	0.85	39.6	10.8	2.8
血液病医院	104 988	105 091	65 525	0.22	31.2	14.5	2.8
妇产（科）医院	1 598 804	1 578 266	965 399	0.05	27.1	4.1	0.9
儿童医院	2 583 445	2 566 880	998 535	0.07	48.1	3.5	1.8
精神病医院	4 446 922	4 185 792	203 595	0.27	5.3	7.2	10.6
传染病医院	1 450 141	1 447 004	406 680	0.91	20.1	7.0	2.5
皮肤病医院	164 943	163 911	39 512	0.13	16.9	1.3	0.9
结核病医院	336 599	336 272	209 597	0.40	33.1	14.3	3.5
麻风病医院	217	210		0.48	0.3	0.1	1.2
职业病医院	79 045	78 494	14 141	1.70	17.3	6.0	2.2
骨科医院	1 760 748	1 744 554	955 841	0.18	22.5	9.1	2.4
康复医院	1 430 144	1 403 383	238 323	1.03	10.4	7.4	3.6
整形外科医院	53 182	53 074	45 139	0.48	12.8	2.7	0.4
美容医院	176 300	134 100	85 840		12.1	1.3	0.1
其他专科医院	2 744 493	2 727 792	1 176 396	0.58	18.9	5.5	2.0
护理院（中心）	475 498	456 206	5944	4.41	3.1	16.1	8.3
二、基层医疗卫生机构	45 451 368	45 332 238	1 822 835	0.08	24.9	2.0	0.8
社区卫生服务中心（站）	4 874 902	4 848 084	248 969	0.31	17.1	0.5	0.5
社区卫生服务中心	4 804 165	4 779 585	243 924	0.31	17.5	0.6	0.6
社区卫生服务站	70 737	68 499	5045	0.04	6.3		
卫生院	40 317 044	40 224 794	1 573 866	0.05	26.5	3.2	1.3
街道卫生院	396 484	394 477	38 930	0.03	24.2	2.3	1.2
乡镇卫生院	39 920 560	39 830 317	1 534 936	0.05	26.5	3.2	1.3
中心卫生院	19 773 379	19 748 063	995 917	0.07	29.2	3.6	1.5
一般卫生院	20 147 181	20 082 254	539 019	0.03	24.3	2.9	1.2
门诊部	258 760	258 760			20.5		
护理站	662	600			0.5	0.1	1.4
三、专业公共卫生机构	11 118 514	11 068 320	4 105 469	0.04	34.2	3.5	1.0
专科疾病防治院（所、站）	395 290	393 815	23 336	0.20	10.3	2.4	2.1
妇幼保健院（所、站）	10 723 224	10 674 505	4 082 133	0.03	37.4	3.5	1.0
内：妇幼保健院	10 616 294	10 569 115	4 066 215	0.03	38.3	3.6	1.0
四、其他医疗卫生机构	301 781	299 783	3553	0.20	13.0	22.2	3.2
康复医疗机构	301 781	299 783	3553	0.20	13.0	22.2	3.2

5-3-3 2023年各地区医疗卫生机构住院服务情况

地区	入院人次数/人次	出院人次数/人次	住院病人手术人次数/人次	病死率/%	每床出院人次数/人次	每百门急诊入院人次数/人次	居民年住院率/%
总　计	**301 872 777**	**301 262 454**	**96 387 404**	**0.43**	**29.7**	**4.5**	**21.4**
东　部	114 920 947	114 663 987	46 666 962	0.53	29.4	3.3	18.9
中　部	91 268 242	91 126 851	23 505 580	0.39	27.9	5.6	21.9
西　部	95 683 588	95 471 616	26 214 862	0.35	31.9	5.9	25.0
北　京	4 451 396	4 442 583	1 907 135	1.16	32.1	1.7	20.4
天　津	2 132 522	2 142 032	1 097 977	0.68	29.6	2.2	15.6
河　北	12 941 092	12 906 390	2 939 193	0.37	24.2	4.7	17.5
山　西	5 441 387	5 237 023	1 550 746	0.26	22.6	5.0	15.7
内蒙古	4 081 972	4 063 862	987 463	0.79	23.5	4.5	17.0
辽　宁	7 796 620	7 792 884	2 205 967	1.15	23.4	5.0	18.6
吉　林	4 207 989	4 181 032	1 054 035	1.24	22.9	5.4	18.0
黑龙江	6 729 042	6 718 909	1 954 599	1.14	24.6	7.2	22.0
上　海	5 331 183	5 307 530	6 420 650	1.49	30.3	2.2	21.4
江　苏	17 119 226	17 089 364	6 132 364	0.22	29.7	3.4	20.1
浙　江	13 240 783	13 241 901	4 702 734	0.40	32.7	2.3	20.0
安　徽	11 604 506	11 647 240	3 161 402	0.37	25.8	4.5	19.0
福　建	6 756 804	6 723 366	2 541 850	0.17	28.0	3.5	16.2
江　西	9 404 276	9 451 376	2 384 037	0.21	27.8	5.8	20.8
山　东	23 493 447	23 359 307	6 528 725	0.47	31.7	5.2	23.2
河　南	22 941 136	22 904 975	5 590 289	0.26	29.5	5.0	23.4
湖　北	14 875 294	14 940 433	4 187 345	0.39	31.4	6.0	25.5
湖　南	16 064 612	16 045 863	3 623 127	0.18	30.1	7.0	24.5
广　东	20 194 510	20 200 370	11 598 202	0.57	32.2	3.0	15.9
广　西	13 047 693	13 036 783	2 785 760	0.33	36.0	6.5	26.0
海　南	1 463 364	1 458 260	592 165	0.30	24.1	3.4	14.0
重　庆	8 361 445	8 374 475	2 125 306	0.43	32.8	6.3	26.2
四　川	22 546 388	22 600 206	8 232 034	0.44	32.0	5.9	26.9
贵　州	10 454 914	10 372 598	2 501 842	0.17	32.9	6.6	27.1
云　南	11 623 917	11 581 492	2 877 239	0.25	32.2	5.2	24.9
西　藏	353 910	353 729	87 720	0.26	16.4	3.3	9.7
陕　西	9 448 966	9 406 685	3 361 383	0.31	30.7	6.0	23.9
甘　肃	5 919 137	5 872 147	1 070 339	0.18	28.8	6.7	24.0
青　海	1 201 686	1 190 630	275 487	0.36	26.1	5.9	20.2
宁　夏	1 416 351	1 409 756	381 527	0.23	32.5	3.6	19.4
新　疆	7 227 209	7 209 253	1 528 762	0.38	36.6	6.5	27.8

5-3-4 2023年医疗卫生机构分科出院人次数及构成

科室分类	出院人次数/人次	医院	构成/%	医院
总 计	**301 262 454**	**244 562 113**	**100.00**	**100.00**
预防保健科	147 100	37 346	0.05	0.02
全科医疗科	12 247 925	2 179 521	4.07	0.89
内科	89 168 524	69 764 722	29.60	28.53
外科	50 238 177	45 401 856	16.68	18.56
儿科	25 550 717	17 783 798	8.48	7.27
妇产科	22 006 746	15 060 933	7.30	6.16
眼科	8 671 289	8 449 761	2.88	3.46
耳鼻咽喉科	4 125 058	4 013 179	1.37	1.64
口腔科	868 587	673 965	0.29	0.28
皮肤科	827 692	765 062	0.27	0.31
医疗美容科	306 915	285 727	0.10	0.12
精神科	5 210 120	5 134 348	1.73	2.10
传染科	3 879 155	3 760 961	1.29	1.54
结核病科	616 573	542 456	0.20	0.22
肿瘤科	14 382 026	14 381 295	4.77	5.88
急诊医学科	2 210 854	2 025 604	0.73	0.83
康复医学科	5 861 685	4 510 921	1.95	1.84
职业病科	234 448	153 988	0.08	0.06
中医科	41 692 195	37 180 412	13.84	15.20
民族医学科	1 036 901	1 035 364	0.34	0.42
中西医结合科	4 870 968	4 866 048	1.62	1.99
重症医学科	1 366 402	1 366 050	0.45	0.56
其他	5 742 397	5 188 796	1.91	2.12

5-4-1 医院入院人次数

年份	入院人次数 / 万人次				每百门急诊入院人次数 / 人次
		卫生健康部门			
			综合医院	中医医院	
1980	2247	1667	1383	41	2.4
1985	2560	1862	1485	79	2.3
1990	3182	2341	1769	195	2.3
1991	3276	2433	1825	223	2.3
1992	3262	2428	1799	232	2.3
1993	3066	2325	1723	231	2.5
1994	3079	2344	1728	241	2.6
1995	3073	2358	1710	251	2.6
1996	3100	2379	1704	267	2.7
1997	3121	2425	1725	274	2.7
1998	3238	2538	1794	287	2.8
1999	3379	2676	1884	298	2.9
2000	3584	2862	1996	321	3.0
2001	3759	3030	2100	349	3.2
2002	3997	3209	2577	394	3.5
2003	4159	3339	2727	438	3.6
2004	4673	3752	3108	498	3.8
2005	5108	4101	3394	544	3.8
2006	5562	4465	3656	610	3.9
2007	6487	5336	4257	693	4.1
2008	7392	6193	4874	847	4.3
2009	8488	7048	5525	986	4.5
2010	9524	7890	6172	1113	4.8
2011	10 755	8849	6896	1285	4.9
2012	12 727	10 324	7978	1564	5.1
2013	14 007	11 251	8639	1736	5.2
2014	15 375	12 275	9398	1889	5.2
2015	16 087	12 583	9595	1946	5.2
2016	17 528	13 591	10 351	2101	5.4
2017	18 915	14 588	11 072	2282	5.5
2018	20 017	15 345	11 567	2425	5.7
2019	21 183	16 483	12 394	2610	5.6
2020	18 352	14 006	10 459	2296	5.7
2021	20 155	15 526	11 555	2480	5.3
2022	20 099	15 474	11 511	2513	5.4
2023	24 500	19 040	14 002	3136	5.9

注：①1993年以前入院人次数系推算数。②2002年之前医院数字包括妇幼保健院、专科疾病防治院。③2002年以前综合医院不含高校附属医院。

5-4-2 各类医院入院人次数

单位：万人次

医院分类	2015	2019	2020	2021	2022	2023
总入院人数	**16 086.8**	**21 183.1**	**18 352.0**	**20 155.1**	**20 098.6**	**24 500.1**
按登记注册类型分						
公立医院	13 721.4	17 487.2	14 835.4	16 409.9	16 304.1	20 006.7
民营医院	2365.4	3695.9	3516.6	3745.3	3794.5	4493.4
按主办单位分						
政府办	12 905.2	16 770.8	14 219.3	15 781.2	15 722.4	19 332.0
社会办	1595.5	2106.8	1935.9	2077.0	2073.3	2459.4
个人办	1586.1	2305.5	2196.8	2297.0	2302.8	2708.7
按管理类别分						
非营利性	14 894.9	19 244.8	16 456.4	18 058.9	17 904.1	21 756.3
营利性	1192.0	1938.3	1895.6	2096.3	2194.5	2743.8
按医院等级分						
三级医院	6828.9	10 482.7	9372.7	11 252.3	11 634.5	14 833.6
二级医院	7121.2	8380.1	6965.2	6890.1	6521.0	7531.6
一级医院	965.2	1151.0	1116.7	1120.0	1105.5	1271.8
未评级医院	1171.7	1169.3	897.5	892.8	837.5	863.1
按机构类别分						
综合医院	12 335.4	15 841.6	13 587.5	14 827.3	14 761.5	17 776.4
中医医院	2101.8	2878.0	2556.1	2765.7	2815.3	3509.0
中西医结合医院	203.3	313.0	276.1	316.2	321.9	419.9
民族医医院	56.2	96.7	79.0	80.2	77.8	102.5
专科医院	1380.5	2023.6	1820.5	2128.8	2083.7	2644.7
护理院（中心）	9.6	30.0	32.8	36.9	38.4	47.5

5-4-3 2023年各地区医院住院服务情况

单位：人次

地区	入院人次数			出院人次数			住院病人手术人次数		
	合计	公立	民营	合计	公立	民营	合计	公立	民营
总　计	**245 001 114**	**200 066 652**	**44 934 462**	**244 562 113**	**200 098 381**	**44 463 732**	**90 455 547**	**78 508 400**	**11 947 147**
东　部	98 736 458	82 024 570	16 711 888	98 544 929	81 958 966	16 585 963	43 723 579	38 400 438	5 323 141
中　部	73 102 276	59 274 526	13 827 750	73 021 284	59 449 184	13 572 100	21 978 259	18 633 536	3 344 723
西　部	73 162 380	58 767 556	14 394 824	72 995 900	58 690 231	14 305 669	24 753 709	21 474 426	3 279 283
北　京	4 342 436	3 741 822	600 614	4 334 080	3 744 011	590 069	1 865 474	1 673 560	191 914
天　津	2 107 994	1 936 246	171 748	2 117 184	1 944 678	172 506	1 093 075	1 003 889	89 186
河　北	11 206 580	8 933 080	2 273 500	11 184 941	8 925 355	2 259 586	2 790 530	2 388 288	402 242
山　西	5 016 747	3 948 274	1 068 473	4 815 764	3 936 334	879 430	1 461 380	1 229 698	231 682
内蒙古	3 605 610	3 257 300	348 310	3 590 115	3 247 889	342 226	934 137	838 067	96 070
辽　宁	7 422 474	5 804 631	1 617 843	7 417 100	5 807 148	1 609 952	2 182 921	1 780 055	402 866
吉　林	4 059 678	3 306 761	752 917	4 033 750	3 289 573	744 177	1 042 183	890 150	152 033
黑龙江	6 262 878	5 036 594	1 226 284	6 256 268	5 035 268	1 221 000	1 928 603	1 647 216	281 387
上　海	5 115 907	4 717 947	397 960	5 095 660	4 703 564	392 096	6 331 368	5 840 835	490 533
江　苏	14 060 493	10 479 455	3 581 038	14 040 982	10 475 809	3 565 173	5 614 059	4 551 807	1 062 252
浙　江	12 066 532	10 423 702	1 642 830	12 070 918	10 427 803	1 643 115	4 379 281	3 914 129	465 152
安　徽	9 882 149	7 786 717	2 095 432	9 925 308	7 844 324	2 080 984	3 000 746	2 383 387	617 359
福　建	5 781 376	4 853 307	928 069	5 751 789	4 828 878	922 911	2 409 922	2 045 668	364 254
江　西	7 144 325	5 701 506	1 442 819	7 197 146	5 752 968	1 444 178	2 152 749	1 851 467	301 282
山　东	18 640 149	15 459 685	3 180 464	18 539 358	15 434 685	3 104 673	6 009 429	5 181 648	827 781
河　南	18 472 932	14 751 427	3 721 505	18 472 848	14 762 834	3 710 014	5 196 584	4 381 185	815 399
湖　北	10 929 586	9 500 742	1 428 844	10 983 243	9 564 666	1 418 577	3 920 707	3 509 451	411 256
湖　南	11 333 981	9 242 505	2 091 476	11 336 957	9 263 217	2 073 740	3 275 307	2 740 982	534 325
广　东	16 707 614	14 543 963	2 163 651	16 712 171	14 538 416	2 173 755	10 497 437	9 531 934	965 503
广　西	8 392 350	7 299 274	1 093 076	8 392 864	7 310 065	1 082 799	2 559 593	2 237 347	322 246
海　南	1 284 903	1 130 732	154 171	1 280 746	1 128 619	152 127	550 083	488 625	61 458
重　庆	5 851 266	4 332 470	1 518 796	5 866 266	4 350 224	1 516 042	1 945 568	1 556 021	389 547
四　川	16 364 148	12 594 823	3 769 325	16 420 199	12 644 128	3 776 071	7 813 187	6 939 041	874 146
贵　州	7 873 018	5 474 313	2 398 705	7 805 616	5 440 219	2 365 397	2 285 128	1 838 366	446 762
云　南	9 221 638	7 382 021	1 839 617	9 180 258	7 350 562	1 829 696	2 714 039	2 333 142	380 897
西　藏	341 090	225 214	115 876	340 956	224 171	116 785	87 245	48 515	38 730
陕　西	8 315 874	6 481 097	1 834 777	8 285 791	6 463 246	1 822 545	3 287 089	2 811 571	475 518
甘　肃	4 765 669	4 189 964	575 705	4 720 807	4 155 746	565 061	991 524	895 533	95 991
青　海	1 091 008	946 700	144 308	1 080 576	938 525	142 051	273 090	236 736	36 354
宁　夏	1 286 941	1 094 713	192 228	1 281 357	1 090 381	190 976	360 259	314 047	46 212
新　疆	6 053 768	5 489 667	564 101	6 031 095	5 475 075	556 020	1 502 850	1 426 040	76 810

5-4-4 2023年各地区医院分科出院人次数

单位：人次

地区	合 计	预防保健科	全科医疗科	内科	外科	儿科	妇产科	眼科	耳鼻咽喉科	口腔科	皮肤科
总 计	**244 562 113**	**37 346**	**2 179 521**	**69 764 722**	**45 401 856**	**17 783 798**	**15 060 933**	**8 449 761**	**4 013 179**	**673 965**	**765 062**
东 部	98 544 929	16 882	712 974	27 793 220	19 742 000	6 586 494	6 453 433	3 825 954	1 613 766	336 227	248 288
中 部	73 021 284	11 719	628 369	22 015 229	12 965 717	5 430 336	3 810 227	2 268 584	1 175 805	197 307	226 798
西 部	72 995 900	8745	838 178	19 956 273	12 694 139	5 766 968	4 797 273	2 355 223	1 223 608	140 431	289 976
北 京	4 334 080		21 269	1 075 863	925 030	225 200	348 523	223 358	75 784	16 157	8108
天 津	2 117 184		9642	546 257	406 663	155 889	124 717	130 905	35 379	6495	2373
河 北	11 184 941	2358	95 911	3 820 717	2 059 945	784 148	609 442	349 275	127 645	26 328	19 277
山 西	4 815 764	222	27 601	1 615 491	932 530	378 527	314 568	166 529	61 592	10 765	22 616
内蒙古	3 590 115	711	19 672	1 106 424	565 462	205 589	185 866	119 160	32 214	6816	4815
辽 宁	7 417 100	218	38 731	2 747 088	1 276 663	380 516	364 831	290 477	110 434	20 121	20 539
吉 林	4 033 750	13	20 192	1 464 420	744 009	212 375	172 621	120 656	44 970	7282	6172
黑龙江	6 256 268	126	32 254	2 677 572	866 676	271 467	184 641	205 767	62 137	18 680	19 423
上 海	5 095 660	1424	46 110	1 248 049	1 164 176	237 004	368 214	187 225	138 133	27 002	17 312
江 苏	14 040 982	2660	100 725	3 914 332	2 773 957	850 349	756 875	466 318	210 934	54 766	20 231
浙 江	12 070 918	148	92 875	3 222 898	2 874 584	646 949	838 471	408 489	196 915	38 233	62 653
安 徽	9 925 308	64	85 459	2 576 648	1 975 356	739 664	619 575	330 014	165 698	31 849	20 747
福 建	5 751 789	9	29 289	1 337 221	1 266 841	574 202	471 284	268 516	111 316	12 574	5902
江 西	7 197 146	7762	84 136	2 061 405	1 357 118	561 007	349 242	201 526	128 435	19 314	21 482
山 东	18 539 358	8301	82 985	5 461 239	3 316 812	1 305 531	983 650	804 642	270 920	79 418	42 789
河 南	18 472 848	2444	167 031	5 305 959	3 049 071	1 662 900	973 926	531 220	275 919	46 488	39 500
湖 北	10 983 243	979	70 398	3 171 732	2 048 607	812 593	573 492	394 663	229 071	33 124	76 500
湖 南	11 336 957	109	141 298	3 142 002	1 992 350	791 803	622 162	318 209	207 983	29 805	20 358
广 东	16 712 171	1762	175 388	4 061 025	3 451 655	1 341 707	1 466 582	633 276	317 025	51 042	43 121
广 西	8 392 864	30	106 196	2 059 697	1 385 740	700 441	590 358	373 434	157 829	15 786	30 373
海 南	1 280 746	2	20 049	358 531	225 674	84 999	120 844	63 473	19 281	4091	5983
重 庆	5 866 266	2	74 321	1 478 268	1 033 209	428 609	280 760	182 743	130 926	8343	17 000
四 川	16 420 199	2995	139 966	4 544 690	3 054 343	1 092 064	859 422	508 511	305 043	28 412	66 803
贵 州	7 805 616	2389	175 064	1 941 980	1 386 634	715 271	673 143	230 284	132 667	16 458	30 792
云 南	9 180 258	1467	106 637	2 500 051	1 680 707	785 654	677 653	291 172	157 463	17 027	45 253
西 藏	340 956	10	3178	76 318	64 222	30 033	60 254	7685	4189	402	426
陕 西	8 285 791	86	60 106	2 732 858	1 360 264	742 941	501 775	299 300	117 520	11 356	24 647
甘 肃	4 720 807	487	25 303	1 152 891	773 833	420 210	265 948	122 540	52 060	9918	12 456
青 海	1 080 576	500	9934	277 005	157 375	96 757	114 258	36 072	15 492	3788	9216
宁 夏	1 281 357		6119	346 240	224 447	98 043	88 600	45 365	24 050	5120	3169
新 疆	6 031 095	68	111 682	1 739 851	1 007 903	451 356	499 236	138 957	94 155	17 005	45 026

医疗美容科	精神科	传染科	结核病科	肿瘤科	急诊医学科	康复医学科	职业病科	中医科	民族医学科	中西医结合科	重症医学科	其他
285 727	**5 134 348**	**3 760 961**	**542 456**	**14 381 295**	**2 025 604**	**4 510 921**	**153 988**	**37 180 412**	**1 035 364**	**4 866 048**	**1 366 050**	**5 188 796**
146 612	1 826 780	1 489 117	256 882	6 942 234	776 296	1 741 131	35 509	13 110 355	16 790	2 334 814	519 246	2 019 925
68 652	1 491 309	1 048 864	211 419	4 710 181	751 179	1 431 226	39 631	11 425 971	6811	1 103 060	471 026	1 531 864
70 463	1 816 259	1 222 980	74 155	2 728 880	498 129	1 338 564	78 848	12 644 086	1 011 763	1 428 174	375 778	1 637 007
20 925	38 212	62 985	10 593	418 696	13 891	55 256	2520	379 969	1753	249 394	19 375	141 219
7298	30 706	24 869	2676	246 282	5636	8163		247 610		61 455	14 100	50 069
3822	155 630	122 687	10 935	452 802	109 251	108 146	3259	1 552 363		474 768	71 856	224 376
2222	72 793	52 775	19 596	283 714	26 494	83 307	10 189	505 758		78 899	28 566	121 010
1793	46 312	64 722	597	226 489	30 641	39 770	1453	436 404	338 911	32 991	22 928	100 375
3568	157 207	128 396	33 108	685 933	23 835	109 283	3146	754 178	12 219	93 322	34 917	128 370
2712	97 464	49 693	4214	336 335	15 922	57 548	2702	528 102	3082	60 828	15 309	67 129
1959	140 694	104 440	7696	433 729	53 719	86 275	2879	878 857	3582	69 948	34 732	99 015
5206	23 467	65 864	139 445	443 370	75 352	91 689	2981	370 480	228	238 794	15 669	188 466
15 795	233 739	294 923	6344	1 157 049	125 507	354 923	3531	2 111 431		207 439	66 663	312 491
27 947	323 930	207 145	8124	727 850	79 859	220 539	1121	1 580 565		287 670	59 011	164 942
10 501	175 457	183 223	42 765	669 131	161 192	197 493	879	1 560 736		158 473	49 426	170 958
12 747	89 777	85 250	18 993	340 533	50 160	78 879	198	765 118	845	130 867	25 429	75 839
3411	156 745	108 112	32 712	423 801	96 952	131 991	3955	1 182 465	4	73 055	34 395	158 121
21 506	391 436	235 488	9958	1 335 487	222 113	340 638	17 972	2 863 683	152	209 990	113 744	420 904
23 462	302 713	208 077	14 616	1 172 738	317 589	337 107	12 102	3 105 962		270 663	205 159	448 202
14 848	240 208	161 031	31 015	663 187	34 412	297 118	875	1 587 729	118	254 422	63 850	223 271
9537	305 235	181 513	58 805	727 546	44 899	240 387	6050	2 076 362	25	136 772	39 589	244 158
25 538	338 913	243 029	15 349	1 048 055	55 906	354 026	781	2 343 025	1593	364 282	90 993	288 098
3736	293 357	156 449	9650	408 104	29 118	123 398	10 311	1 540 224	62 557	193 357	47 647	95 072
2260	43 763	18 481	1357	86 177	14 786	19 589		141 933		16 833	7489	25 151
11 355	109 901	89 547	1350	281 526	25 718	140 089	3927	1 295 461		161 064	23 986	88 161
23 694	731 271	182 961	5319	620 635	33 406	339 881	43 111	2 944 047	33 989	451 554	76 715	331 367
6805	159 303	157 266	12 091	160 129	74 007	100 988	4364	1 397 670	9014	162 422	32 963	223 912
4266	208 073	200 808	962	284 617	80 692	182 228	3622	1 595 376	14 301	54 899	32 524	254 806
2570	1546	6860	19	7465	784	4614		3143	58 988	4098	928	3224
11 225	106 997	95 459	16 090	284 896	66 900	194 875	4323	1 285 355		149 146	38 999	180 673
2770	57 637	73 355	1913	136 865	42 838	82 491	4178	1 103 961	24 222	157 801	33 637	163 493
39	7705	38 320	165	40 385	30 572	11 732		114 056	75 366	4646	7437	29 756
177	9385	28 065	16	54 192	14 079	27 482	1160	235 259	4360	21 812	7175	37 042
2033	84 772	129 168	25 983	223 577	69 374	91 016	2399	693 130	390 055	34 384	50 839	129 126

5-5　2023年医疗卫生机构床位利用情况

机构分类	实际开放总床日数	平均开放病床/张	实际占用总床日数/床日	出院者占用总床日数/床日	病床周转次数/次	病床工作日/天	病床使用率/%	平均住院日/天
总　计	**3 513 273 490**	**9 625 407**	**2 607 691 562**	**2 520 215 703**	**31.30**	**270.9**	**74.22**	**8.4**
一、医院	2 788 245 957	7 639 030	2 214 618 992	2 152 628 012	32.01	289.9	79.43	8.8
综合医院	1 722 596 834	4 719 443	1 387 199 841	1 361 515 463	37.69	293.9	80.53	7.7
中医医院	401 600 991	1 100 277	318 742 659	312 023 681	31.82	289.7	79.37	8.9
中西医结合医院	52 224 076	143 080	40 520 622	39 471 670	29.33	283.2	77.59	9.4
民族医医院	14 581 035	39 948	9 854 653	9 472 224	25.56	246.7	67.59	9.3
专科医院	552 224 147	1 512 943	428 829 574	407 614 957	17.20	283.4	77.65	15.7
口腔医院	4 934 838	13 520	911 718	878 524	10.62	67.4	18.48	6.1
眼科医院	23 921 063	65 537	9 567 303	9 160 574	48.92	146.0	40.00	2.9
耳鼻喉科医院	2 437 948	6679	1 201 727	1 181 124	37.36	179.9	49.29	4.7
肿瘤医院	35 960 842	98 523	32 712 165	33 081 344	48.30	332.0	90.97	7.0
心血管病医院	7 660 239	20 987	5 854 326	5 756 843	37.68	279.0	76.42	7.3
胸科医院	3 158 495	8653	3 045 086	3 098 955	39.96	351.9	96.41	9.0
血液病医院	1 070 976	2934	913 837	895 668	35.82	311.4	85.33	8.5
妇产（科）医院	19 436 308	53 250	8 817 364	8 446 568	29.64	165.6	45.37	5.4
儿童医院	18 658 980	51 120	15 800 672	15 556 595	50.21	309.1	84.68	6.1
精神病医院	277 642 762	760 665	246 520 591	229 949 519	5.50	324.1	88.79	54.9
传染病医院	24 971 873	68 416	17 862 371	17 672 489	21.15	261.1	71.53	12.2
皮肤病医院	3 132 054	8581	1 307 476	1 324 021	19.10	152.4	41.75	8.1
结核病医院	3 605 974	9879	3 147 491	3 139 336	34.04	318.6	87.29	9.3
麻风病医院	392 565	1076	59 815	7451	0.20	55.6	15.24	35.5
职业病医院	1 572 190	4307	1 153 439	1 142 588	18.22	267.8	73.37	14.6
骨科医院	26 647 917	73 008	17 962 472	17 113 080	23.90	246.0	67.41	9.8
康复医院	45 902 384	125 760	32 342 590	30 127 450	11.16	257.2	70.46	21.5
整形外科医院	1 125 610	3084	353 222	332 614	17.21	114.5	31.38	6.3
美容医院	2 904 892	7959	406 566	362 240	16.85	51.1	14.00	2.7
其他专科医院	47 086 237	129 003	28 889 343	28 387 974	21.15	223.9	61.35	10.4
护理院（中心）	45 018 874	123 339	29 471 643	22 530 017	3.70	238.9	65.47	49.4
二、基层医疗卫生机构	607 811 766	1 665 238	320 731 567	298 014 197	27.22	192.6	52.77	6.6
社区卫生服务中心（站）	90 711 524	248 525	45 151 264	41 836 510	19.51	181.7	49.77	8.6
社区卫生服务中心	88 590 913	242 715	44 432 158	41 565 745	19.69	183.1	50.15	8.7
社区卫生服务站	2 120 611	5810	719 106	270 765	11.79	123.8	33.91	4.0
卫生院	516 957 621	1 416 322	275 534 554	256 160 226	28.40	194.5	53.30	6.4
街道卫生院	5 575 067	15 274	3 105 315	2 938 662	25.83	203.3	55.70	7.4
乡镇卫生院	511 382 554	1 401 048	272 429 239	253 221 564	28.43	194.4	53.27	6.4
中心卫生院	231 936 656	635 443	133 853 696	125 672 151	31.08	210.6	57.71	6.4
一般卫生院	279 445 898	765 605	138 575 543	127 549 413	26.23	181.0	49.59	6.4
护理站	142 621	391	45 749	17 461	1.54	117.1	32.08	29.1
三、专业公共卫生机构	110 243 325	302 037	68 975 633	66 604 734	36.65	228.4	62.57	6.0
专科疾病防治院（所、站）	13 291 597	36 415	8 892 555	7 977 848	10.81	244.2	66.90	20.3
妇幼保健院（所、站）	96 951 728	265 621	60 083 078	58 626 886	40.19	226.2	61.97	5.5
内：妇幼保健院	94 392 376	258 609	59 455 090	58 029 462	40.87	229.9	62.99	5.5
四、其他医疗卫生机构	6 972 442	19 103	3 365 370	2 968 760	15.69	176.2	48.27	9.9
康复医疗机构	6 972 442	19 103	3 365 370	2 968 760	15.69	176.2	48.27	9.9

5-6-1 医院病床使用情况

年份	病床使用率/%	卫生健康部门			平均住院日/天	卫生健康部门		
			综合医院	中医医院			综合医院	中医医院
1980	82.5	85.7	84.2	86.9	14.0	13.7	11.7	23.7
1985	82.7	87.9	87.0	83.9	15.8	15.4	13.3	23.3
1990	80.7	85.6	85.7	73.6	15.9	15.5	13.5	18.0
1991	81.2	85.8	86.2	74.0	16.0	15.5	13.4	17.4
1992	78.4	83.1	83.7	69.2	16.2	15.8	13.7	17.5
1993	70.9	75.7	76.3	62.5	15.6	15.2	13.3	15.4
1994	68.8	72.1	72.6	58.9	15.0	14.5	12.9	14.4
1995	66.9	70.2	70.8	57.4	14.8	14.2	12.6	13.9
1996	64.4	67.9	69.1	54.5	14.3	13.7	12.3	13.4
1997	61.5	65.0	65.4	52.1	13.8	13.3	11.9	13.1
1998	60.0	63.1	63.3	49.8	13.1	12.6	11.3	12.4
1999	59.6	63.1	63.2	50.5	12.7	12.1	11.0	12.0
2000	60.6	64.5	65.0	50.7	12.2	11.6	10.5	11.4
2001	61.1	65.3	65.6	51.5	11.8	11.3	10.3	10.9
2002	64.6	68.6	70.5	57.7	10.9	10.6	9.6	10.8
2003	65.3	69.3	70.6	59.4	11.0	10.8	10.0	10.9
2004	68.4	73.2	74.4	63.0	10.8	10.5	9.8	10.4
2005	70.3	75.3	76.6	65.7	10.9	10.6	9.8	10.8
2006	72.4	77.9	79.2	67.7	10.9	10.5	9.8	10.4
2007	78.2	84.3	85.6	73.2	10.8	10.5	9.8	10.4
2008	81.5	88.1	89.6	78.6	10.7	10.6	9.9	10.5
2009	84.7	91.5	93.0	83.1	10.5	10.4	9.7	10.4
2010	86.7	93.4	94.9	85.7	10.5	10.4	9.7	10.7
2011	88.5	95.2	96.6	88.1	10.3	10.2	9.6	10.5
2012	90.1	96.9	98.2	90.4	10.0	10.0	9.3	10.1
2013	89.0	95.9	96.9	90.5	9.8	9.8	9.1	10.1
2014	88.0	94.9	95.8	89.1	9.6	9.6	8.9	9.9
2015	85.4	92.2	93.1	86.6	9.6	9.5	8.9	9.9
2016	85.3	92.8	93.7	87.1	9.4	9.3	8.6	9.8
2017	85.0	93.1	94.0	87.8	9.3	9.2	8.5	9.6
2018	84.2	92.9	93.5	88.1	9.3	9.1	8.4	9.5
2019	83.6	93.0	94.1	87.3	9.1	8.9	8.2	9.4
2020	72.3	78.5	78.7	75.4	9.5	9.0	8.3	9.5
2021	74.6	81.4	81.7	77.2	9.2	8.7	7.9	9.3
2022	71.0	76.3	76.4	72.9	9.2	8.5	7.6	9.1
2023	79.4	87.0	87.8	82.9	8.8	8.2	7.4	8.8

注：2002年以前医院数字包括妇幼保健院、专科疾病防治院数字，综合医院不含高校附属医院。

5-6-2 医院病床使用率

单位：%

医院分类	2015	2019	2020	2021	2022	2023
总 计	**85.4**	**83.6**	**72.3**	**74.6**	**71.0**	**79.4**
按登记注册类型分						
公立医院	90.4	91.2	77.4	80.3	75.6	86.0
民营医院	62.8	61.4	58.3	59.9	59.7	63.5
按主办单位分						
政府办	91.9	92.5	78.2	81.1	76.1	86.6
社会办	72.6	69.2	63.6	65.4	64.1	69.5
个人办	59.9	58.2	55.8	57.4	57.4	61.0
按管理类别分						
其中：非营利性	88.3	87.7	75.2	77.8	73.6	83.2
营利性	56.9	57.8	55.7	57.8	58.2	62.4
按医院等级分						
其中：三级医院	98.8	97.5	81.3	85.3	79.8	91.1
二级医院	84.1	81.6	70.7	71.1	67.7	74.3
一级医院	58.8	54.7	52.1	52.1	51.6	54.1
按机构类别分						
综合医院	86.1	84.8	72.5	74.9	70.9	80.5
中医医院	84.7	83.4	72.3	73.9	70.1	79.4
中西医结合医院	81.5	78.2	67.9	71.2	68.1	77.6
民族医医院	71.4	70.9	58.9	59.2	55.0	67.6
专科医院	83.2	80.2	72.9	75.1	73.1	77.7
护理院（中心）	76.5	71.7	68.9	69.7	65.2	65.5

5-6-3 医院平均住院日

单位：天

医院分类	2015	2019	2020	2021	2022	2023
总　计	**9.6**	**9.1**	**9.5**	**9.2**	**9.2**	**8.8**
按登记注册类型分						
公立医院	9.8	9.1	9.3	9.0	8.7	8.4
民营医院	8.5	9.4	10.3	10.5	11.0	10.7
按主办单位分						
政府办	9.6	9.0	9.2	8.9	8.7	8.3
社会办	10.5	10.0	10.8	10.8	11.0	10.6
个人办	8.3	9.2	10.1	10.4	10.9	10.6
按管理类别分						
其中：非营利性	9.7	9.1	9.4	9.1	8.9	8.6
营利性	7.9	9.0	9.9	10.4	10.9	10.6
按医院等级分						
其中：三级医院	10.4	9.2	9.3	8.8	8.4	8.1
二级医院	8.9	8.8	9.3	9.4	9.7	9.5
一级医院	9.0	9.2	10.2	9.9	10.2	9.5
按机构类别分						
综合医院	8.9	8.3	8.5	8.2	7.9	7.7
中医医院	9.9	9.3	9.5	9.3	9.1	8.9
中西医结合医院	10.4	9.9	10.2	9.9	9.8	9.4
民族医医院	10.4	10.0	10.1	9.9	9.6	9.3
专科医院	14.5	14.3	15.7	15.7	16.8	15.7
护理院（中心）	56.8	49.1	50.6	52.8	65.2	49.4

5-6-4 2023年各地区医院床位利用情况

地区	病床工作日 / 天			病床使用率 /%			平均住院日 / 天		
	合计	公立	民营	合计	公立	民营	合计	公立	民营
总 计	**289.9**	**314.0**	**231.9**	**79.4**	**86.0**	**63.5**	**8.8**	**8.4**	**10.7**
东 部	287.3	311.8	231.2	78.7	85.4	63.3	8.7	8.1	11.7
中 部	286.6	310.5	225.7	78.5	85.1	61.8	9.0	8.7	10.3
西 部	296.9	320.8	239.3	81.3	87.9	65.6	8.8	8.5	9.9
北 京	293.1	314.2	226.6	80.3	86.1	62.1	8.6	8.2	10.8
天 津	272.3	296.1	175.9	74.6	81.1	48.2	7.7	7.5	9.7
河 北	261.2	284.2	207.3	71.6	77.9	56.8	8.7	8.4	9.7
山 西	260.0	284.0	195.8	71.2	77.8	53.7	9.6	9.4	10.4
内蒙古	246.4	269.6	134.8	67.5	73.8	36.9	8.7	8.7	8.0
辽 宁	258.7	284.4	203.7	70.9	77.9	55.8	9.4	9.1	10.2
吉 林	259.8	284.6	203.2	71.2	78.0	55.7	9.3	8.9	11.1
黑龙江	263.4	276.1	226.3	72.2	75.6	62.0	9.0	8.7	10.4
上 海	332.0	353.9	287.8	91.0	97.0	78.8	11.5	9.8	31.1
江 苏	296.0	331.7	242.8	81.1	90.9	66.5	8.7	8.1	10.7
浙 江	308.6	336.9	253.5	84.5	92.3	69.4	8.5	7.2	16.5
安 徽	277.5	307.6	211.9	76.0	84.3	58.1	8.6	8.2	9.8
福 建	290.6	312.4	231.3	79.6	85.6	63.4	8.7	8.2	11.4
江 西	282.9	300.2	244.7	77.5	82.2	67.0	8.9	8.3	11.1
山 东	289.2	314.2	222.9	79.2	86.1	61.1	8.2	7.9	9.9
河 南	303.3	330.0	235.8	83.1	90.4	64.6	8.9	8.7	9.7
湖 北	309.4	333.1	225.0	84.8	91.3	61.6	8.9	8.7	10.2
湖 南	290.6	314.0	234.0	79.6	86.0	64.1	9.2	8.8	10.8
广 东	287.7	306.7	233.3	78.8	84.0	63.9	8.3	7.8	12.2
广 西	306.6	324.4	257.3	84.0	88.9	70.5	8.6	7.9	13.0
海 南	259.5	282.8	192.3	71.1	77.5	52.7	8.5	8.1	11.6
重 庆	299.0	335.9	225.7	81.9	92.0	61.8	9.3	9.5	8.6
四 川	313.9	345.1	254.6	86.0	94.5	69.7	9.7	9.2	11.2
贵 州	292.5	319.0	258.0	80.1	87.4	70.7	8.4	8.0	9.3
云 南	291.2	322.2	220.2	79.8	88.3	60.3	8.2	8.0	8.9
西 藏	198.4	191.5	217.5	54.4	52.5	59.6	8.2	8.9	6.9
陕 西	295.7	316.1	246.8	81.0	86.6	67.6	8.7	8.4	9.7
甘 肃	274.4	287.2	213.0	75.2	78.7	58.4	8.4	8.4	8.3
青 海	265.9	280.0	195.6	72.9	76.7	53.6	9.7	8.8	16.2
宁 夏	291.0	320.5	200.0	79.7	87.8	54.8	8.1	8.0	8.7
新 疆	323.3	339.0	222.3	88.6	92.9	60.9	7.9	8.0	7.2

5-7-1 2023年各地区医院医师担负工作量

地区	医师日均担负诊疗人次数 / 人次			医师日均担负住院床日数 / 床日		
	合计	公立	民营	合计	公立	民营
总　计	**6.6**	**7.1**	**4.9**	**2.3**	**2.3**	**2.5**
东　部	7.5	8.1	5.4	2.1	2.0	2.2
中　部	5.5	5.9	4.0	2.5	2.5	2.4
西　部	6.2	6.6	4.8	2.6	2.5	3.1
北　京	8.5	9.3	6.1	1.3	1.4	1.0
天　津	8.4	8.7	7.2	1.4	1.6	0.7
河　北	5.1	5.5	4.1	1.8	1.9	1.6
山　西	4.9	5.3	3.4	1.9	2.0	1.8
内蒙古	5.2	5.2	5.1	1.8	1.8	1.3
辽　宁	5.7	5.8	5.3	2.3	2.3	2.2
吉　林	5.4	5.9	3.6	2.3	2.3	2.3
黑龙江	4.9	5.1	4.0	2.5	2.5	2.6
上　海	12.1	13.0	6.9	2.5	2.1	4.9
江　苏	8.2	8.7	6.8	2.4	2.3	2.7
浙　江	9.2	10.5	5.1	2.0	1.9	2.3
安　徽	5.8	6.5	4.0	2.3	2.4	1.9
福　建	7.3	8.0	4.7	2.2	2.2	2.3
江　西	5.5	6.0	3.6	2.6	2.4	3.3
山　东	5.6	5.9	4.5	2.1	2.2	2.1
河　南	5.6	5.9	4.6	2.5	2.6	2.2
湖　北	6.3	6.7	4.6	2.7	2.7	2.5
湖　南	4.8	5.2	3.6	2.7	2.7	2.7
广　东	8.7	9.2	6.0	2.1	2.0	2.7
广　西	6.4	6.8	3.7	2.7	2.5	4.4
海　南	6.2	6.6	4.4	2.0	1.9	2.2
重　庆	6.6	7.5	4.5	2.9	3.1	2.6
四　川	7.0	7.8	4.6	3.0	2.9	3.4
贵　州	5.2	5.4	4.7	2.8	2.3	3.9
云　南	6.8	7.0	5.9	2.7	2.7	2.8
西　藏	4.6	4.3	5.6	1.2	1.0	1.6
陕　西	6.0	6.4	4.9	2.5	2.4	2.8
甘　肃	5.5	5.9	3.6	2.4	2.5	2.3
青　海	4.6	4.6	4.7	2.0	2.0	1.9
宁　夏	7.2	7.4	6.5	2.1	2.1	1.9
新　疆	6.0	6.1	5.2	2.7	2.7	2.2

5-7-2　2023年各地区综合医院医师担负工作量

地区	医师日均担负诊疗人次数／人次						医师日均担负住院床日数／床日					
	合计	委属	省属	地级市属	县级市属	县属	合计	委属	省属	地级市属	县级市属	县属
总　计	**7.2**	**9.6**	**7.6**	**6.9**	**7.3**	**6.7**	**2.2**	**2.0**	**2.2**	**2.1**	**2.1**	**2.4**
东　部	8.0	9.8	8.6	7.8	8.2	7.2	1.9	1.6	1.9	1.9	1.9	2.1
中　部	6.3	9.0	6.5	5.8	5.9	5.9	2.4	2.5	2.5	2.4	2.2	2.5
西　部	6.9	10.3	6.9	6.6	6.9	7.1	2.4	2.1	2.2	2.3	2.3	2.7
北　京	9.5	9.8	8.9	9.7			1.3	1.3	1.4	1.3		
天　津	8.7		8.7	8.7			1.5		1.8	1.2		
河　北	5.5		5.1	4.8	5.9	6.1	1.9		2.0	1.9	1.7	1.9
山　西	5.5		6.2	5.1	5.6	5.6	1.9		2.0	1.9	1.8	1.9
内蒙古	5.6		6.9	5.1	5.0	6.3	1.8		2.1	1.9	1.5	1.8
辽　宁	6.0		6.8	5.8	5.6	5.8	2.2		2.0	2.3	2.2	2.2
吉　林	5.9	7.4	5.7	5.0	5.9	4.9	2.1	2.2	2.1	2.2	2.0	2.1
黑龙江	5.4		5.3	5.3	5.5	5.6	2.3		2.5	2.2	2.2	2.4
上　海	12.8	13.8	13.5	12.2			1.9	1.8	1.9	1.9		
江　苏	8.7		10.2	8.5	8.6	7.9	2.2		2.3	2.3	2.1	2.4
浙　江	10.7		12.1	9.1	11.1	10.8	1.8		1.9	1.9	1.7	2.0
安　徽	6.8		8.9	6.1	6.3	6.4	2.3		2.5	2.2	2.0	2.3
福　建	8.1		6.6	8.1	8.8	8.5	2.1		2.0	2.2	2.0	2.1
江　西	6.3		6.4	5.7	6.3	6.8	2.3		2.7	2.2	2.2	2.2
山　东	6.0	5.5	6.6	6.0	6.1	5.8	2.0	1.9	2.0	1.9	2.0	2.2
河　南	5.9		5.9	5.9	5.9	6.0	2.6		2.8	2.4	2.3	2.8
湖　北	6.9	11.3	7.7	6.9	6.2	5.7	2.7	3.1	2.8	2.7	2.4	2.9
湖　南	5.5	8.6	5.5	5.4	5.1	5.1	2.4	2.3	2.4	2.4	2.4	2.5
广　东	8.7	9.8	7.7	8.6	9.1	8.6	1.9	1.8	2.2	1.9	1.7	2.1
广　西	7.3		6.9	6.7	7.7	8.4	2.3		2.1	2.3	2.3	2.6
海　南	6.6		6.9	6.4	6.8	6.3	1.8		1.9	1.7	1.6	1.6
重　庆	7.6		7.1	7.9		7.3	2.7		2.3	2.7		3.0
四　川	8.2	12.9	9.2	7.8	8.5	7.5	2.6	2.1	2.3	2.4	2.7	2.8
贵　州	5.7		5.9	5.0	5.5	6.1	2.3		2.1	2.3	2.2	2.4
云　南	7.2		6.9	6.4	6.9	8.1	2.5		2.2	2.5	2.3	2.8
西　藏	4.6		5.6	4.0	4.8	4.8	1.0		1.3	1.5	0.7	0.6
陕　西	6.4	8.0	5.7	6.0	6.5	6.5	2.4	2.0	2.1	2.2	2.4	2.8
甘　肃	6.2		6.0	6.0	5.5	6.6	2.5		2.0	2.5	2.1	2.8
青　海	5.2		4.3	4.9	4.6	6.7	2.2		2.1	2.3	2.1	2.1
宁　夏	7.4		7.5	7.4	7.7	7.1	2.1		1.9	2.0	2.4	2.3
新　疆	6.4		7.3	5.9	5.8	6.8	2.8		2.7	2.1	2.4	3.6

注：本表系卫生健康部门医院数字。

5-7-3 综合医院工作效率

医院级别	年份	医师日均担负		医师人均年业务收入/万元	病床使用率/%	平均住院日/天
		诊疗人次数/人次	住院床日数/床日			
医院合计	2015	7.8	2.6	145.1	93.1	8.9
	2019	7.9	2.5	177.8	94.1	8.2
	2020	6.5	2.1	159.3	78.7	8.3
	2021	7.2	2.1	175.5	81.7	7.9
	2022	6.8	1.9	168.1	76.4	7.6
	2023	7.2	2.2	183.8	87.9	7.4
委属	2015	10.2	2.3	322.1	102.1	9.1
	2019	10.5	2.3	407.1	106.3	7.7
	2020	7.6	1.7	331.6	80.4	7.8
	2021	8.7	1.9	392.4	96.1	7.1
	2022	8.1	1.8	372.3	86.0	6.9
	2023	9.6	2.0	432.8	97.8	6.5
省属	2015	8.6	2.6	235.2	101.1	9.8
	2019	8.2	2.4	278.2	100.9	8.5
	2020	6.4	1.9	245.1	81.1	8.5
	2021	7.5	2.0	278.6	87.7	7.8
	2022	6.7	1.8	256.4	79.8	7.5
	2023	7.6	2.2	296.9	94.1	7.2
地级市（地区）属	2015	7.7	2.6	151.3	97.0	10.1
	2019	7.7	2.5	183.2	97.0	8.9
	2020	6.3	2.0	166.6	81.4	8.9
	2021	7.1	2.1	181.5	84.9	8.4
	2022	6.6	1.9	175.1	79.6	8.0
	2023	6.9	2.1	188.9	90.9	7.7
县级市（区）属	2015	8.1	2.4	109.5	89.0	8.5
	2019	8.3	2.4	131.4	89.6	8.0
	2020	6.8	1.9	118.7	74.4	8.1
	2021	7.5	1.9	127.8	76.4	7.9
	2022	7.2	1.8	126.0	72.3	7.5
	2023	7.3	2.1	133.0	83.8	7.4
县属	2015	6.9	3.0	96.4	88.2	7.6
	2019	7.3	2.9	118.5	90.4	7.5
	2020	6.4	2.5	109.2	78.3	7.6
	2021	6.9	2.4	113.3	78.5	7.6
	2022	6.7	2.2	110.5	73.5	7.4
	2023	6.7	2.4	113.9	83.5	7.2

注：本表系卫生健康部门医院数字。

5-8-1　2023年公立医院出院病人疾病相关情况

疾病名称（ICD-10）	出院人次数/人次	疾病构成/%	病死率/%	平均住院日/天	次均医药费用/元
总　计	**137 313 834**	**100.00**	**0.54**	**7.02**	**10 935.59**
1. 传染病和寄生虫病小计	3 616 709	2.63	1.10	8.18	9941.51
其中：肠道传染病	296 731	0.22	0.07	4.91	3506.29
内：伤寒和副伤寒	2071	0.00	0.10	7.67	6240.89
细菌性痢疾	3705	0.00	0.05	6.44	3507.88
结核病	485 709	0.35	0.26	11.11	10 180.58
内：肺结核	367 840	0.27	0.29	11.22	9209.12
百日咳	5441	0.00	0.11	6.16	4915.21
猩红热	4393	0.00	0.00	5.49	2277.73
性传播模式疾病	22 123	0.02	0.02	6.41	5139.25
内：梅毒	9458	0.01	0.02	8.34	6558.00
淋球菌感染	1842	0.00	0.16	6.96	2882.68
乙型脑炎	154	0.00	1.30	16.69	63 728.74
斑疹伤寒	19 568	0.01	0.17	6.29	5350.97
病毒性肝炎	149 226	0.11	0.07	8.12	6676.03
人类免疫缺陷病毒病（HIV）	44 279	0.03	1.24	11.21	9074.07
血吸虫病	18 367	0.01	0.04	5.24	3745.55
丝虫病	47	0.00	0.00	10.06	11 380.99
钩虫病	543	0.00	0.00	5.71	6904.58
2. 肿瘤小计	8 652 592	6.30	1.29	8.33	21 803.55
恶性肿瘤计	4 668 999	3.40	2.32	10.70	29 165.29
其中：鼻咽恶性肿瘤	29 392	0.02	2.88	9.48	14 563.70
食管恶性肿瘤	134 450	0.10	3.21	13.15	30 954.88
胃恶性肿瘤	291 638	0.21	3.05	12.96	36 615.46
小肠恶性肿瘤	18 549	0.01	3.77	16.67	49 549.63
结肠恶性肿瘤	254 565	0.19	2.68	13.78	41 410.74
直肠乙状结肠连接处、直肠、肛门和肛管恶性肿瘤	237 751	0.17	1.73	13.29	38 505.45
肝和肝内胆管恶性肿瘤	295 541	0.22	4.39	10.08	29 026.29
喉恶性肿瘤	29 418	0.02	1.30	11.81	23 238.49
气管、支气管、肺恶性肿瘤	892 142	0.65	3.10	9.91	30 412.09
骨、关节软骨恶性肿瘤	13 805	0.01	2.11	10.95	50 856.68
乳房恶性肿瘤	334 758	0.24	0.96	9.62	20 225.96
女性生殖器官恶性肿瘤	249 121	0.18	1.58	11.05	24 875.78
男性生殖器官恶性肿瘤	160 986	0.12	0.93	9.23	23 299.82
泌尿道恶性肿瘤	218 563	0.16	1.14	10.40	28 131.05
脑恶性肿瘤	40 942	0.03	3.67	15.80	64 529.37
白血病	158 151	0.12	3.30	15.26	40 750.98
原位癌计	251 602	0.18	0.05	6.14	16 632.47
其中：子宫颈原位癌	125 204	0.09	0.02	4.92	9599.89
良性肿瘤计	3 333 258	2.43	0.01	5.21	12 244.60
其中：皮肤良性肿瘤	118 924	0.09	0.01	2.56	4394.66

注：本表系卫生健康部门综合医院数字。

5-8-1 2023年公立医院出院病人疾病相关情况（续）

疾病名称（ICD-10）	出院人次数 / 人次	疾病构成 /%	病死率 /%	平均住院日 / 天	次均医药费用 / 元
乳房良性肿瘤	504 078	0.37	0.00	2.69	7290.33
子宫平滑肌瘤	520 456	0.38	0.03	6.86	14 673.87
卵巢良性肿瘤	156 668	0.11	0.02	6.45	15 006.11
前列腺良性肿瘤	277	0.00	0.00	9.13	14 281.83
甲状腺良性肿瘤	72 380	0.05	0.01	6.18	14 323.41
交界恶性和动态未知的肿瘤	398 502	0.29	0.65	8.08	18 779.75
3. 血液、造血器官及免疫疾病小计	1 121 519	0.82	0.27	6.18	8982.26
其中：贫血	733 309	0.53	0.25	5.93	8229.47
4. 内分泌、营养和代谢疾病小计	4 854 608	3.54	0.13	7.01	7550.57
其中：甲状腺功能亢进	156 441	0.11	0.06	5.25	5198.95
糖尿病	3 752 933	2.73	0.10	7.49	6991.58
5. 精神和行为障碍小计	906 691	0.66	0.04	19.37	7947.48
其中：依赖性物质引起的精神和行为障碍	41 608	0.03	0.16	11.16	4376.06
酒精引起的精神和行为障碍	40 248	0.03	0.17	10.71	4227.87
精神分裂症、分裂型和妄想性障碍	146 377	0.11	0.04	54.55	11 747.99
情感障碍	149 459	0.11	0.01	16.14	8778.87
6. 神经系统疾病小计	4 433 228	3.23	0.20	8.95	9818.81
其中：中枢神经系统炎性疾病	114 476	0.08	0.85	10.80	19 603.46
帕金森病	134 069	0.10	0.04	7.78	19 779.86
癫痫	296 814	0.22	0.26	5.69	8333.34
7. 眼和附器疾病小计	3 822 294	2.78	0.00	2.75	6311.72
其中：晶状体疾患	2 012 959	1.47	0.00	2.39	6633.40
内：老年性白内障	1 644 883	1.20	0.00	2.40	6447.71
视网膜脱离和断裂	99 939	0.07	0.00	3.90	13 738.45
青光眼	183 883	0.13	0.00	4.74	6328.85
8. 耳和乳突疾病小计	1 458 723	1.06	0.00	5.99	6631.36
其中：中耳和乳突疾病	300 563	0.22	0.00	5.29	7651.85
9. 循环系统疾病小计	22 607 569	16.46	0.84	7.71	15 131.27
其中：急性风湿热	6409	0.00	0.05	8.18	4804.46
慢性风湿性心脏病	85 515	0.06	0.98	10.89	52 217.01
高血压	1 281 068	0.93	0.07	6.43	5641.09
内：高血压性心脏、肾脏病	152 476	0.11	0.43	7.50	7653.21
缺血性心脏病	6 893 402	5.02	0.74	6.41	13 940.78
内：心绞痛	3 591 940	2.62	0.06	6.18	12 972.12
急性心肌梗死	1 032 682	0.75	3.77	7.36	25 112.43
肺栓塞	100 653	0.07	4.02	9.27	17 395.84
心律失常	855 289	0.62	0.24	5.71	27 102.53
心力衰竭	2 018 048	1.47	1.66	7.90	9499.88
脑血管疾病	8 939 622	6.51	0.77	9.17	14 671.10
内：颅内出血	991 599	0.72	3.73	13.83	36 338.00
脑梗死	6 013 586	4.38	0.49	8.70	10 875.55
大脑动脉闭塞和狭窄	162 910	0.12	0.37	8.12	16 354.35

5-8-1　2023年公立医院出院病人疾病相关情况（续）

疾病名称（ICD-10）	出院人次数／人次	疾病构成／%	病死率／%	平均住院日／天	次均医药费用／元
静脉炎和血栓形成	193 723	0.14	0.10	8.08	24 349.22
下肢静脉曲张	329 588	0.24	0.00	5.37	11 183.30
10. 呼吸系统疾病小计	21 802 010	15.88	1.00	7.39	7650.69
其中：急性上呼吸道感染	1 679 171	1.22	0.01	4.42	2145.89
流行性感冒	318 705	0.23	0.07	4.30	3116.53
肺炎	9 779 946	7.12	1.43	7.79	8019.56
慢性鼻窦炎	270 990	0.20	0.00	5.81	11 076.78
慢性扁桃体和腺样体疾病	447 308	0.33	0.00	4.48	8586.11
慢性下呼吸道疾病	3 651 532	2.66	0.48	8.14	7944.31
内：哮喘	292 130	0.21	0.08	6.50	5903.50
外部物质引起的肺病	94 167	0.07	2.69	14.28	17 001.29
11. 消化系统疾病小计	14 253 815	10.38	0.29	6.13	9446.86
其中：口腔疾病	362 729	0.26	0.02	5.28	7693.44
胃及十二指肠溃疡	660 016	0.48	0.49	6.95	9352.82
阑尾疾病	1 198 774	0.87	0.01	5.63	9055.53
疝	934 382	0.68	0.03	5.13	11 034.44
内：腹股沟疝	837 424	0.61	0.02	4.82	10 095.64
肠梗阻	697 663	0.51	0.36	6.26	8033.08
酒精性肝病	69 976	0.05	0.98	8.04	11 622.58
肝硬化	561 957	0.41	0.99	8.60	13 735.73
胆石病和胆囊炎	2 018 134	1.47	0.05	6.82	13 499.86
急性胰腺炎	608 591	0.44	0.29	7.69	11 966.81
12. 皮肤和皮下组织疾病小计	1 118 127	0.81	0.08	7.44	6608.32
其中：皮炎及湿疹	171 573	0.12	0.01	6.48	4535.00
牛皮癣	68 199	0.05	0.00	5.95	5306.94
荨麻疹	87 238	0.06	0.00	5.08	2874.32
13. 肌肉骨骼系统和结缔组织疾病小计	5 700 967	4.15	0.03	7.88	12 873.21
其中：炎性多关节炎	523 937	0.38	0.02	7.03	7044.23
内：类风湿关节炎	303 813	0.22	0.02	7.16	7246.81
痛风	158 878	0.12	0.02	6.62	5696.72
其他关节病	642 154	0.47	0.01	8.63	18 473.69
系统性结缔组织病	469 984	0.34	0.17	6.38	8778.32
内：系统性红斑狼疮	215 467	0.16	0.12	5.43	7654.06
脊椎关节强硬	519 920	0.38	0.01	8.40	9967.61
椎间盘疾病	1 393 311	1.01	0.01	8.39	10 726.27
骨密度和骨结构疾病	415 681	0.30	0.02	6.47	11 560.92
内：骨质疏松	359 668	0.26	0.02	6.03	10 330.15
骨髓炎	37 296	0.03	0.07	15.43	21 164.29
14. 泌尿生殖系统疾病小计	8 339 660	6.07	0.20	6.11	9436.66
其中：肾小球疾病	420 185	0.31	0.04	6.19	7037.14
肾盂肾炎	88 560	0.06	0.05	7.99	6144.90
肾衰竭	1 471 730	1.07	1.04	9.32	12 715.79
尿石病	490 562	0.36	0.01	5.10	10 725.13
膀胱炎	75 069	0.05	0.02	6.49	7192.67
尿道狭窄	30 048	0.02	0.01	6.69	8757.83

5-8-1 2023年公立医院出院病人疾病相关情况（续）

疾病名称（ICD-10）	出院人次数／人次	疾病构成／%	病死率／%	平均住院日／天	次均医药费用／元
男性生殖器官疾病	1 098 094	0.80	0.01	6.40	8367.82
内：前列腺增生	558 935	0.41	0.02	8.67	12 381.36
乳房疾患	294 791	0.21	0.01	3.65	6893.68
女性盆腔器官炎性疾病	380 192	0.28	0.02	5.81	5514.87
子宫内膜异位	204 652	0.15	0.02	6.45	14 828.82
女性生殖器脱垂	121 672	0.09	0.02	8.36	15 188.90
15. 妊娠、分娩和产褥期小计	6 646 436	4.84	0.01	4.25	5332.71
其中：异位妊娠	304 243	0.22	0.04	5.17	8033.12
医疗性流产	726 352	0.53	0.01	2.63	2278.40
妊娠高血压	184 695	0.13	0.01	5.60	8080.50
前置胎盘、胎盘早剥和产前出血	92 934	0.07	0.01	5.67	8572.81
梗阻性分娩	115 318	0.08	0.00	5.34	7676.80
分娩时会阴、阴道裂伤	406 509	0.30	0.00	3.41	4555.54
产后出血	92 816	0.07	0.05	4.82	8414.59
顺产	352 725	0.26	0.00	3.37	3695.42
16. 起源于围生期疾病小计	1 288 260	0.94	0.10	6.44	8500.76
其中：产伤	2886	0.00	0.00	4.50	5028.84
出生窒息	31 514	0.02	0.43	6.32	8483.68
新生儿吸入综合征	53 198	0.04	0.05	5.76	7023.66
围生期的感染	79 331	0.06	0.14	6.20	7385.74
胎儿和新生儿的溶血性疾病	52 174	0.04	0.01	5.15	5593.25
新生儿硬化病	122	0.00	0.82	4.84	6939.83
17. 先天性畸形、变形和染色体异常小计	641 149	0.47	0.09	6.02	18 603.58
神经系统其他先天性畸形	7698	0.01	0.21	10.27	23 737.92
循环系统先天性畸形	285 697	0.21	0.16	5.97	25 378.97
内：先天性心脏病	231 220	0.17	0.13	5.74	23 516.35
唇裂和腭裂	6656	0.00	0.00	5.56	8928.95
消化系统先天性畸形	35 066	0.03	0.11	8.09	18 384.19
生殖泌尿系统先天性畸形	117 934	0.09	0.00	5.47	9181.11
肌肉骨骼系统先天性畸形	65 261	0.05	0.04	6.54	18 327.64
18. 症状、体征和检验异常小计	2 326 674	1.69	1.09	5.36	6832.00
19. 损伤、中毒小计	9 004 128	6.56	0.58	9.86	15 247.65
其中：骨折	4 984 581	3.63	0.30	10.92	17 777.73
内：颅骨和面骨骨折	207 739	0.15	0.05	7.83	10 560.14
股骨骨折	688 320	0.50	0.25	12.77	25 807.10
多部位骨折	12 846	0.01	1.84	18.96	47 459.17
颅内损伤	1 027 628	0.75	3.27	12.01	19 876.40
烧伤和腐蚀伤	158 118	0.12	0.36	12.43	21 647.15
药物、药剂和生物制品中毒	131 467	0.10	0.55	3.03	5080.77
非药用物质的毒性效应	274 205	0.20	1.20	4.45	7384.06
医疗并发症计	291 886	0.21	0.16	9.52	15 299.86
内：手术和操作并发症	110 425	0.08	0.11	12.02	11 212.88
假体装置、植入物和移植物并发症	141 610	0.10	0.13	7.57	17 394.37
20. 其他接受医疗服务小计	14 718 675	10.72	0.14	5.17	8914.55

5-8-2　2023年城市及县级公立医院出院病人疾病相关情况

疾病名称（ICD-10）	城市医院			县级医院		
	出院人次数/人次	疾病构成/%	平均住院日/天	出院人次数/人次	疾病构成/%	平均住院日/天
总　计	**82 577 203**	**100.00**	**7.09**	**54 736 631**	**100.00**	**6.92**
1. 传染病和寄生虫病小计	1 933 051	2.34	8.77	1 683 658	3.08	7.51
其中：肠道传染病	123 355	0.15	5.32	173 423	0.32	4.62
内：伤寒和副伤寒	997	0.00	8.29	1074	0.00	7.10
细菌性痢疾	1189	0.00	6.33	2516	0.00	6.49
结核病	254 105	0.31	10.16	231 604	0.42	12.16
内：肺结核	180 036	0.22	9.94	187 804	0.34	12.46
百日咳	3298	0.00	6.50	2143	0.00	5.64
猩红热	1613	0.00	5.58	2780	0.01	5.44
性传播模式疾病	14 419	0.02	6.30	7704	0.01	6.61
内：梅毒	7651	0.01	7.72	1807	0.00	10.95
淋球菌感染	752	0.00	7.04	1090	0.00	6.89
乙型脑炎	131	0.00	17.35	23	0.00	12.96
斑疹伤寒	5308	0.01	6.68	14 260	0.03	6.14
病毒性肝炎	86 906	0.11	7.92	62 320	0.11	8.40
人类免疫缺陷病毒病（HIV）	18 609	0.02	11.03	25 670	0.05	11.35
血吸虫病	4986	0.01	4.78	13 381	0.02	5.41
丝虫病	30	0.00	9.27	17	0.00	11.47
钩虫病	316	0.00	5.84	227	0.00	5.52
2. 肿瘤小计	6 832 931	8.27	8.39	1 819 661	3.32	8.11
恶性肿瘤计	3 769 883	4.57	10.70	899 116	1.64	10.69
其中：鼻咽恶性肿瘤	23 100	0.03	9.88	6292	0.01	8.01
食管恶性肿瘤	92 857	0.11	13.63	41 593	0.08	12.07
胃恶性肿瘤	218 188	0.26	13.31	73 450	0.13	11.90
小肠恶性肿瘤	15 276	0.02	17.10	3273	0.01	14.66
结肠恶性肿瘤	199 380	0.24	13.93	55 185	0.10	13.26
直肠乙状结肠连接处、直肠、肛门和肛管恶性肿瘤	182 923	0.22	13.49	54 828	0.10	12.63
肝和肝内胆管恶性肿瘤	233 872	0.28	10.17	61 669	0.11	9.71
喉恶性肿瘤	25 792	0.03	11.93	3626	0.01	10.97
气管、支气管、肺恶性肿瘤	717 097	0.87	9.78	175 045	0.32	10.45
骨、关节软骨恶性肿瘤	12 257	0.01	11.03	1548	0.00	10.34
乳房恶性肿瘤	276 987	0.34	9.48	57 771	0.11	10.28
女性生殖器官恶性肿瘤	192 953	0.23	11.26	56 168	0.10	10.34
男性生殖器官恶性肿瘤	128 849	0.16	9.02	32 137	0.06	10.10
泌尿道恶性肿瘤	179 810	0.22	10.19	38 753	0.07	11.37
脑恶性肿瘤	36 013	0.04	15.85	4929	0.01	15.42
白血病	132 844	0.16	16.23	25 307	0.05	10.18
原位癌计	206 600	0.25	6.01	45 002	0.08	6.75
其中：子宫颈原位癌	96 668	0.12	4.61	28 536	0.05	6.00
良性肿瘤计	2 564 091	3.11	5.18	769 167	1.41	5.32
其中：皮肤良性肿瘤	93 742	0.11	2.43	25 182	0.05	3.05

注：县级医院包括县和县级市医院。

5-8-2 2023年城市及县级公立医院出院病人疾病相关情况（续）

疾病名称（ICD-10）	城市医院			县级医院		
	出院人次数/人次	疾病构成/%	平均住院日/天	出院人次数/人次	疾病构成/%	平均住院日/天
乳房良性肿瘤	412 578	0.50	2.58	91 500	0.17	3.18
子宫平滑肌瘤	372 688	0.45	6.66	147 768	0.27	7.37
卵巢良性肿瘤	120 029	0.15	6.32	36 639	0.07	6.90
前列腺良性肿瘤	165	0.00	7.92	112	0.00	10.90
甲状腺良性肿瘤	52 005	0.06	5.99	20 375	0.04	6.69
交界恶性和动态未知的肿瘤	292 354	0.35	8.47	106 148	0.19	7.02
3. 血液、造血器官及免疫疾病小计	688 042	0.83	6.70	433 477	0.79	5.36
其中：贫血	423 380	0.51	6.58	309 929	0.57	5.04
4. 内分泌、营养和代谢疾病小计	3 023 890	3.66	7.06	1 830 718	3.34	6.92
其中：甲状腺功能亢进	112 168	0.14	5.19	44 273	0.08	5.42
糖尿病	2 246 393	2.72	7.67	1 506 540	2.75	7.22
5. 精神和行为障碍小计	548 411	0.66	19.05	358 280	0.65	19.87
其中：依赖性物质引起的精神和行为障碍	15 047	0.02	15.49	26 561	0.05	8.71
酒精引起的精神和行为障碍	14 300	0.02	14.93	25 948	0.05	8.39
精神分裂症、分裂型和妄想性障碍	80 211	0.10	54.68	66 166	0.12	54.39
情感障碍	105 564	0.13	15.83	43 895	0.08	16.89
6. 神经系统疾病小计	2 606 401	3.16	9.37	1 826 827	3.34	8.36
其中：中枢神经系统炎性疾病	78 021	0.09	12.14	36 455	0.07	7.94
帕金森病	97 669	0.12	8.06	36 400	0.07	7.04
癫痫	184 801	0.22	5.78	112 013	0.20	5.54
7. 眼和附器疾病小计	2 639 551	3.20	2.46	1 182 743	2.16	3.40
其中：晶状体疾患	1 320 461	1.60	2.05	692 498	1.27	3.05
内：老年性白内障	1 042 781	1.26	2.06	602 102	1.10	2.99
视网膜脱离和断裂	92 721	0.11	3.76	7218	0.01	5.66
青光眼	132 347	0.16	4.45	51 536	0.09	5.49
8. 耳和乳突疾病小计	828 195	1.00	6.25	630 528	1.15	5.66
其中：中耳和乳突疾病	198 186	0.24	5.17	102 377	0.19	5.51
9. 循环系统疾病小计	13 040 512	15.79	7.88	9 567 057	17.48	7.47
其中：急性风湿热	1847	0.00	8.42	4562	0.01	8.08
慢性风湿性心脏病	55 911	0.07	12.65	29 604	0.05	7.58
高血压	732 481	0.89	6.70	548 587	1.00	6.07
内：高血压性心脏、肾脏病	89 780	0.11	7.84	62 696	0.11	7.01
缺血性心脏病	4 255 566	5.15	6.47	2 637 836	4.82	6.33
内：心绞痛	2 396 695	2.90	6.20	1 195 245	2.18	6.14
急性心肌梗死	661 591	0.80	7.71	371 091	0.68	6.75
肺栓塞	69 596	0.08	9.35	31 057	0.06	9.09
心律失常	616 835	0.75	5.83	238 454	0.44	5.41
心力衰竭	938 253	1.14	8.31	1 079 795	1.97	7.55
脑血管疾病	4 752 030	5.75	9.66	4 187 592	7.65	8.62
内：颅内出血	543 745	0.66	14.66	447 854	0.82	12.81
脑梗死	3 106 352	3.76	9.11	2 907 234	5.31	8.27
大脑动脉闭塞和狭窄	100 591	0.12	8.25	62 319	0.11	7.92

5-8-2　2023年城市及县级公立医院出院病人疾病相关情况（续）

疾病名称（ICD-10）	城市医院			县级医院		
	出院人次数/人次	疾病构成/%	平均住院日/天	出院人次数/人次	疾病构成/%	平均住院日/天
静脉炎和血栓形成	135 275	0.16	8.14	58 448	0.11	7.94
下肢静脉曲张	226 881	0.27	4.93	102 707	0.19	6.36
10. 呼吸系统疾病小计	10 560 324	12.79	7.91	11 241 686	20.54	6.89
其中：急性上呼吸道感染	572 884	0.69	4.55	1 106 287	2.02	4.35
流行性感冒	141 110	0.17	4.68	177 595	0.32	4.00
肺炎	5 018 456	6.08	8.37	4 761 490	8.70	7.19
慢性鼻窦炎	178 173	0.22	5.65	92 817	0.17	6.11
慢性扁桃体和腺样体疾病	318 354	0.39	4.21	128 954	0.24	5.14
慢性下呼吸道疾病	1 587 670	1.92	8.51	2 063 862	3.77	7.86
内：哮喘	159 954	0.19	6.58	132 176	0.24	6.40
外部物质引起的肺病	61 689	0.07	16.20	32 478	0.06	10.62
11. 消化系统疾病小计	8 377 088	10.14	6.26	5 876 727	10.74	5.94
其中：口腔疾病	248 178	0.30	5.36	114 551	0.21	5.11
胃及十二指肠溃疡	333 110	0.40	7.28	326 906	0.60	6.60
阑尾疾病	581 956	0.70	5.62	616 818	1.13	5.64
疝	528 635	0.64	4.96	405 747	0.74	5.36
内：腹股沟疝	464 626	0.56	4.53	372 798	0.68	5.19
肠梗阻	372 466	0.45	6.99	325 197	0.59	5.42
酒精性肝病	39 436	0.05	8.18	30 540	0.06	7.87
肝硬化	352 670	0.43	8.82	209 287	0.38	8.24
胆石病和胆囊炎	1 244 327	1.51	6.89	773 807	1.41	6.72
急性胰腺炎	339 527	0.41	8.32	269 064	0.49	6.91
12. 皮肤和皮下组织疾病小计	713 568	0.86	7.61	404 559	0.74	7.13
其中：皮炎及湿疹	114 461	0.14	6.67	57 112	0.10	6.10
牛皮癣	51 983	0.06	5.99	16 216	0.03	5.83
荨麻疹	49 582	0.06	5.34	37 656	0.07	4.74
13. 肌肉骨骼系统和结缔组织疾病小计	3 671 794	4.45	7.81	2 029 173	3.71	7.99
其中：炎性多关节炎	355 616	0.43	7.08	168 321	0.31	6.91
内：类风湿关节炎	219 590	0.27	7.11	84 223	0.15	7.29
痛风	94 273	0.11	6.98	64 605	0.12	6.09
其他关节病	431 646	0.52	8.36	210 508	0.38	9.18
系统性结缔组织病	401 087	0.49	6.40	68 897	0.13	6.27
内：系统性红斑狼疮	186 061	0.23	5.41	29 406	0.05	5.59
脊椎关节强硬	281 331	0.34	8.60	238 589	0.44	8.16
椎间盘疾病	744 862	0.90	8.52	648 449	1.18	8.23
骨密度和骨结构疾病	267 336	0.32	6.48	148 345	0.27	6.46
内：骨质疏松	229 229	0.28	5.99	130 439	0.24	6.09
骨髓炎	26 916	0.03	15.93	10 380	0.02	14.12
14. 泌尿生殖系统疾病小计	5 217 365	6.32	6.14	3 122 295	5.70	6.05
其中：肾小球疾病	327 381	0.40	6.13	92 804	0.17	6.39
肾盂肾炎	53 977	0.07	8.22	34 583	0.06	7.62
肾衰竭	951 647	1.15	9.63	520 083	0.95	8.75
尿石病	283 343	0.34	5.26	207 219	0.38	4.88
膀胱炎	43 715	0.05	6.49	31 354	0.06	6.48
尿道狭窄	20 808	0.03	6.76	9240	0.02	6.51

5-8-2 2023年城市及县级公立医院出院病人疾病相关情况（续）

疾病名称（ICD-10）	城市医院 出院人次数/人次	城市医院 疾病构成/%	城市医院 平均住院日/天	县级医院 出院人次数/人次	县级医院 疾病构成/%	县级医院 平均住院日/天
男性生殖器官疾病	644 424	0.78	6.40	453 670	0.83	6.40
内：前列腺增生	343 082	0.42	8.64	215 853	0.39	8.71
乳房疾患	219 086	0.27	3.42	75 705	0.14	4.34
女性盆腔器官炎性疾病	203 798	0.25	5.72	176 394	0.32	5.92
子宫内膜异位	150 680	0.18	6.36	53 972	0.10	6.71
女性生殖器脱垂	78 282	0.09	8.26	43 390	0.08	8.53
15. 妊娠、分娩和产褥期小计	3 549 547	4.30	4.33	3 096 889	5.66	4.16
其中：异位妊娠	180 482	0.22	5.03	123 761	0.23	5.37
医疗性流产	402 821	0.49	2.56	323 531	0.59	2.73
妊娠高血压	102 368	0.12	5.77	82 327	0.15	5.38
前置胎盘、胎盘早剥和产前出血	57 536	0.07	5.91	35 398	0.06	5.28
梗阻性分娩	51 419	0.06	5.38	63 899	0.12	5.30
分娩时会阴、阴道裂伤	205 825	0.25	3.49	200 684	0.37	3.33
产后出血	50 912	0.06	4.87	41 904	0.08	4.76
顺产	110 798	0.13	3.57	241 927	0.44	3.28
16. 起源于围生期疾病小计	677 518	0.82	7.32	610 742	1.12	5.48
其中：产伤	1399	0.00	4.91	1487	0.00	4.10
出生窒息	13 385	0.02	7.21	18 129	0.03	5.66
新生儿吸入综合征	19 661	0.02	6.45	33 537	0.06	5.36
围生期的感染	45 654	0.06	6.44	33 677	0.06	5.87
胎儿和新生儿的溶血性疾病	31 469	0.04	5.20	20 705	0.04	5.08
新生儿硬化病	46	0.00	5.89	76	0.00	4.20
17. 先天性畸形、变形和染色体异常小计	516 588	0.63	6.07	124 561	0.23	5.83
神经系统其他先天性畸形	5910	0.01	10.12	1788	0.00	10.75
循环系统先天性畸形	237 598	0.29	6.05	48 099	0.09	5.56
内：先天性心脏病	188 272	0.23	5.84	42 948	0.08	5.30
唇裂和腭裂	6029	0.01	5.50	627	0.00	6.14
消化系统先天性畸形	27 817	0.03	8.85	7249	0.01	5.19
生殖泌尿系统先天性畸形	91 627	0.11	5.44	26 307	0.05	5.59
肌肉骨骼系统先天性畸形	51 355	0.06	6.53	13 906	0.03	6.57
18. 症状、体征和检验异常小计	1 379 369	1.67	5.52	947 305	1.73	5.13
19. 损伤、中毒小计	4 602 767	5.57	10.29	4 401 361	8.04	9.41
其中：骨折	2 631 194	3.19	10.97	2 353 387	4.30	10.85
内：颅骨和面骨骨折	114 459	0.14	7.84	93 280	0.17	7.81
股骨骨折	370 543	0.45	12.88	317 777	0.58	12.66
多部位骨折	8793	0.01	19.55	4053	0.01	17.70
颅内损伤	477 496	0.58	13.17	550 132	1.01	11.00
烧伤和腐蚀伤	93 667	0.11	14.35	64 451	0.12	9.63
药物、药剂和生物制品中毒	60 469	0.07	3.52	70 998	0.13	2.61
非药用物质的毒性效应	100 393	0.12	5.72	173 812	0.32	3.72
医疗并发症计	211 126	0.26	9.73	80 760	0.15	8.97
内：手术和操作并发症	74 496	0.09	12.53	35 929	0.07	10.95
假体装置、植入物和移植物并发症	106 401	0.13	7.56	35 209	0.06	7.58
20. 其他接受医疗服务小计	11 170 291	13.53	4.93	3 548 384	6.48	5.92

5-9-1 2023年医院出院病人年龄别疾病构成（合计）

单位：%

疾病名称（ICD-10）	5岁以下	5～14岁	15～44岁	45～59岁	60岁及以上
总 计	**6.1**	**4.8**	**19.7**	**24.5**	**44.9**
1. 传染病和寄生虫病小计	16.4	8.1	14.7	18.7	42.2
其中：肠道传染病	40.0	10.9	12.2	12.3	24.6
伤寒和副伤寒	13.9	15.1	30.8	17.6	22.7
细菌性痢疾	22.1	13.1	19.8	19.2	25.9
结核病	0.1	1.1	25.8	27.0	46.0
内：肺结核	0.0	0.8	23.8	27.2	48.2
百日咳	51.4	45.7	1.3	0.7	0.9
猩红热	22.9	74.6	2.2	0.3	0.1
性传播模式疾病	1.9	0.9	50.3	27.1	19.7
内：梅毒	4.0	0.3	42.5	30.8	22.5
淋球菌感染	0.9	1.8	73.7	14.4	9.2
乙型脑炎	3.2	9.1	30.5	20.1	37.0
斑疹伤寒	4.6	6.2	19.1	34.0	36.1
病毒性肝炎	0.1	0.5	41.4	39.1	19.0
人类免疫缺陷病毒病（HIV）	0.0	0.2	24.4	39.5	35.8
血吸虫病	0.0	0.1	9.0	31.4	59.4
丝虫病	0.0	0.0	10.6	21.3	68.1
钩虫病	0.2	1.5	5.9	13.3	79.2
2. 肿瘤小计	0.4	1.0	21.3	34.0	43.4
恶性肿瘤计	0.2	0.5	12.5	30.5	56.3
其中：鼻咽恶性肿瘤	0.0	0.3	23.0	44.0	32.7
食管恶性肿瘤	0.0	0.0	0.6	19.0	80.3
胃恶性肿瘤	0.0	0.0	4.0	22.5	73.6
小肠恶性肿瘤	0.0	0.1	6.5	29.4	64.0
结肠恶性肿瘤	0.0	0.0	5.8	24.6	69.6
直肠乙状结肠连接处、直肠、肛门和肛管恶性肿瘤	0.0	0.0	5.0	26.7	68.3
肝和肝内胆管恶性肿瘤	0.1	0.1	8.7	37.9	53.1
喉恶性肿瘤	0.0	0.0	1.4	28.0	70.6
气管、支气管、肺恶性肿瘤	0.0	0.0	5.6	27.2	67.2
骨、关节软骨恶性肿瘤	0.3	13.2	28.9	23.0	34.5
乳房恶性肿瘤	0.0	0.0	19.8	47.3	32.9
女性生殖器官恶性肿瘤	0.0	0.1	15.3	47.7	36.8
男性生殖器官恶性肿瘤	0.1	0.0	1.6	7.2	91.0
泌尿道恶性肿瘤	0.2	0.1	5.5	23.2	71.1
脑恶性肿瘤	1.4	6.5	26.0	33.1	33.0
白血病	2.4	6.6	26.0	26.3	38.8
原位癌计	0.0	0.0	29.8	38.6	31.5
其中：子宫颈原位癌	0.0	0.0	45.2	40.8	13.9
良性肿瘤计	0.7	1.7	33.2	39.0	25.4
其中：皮肤良性肿瘤	5.9	15.3	45.0	19.5	14.4

注：本表系卫生健康部门综合医院数字。

5-9-1 2023年医院出院病人年龄别疾病构成（合计）（续）

单位：%

疾病名称 （ICD-10）	5岁以下	5～14岁	15～44岁	45～59岁	60岁及以上
乳房良性肿瘤	0.0	0.6	68.1	26.7	4.7
子宫平滑肌瘤	0.1	0.0	40.4	55.7	3.8
卵巢良性肿瘤	0.1	2.1	57.2	25.2	15.4
前列腺良性肿瘤	0.0	0.0	3.2	11.9	84.8
甲状腺良性肿瘤	0.0	0.4	26.1	43.9	29.5
交界恶性和动态未知的肿瘤	0.4	1.2	18.3	29.1	51.0
3. 血液、造血器官及免疫疾病小计	4.2	13.5	19.0	22.2	41.1
其中：贫血	2.8	9.5	18.2	22.8	46.7
4. 内分泌、营养和代谢疾病小计	0.5	2.2	17.0	34.3	46.0
其中：甲状腺功能亢进	0.1	1.9	41.9	36.9	19.3
糖尿病	0.1	0.5	14.1	35.3	50.0
5. 精神和行为障碍小计	4.1	8.2	31.0	28.8	27.8
其中：依赖性物质引起的精神和行为障碍	0.3	1.8	44.8	36.8	16.3
酒精引起的精神和行为障碍	0.2	1.8	44.7	37.2	16.1
精神分裂症、分裂型和妄想性障碍	0.0	0.5	43.6	39.2	16.6
情感障碍	0.0	10.5	48.7	22.0	18.9
6. 神经系统疾病小计	1.8	3.9	12.9	27.3	54.1
其中：中枢神经系统炎性疾病	11.3	25.0	21.4	19.5	22.8
帕金森病	0.0	0.0	1.2	15.4	83.4
癫痫	7.1	17.0	25.5	19.9	30.5
7. 眼和附器疾病小计	0.7	2.3	8.0	21.3	67.6
其中：晶状体疾患	0.1	0.1	1.8	14.6	83.5
内：老年性白内障			0.3	11.6	88.1
视网膜脱离和断裂	0.3	1.7	21.6	40.5	35.9
青光眼	0.2	0.8	7.4	23.2	68.4
8. 耳和乳突疾病小计	1.9	4.6	22.1	32.1	39.3
其中：中耳和乳突疾病	6.3	12.3	29.3	30.4	21.7
9. 循环系统疾病小计	0.2	0.5	6.4	23.7	69.1
其中：急性风湿热	0.5	11.5	28.5	26.7	32.8
慢性风湿性心脏病	0.1	0.2	5.7	32.3	61.7
高血压	0.1	0.1	13.3	31.1	55.5
内：高血压性心脏、肾脏病	0.0	0.0	8.5	21.5	70.0
缺血性心脏病	0.1	0.0	4.0	25.0	70.9
内：心绞痛	0.1	0.0	3.5	25.8	70.6
急性心肌梗死	0.0	0.0	6.9	26.9	66.2
肺栓塞	0.0	0.0	6.2	15.6	78.1
心律失常	0.2	1.3	11.6	26.2	60.7
心力衰竭	0.4	0.4	2.8	11.4	85.1
脑血管疾病	0.1	0.1	3.8	23.2	72.8
内：颅内出血	0.3	0.4	8.1	30.5	60.8
脑梗死	0.1	0.0	2.5	21.0	76.3
大脑动脉闭塞和狭窄	0.0	0.0	4.5	25.3	70.2

5-9-1 2023年医院出院病人年龄别疾病构成（合计）（续）

单位：%

疾病名称（ICD-10）	5岁以下	5～14岁	15～44岁	45～59岁	60岁及以上
静脉炎和血栓形成	0.1	0.1	9.1	23.4	67.3
下肢静脉曲张	0.1	0.0	10.2	41.2	48.5
10. 呼吸系统疾病小计	23.3	15.8	8.6	11.5	40.8
其中：急性上呼吸道感染	47.5	30.2	10.1	5.7	6.6
流行性感冒	33.4	41.1	11.3	5.1	9.0
肺炎	31.4	18.5	7.0	9.4	33.7
慢性鼻窦炎	0.8	8.4	37.6	32.2	21.0
慢性扁桃体和腺样体疾病	16.4	61.7	16.9	3.7	1.3
慢性下呼吸道疾病	1.3	1.4	4.0	13.4	79.9
内：哮喘	4.3	8.0	18.8	31.3	37.6
外部物质引起的肺病	2.2	0.8	4.2	23.3	69.5
11. 消化系统疾病小计	3.0	4.1	22.6	29.4	40.9
其中：口腔疾病	6.6	15.3	33.1	20.5	24.5
胃及十二指肠溃疡	0.1	0.7	15.1	28.0	56.1
阑尾疾病	0.9	15.8	42.6	21.9	18.7
疝	11.2	8.1	9.6	20.7	50.3
内：腹股沟疝	12.5	8.9	9.6	20.5	48.5
肠梗阻	7.1	4.0	12.1	22.6	54.3
酒精性肝病	0.0	0.0	18.5	46.5	34.9
肝硬化	0.1	0.1	11.1	41.3	47.4
胆石病和胆囊炎	0.1	0.3	20.4	31.8	47.5
急性胰腺炎	0.2	0.7	40.7	29.7	28.8
12. 皮肤和皮下组织疾病小计	3.8	8.1	32.3	23.2	32.7
其中：皮炎及湿疹	3.8	7.2	23.5	23.4	42.1
牛皮癣	0.7	2.9	41.5	31.9	23.0
荨麻疹	11.4	25.4	34.7	16.6	11.9
13. 肌肉骨骼系统和结缔组织疾病小计	0.7	1.8	18.1	32.8	46.6
其中：炎性多关节炎	0.3	2.0	17.4	33.8	46.4
内：类风湿关节炎	0.0	0.2	11.8	37.7	50.3
痛风	0.0	0.1	27.5	29.1	43.3
其他关节病	0.1	0.1	3.7	25.7	70.3
系统性结缔组织病	4.1	4.9	36.1	29.0	25.8
内：系统性红斑狼疮	0.1	7.0	57.7	24.6	10.8
脊椎关节强硬	0.0	0.1	18.6	43.8	37.4
椎间盘疾病	0.1	0.1	19.0	36.9	43.9
骨密度和骨结构疾病	0.1	0.8	3.9	11.4	83.8
内：骨质疏松	0.0	0.0	0.5	9.2	90.2
骨髓炎	1.1	6.9	20.3	32.9	38.7
14. 泌尿生殖系统疾病小计	0.9	3.1	30.5	31.3	34.2
其中：肾小球疾病	1.2	5.7	30.5	31.3	31.3
肾盂肾炎	0.8	1.0	28.2	27.6	42.3
肾衰竭	0.1	0.2	15.7	30.4	53.6
尿石病	0.1	0.4	27.3	36.8	35.3
膀胱炎	0.4	1.2	16.1	28.9	53.4
尿道狭窄	0.4	2.7	12.7	23.9	60.2

5-9-1　2023年医院出院病人年龄别疾病构成（合计）（续）

单位：%

疾病名称（ICD-10）	5岁以下	5～14岁	15～44岁	45～59岁	60岁及以上
男性生殖器官疾病	3.7	17.0	13.3	10.0	55.9
内：前列腺增生	0.0	0.0	0.1	7.5	92.4
乳房疾患	0.1	0.6	55.1	35.4	8.8
女性盆腔器官炎性疾病	0.1	0.8	57.7	31.3	10.1
子宫内膜异位			62.5	37.1	0.4
女性生殖器脱垂			6.4	30.6	63.0
15. 妊娠、分娩和产褥期小计			99.6	0.4	
其中：异位妊娠			99.1	0.9	
医疗性流产			99.1	0.9	
妊娠高血压			99.4	0.6	
前置胎盘、胎盘早剥和产前出血			99.5	0.5	
梗阻性分娩			99.8	0.2	
分娩时会阴、阴道裂伤			99.9	0.1	
产后出血			99.7	0.3	
顺产			99.9	0.1	
16. 起源于围生期疾病小计	100.0				
其中：产伤	100.0				
出生窒息	100.0				
新生儿吸入综合征	100.0				
围生期的感染	100.0				
胎儿和新生儿的溶血性疾病	100.0				
新生儿硬化病	100.0				
17. 先天性畸形、变形和染色体异常小计	15.9	20.5	28.0	21.1	14.5
神经系统其他先天性畸形	36.7	15.7	24.6	16.7	6.2
循环系统先天性畸形	6.3	7.6	29.3	33.3	23.5
内：先天性心脏病	5.5	5.6	27.4	36.3	25.1
唇裂和腭裂	69.0	17.7	11.6	1.3	0.4
消化系统先天性畸形	46.5	18.3	13.5	12.0	9.7
生殖泌尿系统先天性畸形	21.0	48.4	21.2	6.0	3.5
肌肉骨骼系统先天性畸形	31.8	23.5	22.2	12.0	10.6
18. 症状、体征和检验异常小计	7.2	6.5	16.7	23.9	45.6
19. 损伤、中毒小计	1.8	5.3	27.0	30.1	35.9
其中：骨折	0.9	4.6	22.9	30.1	41.5
内：颅骨和面骨骨折	3.1	12.1	46.1	24.7	14.0
股骨骨折	0.6	1.7	6.7	12.5	78.5
多部位骨折	0.3	2.8	25.6	33.5	37.8
颅内损伤	2.0	5.4	23.7	28.5	40.4
烧伤和腐蚀伤	16.5	7.1	27.6	27.5	21.3
药物、药剂和生物制品中毒	8.8	15.9	41.8	11.8	21.8
非药用物质的毒性效应	3.7	7.8	25.3	26.7	36.5
医疗并发症计	0.9	3.3	24.8	32.5	38.4
内：手术和操作并发症	0.9	5.4	27.6	29.9	36.2
假体装置、植入物和移植物并发症	0.4	1.0	20.1	34.7	43.8
20. 其他接受医疗服务小计	0.7	1.3	13.9	35.1	49.0

5-9-2　2023年医院出院病人年龄别疾病构成（男）

单位：%

疾病名称 (ICD-10)	5岁以下	5～14岁	15～44岁	45～59岁	60岁及以上
总　计	**7.2**	**5.7**	**15.1**	**24.4**	**47.7**
1. 传染病和寄生虫病小计	17.0	8.3	14.8	18.3	41.7
其中：肠道传染病	44.1	12.2	12.0	10.6	21.1
伤寒和副伤寒	15.5	14.7	28.5	17.9	23.5
细菌性痢疾	24.5	15.6	22.1	16.1	21.6
结核病	0.1	0.8	23.0	28.9	47.3
内：肺结核	0.0	0.5	21.1	29.4	49.0
百日咳	52.3	45.4	1.0	0.6	0.7
猩红热	23.0	74.8	2.0	0.1	0.1
性传播模式疾病	1.8	0.4	50.7	25.7	21.4
内：梅毒	3.4	0.2	39.8	32.2	24.5
淋球菌感染	0.8	1.1	82.2	10.6	5.4
乙型脑炎	3.6	7.1	38.1	19.0	32.1
斑疹伤寒	5.5	7.3	23.2	31.6	32.4
病毒性肝炎	0.1	0.5	43.9	38.5	17.1
人类免疫缺陷病毒病（HIV）	0.0	0.2	28.1	37.0	34.8
血吸虫病	0.0	0.1	9.3	31.2	59.3
丝虫病	0.0	0.0	17.2	20.7	62.1
钩虫病	0.0	2.5	8.6	9.4	79.5
2. 肿瘤小计	0.4	1.1	12.0	29.5	57.0
恶性肿瘤计	0.2	0.5	8.3	25.7	65.3
其中：鼻咽恶性肿瘤	0.0	0.3	22.7	44.2	32.8
食管恶性肿瘤	0.0	0.0	0.7	21.4	78.0
胃恶性肿瘤	0.0	0.0	2.6	21.5	75.9
小肠恶性肿瘤	0.0	0.0	6.9	29.4	63.6
结肠恶性肿瘤	0.0	0.0	5.4	24.7	69.9
直肠乙状结肠连接处、直肠、肛门和肛管恶性肿瘤	0.0	0.0	4.4	26.5	69.1
肝和肝内胆管恶性肿瘤	0.1	0.1	9.4	40.3	50.1
喉恶性肿瘤	0.0	0.0	1.3	28.3	70.4
气管、支气管、肺恶性肿瘤	0.0	0.0	3.1	23.2	73.7
骨、关节软骨恶性肿瘤	0.3	13.3	30.3	22.5	33.5
乳房恶性肿瘤	0.1	0.1	5.3	24.0	70.5
男性生殖器官恶性肿瘤	0.1	0.0	1.6	7.2	91.0
泌尿道恶性肿瘤	0.1	0.1	5.3	23.1	71.5
脑恶性肿瘤	1.5	6.6	26.1	32.4	33.4
白血病	2.6	7.1	26.4	24.9	39.0
原位癌计	0.0	0.0	7.8	31.2	60.9
良性肿瘤计	0.9	2.5	20.0	38.4	38.3
其中：皮肤良性肿瘤	6.7	18.3	38.8	19.6	16.6

注：本表系卫生健康部门综合医院数字。

5-9-2　2023年医院出院病人年龄别疾病构成（男）（续）

单位：%

疾病名称 (ICD-10)	5岁以下	5～14岁	15～44岁	45～59岁	60岁及以上
乳房良性肿瘤	0.5	1.4	30.0	26.3	41.7
前列腺良性肿瘤	0.0	0.0	3.2	11.9	84.8
甲状腺良性肿瘤	0.0	0.4	20.8	42.1	36.6
交界恶性和动态未知的肿瘤	0.4	1.3	13.7	26.4	58.1
3. 血液、造血器官及免疫疾病小计	5.2	15.9	17.0	19.0	42.9
其中：贫血	3.5	11.1	15.4	19.6	50.5
4. 内分泌、营养和代谢疾病小计	0.6	1.9	19.7	36.4	41.5
其中：甲状腺功能亢进	0.1	1.3	47.1	34.4	17.1
糖尿病	0.1	0.5	18.1	38.3	43.0
5. 精神和行为障碍小计	6.5	9.2	33.4	26.3	24.6
其中：依赖性物质引起的精神和行为障碍	0.2	1.4	43.2	38.8	16.4
酒精引起的精神和行为障碍	0.2	1.4	43.0	39.1	16.4
精神分裂症、分裂型和妄想性障碍	0.0	0.3	45.0	39.1	15.5
情感障碍	0.0	6.1	53.7	22.5	17.8
6. 神经系统疾病小计	2.1	4.5	14.8	27.0	51.6
其中：中枢神经系统炎性疾病	11.3	24.7	21.4	19.8	22.8
帕金森病	0.0	0.0	1.4	15.8	82.8
癫痫	6.4	15.8	24.9	21.8	31.2
7. 眼和附器疾病小计	0.8	2.9	9.5	22.6	64.2
其中：晶状体疾患	0.1	0.2	2.6	16.5	80.6
内：老年性白内障			0.4	12.9	86.7
视网膜脱离和断裂	0.4	2.2	24.4	40.8	32.1
青光眼	0.2	1.2	11.7	26.0	60.9
8. 耳和乳突疾病小计	2.4	6.2	23.8	30.2	37.4
其中：中耳和乳突疾病	7.2	15.2	29.7	26.6	21.2
9. 循环系统疾病小计	0.2	0.5	8.0	26.3	65.0
其中：急性风湿热	0.7	16.8	27.9	21.6	33.1
慢性风湿性心脏病	0.1	0.3	6.7	33.3	59.6
高血压	0.0	0.2	19.4	32.9	47.4
内：高血压性心脏、肾脏病	0.0	0.0	12.8	25.5	61.7
缺血性心脏病	0.1	0.0	6.0	29.3	64.7
内：心绞痛	0.1	0.0	5.2	30.0	64.7
急性心肌梗死	0.0	0.0	9.2	32.6	58.2
肺栓塞	0.0	0.1	8.1	17.5	74.3
心律失常	0.3	1.4	12.6	26.4	59.2
心力衰竭	0.4	0.4	3.9	14.3	81.0
脑血管疾病	0.1	0.1	4.7	25.6	69.5
内：颅内出血	0.2	0.4	10.0	31.9	57.5
脑梗死	0.1	0.0	3.4	24.2	72.2
大脑动脉闭塞和狭窄	0.0	0.0	5.7	28.5	65.7

5-9-2　2023年医院出院病人年龄别疾病构成（男）（续）

单位：%

疾病名称（ICD-10）	5岁以下	5～14岁	15～44岁	45～59岁	60岁及以上
静脉炎和血栓形成	0.1	0.2	10.4	26.3	63.0
下肢静脉曲张	0.1	0.0	10.2	39.4	50.3
10. 呼吸系统疾病小计	23.9	15.8	7.8	10.2	42.3
其中：急性上呼吸道感染	49.6	31.9	8.7	4.3	5.4
流行性感冒	35.1	43.3	9.5	4.1	8.1
肺炎	33.6	18.4	6.0	8.1	33.8
慢性鼻窦炎	0.8	8.7	41.5	30.2	18.8
慢性扁桃体和腺样体疾病	17.0	65.5	14.7	2.0	0.8
慢性下呼吸道疾病	1.2	1.3	3.2	11.7	82.6
内：哮喘	6.8	12.6	19.0	27.9	33.7
外部物质引起的肺病	1.6	0.7	3.8	25.3	68.7
11. 消化系统疾病小计	3.5	4.4	24.4	28.5	39.2
其中：口腔疾病	7.0	17.6	31.7	20.2	23.5
胃及十二指肠溃疡	0.1	0.8	17.6	29.1	52.5
阑尾疾病	1.0	18.1	42.5	20.9	17.6
疝	11.1	6.6	9.4	21.4	51.5
内：腹股沟疝	11.6	6.9	9.2	21.2	51.1
肠梗阻	7.5	4.2	11.6	21.2	55.5
酒精性肝病	0.0	0.0	18.4	46.9	34.7
肝硬化	0.1	0.0	14.3	46.7	38.8
胆石病和胆囊炎	0.1	0.3	19.5	31.0	49.2
急性胰腺炎	0.1	0.6	49.2	28.9	21.3
12. 皮肤和皮下组织疾病小计	3.8	8.2	32.4	22.7	32.9
其中：皮炎及湿疹	4.4	7.5	18.7	20.5	49.0
牛皮癣	0.7	2.3	41.8	31.6	23.6
荨麻疹	15.8	34.4	27.8	11.8	10.3
13. 肌肉骨骼系统和结缔组织疾病小计	1.0	2.5	21.6	31.4	43.5
其中：炎性多关节炎	0.3	2.3	22.2	29.6	45.6
内：类风湿关节炎	0.0	0.2	8.3	31.1	60.4
痛风	0.0	0.1	29.2	30.1	40.6
其他关节病	0.1	0.2	5.7	24.7	69.3
系统性结缔组织病	11.4	6.8	24.5	23.1	34.3
内：系统性红斑狼疮	0.2	10.7	53.8	20.2	15.2
脊椎关节强硬	0.0	0.1	18.3	40.4	41.2
椎间盘疾病	0.1	0.1	22.7	34.9	42.2
骨密度和骨结构疾病	0.2	2.5	11.5	13.7	72.2
内：骨质疏松	0.0	0.1	1.3	6.6	91.9
骨髓炎	0.9	6.1	22.1	34.6	36.2
14. 泌尿生殖系统疾病小计	1.5	5.7	21.9	26.7	44.2
其中：肾小球疾病	1.4	6.4	30.5	31.0	30.8
肾盂肾炎	1.6	1.5	16.2	27.6	53.1
肾衰竭	0.1	0.2	17.1	31.3	51.3
尿石病	0.2	0.4	28.9	35.8	34.8
膀胱炎	0.6	1.5	14.7	24.6	58.5
尿道狭窄	0.4	2.8	12.8	23.4	60.5

5-9-2 2023年医院出院病人年龄别疾病构成（男）（续）

单位：%

疾病名称 (ICD-10)	5 岁以下	5～14 岁	15～44 岁	45～59 岁	60 岁及以上
男性生殖器官疾病	3.7	17.0	13.3	10.0	55.9
内：前列腺增生	0.0	0.0	0.1	7.5	92.4
乳房疾患	0.4	3.7	59.5	14.5	21.8
15. 起源于围生期疾病小计	100.0				
其中：产伤	100.0				
出生窒息	100.0				
新生儿吸入综合征	100.0				
围生期的感染	100.0				
胎儿和新生儿的溶血性疾病	100.0				
新生儿硬化病	100.0				
16. 先天性畸形、变形和染色体异常小计	19.7	28.4	23.8	16.5	11.7
神经系统其他先天性畸形	45.3	18.2	22.0	10.6	3.9
循环系统先天性畸形	6.9	8.3	29.9	32.1	22.8
内：先天性心脏病	6.5	6.3	28.2	35.1	23.8
唇裂和腭裂	68.4	18.5	11.5	1.2	0.4
消化系统先天性畸形	51.8	21.2	11.1	8.2	7.6
生殖泌尿系统先天性畸形	24.3	56.2	13.9	3.4	2.2
肌肉骨骼系统先天性畸形	33.5	27.0	24.7	8.7	6.1
17. 症状、体征和检验异常小计	8.2	7.2	15.4	22.2	47.2
18. 损伤、中毒小计	1.9	6.1	31.7	30.8	29.6
其中：骨折	1.0	6.1	29.7	31.8	31.5
内：颅骨和面骨骨折	2.8	12.2	47.5	24.3	13.2
股骨骨折	0.9	2.9	12.9	17.9	65.4
多部位骨折	0.3	3.0	32.5	35.6	28.6
颅内损伤	1.8	5.7	24.9	28.3	39.3
烧伤和腐蚀伤	16.0	7.0	31.0	28.2	17.8
药物、药剂和生物制品中毒	14.9	9.8	36.4	13.6	25.3
非药用物质的毒性效应	4.2	7.4	26.7	27.0	34.8
医疗并发症计	1.1	4.1	25.0	30.0	39.8
内：手术和操作并发症	0.9	6.3	28.4	28.5	35.9
假体装置、植入物和移植物并发症	0.5	1.5	17.3	30.5	50.2
19. 其他接受医疗服务小计	0.8	1.6	11.0	29.8	56.7

5-9-3　2023年医院出院病人年龄别疾病构成（女）

单位：%

疾病名称（ICD-10）	5岁以下	5～14岁	15～44岁	45～59岁	60岁及以上
总　计	**5.1**	**3.9**	**24.2**	**24.7**	**42.0**
1. 传染病和寄生虫病小计	15.6	7.9	14.5	19.1	42.9
其中：肠道传染病	35.3	9.4	12.4	14.3	28.6
伤寒和副伤寒	12.3	15.4	33.1	17.3	21.9
细菌性痢疾	19.5	10.3	17.3	22.5	30.4
结核病	0.1	1.7	31.4	23.4	43.4
内：肺结核	0.0	1.5	29.7	22.4	46.4
百日咳	50.2	46.2	1.8	0.8	1.0
猩红热	22.8	74.2	2.5	0.4	0.1
性传播模式疾病	2.1	1.6	49.8	28.9	17.6
内：梅毒	4.9	0.6	46.8	28.5	19.2
淋球菌感染	1.3	3.6	53.3	23.4	18.5
乙型脑炎	2.9	11.4	21.4	21.4	42.9
斑疹伤寒	3.8	5.2	15.4	36.1	39.5
病毒性肝炎	0.1	0.6	36.2	40.3	22.8
人类免疫缺陷病毒病（HIV）	0.1	0.4	16.1	45.4	38.1
血吸虫病	0.0	0.1	8.5	31.8	59.5
丝虫病	0.0	0.0	0.0	22.2	77.8
钩虫病	0.3	0.7	3.7	16.4	78.9
2. 肿瘤小计	0.4	0.8	28.5	37.4	32.8
恶性肿瘤计	0.2	0.4	17.2	35.8	46.5
其中：鼻咽恶性肿瘤	0.1	0.2	23.9	43.4	32.5
食管恶性肿瘤	0.0	0.0	0.4	10.4	89.1
胃恶性肿瘤	0.0	0.0	7.5	25.0	67.4
小肠恶性肿瘤	0.0	0.1	6.0	29.4	64.5
结肠恶性肿瘤	0.0	0.0	6.3	24.5	69.2
直肠乙状结肠连接处、直肠、肛门和肛管恶性肿瘤	0.0	0.0	5.9	27.1	67.0
肝和肝内胆管恶性肿瘤	0.2	0.1	6.0	28.6	65.0
喉恶性肿瘤	0.0	0.1	3.3	23.2	73.3
气管、支气管、肺恶性肿瘤	0.0	0.0	9.0	32.7	58.2
骨、关节软骨恶性肿瘤	0.3	13.1	26.9	23.7	36.0
乳房恶性肿瘤	0.0	0.0	19.9	47.4	32.7
女性生殖器官恶性肿瘤	0.0	0.1	15.3	47.7	36.8
泌尿道恶性肿瘤	0.3	0.2	5.9	23.6	70.1
脑恶性肿瘤	1.3	6.4	25.8	34.0	32.5
白血病	2.2	5.9	25.4	28.0	38.4
原位癌计	0.0	0.0	35.9	40.7	23.3
其中：子宫颈原位癌	0.0	0.0	45.2	40.8	13.9
良性肿瘤计	0.6	1.3	39.8	39.3	18.9
其中：皮肤良性肿瘤	5.3	13.1	49.5	19.4	12.7

注：本表系卫健康生部门综合医院数字。

5-9-3　2023年医院出院病人年龄别疾病构成（女）（续）

单位：%

疾病名称（ICD-10）	5岁以下	5～14岁	15～44岁	45～59岁	60岁及以上
乳房良性肿瘤	0.0	0.6	68.1	26.7	4.6
子宫平滑肌瘤	0.1	0.0	40.4	55.7	3.8
卵巢良性肿瘤	0.1	2.1	57.2	25.2	15.4
甲状腺良性肿瘤	0.0	0.5	27.5	44.4	27.7
交界恶性和动态未知的肿瘤	0.3	1.2	22.5	31.6	44.4
3. 血液、造血器官及免疫疾病小计	3.3	11.4	20.8	25.0	39.5
其中：贫血	2.2	8.0	20.6	25.6	43.6
4. 内分泌、营养和代谢疾病小计	0.5	2.6	14.1	32.1	50.7
其中：甲状腺功能亢进	0.1	2.2	39.1	38.2	20.4
糖尿病	0.1	0.6	9.1	31.6	58.5
5. 精神和行为障碍小计	2.0	7.4	29.0	31.0	30.5
其中：依赖性物质引起的精神和行为障碍	0.6	4.4	53.2	25.9	15.9
酒精引起的精神和行为障碍	0.2	4.0	54.8	26.6	14.3
精神分裂症、分裂型和妄想性障碍	0.0	0.8	41.5	39.4	18.3
情感障碍	0.0	12.6	46.4	21.7	19.3
6. 神经系统疾病小计	1.5	3.2	10.9	27.7	56.7
其中：中枢神经系统炎性疾病	11.4	25.4	21.3	19.0	22.9
帕金森病	0.0	0.0	1.0	15.0	84.0
癫痫	8.4	18.8	26.5	16.9	29.4
7. 眼和附器疾病小计	0.6	1.9	6.9	20.2	70.4
其中：晶状体疾患	0.0	0.1	1.2	13.2	85.5
内：老年性白内障			0.2	10.7	89.1
视网膜脱离和断裂	0.3	0.9	17.9	40.1	40.8
青光眼	0.1	0.6	4.7	21.3	73.3
8. 耳和乳突疾病小计	1.5	3.5	20.8	33.5	40.7
其中：中耳和乳突疾病	5.5	9.5	29.0	33.8	22.2
9. 循环系统疾病小计	0.2	0.4	4.4	20.6	74.3
其中：急性风湿热	0.3	8.3	28.9	29.8	32.7
慢性风湿性心脏病	0.1	0.1	5.3	31.8	62.8
高血压	0.1	0.1	7.3	29.3	63.2
内：高血压性心脏、肾脏病	0.0	0.0	3.5	16.7	79.7
缺血性心脏病	0.1	0.0	1.5	19.6	78.8
内：心绞痛	0.1	0.0	1.5	20.7	77.7
急性心肌梗死	0.1	0.0	1.2	12.9	85.9
肺栓塞	0.0	0.0	4.5	13.7	81.7
心律失常	0.2	1.1	10.7	25.9	62.1
心力衰竭	0.4	0.3	1.6	8.2	89.5
脑血管疾病	0.1	0.1	2.5	20.2	77.1
内：颅内出血	0.3	0.4	5.0	28.4	66.0
脑梗死	0.1	0.0	1.3	16.7	81.9
大脑动脉闭塞和狭窄	0.0	0.0	2.9	21.5	75.5

5-9-3　2023年医院出院病人年龄别疾病构成（女）（续）

单位：%

疾病名称（ICD-10）	5岁以下	5～14岁	15～44岁	45～59岁	60岁及以上
静脉炎和血栓形成	0.1	0.1	7.8	20.5	71.5
下肢静脉曲张	0.1	0.0	10.1	43.3	46.5
10. 呼吸系统疾病小计	22.5	15.9	9.6	13.2	38.8
其中：急性上呼吸道感染	44.8	27.9	11.8	7.4	8.1
流行性感冒	31.4	38.4	13.7	6.4	10.1
肺炎	28.9	18.6	8.0	10.8	33.7
慢性鼻窦炎	0.9	7.8	31.5	35.3	24.5
慢性扁桃体和腺样体疾病	15.4	56.2	20.1	6.2	2.0
慢性下呼吸道疾病	1.5	1.5	5.6	16.6	74.9
内：哮喘	2.5	4.8	18.6	33.6	40.5
外部物质引起的肺病	5.0	1.4	6.3	13.9	73.4
11. 消化系统疾病小计	2.4	3.7	20.3	30.6	43.0
其中：口腔疾病	6.2	12.8	34.7	20.7	25.5
胃及十二指肠溃疡	0.1	0.6	10.1	25.9	63.4
阑尾疾病	0.8	13.5	42.7	23.0	19.9
疝	12.1	16.2	10.4	17.3	43.9
内：腹股沟疝	20.6	27.6	13.1	14.2	24.6
肠梗阻	6.5	3.7	12.7	24.3	52.7
酒精性肝病	0.0	0.0	22.0	37.6	40.3
肝硬化	0.1	0.1	5.4	31.8	62.6
胆石病和胆囊炎	0.1	0.2	21.1	32.3	46.2
急性胰腺炎	0.2	0.8	25.4	31.3	42.3
12. 皮肤和皮下组织疾病小计	3.8	7.9	32.1	24.0	32.3
其中：皮炎及湿疹	3.2	6.7	29.5	27.0	33.6
牛皮癣	0.6	4.2	41.0	32.5	21.8
荨麻疹	8.0	18.5	40.0	20.3	13.1
13. 肌肉骨骼系统和结缔组织疾病小计	0.5	1.4	15.7	33.7	48.7
其中：炎性多关节炎	0.3	1.8	13.1	37.6	47.2
内：类风湿关节炎	0.0	0.1	12.9	39.8	47.2
痛风	0.1	0.2	7.0	16.2	76.5
其他关节病	0.1	0.1	2.9	26.2	70.7
系统性结缔组织病	2.0	4.4	39.4	30.7	23.5
内：系统性红斑狼疮	0.1	6.4	58.2	25.2	10.2
脊椎关节强硬	0.0	0.1	18.9	46.1	34.9
椎间盘疾病	0.1	0.1	16.0	38.6	45.3
骨密度和骨结构疾病	0.0	0.3	1.8	10.8	87.0
内：骨质疏松	0.0	0.0	0.4	9.8	89.9
骨髓炎	1.7	8.9	15.9	28.4	45.0
14. 泌尿生殖系统疾病小计	0.4	0.9	38.1	35.2	25.5
其中：肾小球疾病	1.0	4.6	30.4	31.9	32.0
肾盂肾炎	0.6	0.9	32.2	27.6	38.8
肾衰竭	0.1	0.2	13.5	29.1	57.0
尿石病	0.1	0.5	23.5	39.2	36.6
膀胱炎	0.2	1.1	16.9	31.4	50.3
尿道狭窄	0.3	0.5	10.4	35.0	53.8

5-9-3　2023年医院出院病人年龄别疾病构成（女）（续）

单位：%

疾病名称（ICD-10）	5岁以下	5～14岁	15～44岁	45～59岁	60岁及以上
乳房疾患	0.1	0.3	54.8	37.0	7.8
女性盆腔器官炎性疾病	0.1	0.8	57.7	31.3	10.1
子宫内膜异位			62.5	37.1	0.4
女性生殖器脱垂			6.4	30.6	63.0
15. 妊娠、分娩和产褥期小计			99.6	0.4	
其中：异位妊娠			99.1	0.9	
医疗性流产			99.1	0.9	
妊娠高血压			99.4	0.6	
前置胎盘、胎盘早剥和产前出血			99.5	0.5	
梗阻性分娩			99.8	0.2	
分娩时会阴、阴道裂伤			99.9	0.1	
产后出血			99.7	0.3	
顺产			99.9	0.1	
16. 起源于围生期疾病小计	100.0				
其中：产伤	100.0				
出生窒息	100.0				
新生儿吸入综合征	100.0				
围生期的感染	100.0				
胎儿和新生儿的溶血性疾病	100.0				
新生儿硬化病	100.0				
17. 先天性畸形、变形和染色体异常小计	11.7	11.7	32.6	26.2	17.7
神经系统其他先天性畸形	28.8	13.4	27.0	22.4	8.4
循环系统先天性畸形	5.8	7.0	28.9	34.2	24.1
内：先天性心脏病	4.8	5.1	26.9	37.2	26.0
唇裂和腭裂	69.6	16.9	11.6	1.5	0.4
消化系统先天性畸形	38.8	13.9	16.9	17.6	12.8
生殖泌尿系统先天性畸形	5.4	12.1	55.2	17.9	9.5
肌肉骨骼系统先天性畸形	29.8	19.5	19.4	15.7	15.6
18. 症状、体征和检验异常小计	6.2	5.8	18.2	25.8	43.9
19. 损伤、中毒小计	1.7	4.1	20.5	29.1	44.6
其中：骨折	0.8	2.9	14.5	28.0	53.9
内：颅骨和面骨骨折	4.0	11.9	42.4	25.5	16.2
股骨骨折	0.4	0.8	2.4	8.8	87.5
多部位骨折	0.2	2.5	15.2	30.3	51.7
颅内损伤	2.2	5.0	21.7	28.9	42.2
烧伤和腐蚀伤	17.4	7.2	21.6	26.3	27.5
药物、药剂和生物制品中毒	5.7	18.9	44.4	10.9	20.1
非药用物质的毒性效应	3.2	8.2	23.8	26.5	38.4
医疗并发症计	0.8	2.4	24.7	35.1	37.0
内：手术和操作并发症	0.8	4.2	26.5	31.9	36.7
假体装置、植入物和移植物并发症	0.3	0.6	22.1	37.6	39.4
20. 其他接受医疗服务小计	0.7	1.0	16.9	40.8	40.7

5-10-1 调查地区居民两周就诊率

指标名称	合计			城市			农村		
	2013	2018	2023	2013	2018	2023	2013	2018	2023
调查人数 / 人	273 688	256 304	226 137	133 393	134 080	116 673	140 295	122 224	109 464
就诊人次数 / 人次	35 681	61 412	40 124	17 728	31 103	20 418	17 953	30 309	19 706
两周就诊率 /%	13.0	24.0	17.7	13.3	23.2	17.5	12.8	24.8	18.0
分性别两周就诊率									
男性	11.9	21.9	16.1	12.2	21.5	15.9	11.7	22.4	16.4
女性	14.1	26.0	19.3	14.3	24.9	19.0	13.9	27.2	19.6
年龄别两周就诊率									
0～4岁	14.6	24.9	25.2	15.3	23.9	24.8	14.1	25.9	25.6
5～14岁	6.2	11.8	13.1	6.3	11.5	13.8	6.1	12.1	12.5
15～24岁	3.4	8.0	7.2	3.3	7.5	7.0	3.5	8.5	7.4
25～34岁	4.8	10.7	8.5	4.9	9.6	8.7	4.5	12.2	8.3
35～44岁	8.5	14.3	10.7	8.0	12.5	9.9	8.9	16.7	11.8
45～54岁	13.7	23.3	15.8	13.2	21.5	15.1	14.1	25.0	16.6
55～64岁	19.7	32.7	20.7	19.1	31.2	20.5	20.4	34.5	21.0
65岁及以上	26.4	42.6	25.9	27.8	43.6	26.3	24.8	41.4	25.5
文化程度别两周就诊率									
文盲半文盲	22.8	39.2	26.1	25.8	42.8	30.2	21.4	37.6	24.4
小学	18.6	33.4	22.8	21.5	36.0	24.0	16.9	31.7	22.0
初中	11.5	23.4	17.3	13.2	24.6	17.9	10.1	22.1	16.6
高中、技校	9.8	19.6	14.7	10.3	20.2	15.5	8.6	18.4	13.3
中专	10.7	18.1	13.7	11.9	19.1	14.0	7.5	15.4	12.9
大专	7.9	13.6	11.6	8.2	13.9	12.3	6.5	12.4	9.5
本科及以上	5.9	12.4	9.9	6.3	12.6	10.6	2.7	11.6	6.5
医疗保障形式别两周就诊率									
城镇职工基本医保	13.4	22.8	15.7	13.4	22.9	16.0	13.6	22.2	14.6
城镇居民医疗保险	12.4	—	—	12.4	—	—	12.5	—	—
新型农村合作医疗	13.3	—	—	15.4	—	—	12.5	—	—
城乡居民基本医保	—	24.6	18.7	—	23.9	18.9	—	25.0	18.5
其他社会医疗保险	14.8	25.9	15.0	16.6	25.1	15.9	12.3	31.6	13.5
无社会医疗保险	8.4	17.4	13.2	6.7	13.9	13.5	12.5	23.1	12.8
就业状况别两周就诊率									
在业	11.5	19.3	14.1	10.2	15.8	12.5	12.4	22.6	15.6
离退休	21.4	37.1	22.3	21.6	37.2	22.5	20.3	36.1	21.1
学生	3.1	7.2	7.4	3.2	7.1	7.3	3.0	7.4	7.5
失业	19.9	35.3	24.8	18.1	33.5	20.4	21.8	36.7	29.4
无业			24.5			25.6			23.8

5-10-2 2023年调查地区居民两周就诊率

指标名称	合计	城市				农村			
		小计	东	中	西	小计	东	中	西
调查人数 / 人	226 137	116 673	46 122	34 730	35 821	109 464	32 353	36 056	41 055
就诊人次数 / 人次	40 124	20 418	8138	4731	7549	19 706	6040	5779	7887
两周就诊率 /%	17.7	17.5	17.6	13.6	21.1	18.0	18.7	16.0	19.2
分性别两周就诊率									
男性	16.1	15.9	16.2	12.4	18.8	16.4	16.9	14.5	17.8
女性	19.3	19.0	19.1	14.7	23.2	19.6	20.5	17.6	20.7
年龄别两周就诊率									
0～4 岁	25.2	24.8	22.4	20.9	30.2	25.6	30.6	21.9	25.2
5～14 岁	13.1	13.8	12.8	9.0	18.8	12.5	13.4	10.9	13.0
15～24 岁	7.2	7.0	6.1	5.9	9.0	7.4	6.9	6.6	8.1
25～34 岁	8.5	8.7	8.5	6.5	10.7	8.3	9.4	5.7	9.1
35～44 岁	10.7	9.9	9.9	6.9	12.7	11.8	11.4	12.1	11.9
45～54 岁	15.8	15.1	13.9	11.7	19.7	16.6	16.5	15.0	18.1
55～64 岁	20.7	20.5	20.4	16.6	25.0	21.0	21.7	18.3	23.1
65 岁及以上	25.9	26.3	28.8	19.9	29.7	25.5	26.8	20.9	29.3
文化程度别两周就诊率									
文盲半文盲	26.1	30.2	27.1	22.0	38.4	24.4	29.9	22.5	23.0
小学	22.8	24.0	25.0	18.3	27.2	22.0	25.0	18.0	23.6
初中	17.3	17.9	19.0	14.5	20.3	16.6	15.9	15.2	18.5
高中、技校	14.7	15.5	17.2	12.8	16.4	13.3	13.0	12.4	14.6
中专	13.7	14.0	14.3	11.5	16.6	12.9	14.4	9.9	14.0
大专	11.6	12.3	13.2	10.2	13.3	9.5	9.8	9.5	9.3
本科及以上	9.9	10.6	11.2	7.6	12.5	6.5	5.8	8.1	6.2
医疗保障形式别两周就诊率									
城镇职工基本医保	15.7	16.0	17.2	13.1	17.2	14.6	14.7	12.6	16.7
城乡居民基本医保	18.7	18.9	18.4	14.0	23.5	18.5	19.7	16.4	19.5
其他社会医疗保险	15.0	15.9	17.8	11.3	14.3	13.5	19.8	12.0	8.2
无社保	13.2	13.5	11.4	14.2	15.2	12.8	13.3	12.6	12.6
就业状况别两周就诊率									
在业	14.1	12.5	11.3	9.1	16.8	15.6	15.6	12.8	17.7
离退休	22.3	22.5	26.6	17.4	23.0	21.1	22.5	16.1	26.1
学生	7.4	7.3	5.6	5.6	11.0	7.5	6.5	6.6	8.6
失业	24.8	20.4	19.8	15.8	25.1	29.4	34.4	23.9	29.7
无业	24.5	25.6	25.8	20.0	30.3	23.8	25.9	22.0	24.4

5-11-1 调查地区居民疾病别两周就诊率

单位：‰

指标名称	合计			城市			农村		
	2013	2018	2023	2013	2018	2023	2013	2018	2023
传染病计	0.4	0.9	1.6	0.5	0.9	1.2	0.4	0.9	2.1
寄生虫病计	0.0	0.0	0.0	0.0	0.0	0.0	0.0	0.0	0.0
恶性肿瘤计	0.8	2.0	2.3	0.9	2.3	2.5	0.6	1.7	2.2
良性肿瘤计	0.3	0.7	0.6	0.3	0.5	0.7	0.3	0.9	0.4
内分泌、营养和代谢疾病计	6.3	16.7	10.4	8.8	21.0	12.6	3.9	12.1	8.1
其中：糖尿病	5.6	13.9	7.3	7.8	17.4	9.1	3.4	10.1	5.4
血液、造血器官疾病	0.4	1.4	1.2	0.3	1.3	1.1	0.5	1.6	1.3
精神病小计	0.4	1.4	1.1	0.4	1.6	1.2	0.5	1.1	1.1
神经系统疾病计	1.0	4.5	3.6	1.1	4.6	3.6	1.0	4.4	3.6
眼及附器疾病	0.7	2.7	4.5	0.7	3.2	5.2	0.6	2.1	3.8
耳和乳突疾病	0.3	1.4	1.1	0.3	1.4	1.0	0.3	1.3	1.2
循环系统疾病	27.5	63.3	38.8	30.1	64.1	39.0	24.9	62.4	38.6
其中：心脏病	3.1	8.2	6.5	3.4	8.0	5.9	2.8	8.5	7.1
高血压	21.4	46.1	25.8	23.8	48.2	27.4	19.2	43.9	24.1
脑血管病	2.2	6.0	4.5	2.3	5.1	3.7	2.2	7.0	5.4
呼吸系统疾病	27.0	58.2	45.4	25.4	51.7	42.6	28.5	65.3	48.3
其中：急性上呼吸道感染	23.1	48.2	37.2	21.5	42.3	34.1	24.6	54.6	40.4
肺炎	0.6	1.3	1.7	0.5	1.2	1.9	0.6	1.4	1.4
老年人慢性支气管炎	1.3	2.9	1.9	1.3	2.4	1.6	1.4	3.5	2.2
消化系统疾病	8.6	26.7	18.1	7.6	23.7	17.2	9.6	30.1	19.1
其中：急性胃炎	4.3	12.7	8.7	3.8	10.9	7.9	4.9	14.7	9.4
肝硬化	0.1	0.5	0.4	0.2	0.5	0.4	0.1	0.5	0.4
胆囊疾病	0.8	1.6	1.2	0.7	1.3	1.0	0.9	1.9	1.4
泌尿生殖系统疾病	3.2	9.6	6.8	3.3	9.4	6.8	3.1	10.0	6.9
妊娠、分娩病及产褥期并发症	0.1	0.5	0.3	0.1	0.6	0.4	0.1	0.5	0.3
皮肤皮下组织	1.5	7.4	4.7	1.5	7.8	5.1	1.5	6.9	4.4
肌肉、骨骼结缔组织	7.2	27.9	20.0	6.5	24.8	18.6	7.8	31.3	21.5
其中：类风湿关节炎	1.7	4.1	3.1	1.4	3.3	2.6	2.0	4.9	3.5
先天异常	0.0	0.1	0.1	0.0	0.1	0.1	0.0	0.1	0.1
围生期疾病	0.0	0.0	0.0	0.0	0.1		0.0	0.0	0.0
损伤和中毒	2.9	5.1	3.6	2.5	4.3	3.2	3.4	5.9	4.0
其他	0.4	6.3	10.4	0.4	6.2	10.9	0.3	6.4	9.9
不详	0.7	2.8	2.8	0.8	2.7	2.3	0.6	2.9	3.3

5-11-2 2023年调查地区居民疾病别两周就诊率

单位：‰

指标名称	合计	城市				农村			
		小计	东	中	西	小计	东	中	西
传染病计	1.6	1.2	1.4	1.1	1.1	2.1	2.0	2.5	1.8
寄生虫病计	0.0	0.0	0.0	0.1	0.0	0.0			0.0
恶性肿瘤计	2.3	2.5	3.3	2.2	1.7	2.2	2.5	2.5	1.6
良性肿瘤计	0.6	0.7	0.9	0.6	0.8	0.4	0.5	0.4	0.3
内分泌、营养和代谢疾病计	10.4	12.6	15.8	8.7	12.2	8.1	10.5	7.0	7.2
其中：糖尿病	7.3	9.1	11.8	5.8	8.8	5.4	7.2	4.6	4.7
血液、造血器官疾病	1.2	1.1	1.0	0.9	1.3	1.3	1.1	0.9	1.7
精神病小计	1.1	1.2	1.5	0.8	1.1	1.1	1.1	1.3	0.9
神经系统疾病计	3.6	3.6	3.8	4.0	3.1	3.6	3.4	3.7	3.5
眼及附器疾病	4.5	5.2	4.1	2.4	9.4	3.8	3.6	1.7	5.7
耳和乳突疾病	1.1	1.0	1.0	0.7	1.1	1.2	1.9	0.9	0.9
循环系统疾病	38.8	39.0	46.8	29.4	38.1	38.6	42.1	38.4	36.0
其中：心脏病	6.5	5.9	5.8	6.5	5.4	7.1	5.6	9.2	6.4
高血压	25.8	27.4	35.4	17.8	26.4	24.1	29.4	21.0	22.7
脑血管病	4.5	3.7	3.8	3.4	3.8	5.4	5.6	5.9	4.8
呼吸系统疾病	45.4	42.6	37.3	30.8	60.8	48.3	50.2	38.8	55.2
其中：急性上呼吸道感染	37.2	34.1	28.6	24.7	50.4	40.4	42.8	32.8	45.2
肺炎	1.7	1.9	2.3	1.6	1.7	1.4	2.1	1.1	1.1
老年人慢性支气管炎	1.9	1.6	1.2	1.2	2.5	2.2	1.6	1.5	3.2
消化系统疾病	18.1	17.2	16.2	13.2	22.3	19.1	17.2	15.7	23.6
其中：急性胃炎	8.7	7.9	7.8	5.1	10.8	9.4	8.9	7.4	11.6
肝病硬化	0.4	0.4	0.5	0.4	0.4	0.4	0.3	0.4	0.5
胆囊疾病	1.2	1.0	0.9	0.9	1.1	1.4	1.1	0.9	2.0
泌尿生殖系统疾病	6.8	6.8	6.9	6.1	7.3	6.9	6.2	7.8	6.7
妊娠、分娩病及产褥期并发症	0.3	0.4	0.3	0.4	0.4	0.3	0.2	0.2	0.4
皮肤皮下组织	4.7	5.1	5.8	4.3	4.9	4.4	5.8	3.2	4.3
肌肉、骨骼结缔组织	20.0	18.6	15.3	15.7	25.5	21.5	21.0	17.9	25.1
其中：类风湿关节炎	3.1	2.6	2.0	1.7	4.4	3.5	2.9	2.3	5.1
先天异常	0.1	0.1	0.0	0.1	0.1	0.1	0.1	0.0	0.0
围生期疾病	0.0					0.0			0.1
损伤和中毒	3.6	3.2	3.6	2.4	3.5	4.0	3.8	4.0	4.1
其他	10.4	10.9	9.4	10.4	13.2	9.9	11.3	9.7	9.0
不详	2.8	2.3	2.2	1.8	3.0	3.3	2.1	3.6	3.8

5-12-1 调查地区居民住院率

指标名称	合计			城市			农村		
	2013	2018	2023	2013	2018	2023	2013	2018	2023
住院人次数 / 人次	24 740	35 223	28 106	12 110	17 246	12 826	12 630	17 977	15 280
住院率 /%	9.0	13.7	12.4	9.1	12.9	11.0	9.0	14.7	14.0
分性别住院率									
男性	8.0	12.5	12.1	8.2	11.6	10.8	7.8	13.4	13.5
女性	10.1	15.0	12.7	9.9	14.0	11.2	10.2	16.0	14.4
年龄别住院率									
0～4 岁	8.6	13.0	12.8	7.4	11.2	9.4	9.5	14.8	16.3
5～14 岁	2.2	3.8	3.6	1.9	3.0	2.7	2.4	4.4	4.4
15～24 岁	5.0	6.2	2.9	4.1	4.8	2.4	5.7	7.5	3.3
25～34 岁	7.3	11.1	7.2	6.9	10.6	6.1	7.8	11.9	8.6
35～44 岁	5.5	8.0	6.3	4.8	7.4	5.5	6.1	8.8	7.4
45～54 岁	7.3	11.0	9.0	6.9	9.6	7.5	7.6	12.4	10.5
55～64 岁	12.4	17.4	14.2	11.8	15.7	12.6	13.1	19.3	15.8
65 岁及以上	19.9	27.2	23.3	21.5	26.4	21.4	18.0	28.1	25.4
文化程度别住院率									
文盲半文盲	14.7	22.4	21.5	16.3	21.8	21.3	14.0	22.7	21.5
小学	12.8	19.1	17.9	14.4	18.8	17.1	11.8	19.2	18.4
初中	8.7	13.4	12.4	9.6	13.7	12.0	7.9	13.1	12.8
高中、技校	6.8	11.1	10.2	6.9	11.1	10.0	6.5	11.2	10.5
中专	9.2	14.2	10.7	9.4	14.0	10.7	8.7	14.7	10.7
大专	6.8	10.5	7.6	6.8	10.4	8.0	6.5	10.7	6.6
本科及以上	6.2	10.1	6.2	6.4	10.5	6.3	4.8	7.3	5.4
医疗保障形式别住院率									
城镇职工基本医保	11.2	14.8	12.2	11.3	15.0	12.2	10.5	13.8	12.4
城镇居民基本医保	7.1	—	—	7.1	—	—	6.9	—	—
新型农村合作医疗	9.0	—	—	8.6	—	—	9.1	—	—
城乡居民基本医保	—	13.7	12.8	-	11.8	10.4	-	14.9	14.3
其他社会医疗保险	8.0	12.2	9.3	8.0	11.1	8.1	7.9	19.1	11.3
无社保	5.1	7.4	4.3	4.5	6.2	3.8	6.6	9.3	5.1
就业状况别住院率									
在业	7.7	10.2	8.6	6.3	8.4	6.7	8.7	11.8	10.3
离退休	17.7	22.7	19.2	17.6	22.3	18.4	18.0	25.8	23.4
学生	1.3	2.2	1.9	1.3	1.8	1.6	1.2	2.6	2.2
失业	15.0	23.6	19.2	13.4	20.4	13.1	16.8	26.3	25.4
无业			21.1			17.8			23.1

5-12-2 2023年调查地区居民住院率

指标名称	合计	城市				农村			
		小计	东	中	西	小计	东	中	西
住院人次数 / 人次	28 106	12 826	4095	3798	4933	15 280	3546	5400	6334
住院率 /%	12.4	11.0	8.9	10.9	13.8	14.0	11.0	15.0	15.4
分性别住院									
男性	12.1	10.8	8.8	10.7	13.4	13.5	11.2	14.7	14.2
女性	12.7	11.2	9.0	11.2	14.1	14.4	10.7	15.2	16.7
年龄别住院率									
0～4 岁	12.8	9.4	6.6	10.4	11.5	16.3	13.6	16.4	18.0
5～14 岁	3.6	2.7	2.0	2.5	3.7	4.4	3.1	3.8	5.5
15～24 岁	2.9	2.4	1.4	2.4	3.8	3.3	2.1	3.8	3.9
25～34 岁	7.2	6.1	5.3	5.5	7.7	8.6	7.0	9.6	9.2
35～44 岁	6.3	5.5	4.4	4.9	7.7	7.4	5.0	7.9	8.9
45～54 岁	9.0	7.5	6.0	6.6	10.1	10.5	8.1	10.1	12.5
55～64 岁	14.2	12.6	10.3	12.1	16.1	15.8	12.2	16.6	18.1
65 岁及以上	23.3	21.4	17.4	21.5	26.8	25.4	20.5	25.8	29.1
文化程度别住院率									
文盲半文盲	21.5	21.3	18.7	19.2	24.9	21.5	19.2	23.5	21.3
小学	17.9	17.1	14.8	16.1	19.8	18.4	14.5	19.1	20.3
初中	12.4	12.0	10.2	12.1	14.4	12.8	10.2	13.5	14.7
高中、技校	10.2	10.0	8.1	10.5	12.2	10.5	9.0	11.6	11.1
中专	10.7	10.7	7.2	11.3	15.1	10.7	8.7	13.8	10.1
大专	7.6	8.0	6.4	7.9	10.4	6.6	5.8	8.0	6.2
本科及以上	6.2	6.3	5.0	7.0	8.2	5.4	5.0	5.3	6.0
医疗保障形式别住院率									
城镇职工基本医保	12.2	12.2	9.2	14.7	15.0	12.4	11.3	13.2	14.7
城乡居民基本医保	12.8	10.4	8.9	8.3	13.5	14.3	11.0	15.4	15.6
其他社会医疗保险	9.3	8.1	6.6	9.9	11.0	11.3	11.7	12.3	9.4
无社保	4.3	3.8	2.3	4.5	4.8	5.1	5.2	4.6	5.8
就业状况别住院率									
在岗	8.6	6.7	5.3	5.7	9.3	10.3	8.0	10.0	12.5
离退休	19.2	18.4	14.5	19.9	23.0	23.4	22.3	21.2	28.4
学生	1.9	1.6	0.9	1.5	2.7	2.2	1.0	2.7	2.8
失业	19.2	13.1	10.8	12.2	16.5	25.4	19.6	26.5	29.0
无业	21.1	17.8	16.3	13.6	23.0	23.1	18.2	24.8	24.8

5-13-1　调查地区居民疾病别住院率

单位：‰

指标名称	合计			城市			农村		
	2013	2018	2023	2013	2018	2023	2013	2018	2023
传染病计	1.0	0.8	1.2	0.8	0.5	1.1	1.2	1.1	1.2
寄生虫病计	0.1	0.1	0.1	0.1	0.1	0.1	0.0	0.2	0.1
恶性肿瘤计	3.9	5.8	7.3	4.9	6.0	6.8	3.0	5.6	7.9
良性肿瘤计	2.0	2.0	1.8	2.0	1.8	1.6	2.0	2.2	2.1
内分泌、营养和代谢疾病计	3.5	5.8	5.8	4.7	7.0	6.3	2.3	4.5	5.3
其中：糖尿病	2.6	4.4	4.2	3.6	5.4	4.6	1.6	3.3	3.8
血液、造血器官疾病	0.6	1.3	1.1	0.5	1.3	1.0	0.7	1.4	1.3
精神病小计	0.5	0.8	0.8	0.5	0.6	0.7	0.4	0.9	1.0
神经系统疾病计	1.6	3.1	3.4	1.7	3.4	3.4	1.5	2.8	3.4
眼及附器疾病	1.9	3.1	3.0	2.0	3.1	2.7	1.7	3.1	3.3
耳和乳突疾病	0.3	0.7	0.6	0.3	0.8	0.8	0.2	0.6	0.4
循环系统疾病	20.4	29.1	24.0	21.9	26.5	20.9	18.9	32.1	27.3
其中：心脏病	6.9	10.2	9.0	8.1	9.1	8.1	5.8	11.4	9.9
高血压	4.9	6.8	4.3	5.1	7.0	4.2	4.7	6.7	4.4
脑血管病	6.9	9.6	8.5	7.1	7.7	6.6	6.7	11.7	10.5
呼吸系统疾病	13.3	21.9	21.1	11.5	18.4	16.4	15.1	25.7	26.0
其中：急性上呼吸道感染	5.4	8.7	7.7	3.9	6.1	4.3	6.9	11.6	11.3
肺炎	2.9	5.0	5.5	2.8	5.0	5.6	3.1	4.9	5.4
老年人慢性支气管炎	1.9	3.5	2.7	1.8	2.9	2.4	2.0	4.2	3.1
消化系统疾病	10.2	13.9	12.9	9.8	13.0	11.8	10.5	14.9	14.1
其中：急性胃炎	2.3	3.3	3.1	1.9	2.8	2.7	2.8	3.9	3.6
肝硬化	0.5	0.7	0.6	0.6	0.5	0.6	0.3	0.9	0.7
胆囊疾病	1.9	2.3	2.3	2.0	2.1	2.1	1.9	2.4	2.4
泌尿生殖系统疾病	5.4	8.2	7.6	5.2	7.3	7.2	5.6	9.3	8.0
妊娠、分娩病及产褥期并发症	9.8	12.0	4.1	9.5	13.3	4.0	10.0	10.7	4.2
皮肤皮下组织	1.2	2.2	2.0	1.2	1.9	1.8	1.1	2.5	2.2
肌肉、骨骼结缔组织	6.0	13.7	13.2	6.1	12.5	11.7	5.8	14.9	14.8
其中：类风湿关节炎	1.0	1.4	1.5	0.8	0.9	1.0	1.2	1.9	2.0
先天异常	0.2	0.2	0.2	0.1	0.1	0.3	0.2	0.2	0.1
围生期疾病	0.3	0.3	0.1	0.3	0.2	0.1	0.3	0.3	0.1
损伤和中毒	6.9	6.6	5.9	5.8	4.8	4.4	7.9	8.6	7.6
其他	0.9	4.6	6.6	1.0	5.2	6.1	0.7	4.0	7.1
不详	0.6	1.1	1.6	0.7	0.9	0.9	0.6	1.3	2.3

5-13-2　2023年调查地区居民疾病别住院率

单位：‰

指标名称	合计	城市				农村			
		小计	东	中	西	小计	东	中	西
传染病计	1.2	1.1	1.2	1.1	1.0	1.2	0.9	1.1	1.7
寄生虫病计	0.1	0.1	0.0	0.1	0.1	0.1		0.1	0.0
恶性肿瘤计	7.3	6.8	7.4	7.1	5.6	7.9	9.5	9.5	5.3
良性肿瘤计	1.8	1.6	1.9	1.3	1.5	2.1	2.3	1.9	2.1
内分泌、营养和代谢疾病计	5.8	6.3	4.3	7.9	7.3	5.3	4.7	5.5	5.6
其中：糖尿病	4.2	4.6	2.8	6.4	5.1	3.8	3.0	4.1	4.2
血液、造血器官疾病	1.1	1.0	0.8	0.7	1.4	1.3	1.3	0.9	1.7
精神病小计	0.8	0.7	0.3	0.9	0.8	1.0	1.0	0.9	1.0
神经系统疾病计	3.4	3.4	2.5	4.1	3.9	3.4	2.5	4.2	3.4
眼及附器疾病	3.0	2.7	2.6	2.8	2.8	3.3	2.4	3.7	3.5
耳和乳突疾病	0.6	0.8	0.4	0.7	1.4	0.4	0.4	0.3	0.6
循环系统疾病	24.0	20.9	17.5	23.8	22.5	27.3	22.1	34.7	24.8
其中：心脏病	9.0	8.1	6.5	10.5	7.9	9.9	7.6	13.6	8.5
高血压	4.3	4.2	3.4	3.8	5.5	4.4	3.0	4.1	5.8
脑血管病	8.5	6.6	5.8	7.9	6.4	10.5	9.3	14.2	8.1
呼吸系统疾病	21.1	16.4	10.6	15.1	25.2	26.0	17.6	24.5	34.1
其中：急性上呼吸道感染	7.7	4.3	2.1	3.5	8.0	11.3	5.6	10.7	16.3
肺炎	5.5	5.6	4.4	5.6	7.2	5.4	5.5	5.1	5.5
老年人慢性支气管炎	2.7	2.4	1.5	2.2	3.9	3.1	1.7	2.5	4.6
消化系统疾病	12.9	11.8	10.6	10.9	14.3	14.1	11.0	13.2	17.2
其中：急性胃炎	3.1	2.7	2.3	2.0	3.9	3.6	2.3	3.2	4.9
肝病硬化	0.6	0.6	0.5	0.6	0.6	0.7	0.5	0.6	1.0
胆囊疾病	2.3	2.1	2.0	1.8	2.5	2.4	1.9	2.4	2.9
泌尿生殖系统疾病	7.6	7.2	6.2	6.4	9.2	8.0	5.5	9.6	8.5
妊娠、分娩病及产褥期并发症	4.1	4.0	3.8	3.6	4.6	4.2	4.3	3.7	4.6
皮肤皮下组织	2.0	1.8	1.5	1.8	2.1	2.2	1.6	2.3	2.5
肌肉、骨骼结缔组织	13.2	11.7	7.4	10.8	18.0	14.8	9.2	13.6	20.1
其中：类风湿关节炎	1.5	1.0	0.6	0.8	1.7	2.0	0.9	1.2	3.5
先天异常	0.2	0.3	0.1	0.5	0.3	0.1	0.1		0.2
围生期疾病	0.1	0.1	0.1	0.1	0.1	0.1		0.1	0.2
损伤和中毒	5.9	4.4	4.0	3.3	5.9	7.6	7.0	8.4	7.3
其他	6.6	6.1	4.8	5.6	8.3	7.1	5.4	8.2	7.5
不详	1.6	0.9	0.6	0.8	1.5	2.3	1.1	3.2	2.4

5-14-1　调查地区患者两周首诊单位构成

单位：%

项目	合计	城市	农村
2013 年			
诊所 / 村卫生室	39.9	27.1	52.6
社区卫生服务站	10.4	17.0	3.8
社区卫生服务中心	8.3	14.4	2.2
乡镇（街道）卫生院	14.2	6.7	21.5
县 / 市 / 区级医院	16.9	17.6	16.1
地 / 市级医院	6.2	10.8	1.7
省医院	2.0	3.3	0.7
其他	2.2	3.1	1.4
2018 年			
诊所 / 村卫生室	41.5	31.6	51.9
社区卫生服务站	5.8	9.6	1.8
社区卫生服务中心	7.6	13.4	1.6
乡镇（街道）卫生院	12.6	7.1	18.3
县 / 市 / 区级医院	19.5	19.9	19.2
地 / 市级医院	5.0	8.3	1.7
省医院	3.5	5.8	1.0
民营医院	2.4	2.6	2.3
其他	2.0	1.8	2.2
2023 年			
门诊部（所）	9.5	10.6	8.4
村卫生室	27.5	15.4	39.8
社区卫生服务站	6.2	10.5	1.8
社区卫生服务中心	9.5	16.6	2.2
乡镇（街道）卫生院	15.5	9.8	21.3
县（区）属医院	13.2	10.0	16.4
地市属医院	9.9	15.6	4.0
省属及以上医院	3.8	5.6	2.0
民营医院	3.0	3.7	2.3
线上诊疗	0.1	0.1	0.1
其他	1.8	2.0	1.7

5-14-2　2023年调查地区两周患病者首诊机构构成

单位：%

项目	合计	城市				农村			
		小计	东	中	西	小计	东	中	西
门诊部（所）	9.5	10.6	5.9	12.3	14.9	8.4	6.7	8.5	9.5
村卫生室	27.5	15.4	11.7	19.4	16.9	39.8	41.9	44.4	34.9
社区卫生服务站	6.2	10.5	15.8	8.9	5.3	1.8	4.0	0.6	1.1
社区卫生服务中心	9.5	16.6	21.0	13.2	13.9	2.2	4.7	1.1	1.2
乡镇（街道）卫生院	15.5	9.8	8.9	6.6	13.0	21.3	19.7	19.2	24.0
县（区）属医院	13.2	10.0	12.9	6.1	9.3	16.4	14.9	16.1	17.6
地市属医院	9.9	15.6	15.1	20.6	13.0	4.0	3.8	4.2	4.1
省属及以上医院	3.8	5.6	5.7	6.5	4.8	2.0	2.0	2.0	1.9
民营医院	3.0	3.7	2.2	5.0	4.7	2.3	1.1	2.4	3.2
线上诊疗	0.1	0.1	0.1	0.1	0.1	0.1	0.1	0.2	0.1
其他	1.8	2.0	0.6	1.3	4.1	1.7	1.1	1.3	2.4

5-15-1　调查地区住户距最近医疗单位距离和时间构成

单位：%

指标名称	合计	城市	农村
2013 年			
到最近医疗点距离			
不足 1 千米	63.9	71.0	56.7
1～＜2 千米	16.7	15.1	18.3
2～＜3 千米	9.7	7.7	11.6
3～＜4 千米	4.2	3.1	5.3
4～＜5 千米	2.1	1.3	3.0
5 千米及以上	3.4	1.8	5.0
到最近医疗点所需时间			
15 分钟及以内	84.0	87.8	80.2
16～＜20 分钟	7.9	6.9	8.9
20 分钟以上	8.1	5.3	10.9
2018 年			
到最近医疗点距离			
不足 1 千米	58.2	62.5	53.1
1～＜2 千米	22.1	21.8	22.5
2～＜3 千米	10.8	9.6	12.1
3～＜4 千米	4.0	3.3	4.7
4～＜5 千米	1.5	1.1	2.0
5 千米及以上	3.4	1.6	5.6
到最近医疗点所需时间			
15 分钟及以内	89.9	91.9	87.6
16～＜20 分钟	5.2	4.8	5.6
20～＜30 分钟	3.6	2.7	4.7
30 分钟以上	1.3	0.6	2.1
2023 年			
到最近医疗点距离			
不足 1 千米	52.7	56.7	48.0
1～＜2 千米	24.3	23.7	25.0
2～＜3 千米	13.1	11.7	14.7
3～＜4 千米	5.3	4.8	5.9
4～＜5 千米	1.9	1.3	2.5
5 千米及以上	2.8	1.8	4.0
到最近医疗点所需时间			
15 分钟及以内	90.8	92.4	88.9
16～＜20 分钟	4.8	4.4	5.4
20～＜30 分钟	3.3	2.6	4.1
30 分钟以上	1.1	0.7	1.7

5-15-2　2023年调查地区住户距最近医疗单位距离和时间构成

单位：%

	合计	城市				农村			
		小计	东	中	西	小计	东	中	西
到最近医疗点距离									
不足 1 千米	52.7	56.7	58.9	59.1	51.7	48.0	53.3	50.8	41.0
1～＜2 千米	24.3	23.7	23.2	22.7	25.2	25.0	24.9	24.3	25.7
2～＜3 千米	13.1	11.7	10.7	10.8	13.8	14.7	12.4	15.0	16.1
3～＜4 千米	5.3	4.8	4.5	4.8	5.2	5.9	5.4	4.9	7.2
4～＜5 千米	1.9	1.3	1.1	1.2	1.6	2.5	2.1	2.3	3.1
5 千米及以上	2.8	1.8	1.7	1.4	2.4	4.0	1.9	2.6	6.9
到最近医疗点所需时间									
15 分钟及以内	90.8	92.4	95.7	93.0	87.6	88.9	95.4	88.7	84.0
16～＜20 分钟	4.8	4.4	2.8	4.5	6.2	5.4	2.7	5.4	7.4
20～＜30 分钟	3.3	2.6	1.2	2.1	4.8	4.1	1.5	4.0	6.1
30 分钟以上	1.1	0.7	0.3	0.5	1.4	1.7	0.4	1.9	2.5

5-16-1 调查地区居民医疗保障制度构成

单位：%

指标名称	合计	城市	农村
2013 年			
城镇职工医疗保险	21.0	38.1	4.6
城镇居民医疗保险	13.2	22.0	4.7
新型农村合作医疗	51.1	26.9	74.1
城乡居民合作医疗	9.9	5.7	13.8
其他社会医疗保险	0.5	0.9	0.1
无社会医疗保险	4.4	6.4	2.6
2018 年			
城镇职工基本医保	23.4	38.8	6.6
城乡居民基本医保	73.3	57.1	91.1
其他社会医疗保险	0.4	0.7	0.1
无社会医疗保险	2.9	3.5	2.3
2023 年			
城镇职工基本医保	26.6	42.5	9.6
城乡居民基本医保	70.3	54.0	87.7
其他社会医疗保险	1.1	1.3	0.9
无社会医疗保险	2.0	2.3	1.8

5-16-2 2023年调查地区居民社会医疗保障制度构成

单位：%

指标名称	合计	城市				农村			
		小计	东	中	西	小计	东	中	西
城镇职工基本医保	26.6	42.5	49.8	42.0	33.5	9.6	18.6	7.1	4.7
城乡居民基本医保	70.3	54.0	45.9	55.3	63.1	87.7	78.4	89.7	93.3
其他社会医疗保险	1.1	1.3	2.1	0.8	0.9	0.9	1.0	1.1	0.6
无社会医疗保险	2.0	2.3	2.2	1.9	2.6	1.8	2.0	2.0	1.4

六、基层医疗卫生服务

简要说明

一、本章主要介绍全国及31个省、自治区、直辖市基层医疗卫生机构门诊、住院和床位利用情况，包括诊疗人次数、入院人次数、病床使用率、平均住院日、医师人均工作量、医药费用等。

二、本章数据来源于卫生资源与医疗服务统计年报。

三、本章及其他有关社区卫生服务中心（站）数据系登记注册机构数，均不包括医疗机构下设的未注册的社区卫生服务站数。

主要指标解释

家庭卫生服务人次数 是指医生赴病人家中提供医疗、预防和保健服务的人次数。

6-1-1 基层医疗卫生机构医疗服务量

单位：万人次

机构分类	诊疗人次数					入院人次数				
	2019	2020	2021	2022	2023	2019	2020	2021	2022	2023
总 计	**453 087.1**	**411 614.4**	**425 023.7**	**426 609.5**	**494 486.1**	**4295.1**	**3707.5**	**3591.7**	**3619.1**	**4545.1**
按主办单位分										
政府办	196 973.7	180 292.3	190 440.1	192 305.0	216 816.8	4183.9	3596.4	3485.9	3517.2	4382.9
非政府办	256 113.3	231 322.1	234 583.6	234 304.5	277 669.4	111.2	111.0	105.8	101.9	188.1
按机构类别分										
社区卫生服务中心	69 110.7	62 068.4	69 596.6	69 330.3	82 909.0	339.5	292.7	319.3	333.8	480.4
其中：政府办	56 709.7	51 211.9	56 603.9	55 816.5	68 398.3	278.2	238.0	264.9	279.9	405.5
社区卫生服务站	16 805.7	13 403.7	14 005.9	13 919.9	20 634.0	10.4	6.6	5.8	4.7	7.1
其中：政府办	3510.0	2352.3	2680.0	2016.7	2549.2	3.3	2.5	1.8	1.6	1.9
街道卫生院	1190.4	1179.1	1352.6	1563.3	1808.9	24.9	18.4	17.7	18.7	39.6
乡镇卫生院	117 453.6	109 516.3	116 064.2	120 771.4	130 896.5	3909.4	3383.3	3223.0	3239.0	3992.1
其中：政府办	116 443.7	108 398.4	115 145.3	119 857.3	129 268.3	3879.2	3338.0	3200.6	3216.8	3937.5
村卫生室	160 461.7	142 753.8	134 184.3	128 176.0	140 050.4					
门诊部	15 631.7	15 722.1	18 692.1	19 366.9	25 437.6	10.9	6.4	25.7	22.8	25.9
诊所（卫生所、医务室、护理站）	72 433.2	66 971.1	71 128.0	73 481.6	92 749.7		0.0	0.2	0.1	0.1
构成 /%	**100.0**	**100.0**	**100.0**	**100.0**	**100.0**	**100.0**	**100.0**	**100.0**	**100.0**	**100.0**
按主办单位分										
政府办	43.5	43.8	44.8	45.1	43.8	97.4	97.0	97.1	97.2	96.4
非政府办	56.5	56.2	55.2	54.9	56.2	2.6	3.0	2.9	2.8	3.6
按机构类别分										
社区卫生服务中心	15.3	15.1	16.4	16.3	16.8	7.9	7.9	8.9	9.2	10.6
社区卫生服务站	3.7	3.3	3.3	3.3	4.2	0.2	0.2	0.2	0.1	0.2
街道卫生院	0.3	0.3	0.3	0.4	0.4	0.6	0.5	0.5	0.5	0.9
乡镇卫生院	25.9	26.6	27.3	28.3	26.5	91.0	91.3	89.7	89.5	87.8
村卫生室	35.4	34.7	31.6	30.0	28.3					
门诊部	3.5	3.8	4.4	4.5	5.1	0.3	0.2	0.7	0.6	0.6
诊所（卫生所、医务室、护理站）	16.0	16.3	16.7	17.2	18.8					

6-1-2 2023年各地区基层医疗卫生机构工作情况

地区	机构数 / 个	床位数 / 张	人员数 / 人	诊疗人次数 / 万人次	入院人次数 / 万人次
总　计	**1 016 238**	**1 820 217**	**4 953 046**	**494 486**	**4545**
东　部	395 137	567 810	2 122 510	244 642	1162
中　部	321 634	661 231	1 439 545	137 493	1480
西　部	299 467	591 176	1 390 991	112 351	1903
北　京	10 505	5487	101 749	10 464	2
天　津	6184	5313	45 700	4481	2
河　北	89 576	101 128	268 228	29 517	128
山　西	35 984	37 321	114 915	6067	30
内蒙古	24 328	28 217	87 007	4762	36
辽　宁	32 005	35 191	110 412	6754	33
吉　林	24 905	17 835	93 082	4364	11
黑龙江	19 623	33 644	85 328	3946	38
上　海	5796	15 786	82 080	8961	6
江　苏	36 378	108 164	331 183	32 683	258
浙　江	35 405	30 886	246 006	40 062	55
安　徽	29 340	92 631	205 411	23 016	148
福　建	28 845	40 407	137 690	16 658	75
江　西	38 292	71 693	145 524	14 509	160
山　东	84 426	136 298	383 957	47 816	394
河　南	81 645	169 035	354 560	40 586	355
湖　北	36 735	113 721	203 298	19 167	330
湖　南	55 110	125 351	237 427	25 839	408
广　东	59 874	77 791	378 647	44 544	200
广　西	33 497	92 369	190 497	12 087	378
海　南	6143	11 359	36 858	2701	9
重　庆	22 279	60 014	118 654	12 107	224
四　川	71 581	158 811	315 696	30 881	551
贵　州	28 750	48 245	141 494	10 803	220
云　南	26 745	71 777	177 661	16 876	197
西　藏	6745	4258	20 014	762	1
陕　西	33 334	42 805	129 572	9023	83
甘　肃	24 200	37 651	79 819	5091	87
青　海	6536	5928	22 589	1308	10
宁　夏	4514	4375	23 307	2272	6
新　疆	16 958	36 726	84 681	6380	109

6-2 社区卫生服务机构、床位、人员数

	2015	2019	2020	2021	2022	2023
机构数合计 / 个	**34 321**	**35 013**	**35 365**	**36 160**	**36 448**	**37 177**
社区卫生服务中心	8806	9561	9826	10 122	10 353	10 070
社区卫生服务站	25 515	25 452	25 539	26 038	26 095	27 107
按主办单位分						
政府办	18 246	17 374	17 330	17 673	17 525	17 550
非政府办	16 075	17 639	18 035	18 487	18 923	19 627
按床位分						
无床	27 357	27 769	28 253	28 622	28 845	29 316
1 ～ 9 张	2053	1939	1652	1877	1823	1728
10 ～ 49 张	3573	3688	3718	3811	3795	3960
50 ～ 99 张	1057	1299	1376	1447	1548	1694
100 张及以上	281	352	366	403	437	479
床位数合计 / 张	**200 979**	**237 445**	**238 343**	**251 720**	**263 054**	**285 176**
社区卫生服务中心	178 410	214 559	225 539	239 139	251 453	274 193
社区卫生服务站	22 569	22 886	12 804	12 581	11 601	10 983
人员数合计 / 人	**504 817**	**610 345**	**647 875**	**682 912**	**717 298**	**777 594**
卫生技术人员	431 158	524 709	558 404	592 061	623 476	681 313
内：执业（助理）医师	181 670	220 271	233 761	245 328	254 738	278 077
注册护士	153 393	202 408	219 574	237 441	252 568	277 658
其他技术人员	20 305	25 756	27 263	33 310	34 125	34 636
管理人员	20 790	23 918	24 457	17 082	18 508	19 645
工勤技能人员	32 564	35 962	37 751	40 459	41 189	42 000

注：2021年起，本表管理人员未纳入社区卫生服务中心（站）同时担负临床的人员，2023年，共2.6万人。

6-3 2023年社区卫生服务中心分科床位、门急诊人次、出院人数及构成

科室分类	床位		门急诊		出院	
	床位数 / 张	构成 /%	人次数 / 万人次	构成 /%	人次数 / 万人次	构成 /%
总　计	**274 193**	**100.0**	**77 900.8**	**100.0**	**478.0**	**100.0**
预防保健科	3333	1.2	7470.5	9.6	1.3	0.3
全科医疗科	90 631	33.1	35 865.6	46.0	139.0	29.1
内科	75 509	27.5	9230.4	11.8	174.4	36.5
外科	21 469	7.8	2334	3.0	38.8	8.1
儿科	7305	2.7	2303.1	3.0	14.6	3.0
妇产科	8658	3.2	1590.3	2.0	12.2	2.5
中医科	24 900	9.1	12 614.5	16.2	49.0	10.2
其他	42 388	15.5	6492.5	8.3	48.6	10.2

6-4 社区卫生服务中心收入、支出及病人医药费用

指标名称	2015	2019	2020	2021	2022	2023
机构数／个	7932	8937	9184	9574	10 353	10 070
平均每个中心总收入／万元	1337.1	2063.5	2228.5	2388.1	2448.7	2874.5
其中：医疗收入	794.0	1228.3	1234.5	1326.7	1335.5	1727.0
内：药品收入	519.8	835.1	880.1	900.3	937.2	1210.6
财政补助收入	487.8	746.6	890.0	896.6	962.2	1020.1
上级补助收入	23.0	18.7	18.9	22.6	19.3	14.7
平均每个中心总费用／万元	1276.4	2019.9	2170.5	2293.6	2407.1	2782.1
其中：业务活动费	1015.5	1876.0	2014.0	2120.1	2236.6	2617.0
内：药品费	474.3	803.5	831.6	851.7	885.2	1144.3
平均每个中心人员经费／万元	489.8	739.9	802.6	869.3	932.9	1017.1
职工人均年业务收入／万元	16.6	23.0	22.3	23.6	24.3	28.2
医师人均年业务收入／万元	47.6	66.2	63.9	67.9	71.0	82.0
门诊病人次均医药费／元	97.7	142.6	165.9	165.8	180.1	190.3
其中：药费	67.3	102.2	124.9	118.9	135.1	141.5
药费所占比例/%	68.9	71.7	75.3	71.7	75.0	74.3
住院病人人均医药费／元	2760.6	3323.9	3560.3	3649.9	3494.4	3333.2
其中：药费	1189.7	1177.3	1126.7	1088.8	1026.9	965.5
药费所占比例/%	43.1	35.4	31.6	29.8	29.4	29.0

6-5 各地区社区卫生服务中心（站）医疗服务情况

年份 / 地区	社区卫生服务中心						社区卫生服务站	
	诊疗人次数 / 人次	入院人次数 / 人次	病床使用率 /%	平均住院日 / 天	医师日均担负诊疗人次数 / 人次	医师日均担负住院床日 / 天	诊疗人次数 / 人次	医师日均担负诊疗人次数 / 人次
2015	559 025 520	3 055 499	54.7	9.8	16.3	0.7	147 424 820	14.1
2019	691 106 915	3 395 234	49.7	9.7	16.5	0.6	168 056 582	13.9
2020	620 683 853	2 927 288	42.8	10.3	13.9	0.5	134 037 234	10.8
2021	695 966 057	3 192 971	43.2	9.8	14.6	0.5	140 058 791	11.0
2022	693 303 094	3 337 959	41.1	9.9	13.9	0.5	139 199 235	11.0
2023	829 089 648	4 804 165	50.2	8.7	15.5	0.6	206 340 493	13.7
东部	572 536 637	1 526 968	49.2	11.3	18.0	0.4	122 900 713	17.0
中部	135 066 537	1 385 298	43.4	7.9	11.3	0.7	45 749 535	11.1
西部	121 486 474	1 891 899	59.4	7.2	12.4	1.0	37 690 245	10.3
北京	72 445 899	23 953	28.6	18.8	20.1	0.1	12 399 350	25.3
天津	17 096 389	3321	15.6	14.8	16.3	0.1	1 717 543	21.4
河北	11 586 774	65 346	31.5	9.2	9.7	0.4	10 994 507	8.3
山西	5 455 171	33 054	29.9	11.0	8.0	0.4	5 040 363	6.8
内蒙古	8 678 520	32 960	20.3	6.7	9.9	0.3	3 656 201	6.5
辽宁	13 676 565	37 218	20.9	9.5	11.3	0.2	6 345 444	9.6
吉林	6 601 585	16 820	20.5	10.8	7.9	0.2	429 011	8.0
黑龙江	8 776 102	45 380	18.9	8.0	7.5	0.2	345 275	4.4
上海	72 719 160	55 303	74.3	76.6	19.4	0.7		
江苏	77 360 063	460 658	50.1	8.6	14.6	0.5	12 971 178	18.3
浙江	119 077 969	164 212	56.4	11.1	21.7	0.2	4 389 072	25.0
安徽	23 439 826	116 028	34.5	7.4	14.9	0.5	13 655 614	12.4
福建	32 461 372	71 048	34.5	8.1	23.9	0.3	4 054 424	11.8
江西	6 068 601	46 369	33.3	6.2	10.6	0.4	3 765 343	11.7
山东	47 813 168	505 218	55.3	8.2	13.7	0.9	26 538 400	16.8
河南	34 028 278	347 251	45.3	8.5	12.1	0.8	10 541 690	11.0
湖北	21 464 837	374 181	57.9	8.4	10.3	1.1	6 216 162	15.2
湖南	29 232 137	406 215	49.9	6.9	13.4	0.9	5 756 077	12.1
广东	106 516 069	134 380	43.5	9.2	20.5	0.2	40 897 640	23.9
广西	10 342 179	107 679	59.3	7.1	12.3	0.7	2 139 195	11.3
海南	1 783 209	6311	14.6	6.0	9.7	0.2	2 593 155	15.0
重庆	16 784 340	454 857	70.7	7.4	11.3	1.6	2 449 332	12.2
四川	38 849 280	693 088	70.5	7.6	14.5	1.4	5 274 234	14.3
贵州	12 921 822	302 492	66.1	5.7	10.4	1.0	4 754 202	10.1
云南	9 716 059	141 110	51.0	7.7	12.7	1.0	3 574 434	10.1
西藏	310 257		11.8		10.0	0.1	50 289	5.5
陕西	8 214 003	70 708	36.3	7.4	12.1	0.5	4 054 147	10.4
甘肃	5 033 664	54 578	51.1	7.3	9.5	0.7	3 105 748	9.3
青海	1 076 250	9978	42.4	8.1	8.3	0.5	1 557 121	13.3
宁夏	2 348 049	1540	13.8	13.2	19.1	0.1	3 774 664	28.9
新疆	7 212 051	22 909	28.9	7.8	15.7	0.3	3 300 678	6.3

6-6 2023年各地区家庭卫生服务人次数

单位：人次

地 区	合计	医院	社区卫生服务中心（站）	乡镇卫生院	其他医疗卫生机构
总 计	**163 691 154**	**7 623 959**	**57 561 391**	**96 376 105**	**2 129 699**
东 部	61 881 378	2 165 455	27 694 920	30 532 794	1 488 209
中 部	61 065 823	1 806 956	18 179 345	40 693 183	386 339
西 部	40 743 953	3 651 548	11 687 126	25 150 128	255 151
北 京	471 491	41 581	419 387		10 523
天 津	1 248 921	90 846	878 419	247 626	32 030
河 北	4 872 142	447 612	1 336 465	3 085 653	2412
山 西	3 828 208	210 177	1 475 068	2 015 612	127 351
内蒙古	2 111 788	76 641	1 235 393	794 802	4952
辽 宁	1 378 525	160 780	963 614	253 498	633
吉 林	2 314 011	74 475	1 149 392	1 090 144	
黑龙江	1 744 787	76 826	879 451	788 510	
上 海	919 615	12 460	907 155		
江 苏	4 104 551	149 964	2 534 821	1 369 021	50 745
浙 江	8 420 230	82 641	3 732 318	4 275 969	329 302
安 徽	16 308 718	262 072	4 911 977	11 021 002	113 667
福 建	8 493 009	79 163	3 108 886	5 304 960	
江 西	5 056 270	234 262	961 774	3 826 124	34 110
山 东	23 058 921	890 275	8 175 205	13 003 186	990 255
河 南	13 744 605	381 335	3 674 118	9 677 603	11 549
湖 北	7 381 518	386 652	2 066 173	4 865 257	63 436
湖 南	10 687 706	181 157	3 061 392	7 408 931	36 226
广 东	8 260 673	151 613	5 464 849	2 581 012	63 199
广 西	3 920 004	128 772	719 380	3 032 336	39 516
海 南	653 300	58 520	173 801	411 869	9110
重 庆	3 216 363	70 325	1 542 057	1 603 981	
四 川	10 309 565	738 043	3 098 776	6 399 741	73 005
贵 州	2 600 345	34 474	758 226	1 733 523	74 122
云 南	2 445 998	172 971	465 708	1 782 760	24 559
西 藏	1 494 079	115 779	95 408	1 282 892	
陕 西	1 849 268	96 280	961 082	778 889	13 017
甘 肃	2 627 491	84 906	673 702	1 862 904	5979
青 海	965 611	24 486	279 298	660 485	1342
宁 夏	1 840 587	63 183	561 041	1 207 075	9288
新 疆	7 362 854	2 045 688	1 297 055	4 010 740	9371

6-7 乡镇卫生院机构、床位、人员数

	2015	2019	2020	2021	2022	2023
机构数合计 / 个	**36 817**	**36 112**	**35 762**	**34 943**	**33 917**	**33 753**
中心卫生院	10 579	10 519	10 476	10 432	10 376	10 368
乡镇卫生院	26 238	25 593	25 286	24 511	23 541	23 385
按主办单位分						
政府办	36 344	35 655	35 259	34 494	33 487	33 221
非政府办	473	457	503	449	430	532
按床位分						
无床	1519	1547	1394	1388	1349	1298
1 ～ 9 张	5358	4742	4531	4213	3831	3766
10 ～ 49 张	21 785	19 440	19 031	18 371	17 384	16 905
50 ～ 99 张	6486	7976	7992	7848	7828	7998
100 张及以上	1669	2611	2814	3123	3525	3786
床位数合计 / 张	**1 196 122**	**1 369 914**	**1 390 325**	**1 417 410**	**1 455 876**	**1 504 504**
中心卫生院	528 268	608 975	618 983	633 477	656 094	676 321
乡镇卫生院	667 854	760 939	771 342	783 933	799 782	828 183
人员数合计 / 人	**1 277 697**	**1 445 043**	**1 481 181**	**1 492 416**	**1 530 690**	**1 605 453**
卫生技术人员	1 078 532	1 232 224	1 267 426	1 284 512	1 325 665	1 404 440
内：执业（助理）医师	440 889	502 912	520 116	525 274	536 740	571 572
注册护士	298 881	391 384	408 550	424 982	445 826	488 092
其他技术人员	57 654	67 272	69 517	79 071	77 969	76 292
管理人员	42 202	43 008	42 069	24 526	25 892	26 438
工勤技能人员	99 309	102 539	102 169	104 307	101 164	98 283

注：2021年起，本表管理人员未纳入乡镇卫生院同时担负临床的人员，2023年，共4.6万人。

6-8 2023年乡镇卫生院分科床位、门急诊人次、出院人数及构成

科室分类	床位		门急诊		出院	
	床位数 / 张	构成 /%	人次数 / 万人次	构成 /%	人次数 / 万人次	构成 /%
总　计	**1 504 504**	**100.0**	**123 207.0**	**100.0**	**3983.0**	**100.0**
预防保健科	15 061	1.0	5015.4	4.1	8.4	0.2
全科医疗科	302 488	20.1	30 256.9	24.6	844.6	21.2
内科	539 500	35.9	41 908.3	34.0	1736.8	43.6
外科	194 175	12.9	9526.8	7.7	439.5	11.0
儿科	92 159	6.1	6498.0	5.3	246.3	6.2
妇产科	88 964	5.9	4209.0	3.4	128.1	3.2
中医科	143 901	9.6	15 808.5	12.8	391.8	9.8
其他	128 256	8.5	9984.0	8.1	187.6	4.7

6-9　乡镇卫生院收入、支出及病人医药费用

指标名称	2015	2019	2020	2021	2022	2023
机构数	36 178	35 667	35 317	34 505	33 495	33 298
平均每院总收入 / 万元	619.3	912.7	974.5	1063.3	1135.3	1235.8
其中：医疗收入	325.5	469.6	461.5	501.4	554.2	631.8
内：药品收入	163.2	234.7	230.5	240.3	273.2	311.3
财政补助收入	272.3	399.2	460.6	495.4	522.0	546.6
上级补助收入	8.4	10.7	10.8	14.0	10.6	8.9
平均每个中心总费用 / 万元	594.1	884.1	946.0	1079.3	1132.9	1223.0
其中：业务活动费用	480.5	824.2	878.8	988.7	1060.3	1148.1
内：药品费	150.8	215.4	213.8	228.2	260.0	296.0
平均每院人员经费 / 万元	253.7	390.9	419.8	479.6	516.9	565.3
职工人均年业务收入 / 万元	9.6	11.8	11.3	12.0	12.4	13.4
医师人均年业务收入 / 万元	27.8	34.7	32.2	34.1	35.4	37.5
门诊病人次均医药费 / 元	60.1	77.3	84.7	89.0	92.2	94.4
其中：药费	32.6	46.2	51.8	51.5	56.4	58.2
药费所占比例 /%	54.2	59.7	61.2	57.9	61.2	61.7
住院病人人均医药费 / 元	1487.4	1969.6	2083.0	2166.5	2214.8	2175.6
其中：药费	675.4	757.5	731.2	719.4	726.3	690.4
药费所占比例 /%	45.4	38.5	35.1	33.2	32.8	31.7

注：本表机构数为总收入大于零的机构。

6-10-1 乡镇卫生院医疗服务情况

年份	诊疗人次数 / 亿人次	入院人次数 / 万人次	病床周转次数 / 次	病床使用率 /%	平均住院日 / 天
1985	11.00	1771	26.4	46.0	5.9
1990	10.65	1958	28.6	43.4	5.2
1991	10.82	2016	29.1	43.5	5.1
1992	10.34	1960	28.7	42.9	5.1
1993	8.98	1855	27.9	38.4	4.6
1994	9.73	1913	29.4	40.5	4.6
1995	9.38	1960	29.9	40.2	4.6
1996	9.44	1916	28.6	37.0	4.4
1997	9.16	1918	26.0	34.5	4.5
1998	8.74	1751	24.4	33.3	4.6
1999	8.38	1688	24.2	32.8	4.6
2000	8.24	1708	24.8	33.2	4.6
2001	8.24	1700	23.7	31.3	4.5
2002	7.10	1625	28.0	34.7	4.0
2003	6.91	1608	28.1	36.2	4.2
2004	6.81	1599	27.0	37.1	4.4
2005	6.79	1622	25.8	37.7	4.6
2006	7.01	1836	28.8	39.4	4.6
2007	7.59	2662	36.7	48.4	4.8
2008	8.27	3313	42.0	55.8	4.4
2009	8.77	3808	42.9	60.7	4.8
2010	8.74	3630	38.4	59.0	5.2
2011	8.66	3449	35.2	58.1	5.6
2012	9.68	3908	37.4	62.1	5.7
2013	10.07	3937	36.1	62.8	5.9
2014	10.29	3733	33.2	60.5	6.3
2015	10.55	3676	32.0	59.9	6.4
2016	10.82	3800	32.2	60.6	6.4
2017	11.10	4047	33.0	61.3	6.3
2018	11.20	3985	31.5	59.6	6.4
2019	11.70	3909	30.0	57.5	6.5
2020	10.95	3383	25.6	50.4	6.6
2021	11.61	3223	24.3	48.2	6.6
2022	12.08	3239	23.8	46.9	6.5
2023	13.09	3992	28.4	53.3	6.4
中心卫生院	5.76	1977	31.1	57.7	6.4
一般卫生院	7.33	2015	26.2	49.6	6.4

注：1993年以前的诊疗人次及入院人数系推算数字。

6-10-2 2023年各地区乡镇卫生院医疗服务情况

地区	诊疗人次数 / 人次		入院人次数 / 人次	出院人次数 / 人次	病床使用率 /%	平均住院日 / 天	医师日均担负	
		门急诊人次数					诊疗人次数 / 人次	住院床日数 / 床日
总 计	**1 308 964 808**	**1 232 065 933**	**39 920 560**	**39 830 317**	**53.3**	**6.4**	**9.2**	**1.3**
东 部	520 059 883	492 702 350	9 825 131	9 792 096	48.3	7.0	10.5	1.0
中 部	428 759 820	400 857 632	13 148 652	13 114 441	50.1	6.4	8.6	1.3
西 部	360 145 105	338 505 951	16 946 777	16 923 780	60.9	6.0	8.5	1.7
北 京								
天 津	7 631 477	7 519 026	14 916	14 909	11.7	6.8	12.7	0.2
河 北	54 756 759	52 394 163	1 170 873	1 161 989	31.2	7.0	6.7	0.8
山 西	16 549 306	15 320 229	244 579	242 541	21.6	7.8	5.7	0.5
内蒙古	11 237 255	10 539 128	320 473	318 975	26.4	4.5	4.3	0.5
辽 宁	12 185 314	11 984 576	288 444	286 659	27.4	7.4	6.1	0.9
吉 林	7 993 270	7 313 513	94 835	94 583	23.6	7.5	3.7	0.4
黑龙江	6 787 708	6 224 435	314 708	314 063	27.9	5.8	3.1	0.7
上 海								
江 苏	101 621 503	99 398 282	2 085 421	2 080 984	60.0	7.6	9.9	1.1
浙 江	110 135 776	106 665 074	378 349	377 283	51.1	8.3	19.4	0.4
安 徽	76 918 568	68 739 531	1 307 167	1 307 997	39.9	6.6	9.6	0.8
福 建	41 723 065	36 541 832	679 293	676 866	37.2	6.4	12.7	0.9
江 西	47 255 544	45 390 106	1 525 440	1 524 944	43.8	5.5	9.1	1.2
山 东	95 488 833	87 345 318	3 292 561	3 271 564	64.1	7.1	9.5	1.6
河 南	152 255 754	148 067 776	3 160 262	3 135 696	51.8	7.1	12.5	1.4
湖 北	54 630 973	50 920 779	2 910 947	2 923 697	66.3	6.6	6.9	1.8
湖 南	66 368 697	58 881 263	3 590 714	3 570 920	60.9	5.9	7.0	1.6
广 东	85 050 508	79 501 058	1 852 168	1 859 153	48.8	5.8	10.2	0.9
广 西	51 599 563	50 055 565	3 671 196	3 662 074	62.4	5.2	8.8	2.3
海 南	11 466 648	11 353 021	63 106	62 689	25.1	10.3	9.6	0.4
重 庆	24 234 895	22 776 416	1 778 041	1 776 719	71.5	6.6	7.4	2.5
四 川	87 607 487	77 768 815	4 792 260	4 795 136	73.3	6.9	9.0	2.4
贵 州	40 661 523	39 894 826	1 832 672	1 823 306	72.1	5.1	8.0	1.3
云 南	65 695 241	64 083 852	1 796 432	1 795 402	49.3	5.7	12.1	1.3
西 藏	3 272 466	2 411 562	4172	4167	9.3	4.1	5.0	0.1
陕 西	22 456 525	21 733 367	758 696	750 204	40.7	7.0	7.5	1.3
甘 肃	14 200 665	13 140 519	800 996	800 810	53.5	5.4	4.6	1.2
青 海	3 277 367	2 990 370	77 641	77 066	37.2	6.7	4.9	0.6
宁 夏	6 985 916	6 588 126	56 285	55 923	35.4	7.2	11.1	0.5
新 疆	28 916 202	26 523 405	1 057 913	1 063 998	62.0	5.6	12.2	1.9

6-11 2023年各地区村卫生室基本情况

地区	机构数／个	人员总数／人	执业（助理）医师	注册护士	药师（士）	乡村医生和卫生员	诊疗人次数／人次	门急诊人次数／人次
总　计	**581 964**	**1 326 701**	**508 452**	**196 263**	**7374**	**614 612**	**1 400 503 884**	**1 292 308 668**
东　部	203 880	488 188	209 970	81 834	2712	193 672	628 371 151	583 467 896
中　部	202 327	468 029	184 750	68 390	3525	211 364	474 446 611	429 494 375
西　部	175 757	370 484	113 732	46 039	1137	209 576	297 686 122	279 346 397
北　京	2774	6340	2884	1194	28	2234	1 836 028	1 721 769
天　津	2196	6153	2478	1030	5	2640	4 327 519	3 849 249
河　北	59 321	115 600	51 585	13 508	481	50 026	141 371 303	125 974 642
山　西	22 566	48 389	17 616	6195	575	24 003	18 435 873	16 352 473
内蒙古	12 812	30 097	12 554	5342	189	12 012	12 292 794	9 591 317
辽　宁	16 401	30 606	11 362	4748	51	14 445	19 127 847	13 218 207
吉　林	8799	20 336	7106	2952	60	10 218	12 018 640	7 153 712
黑龙江	10 325	24 626	10 299	2426	51	11 850	10 158 393	7 170 546
上　海	1118	2155	1287	822	0	46	1 410 159	1 410 028
江　苏	14 671	68 493	33 965	14 908	190	19 430	71 591 376	69 174 673
浙　江	11 581	34 995	18 425	9926	413	6231	50 961 004	49 980 876
安　徽	15 546	42 975	16 633	3405	390	22 547	67 167 058	62 736 704
福　建	16 487	33 616	13 297	5484	115	14 720	41 444 578	39 705 073
江　西	27 059	60 551	21 211	11 465	535	27 340	58 895 192	55 489 534
山　东	51 541	135 763	51 734	18 907	1346	63 776	201 262 286	187 903 941
河　南	59 447	156 086	67 905	25 312	1201	61 668	165 723 460	153 170 830
湖　北	22 459	40 439	9819	3122	151	27 347	64 907 517	60 503 610
湖　南	36 126	74 627	34 161	13 513	562	26 391	77 140 478	66 916 966
广　东	25 127	46 403	20 007	8591	66	17 739	90 772 689	86 693 627
广　西	18 589	38 110	8418	2980	173	26 539	23 439 436	22 783 561
海　南	2663	8064	2946	2716	17	2385	4 266 362	3 835 811
重　庆	9496	19 899	6381	891	42	12 585	28 558 842	26 674 730
四　川	42 301	81 821	31 307	10 367	270	39 877	75 760 093	72 438 720
贵　州	19 643	32 416	6780	2321	52	23 263	33 501 216	32 860 273
云　南	13 588	44 733	11 646	4354	46	28 687	54 690 846	53 778 538
西　藏	5236	12 405	1531	851	33	9990	993 901	732 954
陕　西	21 611	31 871	13 282	1651	66	16 872	29 686 778	28 566 582
甘　肃	16 272	35 876	11 176	8515	146	16 039	14 319 816	12 545 052
青　海	4469	9847	2668	1399	98	5682	3 935 922	3 637 306
宁　夏	2142	4052	1150	437	1	2464	4 143 773	4 010 374
新　疆	9598	29 357	6839	6931	21	15 566	16 362 705	11 726 990

注：本表包括乡镇卫生院在村卫生室工作的执业（助理）医师和注册护士数。

6-12 各地区县及县级市医院工作情况

地区	县医院					县级市医院				
	机构数/个	床位数/张	人员数/人	诊疗人次数/人次	入院人次数/人次	机构数/个	床位数/张	人员数/人	诊疗人次数/人次	入院人次数/人次
2015	8919	1 462 234	1 455 619	644 862 576	49 989 782	4155	741 710	816 226	386 039 266	22 953 907
2019	11 007	1 897 108	1 839 669	802 598 660	62 260 013	5168	958 797	1 023 214	475 407 390	29 089 504
2020	11 322	1 941 802	1 896 806	729 279 479	54 619 427	5482	1 028 348	1 085 769	432 550 490	26 029 744
2021	11 545	2 018 029	1 986 255	817 628 184	55 723 554	5749	1 084 110	1 137 520	498 108 612	28 057 059
2022	11 639	2 118 084	2 062 663	837 445 387	55 952 319	5916	1 128 211	1 191 526	510 514 145	28 503 226
2023	12 051	2 216 326	2 167 322	891 527 248	66 216 331	6082	1 166 610	1 227 453	548 305 879	33 883 985
东　部	3284	582 993	601 158	281 177 447	16 569 845	2463	486 545	528 754	277 369 292	13 895 985
中　部	4049	820 226	776 275	288 085 914	23 542 722	1969	370 016	368 103	139 313 415	10 398 929
西　部	4718	813 107	789 889	322 263 887	26 103 764	1650	310 049	330 596	131 623 172	9 589 071
北　京										
天　津										
河　北	1090	159 259	154 552	66 439 335	3 997 858	424	63 374	70 953	33 497 157	1 656 105
山　西	528	58 378	63 552	22 245 105	1 352 504	179	18 042	21 584	7 303 331	441 165
内蒙古	318	46 384	53 288	22 276 057	1 201 511	78	14 227	17 902	6 513 251	335 290
辽　宁	194	35 705	32 831	11 834 009	832 617	302	51 819	46 629	15 738 641	1 138 253
吉　林	204	35 468	40 419	15 112 943	937 239	249	39 988	42 838	15 282 004	932 081
黑龙江	282	45 066	39 959	13 898 811	1 232 116	279	35 819	35 665	10 789 035	855 401
上　海										
江　苏	426	65 263	67 590	37 069 735	2 142 274	481	92 324	99 432	58 377 539	2 685 138
浙　江	322	61 765	76 321	52 272 148	1 895 931	357	79 738	108 745	76 542 891	2 608 471
安　徽	540	137 768	123 615	50 262 275	3 682 187	104	24 706	24 666	11 984 685	677 899
福　建	235	53 709	52 897	24 856 693	1 376 976	117	28 164	28 078	15 559 342	701 154
江　西	477	96 002	89 584	36 872 212	2 792 350	147	27 527	24 470	9 555 469	721 575
山　东	728	144 933	148 420	59 963 821	4 680 534	489	96 777	104 503	43 886 762	3 055 164
河　南	1070	228 406	221 100	86 271 980	7 057 825	368	78 416	84 318	35 770 230	2 485 722
湖　北	243	69 313	59 034	22 439 941	2 136 965	353	83 744	76 007	30 729 524	2 514 907
湖　南	705	149 825	139 012	40 982 647	4 351 536	290	61 774	58 555	17 899 137	1 770 179
广　东	218	49 576	54 540	24 280 596	1 383 579	251	66 444	61 788	29 489 721	1 834 593
广　西	353	86 801	90 847	36 129 170	2 892 601	99	24 352	22 112	8 494 495	688 731
海　南	71	12 783	14 007	4 461 110	260 076	42	7905	8626	4 277 239	217 107
重　庆	212	41 418	37 342	15 155 404	1 310 451	0	0	0	0	0
四　川	930	172 066	145 786	64 549 239	5 173 290	345	69 812	67 033	30 409 058	2 074 802
贵　州	724	110 452	101 055	38 609 078	3 653 568	243	45 047	44 033	15 968 187	1 347 730
云　南	661	123 579	115 321	56 735 473	4 261 293	302	61 277	63 614	26 700 753	1 946 294
西　藏	116	6101	8491	2 738 989	79 750	0	0	0	0	0
陕　西	461	82 491	87 126	29 670 712	2 544 869	113	19 182	24 542	9 208 343	641 772
甘　肃	345	65 853	63 153	24 263 376	2 153 278	36	7294	7919	3 090 072	220 003
青　海	125	14 246	14 496	5 297 484	344 195	37	4143	4595	1 418 581	87 499
宁　夏	56	9431	10 431	5 150 742	327 615	18	2241	2765	1 811 672	67 692
新　疆	417	54 285	62 553	21 688 163	2 161 343	379	62 474	76 081	28 008 760	2 179 258

注：本表包括乡镇卫生院在村卫生室工作的执业（助理）医师和注册护士数。

6-13 各地区县及县级市妇幼保健院（所、站）工作情况

地区	县妇幼保健院（所、站）					县级市妇幼保健院（所、站）				
	机构数/个	床位数/张	人员数/人	诊疗人次数/人次	入院人次数/人次	机构数/个	床位数/张	人员数/人	诊疗人次数/人次	入院人次数/人次
2015	1566	74 303	115 909	63 136 415	2 810 760	392	31 381	56 337	37 832 079	1 371 778
2019	1497	87 039	156 560	82 013 037	3 011 326	406	38 257	76 475	47 736 255	1 600 678
2020	1470	88 464	164 983	74 023 377	2 599 314	417	40 612	80 732	42 693 863	1 393 331
2021	1446	91 464	172 743	79 561 479	2 579 748	422	41 856	86 327	48 119 118	1 417 342
2022	1440	96 286	179 415	80 147 576	2 502 504	426	44 532	89 258	46 784 696	1 404 288
2023	1443	101 357	185 745	81 510 678	2 914 424	426	45 799	90 608	47 345 489	1 601 597
东部	319	25 375	47 658	23 240 551	652 453	143	18 541	37 847	23 177 001	698 656
中部	445	39 375	65 071	25 759 051	1 051 396	152	16 439	29 920	12 263 639	475 333
西部	679	36 607	73 016	32 511 076	1 210 575	131	10 819	22 841	11 904 849	427 608
北京										
天津										
河北	98	8011	12 874	5 173 961	131 207	23	2082	4305	1 850 981	44 284
山西	80	1884	5145	1 470 989	22 788	11	492	1429	448 363	15 048
内蒙古	71	2236	4457	1 633 181	26 640	13	273	1061	514 098	2988
辽宁	23	666	1555	441 115	7910	14	488	1156	423 075	9280
吉林	19	462	1481	198 928	4986	21	726	2595	827 058	12 484
黑龙江	46	1378	2472	526 484	8242	26	864	2072	535 354	9480
上海										
江苏	19	1425	2791	1 211 831	29 061	24	1679	3544	2 719 954	58 390
浙江	33	1503	4902	3 696 221	71 057	20	3809	8466	7 477 190	178 410
安徽	51	3182	5747	2 180 960	52 314	10	689	1103	437 251	7427
福建	42	2839	4342	2 146 913	46 567	11	1066	2060	1 787 468	31 130
江西	63	6446	10 449	4 712 073	209 124	13	1539	2386	1 208 349	45 844
山东	53	6468	12 296	5 785 200	202 492	26	4183	8764	3 667 720	142 690
河南	81	13 498	19 644	8 309 509	374 301	21	3904	7376	3 468 217	135 677
湖北	37	6119	7255	3 239 346	167 010	28	5497	7362	3 029 280	141 728
湖南	68	6406	12 878	5 120 762	212 631	22	2728	5597	2 309 767	107 645
广东	37	4141	8157	4 491 300	163 845	20	4546	8868	4 899 031	226 147
广西	60	7008	14 278	7 213 094	340 337	10	1823	3471	2 158 519	106 450
海南	14	322	741	294 010	314	5	688	684	351 582	8325
重庆	14	940	1677	779 574	38 367	0	0	0	0	0
四川	109	5597	11 829	6 117 331	224 815	22	1931	4460	2 840 953	98 079
贵州	62	4986	8683	2 972 169	147 986	13	1227	2653	695 475	36 165
云南	95	5544	12 115	6 602 277	177 306	26	2448	5728	3 200 340	93 128
西藏	22	7	61	21 014	42	0	0	0	0	0
陕西	69	4174	8770	2 614 114	122 468	7	1189	1486	620 581	33 163
甘肃	64	3545	5217	2 065 759	74 887	7	465	812	389 082	17 634
青海	35	332	711	277 070	3297	7	179	270	53 415	514
宁夏	11	352	1046	369 109	10 334	2	30	180	64 920	107
新疆	67	1886	4172	1 846 384	44 096	24	1254	2720	1 367 466	39 380

6-14　各地区县及县级市专科疾病防治院（所、站）工作情况

地区	县专科疾病防治院（所、站）					县级市专科疾病防治院（所、站）				
	机构数/个	床位数/张	人员数/人	诊疗人次数/人次	入院人次数/人次	机构数/个	床位数/张	人员数/人	诊疗人次数/人次	入院人次数/人次
2010	517	8081	13 061	4 169 366	89 564	263	4468	8347	3 511 977	59 013
2015	497	10 443	12 802	4 415 846	144 283	264	6163	8634	3 727 678	95 425
2019	432	11 528	12 075	3 913 819	125 527	254	7457	9010	4 044 001	109 799
2020	378	9893	10 553	3 292 321	92 736	247	8074	9011	3 685 811	87 693
2021	325	9856	9884	3 107 397	85 412	222	8670	8439	3 637 518	97 746
2022	296	9376	9041	2 916 504	82 211	195	8820	8161	3 312 361	96 743
2023	285	9331	8926	2 885 983	91 162	184	8469	7766	3 184 814	103 967
东　部	106	3234	3116	1 436 312	18 425	67	3885	3476	2 184 293	35 283
中　部	131	5043	4433	988 047	53 579	96	4269	3423	728 359	60 258
西　部	48	1054	1377	461 624	19 158	21	315	867	272 162	8426
北　京										
天　津										
河　北	3	31	33	31 097		1	15	45	9343	
山　西	1		6	1206						
内蒙古	3	139	111	12 741		1		11	4272	
辽　宁	13	121	158	17 300	788	8	128	158	11 705	828
吉　林	19	201	482	41 790	1045	20	150	369	47 267	18
黑龙江	5	2	86	18 118	1	5	32	90	23 369	56
上　海										
江　苏	4	120	157	59 782	3045	3		51	87 875	
浙　江	3		168	89 373		5	303	362	538 426	2712
安　徽	11	220	619	25 897	3287	6	369	234	1190	154
福　建	8	337	195	168 230	2257	3	96	50	113 806	1288
江　西	47	1897	1443	573 373	22 127	16	1502	835	246 921	12 646
山　东	26	673	634	339 690	3518	23	2115	1413	503 187	16 008
河　南	6	165	229	39 840	4997	4	931	342	97 614	10 102
湖　北	8	697	324	86 737	3484	28	701	889	192 234	15 482
湖　南	34	1861	1244	201 086	18 638	17	584	664	119 764	21 800
广　东	40	1914	1635	681 518	8800	21	1228	1329	871 399	14 447
广　西	12	83	338	195 363	1116	4	50	115	81 307	
海　南	9	38	136	49 322	17	3		68	48 552	
重　庆	2		36	9536						
四　川	7	120	138	19 224	1989	6	35	101	75 547	
贵　州	1	275	57	6820	698	3		144	6148	
云　南	19	367	622	214 860	15 355	6	213	470	100 443	8426
西　藏	1		40							
陕　西	2		7	3080						
甘　肃						1	17	26	4445	
青　海	1	70	28							
宁　夏										
新　疆										

七、中医药服务

简要说明

一、本章主要介绍全国及31个省、自治区、直辖市中医类医疗卫生机构及非中医类医疗机构中医类临床科室的门诊、住院和床位利用情况，包括诊疗人次数、出院人数、病床使用率、平均住院日、医师人均工作量、医药费用等。

二、本章数据来源于卫生资源与医疗服务统计年报。

三、本章涉及的相关指标解释与“医疗卫生机构”“医疗服务”章一致。

主要指标解释

中医类医疗卫生机构　包括中医类医院、中医类门诊部、中医类诊所和中医类研究机构。

中医类医疗机构　包括中医类医院、中医类门诊部、中医类诊所。

中医类医院　包括中医医院、中西医结合医院、民族医医院。

中医类门诊部　包括中医门诊部、中西医结合门诊部、民族医门诊部。

中医类诊所　包括中医诊所、中西医结合诊所、民族医诊所。

中医类临床科室　包括中医科各专业、中西医结合科、民族医学科。

7-1-1 中医类医疗机构及科室诊疗人次数

机构分类	2015	2019	2020	2021	2022	2023
中医类总诊疗量 / 万人次	**90 912.4**	**116 390.0**	**105 764.1**	**120 233.0**	**122 504.6**	**153 500.8**
中医类医院	**54 870.9**	**67 528.2**	**59 699.2**	**68 912.9**	**69 181.1**	**78 633.2**
中医医院	48 502.6	58 620.1	51 847.8	59 667.8	59 937.2	67 867.5
中西医结合医院	5401.4	7456.6	6542.4	7790.1	7717.2	9183.1
民族医医院	966.8	1451.5	1309.1	1455.0	1526.7	1582.6
中医类门诊部	**1761.9**	**3182.7**	**3113.6**	**3505.9**	**3508.4**	**4532.7**
中医门诊部	1567.4	2816.6	2741.0	3104.9	3128.5	4001.3
中西医结合门诊部	192.1	360.8	368.2	394.8	374.2	516.6
民族医门诊部	2.4	5.3	4.4	6.2	5.6	14.9
中医类诊所	**11 781.4**	**16 469.8**	**15 738.2**	**16 297.2**	**17 704.5**	**22 709.6**
中医诊所	9215.8	13 363.2	12 808.7	13 256.9	14 602.1	18 722.8
中西医结合诊所	2446.7	2987.6	2816.8	2918.3	2999.8	3858.3
民族医诊所	118.8	119.0	112.7	122.0	102.6	128.5
非中医类机构中医类临床科室诊疗量 / 万人次	**22 498.3**	**29 209.2**	**27 213.2**	**30 938.4**	**32 110.7**	**47 625.3**
中医类诊疗量占总诊疗量（不包含村卫生室）的百分比	**15.7**	**16.4**	**16.8**	**16.9**	**17.2**	**18.8**

7-1-2 非中医类机构中医类临床科室诊疗人次数

机构分类	2015	2019	2020	2021	2022	2023
门急诊量 / 万人次	**22 498.3**	**29 209.2**	**27 213.2**	**30 938.4**	**32 110.7**	**47 625.3**
综合医院	10 069.2	11 112.4	9542.6	10 499.3	10 106.8	11 956.4
专科医院	563.5	787.8	742.9	862.6	843.8	1114.1
社区卫生服务中心（站）	5571.7	8018.7	7299.2	8286.1	8526.0	15 225.2
乡镇卫生院	5662.9	8057.8	8592.7	9731.3	10 904.3	15 808.5
其他机构	631.1	1232.5	1035.9	1559.1	1730.0	3521.1
占同类机构诊疗量的百分比						
综合医院	4.5	4.0	4.0	3.8	3.7	4.0
专科医院	2.0	2.0	2.2	2.1	2.1	2.3
社区卫生服务中心（站）	7.9	9.3	9.7	9.9	10.2	14.7
乡镇卫生院	5.4	6.9	7.8	8.4	9.0	12.1
其他机构	0.7	1.0	0.9	1.3	1.6	2.8

7-1-3 村卫生室中医诊疗人次数

	2015	2019	2020	2021	2022	2023
中医诊疗量 / 万人次	**76 569.4**	**66 354.8**	**60 326.5**	**57 567.1**	**56 057.9**	**58 002.9**
以中医为主	6187.8	4956.1	4444.3	4164.0	3902.5	4076.9
以中西医结合为主	70 381.6	61 398.7	55 882.2	53 403.0	52 155.4	53 926.0
中医占村卫生室诊疗量的百分比	**40.4**	**41.4**	**42.3**	**42.9**	**43.7**	**41.4**

7-2-1 中医类医院诊疗人次数

单位：万人次

机构分类	2015	2019	2020	2021	2022	2023
中医类医院	**54 870.9**	**67 528.2**	**59 699.2**	**68 912.9**	**69 181.1**	**78 633.2**
中医医院	48 502.6	58 620.1	51 847.8	59 667.8	59 937.2	67 867.5
按医院等级分						
其中：三级医院	23 346.6	28 723.2	26 043.8	31 804.9	32 748.2	40 165.4
内：甲等	19 899.2	24 159.6	21 142.9	25 214.1	25 087.5	30 377.7
二级医院	22 292.9	26 288.4	22 696.7	24 430.1	23 808.3	23 707.9
一级医院	1319.1	1946.8	1713.4	1920.8	1873.4	2508.3
按登记注册类型分						
公立医院	46 016.5	54 437.1	47 762.6	54 978.8	55 124.2	62 071.8
民营医院	2486.2	4183.0	4085.2	4689.1	4813.1	5795.7
按医院类别分						
其中：中医综合医院	46 764.7	56 326.4	49 768.6	57 224.8	57 577.1	65 092.6
中医专科医院	1738.0	2293.8	2079.2	2443.1	2360.2	2774.9
中西医结合医院	5401.4	7456.6	6542.4	7790.1	7717.2	9183.1
民族医医院	966.8	1451.5	1309.1	1455.0	1526.7	1582.6
蒙医	428.1	808.2	657.1	751.0	753.3	780.3
藏医	280.0	302.0	321.9	290.7	276.6	331.2
维医	134.3	193.7	177.5	204.3	296.5	264.0
傣医	9.8	17.2	12.1	25.3	20.9	24.5
其他	114.6	130.4	140.4	183.7	179.4	182.5

7-2-2 中医医院分科门急诊人次

科　别	门急诊人次 / 万人次		构成 /%	
	2022	2023	2022	2023
总　计	**57 415.2**	**65 327.8**	**100.0**	**100.0**
内科	17 831.7	19 965.4	31.1	30.6
外科	3400.8	3706.2	5.9	5.7
妇科	3935.9	4053.4	6.9	6.2
儿科	3361.5	4548.7	5.9	7.0
骨伤科	4548.0	5136.8	7.9	7.9
肛肠科	757.7	832.5	1.3	1.3
针灸科	1833.4	2089.4	3.2	3.2
推拿科	801.6	1053.6	1.4	1.6
皮肤科	2352.9	2863.9	4.1	4.4
眼科	1092.5	1306.9	1.9	2.0
耳鼻喉科	1441.0	1675.6	2.5	2.6
其他	16 058.2	18 095.4	28.0	27.7

7-2-3 2023年各地区中医类医疗机构及科室诊疗人次数

单位：万人次

地区	总计	中医类医院	中医医院	中西医结合医院	民族医医院	中医类门诊部	中医类诊所	非中医类医疗机构中医类临床科室
总计	**153 500.8**	**78 633.2**	**67 867.5**	**9183.1**	**1582.6**	**4532.7**	**22 709.6**	**47 625.3**
东部	79 917.4	39 907.6	33 896.8	5972.5	38.3	3334.5	9431.5	27 243.9
中部	34 121.3	18 523.2	17 109.7	1405.9	7.6	705.7	5264.3	9628.1
西部	39 462.1	20 202.4	16 861.0	1804.8	1536.7	492.6	8013.9	10 753.3
北京	7227.1	4490.9	3271.7	1209.7	9.5	149.2	97.3	2489.7
天津	2821.7	1343.6	1239.7	103.9	0.0	279.7	41.9	1156.5
河北	6836.3	3578.5	2853.2	725.3	0.0	79.6	1483.8	1694.4
山西	2099.9	1115.3	1026.5	88.8	0.0	23.6	365.0	595.9
内蒙古	2627.0	1592.8	823.4	36.7	732.6	42.6	371.0	620.7
辽宁	2408.1	1503.2	1329.0	151.0	23.2	33.3	206.3	665.3
吉林	1940.1	1441.2	1346.3	90.9	3.9	34.1	222.3	242.6
黑龙江	1838.2	1185.8	1127.8	54.4	3.7	77.1	219.3	356.0
上海	4787.5	2616.2	1807.0	809.2	0.0	343.5	42.6	1785.2
江苏	9404.7	5749.4	5184.3	565.0	0.0	310.4	642.3	2702.6
浙江	13 949.4	6536.4	5695.4	841.0	0.0	1261.3	1882.1	4269.6
安徽	5570.7	2608.2	2372.8	235.4	0.0	171.3	747.7	2043.6
福建	4590.1	2112.9	1898.8	208.4	5.6	332.0	926.1	1219.1
江西	3426.8	1862.0	1763.9	98.1	0.0	60.1	702.6	802.1
山东	10 197.1	4356.7	4006.8	350.0	0.0	55.4	1919.3	3865.8
河南	9398.6	5351.7	5110.8	240.8	0.0	121.8	765.3	3159.8
湖北	4432.7	2670.6	2184.4	486.2	0.0	126.2	574.6	1061.4
湖南	5414.3	2288.5	2177.2	111.3	0.1	91.5	1667.5	1366.7
广东	17 144.7	7250.6	6272.1	978.4	0.0	479.8	2104.7	7309.7
广西	3814.7	2344.3	2006.4	224.5	113.3	35.0	496.2	939.2
海南	550.8	369.3	338.9	30.4	0.0	10.2	85.1	86.1
重庆	4549.9	1767.8	1635.2	132.6	0.0	63.1	1711.8	1007.2
四川	12 511.6	5305.1	4512.4	713.3	79.5	150.6	3247.4	3808.5
贵州	2735.8	1530.1	1330.4	192.4	7.3	11.9	373.5	820.5
云南	4128.2	2313.7	2227.8	54.6	31.4	81.0	507.5	1226.0
西藏	256.7	134.3	0.0	1.9	132.4	6.3	74.9	41.3
陕西	3280.0	1957.1	1752.1	205.0	0.0	45.2	530.8	746.9
甘肃	2463.7	1495.6	1312.1	148.3	35.2	3.5	374.4	590.2
青海	507.4	255.3	152.5	8.8	94.0	37.1	92.9	122.2
宁夏	870.1	490.8	433.5	48.1	9.1	6.6	94.4	278.3
新疆	1716.8	1015.6	675.2	38.6	301.9	9.7	139.1	552.3

7-3-1 中医类医疗机构及科室出院人数

机构分类	2015	2019	2020	2021	2022	2023
中医类医疗机构出院人次数／人次	**26 914 631**	**38 589 419**	**35 041 909**	**38 010 680**	**38 612 715**	**49 810 155**
中医类医院	**23 493 099**	**32 740 411**	**29 070 582**	**31 519 303**	**31 789 241**	**40 230 732**
中医医院	20 915 263	28 666 239	25 521 800	27 564 410	27 828 296	35 013 870
中西医结合医院	2 020 219	3 114 518	2 759 849	3 155 464	3 189 239	4 195 821
民族医医院	557 617	959 654	788 933	799 429	771 706	1 021 041
中医类门诊部	**19 150**	**6022**	**3064**	**7699**	**4254**	**10 782**
中医门诊部	16 340	5030	1996	2808	1117	5099
中西医结合门诊部	2810	992	1068	4179	2425	4158
民族医门诊部				712	712	1525
非中医类医疗机构中医类临床科室	**3 402 382**	**5 842 986**	**5 968 263**	**6 483 678**	**6 819 220**	**9 568 641**
中医类出院人次数占总出院人数的百分比	**12.9**	**14.6**	**15.3**	**15.4**	**15.8**	**16.5**

7-3-2 非中医类医疗机构中医类临床科室出院人数

机构分类	2015	2019	2020	2021	2022	2023
出院人次数／人次	**3 402 382**	**5 842 986**	**5 968 263**	**6 478 651**	**6 819 220**	**9 568 641**
综合医院	1 955 243	2 968 186	2 843 526	3 166 152	3 258 123	4 359 624
专科医院	220 710	344 365	384 047	429 833	400 836	546 163
社区卫生服务中心（站）	120 778	203 104	221 179	251 745	304 373	494 082
乡镇卫生院	1 087 064	2 267 987	2 455 667	2 557 005	2 757 984	3 918 080
其他机构	18 587	59 344	63 844	73 916	97 904	250 692
占同类机构出院人次数的百分比						
综合医院	1.8	1.9	2.1	2.1	2.2	2.5
专科医院	1.6	1.7	2.1	2.1	1.9	2.1
社区卫生服务中心（站）	3.8	5.8	7.4	7.8	9.1	10.2
乡镇卫生院	3.0	5.8	7.3	7.9	8.6	9.8
其他机构	0.2	0.4	0.5	0.5	0.9	2.0

7-4-1 中医类医院出院人次数

单位：人次

机构分类	2015	2019	2020	2021	2022	2023
中医类医院	**23 493 099**	**32 740 411**	**29 070 582**	**31 519 303**	**31 789 241**	**40 230 732**
中医医院	20 915 263	28 666 239	25 521 800	27 564 410	27 828 296	35 013 870
按医院等级分						
其中：三级医院	7 726 841	11 688 111	10 825 999	13 080 814	13 903 037	19 408 727
内：甲等	6 392 631	9 499 335	8 327 492	9 529 040	9 665 740	13 108 038
二级医院	12 183 571	15 502 153	13 377 547	13 153 905	12 537 079	13 983 052
一级医院	352 744	663 374	659 325	709 207	752 604	982 932
按登记注册类型分						
公立医院	19 670 638	26 321 981	23 225 745	25 054 157	25 155 441	31 710 932
民营医院	1 244 625	2 344 258	2 296 055	2 510 253	2 672 855	3 302 938
按医院类别分						
中医综合医院	20 099 234	27 502 602	24 414 075	26 310 040	26 533 268	33 432 520
中医专科医院	816 029	1 163 637	1 107 725	1 254 370	1 295 028	1 581 350
中西医结合医院	2 020 219	3 114 518	2 759 849	3 155 464	3 189 239	4 195 821
民族医医院	557 617	959 654	788 933	799 429	771 706	1 021 041
蒙医	175 376	439 738	342 003	348 604	351 236	383 951
藏医	95 775	128 959	138 036	142 135	127 070	179 487
维医	204 896	291 872	215 204	215 591	212 085	359 191
傣医	5717	7086	6182	6973	7376	11 563
其他	75 853	91 999	87 508	86 126	73 939	86 849

7-4-2 中医医院分科出院人次数

科　别	出院人次数 / 人次		构成 /%	
	2022	2023	2022	2023
总　计	**27 828 296**	**35 013 870**	**100.0**	**100.0**
内科	9 703 196	12 366 082	34.9	35.3
外科	3 633 118	4 189 114	13.1	12.0
妇产科	1 665 868	1 743 036	6.0	5.0
儿科	1 497 175	2 223 141	5.4	6.3
骨伤科	3 574 866	4 295 469	12.9	12.3
肛肠科	909 957	1 072 076	3.3	3.1
针灸科	1 178 036	1 480 009	4.2	4.2
推拿科	379 286	514 783	1.4	1.5
皮肤科	14 913	229 811	0.1	0.7
眼科	447 136	596 239	1.6	1.7
耳鼻喉科	360 660	446 148	1.3	1.3
其他	4 464 085	5 857 962	16.0	16.7

7-4-3 2023年各地区中医类医疗机构及科室出院人次数

单位：人次

地 区	总计	中医类医院				中医类门诊部	非中医类医疗机构中医类临床科室
			中医医院	中西医结合医院	民族医医院		
总 计	**49 810 155**	**40 230 732**	**35 013 870**	**4 195 821**	**1 021 041**	**10 782**	**9 568 641**
东 部	17 064 821	14 759 947	12 601 989	2 142 286	15 672	363	2 304 511
中 部	14 425 322	11 933 917	11 037 992	890 853	5072	2336	2 489 069
西 部	18 320 012	13 536 868	11 373 889	1 162 682	1 000 297	8083	4 775 061
北 京	654 650	613 501	355 338	256 410	1753		41 149
天 津	325 789	294 499	240 314	54 185			31 290
河 北	2 239 809	1 963 216	1 533 137	430 079		73	276 520
山 西	654 863	529 402	454 873	74 529		26	125 435
内蒙古	901 560	796 994	430 025	22 096	344 873	3067	101 499
辽 宁	917 244	812 290	721 338	77 878	13 074		104 954
吉 林	631 908	579 531	521 109	56 948	1474		52 377
黑龙江	1 020 799	896 346	858 101	34 671	3574	339	124 114
上 海	628 597	540 240	312 203	228 037			88 357
江 苏	2 493 662	2 282 481	2 087 605	194 876			211 181
浙 江	1 955 072	1 856 945	1 597 759	259 186			98 127
安 徽	1 946 385	1 628 216	1 493 321	134 895		561	317 608
福 建	962 409	823 289	710 951	111 493	845		139 120
江 西	1 430 824	1 207 521	1 143 079	64 442		1397	221 906
山 东	3 718 759	2 859 940	2 677 507	182 433		290	858 529
河 南	3 899 136	3 177 641	2 990 761	186 880		6	721 489
湖 北	2 151 869	1 734 594	1 503 716	230 878			417 275
湖 南	2 689 538	2 180 666	2 073 032	107 610	24	7	508 865
广 东	2 996 107	2 566 761	2 232 571	334 190			429 346
广 西	2 356 397	1 558 128	1 347 394	165 638	45 096		798 269
海 南	172 723	146 785	133 266	13 519			25 938
重 庆	1 760 543	1 335 718	1 192 744	142 974		8	424 817
四 川	4 397 880	3 131 970	2 741 694	355 177	35 099	249	1 265 661
贵 州	1 975 746	1 245 231	1 119 786	120 841	4604		730 515
云 南	2 002 105	1 525 531	1 479 049	31 455	15 027		476 574
西 藏	66 359	56 996		500	56 496	2	9361
陕 西	1 575 459	1 360 855	1 225 243	135 612			214 604
甘 肃	1 524 264	1 169 086	1 005 565	137 162	26 359	7	355 171
青 海	218 435	174 949	100 472	2412	72 065	2104	41 382
宁 夏	280 009	225 840	203 407	18 662	3771		54 169
新 疆	1 261 255	955 570	528 510	30 153	396 907	2646	303 039

7-5-1 中医医院病床使用及工作效率

机构分类	病床使用率 /%		平均住院日 / 天		医师日均担负诊疗人次数 / 人次		医师日均担负住院床日 / 床日	
	2022	2023	2022	2023	2022	2023	2022	2023
中医医院合计	**70.1**	**79.4**	**9.1**	**8.9**	**6.4**	**6.7**	**1.9**	**2.2**
按医院等级分								
其中：三级医院	78.5	90.0	9.5	9.1	7.1	7.6	2.0	2.3
内：甲等	78.6	92.5	9.8	9.4	7.3	8.0	1.9	2.2
二级医院	66.1	72.5	8.7	8.6	5.9	6.0	1.9	2.1
一级医院	45.1	48.8	8.9	8.7	4.3	4.9	1.2	1.2
按登记注册类型分								
公立医院	72.6	82.8	9.1	8.9	6.7	7.1	1.9	2.2
民营医院	54.0	58.6	9.7	9.5	4.1	4.4	1.6	1.7
按医院类别分								
中医综合医院	70.6	80.0	9.0	8.8	6.5	6.8	1.9	2.2
中医专科医院	62.5	69.6	11.2	11.0	4.7	5.0	2.0	2.2

7-5-2 2023年各地区中医医院病床使用及工作效率

地　区	病床使用率 /%	平均住院日 / 天	医师日均担负诊疗人次数 / 人次	医师日均担负住院床日 / 床日
总　计	**79.4**	**8.9**	**6.7**	**2.2**
北　京	66.3	10.6	10.3	0.8
天　津	78.7	10.2	8.8	1.2
河　北	66.9	8.8	5.1	1.7
山　西	62.7	10.6	5.0	1.6
内蒙古	62.6	9.1	5.2	1.7
辽　宁	63.0	10.1	5.0	1.9
吉　林	69.2	11.1	6.4	2.0
黑龙江	73.7	10.0	4.7	2.6
上　海	94.9	8.1	17.0	1.7
江　苏	84.8	7.8	9.0	1.9
浙　江	82.4	8.7	10.3	1.7
安　徽	77.1	8.4	6.0	2.2
福　建	75.5	8.6	8.2	1.8
江　西	73.2	8.9	5.3	2.2
山　东	85.8	9.0	5.0	2.1
河　南	83.0	9.7	6.0	2.4
湖　北	80.3	9.2	5.7	2.5
湖　南	79.0	8.7	4.3	2.5
广　东	82.0	8.1	9.4	1.9
广　西	81.1	7.8	6.3	2.3
海　南	63.5	8.2	6.5	1.5
重　庆	86.6	9.0	6.5	3.0
四　川	88.9	9.3	7.3	2.8
贵　州	79.8	7.9	4.9	2.3
云　南	82.5	8.3	6.9	2.6
西　藏				
陕　西	81.2	9.4	5.9	2.7
甘　肃	76.3	9.3	5.5	2.6
青　海	79.6	9.1	4.7	2.0
宁　夏	88.0	9.3	8.1	2.4
新　疆	96.2	8.9	6.4	3.1

7-6 公立中医类医院病人医药费用

分类 / 年份	门诊病人次均医药费 / 元	药费	门诊药费占门诊费用比例 /%	住院病人次均医药费 / 元	药费	住院药费占住院费用比例 /%
中医医院						
2015	208.2	122.5	58.8	6715.9	2564.5	38.2
2019	255.3	139.2	54.5	7867.2	2272.7	28.9
2020	284.4	151.5	53.3	8450.5	2277.2	26.9
2021	289.5	150.3	51.9	8739.6	2256.7	25.8
2022	299.0	154.3	51.6	8617.5	2190.9	25.4
2023	316.1	163.3	51.6	8102.3	1987.0	24.5
其中：三级医院						
2015	254.3	158.9	62.5	10 056.9	3851.0	38.3
2019	311.6	177.0	56.8	10 981.5	3121.2	28.4
2020	342.3	189.6	55.4	11 581.6	3088.9	26.7
2021	347.7	184.2	54.1	11 398.4	2900.6	25.4
2022	346.0	185.5	53.6	10 903.3	2736.6	25.1
2023	357.4	190.4	53.3	9780.5	2351.4	24.0
二级医院						
2015	163.3	86.2	52.8	4653.0	1770.5	38.1
2019	194.8	98.0	50.3	5495.9	1621.3	29.5
2020	218.9	107.7	49.2	5877.0	1607.4	27.4
2021	222.2	105.1	47.3	6026.2	1598.2	26.5
2022	233.3	109.9	47.1	5995.2	1564.5	26.1
2023	243.3	114.8	47.2	5639.6	1450.2	25.7
中西医结合医院						
2015	248.7	142.5	57.3	10 688.5	4119.8	38.5
2019	301.1	149.6	49.7	13 031.2	3728.5	28.6
2020	329.8	154.7	46.9	14 005.0	3764.3	26.9
2021	333.5	152.8	45.8	14 261.3	3649.2	25.6
2022	348.8	167.4	48.0	14 247.3	3614.9	25.4
2023	361.3	168.4	46.6	12 914.3	3144.4	24.3
民族医医院						
2015	156.6	88.5	56.5	4523.9	1741.0	38.5
2019	201.7	97.4	48.3	5992.8	1629.8	27.2
2020	231.7	107.5	46.4	6404.1	1635.4	25.5
2021	228.9	101.0	44.1	6539.2	1567.3	24.0
2022	212.3	94.5	44.5	6425.1	1471.0	22.9
2023	258.3	112.3	43.5	6425.1	1428.8	22.2

7-7-1 中医类医疗卫生机构数

单位：个

机构名称	2015	2019	2020	2021	2022	2023
总计	**46 541**	**65 809**	**72 355**	**77 336**	**80 319**	**92 531**
中医类医院	**3966**	**5232**	**5482**	**5715**	**5862**	**6175**
中医医院	3267	4221	4426	4630	4779	5053
按登记注册类型分						
公立医院	2335	2311	2332	2347	2361	2413
民营医院	932	1910	2094	2283	2418	2640
按医院级别分						
其中：三级医院	399	476	535	593	640	738
内：甲等	307	352	368	377	387	414
二级医院	1756	1906	1926	1948	1971	1998
一级医院	513	986	1155	1263	1323	1519
按医院类别分						
中医综合医院	2752	3570	3748	3929	4064	4338
中医专科医院	515	651	678	701	715	715
肛肠医院	65	81	84	81	94	89
骨伤医院	200	226	242	248	246	253
按摩医院	14	16	18	16	18	19
针灸医院	24	31	31	30	28	25
其他专科医院	212	297	303	326	329	329
中西医结合医院	446	699	732	756	762	797
民族医医院	253	312	324	329	321	325
蒙医医院	69	108	110	109	107	97
藏医医院	41	43	44	42	41	153
维医医院	96	116	125	134	135	40
傣医医院	1	1	1	1	1	1
其他民族医医院	46	44	44	43	37	34
中医类门诊部	**1640**	**3267**	**3539**	**3840**	**3786**	**4135**
中医门诊部	1304	2772	3000	3276	3231	3483
中西医结合门诊部	320	468	508	529	519	594
民族医门诊部	16	27	31	35	36	58
中医类诊所	**40 888**	**57 268**	**63 291**	**67 743**	**70 631**	**82 182**
中医诊所	32 968	48 289	53 560	57 695	60 396	70 233
中西医结合诊所	7386	8360	9090	9424	9625	11 236
民族医诊所	534	619	641	624	610	713
中医类研究机构	**47**	**42**	**43**	**38**	**40**	**39**
中医（药）研究院（所）	35	33	34	32	33	32
中西医结合研究所	3	2	2	1	1	1
民族医（药）学研究所	9	7	7	5	6	6

7-7-2　设有中医类临床科室的非中医类医疗卫生机构数

机构名称	2015	2019	2020	2021	2022	2023
设立中医类临床科室的机构数 / 个						
二级及以上公立综合医院	3948	4010	4071	4110	4569	4245
社区卫生服务中心	3013	3940	4590	4944	5345	6508
乡镇卫生院	11 886	14 654	17 414	18 609	18 649	22 905
设有中医类临床科室的机构占同类机构总数的百分比						
二级及以上公立综合医院	82.3	85.0	86.7	88.3	89.0	91.4
社区卫生服务中心	51.1	56.3	63.1	65.8	68.8	81.5
乡镇卫生院	33.4	41.7	50.1	55.1	56.8	70.2

注：本表不含分支机构，下表同。

7-7-3　提供中医服务的基层医疗卫生机构数

机构名称	2015	2019	2020	2021	2022	2023
社区卫生服务中心 / 个	**5899**	**6995**	**7271**	**7513**	**7772**	**7989**
其中：提供中医服务的机构	5718	6878	7201	7480	7737	7955
所占比重 /%	96.9	98.3	99.0	99.6	99.5	99.6
社区卫生服务站 / 个	**9552**	**11 615**	**11 995**	**12 381**	**12 788**	**13 522**
其中：提供中医服务的机构	7734	9981	10 868	11 509	11 948	12 737
所占比重 /%	81.0	85.9	90.6	93.0	93.4	94.2
乡镇卫生院 / 个	**35 552**	**35 154**	**34 757**	**33 760**	**32 807**	**32 612**
其中：提供中医服务的机构	33 070	34 148	34 068	33 470	32 596	32 474
所占比重 /%	93.0	97.1	98.0	99.1	99.4	99.6
村卫生室 / 个	**587 472**	**573 186**	**568 590**	**559 992**	**548 188**	**541 347**
其中：提供中医服务的机构	354 113	408 588	423 492	447 455	445 072	449 059
所占比重 /%	60.3	71.3	74.5	79.9	81.2	83.0

7-7-4　2023年各地区中医类医疗卫生机构数

单位：个

地区	总计	中医类医院	中医医院	中西医结合医院	民族医医院	中医类门诊部	中医类诊所	中医类研究机构
总计	**92 531**	**6175**	**5053**	**797**	**325**	**4135**	**82 182**	**39**
东部	36 104	2184	1878	299	7	2274	31 625	21
中部	24 609	1997	1737	254	6	1205	21 402	5
西部	31 818	1994	1438	244	312	656	29 155	13
北京	1091	254	192	59	3	131	697	9
天津	595	66	62	4		184	342	3
河北	5938	358	301	57		139	5441	
山西	3719	259	219	40		60	3400	
内蒙古	3500	263	166	14	83	143	3093	1
辽宁	2913	245	226	16	3	127	2540	1
吉林	2978	177	167	8	2	171	2630	
黑龙江	2022	209	195	11	3	197	1616	
上海	565	36	26	10		185	342	2
江苏	3561	206	166	40		377	2978	
浙江	3935	229	192	37		455	3250	1
安徽	2597	201	152	49		152	2242	2
福建	2526	103	92	10	1	192	2230	1
江西	2533	170	140	30		95	2267	1
山东	7284	438	397	41		110	6733	3
河南	4307	543	478	65		148	3615	1
湖北	2629	184	161	23		251	2194	
湖南	3824	254	225	28	1	131	3438	1
广东	7165	215	199	16		348	6601	1
广西	2680	143	119	19	5	31	2503	3
海南	531	34	25	9		26	471	
重庆	4549	198	142	56		86	4265	
四川	9664	358	277	38	43	94	9209	3
贵州	1962	164	140	21	3	27	1771	
云南	2303	192	170	18	4	54	2055	2
西藏	269	58		1	57	9	202	
陕西	2727	198	180	18		79	2449	1
甘肃	1795	172	120	37	15	8	1613	2
青海	671	73	17	7	49	91	507	
宁夏	467	37	31	5	1	9	421	
新疆	1231	138	76	10	52	25	1067	1

7-8-1 中医类床位数

单位：张

机构名称	2015	2019	2020	2021	2022	2023
总　计	**957 523**	**1 328 752**	**1 432 900**	**1 505 309**	**1 587 484**	**1 731 946**
中医类医院	**819 412**	**1 091 630**	**1 148 135**	**1 197 032**	**1 258 352**	**1 346 683**
中医医院	715 393	932 578	981 142	1 022 754	1 078 758	1 154 119
中西医结合医院	78 611	117 672	124 614	132 094	137 787	149 614
民族医医院	25 408	41 380	42 379	42 184	41 807	42 950
中医类门诊部	**585**	**536**	**438**	**947**	**922**	**926**
中医门诊部	370	402	294	590	684	502
中西医结合门诊部	197	124	142	303	188	244
民族医门诊部	18	10	2	54	50	180
非中医类医疗机构中医类临床科室	**137 526**	**236 586**	**284 327**	**307 330**	**328 210**	**384 337**

7-8-2 中医类医院床位数

单位：张

机构名称	2015	2019	2020	2021	2022	2023
总　计	**819 412**	**1 091 630**	**1 148 135**	**1 197 032**	**1 258 352**	**1 346 683**
中医医院	**715 393**	**932 578**	**981 142**	**1 022 754**	**1 078 758**	**1 154 119**
按登记注册类型分						
公立医院	654 413	808 825	843 867	874 616	920 561	980 726
民营医院	60 980	123 753	137 275	148 138	158 197	173 393
按医院级别分						
其中：三级医院	275 734	361 544	398 921	439 220	478 604	559 664
内：甲等	231 582	297 379	315 926	325 819	339 088	376 374
二级医院	385 656	484 133	489 999	488 566	500 203	489 177
一级医院	21 278	41 572	49 422	50 820	53 398	60 765
按医院类别分						
中医综合医院	672 158	873 317	916 245	955 544	1 008 477	1 080 452
中医专科医院	43 235	59 261	64 897	67 210	70 281	73 667
肛肠医院	4477	6207	6467	6273	7331	7115
骨伤医院	23 935	31 818	34 115	36 871	37 903	40 060
针灸医院	1552	2120	2169	2158	2285	2396
按摩医院	1357	1844	1858	1969	1991	1853
其他专科医院	11 914	17 272	20 288	19 939	20 771	22 243
中西医结合医院	**78 611**	**117 672**	**124 614**	**132 094**	**137 787**	**149 614**
民族医医院	**25 408**	**41 380**	**42 379**	**42 184**	**41 807**	**42 950**
蒙医医院	8498	18 603	18 655	18 851	18 671	16 694
藏医医院	7409	10 519	10 368	9220	9379	11 222
维医医院	6159	8001	9282	9653	9649	10 945
傣医医院	214	200	200	200	300	300
其他民族医医院	3128	4057	3874	4260	3808	3789

7-8-3 非中医类医疗机构中医类临床科室床位数

科别	非中医类医疗机构中医类临床科室床位数 / 张			占同类机构床位数的比例 /%		
	2021	2022	2023	2021	2022	2023
总计	**307 330**	**328 210**	**384 337**	**3.7**	**3.8**	**4.3**
综合医院	142 415	150 774	170 704	3.0	3.0	3.5
专科医院	27 311	26 336	30 060	2.0	1.8	1.9
社区卫生服务中心（站）	18 756	20 663	26 080	7.5	7.1	9.1
乡镇卫生院	111 512	120 501	143 901	7.9	7.7	9.6
其他医疗卫生机构	7336	9936	13 592	1.2	1.3	2.0

7-8-4 中医医院分科床位及构成

科别	床位数 / 张			构成 /%		
	2021	2022	2023	2021	2022	2023
总计	**1 022 754**	**1 078 758**	**1 154 119**	**100.0**	**100.0**	**100.0**
内科	331 379	353 176	368 948	32.4	32.7	32.0
外科	122 819	128 719	133 063	12.0	11.9	11.5
儿科	46 717	46 822	48 865	4.6	4.3	4.2
妇产科	57 554	56 927	56 003	5.6	5.3	4.9
眼科	12 125	12 229	13 332	1.2	1.1	1.2
耳鼻喉科	11 031	11 391	12 284	1.1	1.1	1.1
皮肤科	7673	1042	8874	0.8	0.1	0.8
骨伤科	139 927	143 223	152 644	13.7	13.3	13.2
肛肠科	33 926	35 066	37 435	3.3	3.3	3.2
针灸科	52 800	54 296	57 523	5.2	5.0	5.0
推拿科	17 900	18 787	21 446	1.8	1.7	1.9
其他	188 903	217 080	243 702	18.5	20.1	21.1

7-8-5 2023年各地区中医类医疗机构床位数

单位：张

地区	总计	中医类医院	中医医院	中西医结合医院	民族医医院	中医类门诊部	非中医类医疗机构中医类临床科室
总　计	**1 731 946**	**1 346 683**	**1 154 119**	**149 614**	**42 950**	**926**	**384 337**
东　部	596 508	486 037	412 000	73 199	838	116	110 355
中　部	547 693	435 006	398 120	36 451	435	333	112 354
西　部	587 745	425 640	343 999	39 964	41 677	477	161 628
北　京	32 069	30 572	17 414	12 900	258		1497
天　津	12 086	10 430	9002	1428			1656
河　北	96 952	78 854	63 136	15 718		33	18 065
山　西	34 907	26 263	22 845	3418		33	8611
内蒙古	42 995	35 499	19 024	1508	14 967	285	7211
辽　宁	45 940	37 716	33 951	3245	520		8224
吉　林	31 075	27 225	24 888	2214	123		3850
黑龙江	45 449	37 752	35 437	2033	282	93	7604
上　海	15 007	12 942	8252	4690			2065
江　苏	72 605	60 803	54 668	6135			11 802
浙　江	62 568	57 506	48 452	9054		20	5042
安　徽	73 611	57 977	51 616	6361		80	15 554
福　建	34 497	27 546	24 229	3257	60		6951
江　西	55 561	44 598	41 691	2907		47	10 916
山　东	125 274	90 161	82 782	7379		63	35 050
河　南	144 448	112 182	104 514	7668		35	32 231
湖　北	73 917	58 150	50 860	7290		14	15 753
湖　南	88 725	70 859	66 269	4560	30	31	17 835
广　东	91 245	73 244	64 695	8549			18 001
广　西	65 897	43 387	36 291	5528	1568		22 510
海　南	8265	6263	5419	844			2002
重　庆	54 755	41 126	34 776	6350		20	13 609
四　川	135 597	94 191	81 366	10 542	2283	43	41 363
贵　州	57 201	36 041	32 284	3522	235	10	21 150
云　南	62 406	45 478	42 923	2070	485	20	16 908
西　藏	4203	3412		52	3360	19	772
陕　西	53 289	44 189	40 632	3557			9100
甘　肃	53 112	38 919	32 879	4668	1372	12	14 181
青　海	10 364	8290	3402	331	4557	53	2021
宁　夏	9278	7049	6266	562	221	1	2228
新　疆	38 648	28 059	14 156	1274	12 629	14	10 575

7-9-1 中医药人员数

人员类别	2015	2019	2020	2021	2022	2023
中医药人员总数/万人	**58.0**	**76.7**	**82.9**	**88.5**	**91.9**	**104.5**
中医类别执业（助理）医师	45.2	62.5	68.3	73.2	76.4	86.8
见习中医师	1.4	1.5	1.5	1.6	1.6	1.6
中药师（士）	11.4	12.7	13.1	13.7	13.9	16.1
占同类人员总数的百分比						
中医类别执业（助理）医师	14.9	16.2	16.7	17.1	17.2	18.2
见习中医师	6.4	7.9	8.2	9.6	8.8	9.2
中药师（士）	26.9	26.3	26.4	26.3	26.2	28.3

7-9-2 2023年各地区中医药人员数

单位：人

地　区	合计	中医类别执业（助理）医师	见习中医师	中药师（士）
总　计	**1 045 372**	**868 231**	**16 110**	**161 024**
东　部	446 546	368 036	5129	73 381
中　部	288 226	239 724	3417	45 081
西　部	310 600	260 471	7564	42 562
北　京	31 943	24 972	412	6559
天　津	16 466	13 108	212	3146
河　北	61 838	53 916	614	7308
山　西	26 290	21 613	246	4431
内蒙古	26 943	21 374	345	5224
辽　宁	25 395	20 274	219	4902
吉　林	18 507	15 356	118	3033
黑龙江	19 826	16 045	212	3569
上　海	14 375	12 217	43	2115
江　苏	50 615	40 669	802	9144
浙　江	53 307	43 664	508	9135
安　徽	40 469	35 174	465	4830
福　建	28 620	23 495	551	4574
江　西	28 293	23 490	570	4232
山　东	84 115	68 649	1025	14 441
河　南	72 451	61 393	776	10 279
湖　北	33 217	26 595	517	6105
湖　南	49 173	40 058	513	8602
广　东	74 960	62 902	657	11 401
广　西	33 769	27 570	1777	4422
海　南	4912	4170	86	656
重　庆	27 348	23 801	235	3312
四　川	87 309	76 777	1039	9493
贵　州	26 395	22 143	1082	3170
云　南	28 333	23 915	1130	3288
西　藏	3880	3375	58	445
陕　西	25 991	20 360	467	5164
甘　肃	23 173	19 324	593	3255
青　海	6280	5103	125	1052
宁　夏	4984	3867	84	1033
新　疆	16 195	12 862	629	2704

7-9-3　中医类医疗卫生机构人员数

单位：人

机构类别	2015	2019	2020	2021	2022	2023
总　计	**1 044 242**	**1 421 203**	**1 513 024**	**1 602 459**	**1 672 348**	**1 810 814**
中医类医院	**940 387**	**1 250 689**	**1 321 390**	**1 394 421**	**1 457 483**	**1 545 792**
中医医院	824 022	1 069 481	1 127 425	1 189 337	1 244 040	1 316 870
中医综合医院	781 741	1 011 178	1 064 791	1 121 782	1 173 955	1 241 202
中医专科医院	42 281	58 303	62 634	67 555	70 085	75 668
中西医结合医院	93 209	138 965	149 371	158 319	165 331	180 345
民族医医院	23 156	42 243	44 594	46 765	48 112	48 577
中医类门诊部	**21 434**	**44 868**	**48 248**	**51 144**	**50 605**	**57 676**
中医门诊部	17 848	38 341	41 015	43 862	43 350	48 602
中西医结合门诊部	3482	6340	7033	7072	7032	8642
民族医门诊部	104	187	200	210	223	432
中医类诊所	**79 314**	**123 116**	**140 877**	**154 378**	**161 552**	**204 597**
中医诊所	60 344	99 055	114 017	126 484	132 959	168 169
中西医结合诊所	18 185	23 075	25 824	26 821	27 555	35 080
民族医诊所	785	986	1036	1073	1038	1348
中医类研究机构	**3107**	**2530**	**2509**	**2516**	**2708**	**2749**
中医（药）研究院（所）	2616	2357	2373	2377	2536	2574
中西医结合研究所	87	87	78	82	92	95
民族医（药）学研究所	404	86	58	57	80	80

7-9-4　中医类医疗机构卫生技术人员数

机构类别	中医类别执业（助理）医师 / 人		中药师（士）/ 人		注册护士 / 人		中医类别占同类机构执业（助理）医师总数的百分比		中药师（士）占同类机构药师（士）总数的百分比	
	2022	2023	2022	2023	2022	2023	2022	2023	2022	2023
总　计	**327 899**	**376 275**	**58 986**	**68 495**	**615 744**	**670 034**	**57.8**	**60.4**	**58.5**	**60.8**
中医类医院	**227 727**	**252 342**	**40 358**	**42 197**	**571 222**	**612 985**	**51.1**	**52.9**	**50.5**	**50.5**
中医医院	198 422	220 424	35 243	36 834	489 695	524 472	52.4	54.4	50.9	50.9
中医综合医院	187 458	208 266	33 467	35 005	463 679	496 075	52.3	54.4	50.8	50.9
中医专科医院	10 964	12 158	1776	1829	26 016	28 397	53.9	54.9	52.5	52.0
中西医结合医院	19 416	21 761	3015	3245	66 727	73 645	37.6	38.5	40.1	40.0
民族医医院	9889	10 157	2100	2118	14 800	14 868	64.0	66.8	66.5	65.9
中医类门诊部	**19 701**	**22 510**	**3272**	**3938**	**10 386**	**11 924**	**81.2**	**81.9**	**80.0**	**79.6**
中医门诊部	18 516	20 961	3097	3621	7834	8804	87.6	88.5	83.5	83.5
中西医结合门诊部	1111	1390	163	282	2504	3041	36.7	38.4	44.7	49.3
民族医门诊部	74	159	12	35	48	79	69.8	80.3	80.0	92.1
中医类诊所	**80 471**	**100 977**	**15 356**	**22 281**	**34 136**	**45 074**	**83.3**	**85.4**	**91.7**	**93.0**
中医诊所	71 194	88 745	14 326	20 337	23 533	30 904	87.5	89.0	93.2	94.1
中西医结合诊所	8748	11 482	954	1794	10 488	14 020	60.3	65.5	73.7	82.0
民族医诊所	529	750	76	150	115	150	77.1	81.3	91.6	94.9

7-9-5　非中医类医疗机构中医类人员数

机构类别	中医类别执业（助理）医师 / 人		中药师（士）/ 人		中医类别占同类机构执业（助理）医师总数的百分比		中药师（士）占同类机构药师（士）总数的百分比	
	2022	2023	2022	2023	2022	2023	2022	2023
总　计	**444 604**	**491 963**	**81 994**	**92 529**	**11.5**	**11.8**	**19.0**	**20.3**
综合医院	134 580	145 662	32 157	33 612	7.9	8.2	15.4	15.7
专科医院	28 732	31 862	6266	6898	8.9	9.2	14.7	15.0
社区卫生服务中心	43 280	48 881	9664	10 646	21.5	22.6	25.1	26.0
社区卫生服务站	16 221	19 527	1873	2774	30.5	31.4	34.3	40.2
乡镇卫生院	98 131	112 772	18 534	21 301	18.3	19.7	22.6	24.8
门诊部	13 756	15 705	2290	2700	7.8	7.7	25.9	25.4
诊所	36 702	31 664	5167	4233	12.4	9.3	46.7	36.5
妇幼保健机构	11 180	12 589	2676	2926	6.8	7.3	13.9	14.6
专科疾病防治机构	930	886	335	321	7.1	6.9	14.6	14.6
村卫生室	47 368	56 590	918	4819	18.8	20.2	25.4	65.4
其他医疗卫生机构	13 724	15 825	2114	2299	0.4	8.8	22.3	21.4

7-9-6　2023年各地区中医医院人员数

单位：人

地区	合计	卫生技术人员							其他技术人员	管理人员	工勤技能人员
		小计	执业（助理）医师	执业医师	注册护士	药师（士）	技师（士）	其他			
总　计	**1 316 870**	**1 135 920**	**405 120**	**379 080**	**524 472**	**72 303**	**82 160**	**51 865**	**55 471**	**41 622**	**83 857**
东　部	535 808	460 585	171 747	162 928	206 495	31 913	31 474	18 956	23 835	16 701	34 687
中　部	409 593	354 611	125 633	115 836	167 700	21 502	25 875	13 901	17 593	12 531	24 858
西　部	371 469	320 724	107 740	100 316	150 277	18 888	24 811	19 008	14 043	12 390	24 312
北　京	36 025	29 611	12 804	12 322	11 121	2650	2068	968	1410	1770	3234
天　津	14 602	12 745	5671	5502	4785	1120	779	390	789	413	655
河　北	65 436	56 390	22 610	20 313	24 818	2829	3410	2723	3247	1580	4219
山　西	26 463	22 537	8358	7721	9885	1456	1847	991	1444	801	1681
内蒙古	21 138	18 037	6388	5794	8240	1168	1335	906	1358	533	1210
辽　宁	36 027	29 835	10 597	9966	13 646	2052	2170	1370	1760	1302	3130
吉　林	27 741	22 675	8479	7922	10 167	1476	1724	829	1509	1296	2261
黑龙江	32 492	26 308	9674	8890	11 652	1720	1931	1331	1391	1498	3295
上　海	12 617	10 890	4277	4221	4579	863	882	289	637	513	577
江　苏	73 778	63 330	23 141	22 686	29 684	4529	4360	1616	3747	2404	4297
浙　江	69 426	59 669	22 255	21 533	27 108	4258	3942	2106	2885	1719	5153
安　徽	49 372	44 425	16 050	15 135	21 441	2460	2738	1736	1804	1260	1883
福　建	29 887	26 132	9417	9045	11 664	1946	1963	1142	1287	857	1611
江　西	41 782	37 336	13 259	12 453	17 894	2475	2645	1063	1202	874	2370
山　东	100 412	88 034	32 051	29 846	40 653	5208	6152	3970	5677	2353	4348
河　南	113 114	97 332	34 081	30 089	45 417	5348	7830	4656	5364	3182	7236
湖　北	49 527	43 509	15 461	14 499	20 434	2785	3274	1555	2048	1781	2189
湖　南	69 102	60 489	20 271	19 127	30 810	3782	3886	1740	2831	1839	3943
广　东	90 449	77 860	26 832	25 469	35 549	5996	5300	4183	2230	3390	6969
广　西	47 873	40 644	12 779	12 128	19 688	2644	3101	2432	1710	1502	4017
海　南	7149	6089	2092	2025	2888	462	448	199	166	400	494
重　庆	33 788	28 879	10 095	9261	14 293	1535	2003	953	1093	1579	2237
四　川	83 117	71 536	24 987	23 651	34 026	4219	5507	2797	2771	2548	6262
贵　州	37 024	32 411	11 085	10 403	15 127	1614	2645	1940	1377	1409	1827
云　南	43 418	38 525	13 103	11 996	17 926	2236	2814	2446	2009	909	1975
西　藏											
陕　西	46 479	39 769	12 012	11 253	17 715	2362	3300	4380	492	2764	3454
甘　肃	31 295	27 844	9596	8629	13 139	1444	2056	1609	1745	464	1242
青　海	4679	4127	1301	1194	1839	317	394	276	287	62	203
宁　夏	7153	6261	2148	2046	2762	561	429	361	263	167	462
新　疆	15 505	12 691	4246	3961	5522	788	1227	908	938	453	1423

注：本表未纳入同时担负临床等工作的管理人员，2023年，共4.7万人。

7-9-7 2022年公立中医医院人员性别、年龄、学历及职称构成

单位：%

分类	卫生技术人员							其他技术人员	管理人员
	合计	执业（助理）医师	执业医师	注册护士	药师（士）	技师（士）	其他		
总　计	100.0	100.0	100.0	100.0	100.0	100.0	100.0	100.0	100.0
按性别分									
男	26.8	53.2	53.4	3.0	32.3	38.7	42.8	39.0	42.9
女	73.2	46.8	46.6	97.0	67.7	61.4	57.2	61.0	57.1
按年龄分									
25 岁以下	7.4	0.4	0.1	11.3	3.5	8.9	16.6	4.1	2.4
25～34 岁	45.2	31.2	30.7	54.2	37.4	47.5	56.5	40.4	30.8
35～44 岁	27.1	35.2	35.6	22.8	30.0	24.6	17.5	31.5	29.7
45～54 岁	15.5	22.7	22.7	10.6	22.7	15.0	7.3	19.8	27.8
55～59 岁	3.3	6.7	7.0	0.9	5.3	3.1	1.4	3.3	7.7
60 岁及以上	1.5	3.8	4.0	0.2	1.2	0.8	0.7	0.9	1.6
按工作年限分									
5 年以下	23.9	16.5	15.9	25.7	15.7	27.0	50.2	22.7	16.2
5～9 年	24.7	21.0	21.0	28.0	21.3	24.8	23.0	24.3	18.3
10～19 年	27.9	28.2	28.6	29.9	28.8	24.0	16.6	27.3	24.6
20～29 年	13.5	18.7	18.7	10.2	18.0	14.4	6.2	14.8	19.4
30 年及以上	10.0	15.6	15.8	6.2	16.1	9.8	4.0	10.8	21.5
按学历分									
研究生	8.6	22.6	23.9	0.2	5.9	2.4	5.6	4.2	8.1
大学本科	45.0	56.0	57.9	35.6	47.8	48.5	48.5	46.1	50.7
大专	36.0	17.1	14.6	49.9	30.8	39.4	35.7	34.0	29.4
中专	10.1	4.0	3.3	14.2	13.6	9.2	9.1	11.1	7.5
高中及以下	0.4	0.3	0.2	0.1	1.9	0.5	1.1	4.6	4.3
按专业技术资格分									
正高	3.0	7.6	8.0	0.5	1.7	0.9	0.4	0.4	3.0
副高	8.7	18.0	19.0	4.0	6.8	5.2	1.2	3.3	8.3
中级	24.1	33.5	35.2	20.7	26.7	19.2	5.7	16.7	17.6
师级／助理	33.9	35.8	35.4	33.4	35.9	36.3	25.5	25.7	15.6
士级	27.7	4.4	1.6	40.3	26.2	34.5	48.6	36.8	12.8
不详	2.6	0.8	0.8	1.1	2.7	3.8	18.6	17.1	42.8
按聘任技术职务分									
正高	2.8	7.2	7.7	0.4	1.6	0.9	0.3	0.4	4.2
副高	8.5	17.7	18.7	3.8	6.5	5.0	1.1	3.1	11.1
中级	23.2	32.5	34.2	19.7	25.6	18.3	5.2	14.7	22.6
师级／助理	32.6	35.2	34.8	32.4	34.5	33.7	20.0	25.4	23.2
士级	25.3	4.5	1.8	37.9	23.7	30.8	36.4	30.7	16.8
待聘	7.6	3.0	2.9	5.6	8.0	11.3	37.0	25.8	22.2

7-9-8 2023年公立中医医院人员性别、年龄、学历及职称构成

单位：%

分类	卫生技术人员							其他技术人员	管理人员
	合计	执业（助理）医师	执业医师	注册护士	药师（士）	技师（士）	其他		
总　计	**100.0**	**100.0**	**100.0**	**100.0**	**100.0**	**100.0**	**100.0**	**100.0**	**100.0**
按性别分									
男	27.0	52.6	52.7	3.5	31.6	39.7	43.4	39.0	43.0
女	73.0	47.4	47.3	96.5	68.4	60.3	56.7	61.0	57.0
按年龄分									
25岁以下	7.1	0.6	0.2	10.3	3.5	11.2	16.9	3.8	2.3
25～34岁	44.7	31.5	31.0	53.1	36.1	51.3	54.8	39.0	29.9
35～44岁	28.1	35.2	35.7	24.7	31.9	22.2	18.5	33.5	31.0
45～54岁	15.2	22.3	22.3	10.7	22.3	12.2	7.7	19.5	27.9
55～59岁	3.1	6.2	6.4	0.9	4.8	2.3	1.4	3.2	7.1
60岁及以上	1.8	4.3	4.5	0.3	1.4	0.8	0.7	0.9	1.8
按工作年限分									
5年以下	24.7	18.4	17.8	25.3	17.1	33.8	49.8	23.4	17.3
5～9年	23.2	20.1	20.1	26.1	19.4	24.0	22.1	22.5	16.8
10～19年	29.9	29.1	29.5	32.9	31.7	23.6	18.0	30.2	26.8
20～29年	12.6	17.5	17.5	9.8	16.4	10.9	6.2	13.9	18.6
30年及以上	9.6	15.0	15.1	6.0	15.3	7.7	4.0	10.1	20.5
按学历分									
研究生	9.0	23.3	24.6	0.3	6.7	2.7	6.0	4.7	8.5
大学本科	46.6	56.5	58.3	37.8	49.5	51.2	49.9	48.4	52.9
大专	35.3	16.4	13.9	49.3	29.9	38.2	34.9	32.9	28.1
中专及中技	8.8	3.6	2.9	12.4	12.0	7.5	8.1	9.2	6.6
技校	0.1	0.0	0.0	0.0	0.2	0.1	0.2	0.6	0.3
高中及以下	0.4	0.3	0.2	0.2	1.7	0.4	1.0	4.3	3.7
按专业技术资格分									
正高	3.0	7.6	8.1	0.5	1.8	1.0	0.4	0.4	2.9
副高	8.9	18.1	19.1	4.2	7.1	5.1	1.3	3.5	8.1
中级	25.5	33.5	35.2	23.0	27.8	19.7	6.1	17.7	17.1
师级／助理	33.6	35.1	34.8	33.2	35.5	36.6	24.2	25.0	15.1
士级	25.9	4.5	1.7	37.7	24.7	33.1	45.9	33.2	11.9
不详	3.0	1.1	1.1	1.4	3.1	4.7	22.2	20.2	45.0
按聘任技术职务分									
正高	2.9	7.2	7.6	0.5	1.6	0.9	0.4	0.4	4.1
副高	8.7	17.7	18.7	4.1	6.9	4.9	1.2	3.2	11.2
中级	24.2	32.3	34.0	21.6	26.5	18.4	5.5	15.5	22.7
师级／助理	32.6	34.6	34.3	32.6	34.2	34.0	18.8	25.0	21.9
士级	23.7	4.6	2.0	35.4	22.4	29.7	33.9	28.0	16.1
待聘	8.0	3.5	3.4	5.9	8.4	12.1	40.2	27.9	24.0

八、妇幼保健

简要说明

一、本章主要介绍全国及31个省、自治区、直辖市孕产妇保健、儿童保健、婚前保健、母婴保健技术服务执业机构与人员等情况。主要包括5岁以下儿童死亡率、孕产妇死亡率，产前检查率、产后访视率、住院分娩率、孕产妇系统管理率，低出生体重率、5岁以下儿童低体重患病率、新生儿访视率、3岁以下儿童系统管理率、7岁以下儿童保健管理率、0～6岁儿童眼保健和视力检查覆盖率，婚前医学检查率、婚前医学检查检出疾病人数，以及各类母婴保健技术服务执业机构与人员数。

二、除全国新生儿死亡率、婴儿死亡率、5岁以下儿童死亡率、孕产妇死亡率系妇幼健康监测地区监测结果外，其他数据来源于妇幼健康年报。

三、妇幼健康监测网：1990年起，在30个省、自治区、直辖市建立孕产妇死亡监测网（247个监测点）和5岁以下儿童死亡监测网（81个监测点），动态监测全国孕产妇死亡和5岁以下儿童死亡情况。1996年起实行孕产妇死亡监测、5岁以下儿童死亡监测和出生缺陷监测三网合一，抽取116个监测点建立全国妇幼健康监测网；2007年起全国妇幼健康监测点扩大到336个。因行政区划调整，目前监测点为327个。

主要指标解释

新生儿死亡率　指年内出生至28天内（0～27天）死亡的新生儿人数与活产数之比。

婴儿死亡率　指年内不满1周岁的婴儿死亡人数与活产数之比。

5岁以下儿童死亡率　指年内不满5周岁的儿童死亡人数与活产数之比。

孕产妇死亡率　指年内孕产妇死亡人数与活产数之比。

活产数　指年内妊娠满28周及以上（如孕周不详，可参考出生体重达1000克及以上），娩出后有心跳、呼吸、脐带搏动、随意肌收缩4项生命体征之一的新生儿数。

孕产妇系统管理率　指年内孕产妇系统管理人数与活产数之比。

产前检查率　指年内接受过1次及以上产前检查的产妇人数与活产数之比。

产后访视率　指年内接受过1次及以上产后访视的产妇人数与活产数之比。

住院分娩率　指年内在取得助产技术资质的机构分娩的活产数与所有活产数之比。

低出生体重率　指年内出生体重低于2500克的婴儿数与活产数之比。

5岁以下儿童低体重患病率　指年内5岁以下低体重儿童数与所有参加体格检查的5岁以下儿童数之比。

新生儿访视率　指年内新生儿出院后1周内接受1次及1次以上访视的新生儿人数与活产数之比。

3岁以下儿童系统管理率　指年内3岁以下儿童系统管理人数与3岁以下儿童数之比。

7岁以下儿童健康管理率　指年内7岁以下儿童健康管理人数与7岁以下儿童数之比。

0～6岁儿童眼保健和视力检查覆盖率　指年内接受1次及以上眼保健和视力检查的0～6岁儿童数与0～6岁儿童数之比。

婚前医学检查率　指年内进行婚前医学检查人数与结婚登记人数之比。

婚前医学检查检出疾病人数　指检出患有指定传染病、严重遗传性疾病、有关精神病、生殖系统疾病、内科系统疾病的人数。如果一人同时检出两种或以上疾病，按一人统计。

取得母婴保健技术服务资质的机构数 指年内持有母婴保健技术服务执业许可证，可提供相应母婴保健技术服务的医疗机构数。

取得母婴保健技术服务资质的人员数 指年内持有母婴保健技术服务执业许可证，可提供相应母婴保健技术服务的人员数。如果一人具备多项资质，应按照相应类别分别统计。

8-1 监测地区5岁以下儿童和孕产妇死亡率

年份	新生儿死亡率 /‰			婴儿死亡率 /‰			5 岁以下儿童死亡率 /‰			孕产妇死亡率（1/10 万）		
	合计	城市	农村	合计	城市	农村	合计	城市	农村	合计	城市	农村
2000	22.8	9.5	25.8	32.2	11.8	37.0	39.7	13.8	45.7	53.0	29.3	69.6
2001	21.4	10.6	23.9	30.0	13.6	33.8	35.9	16.3	40.4	50.2	33.1	61.9
2002	20.7	9.7	23.2	29.2	12.2	33.1	34.9	14.6	39.6	43.2	22.3	58.2
2003	18.0	8.9	20.1	25.5	11.3	28.7	29.9	14.8	33.4	51.3	27.6	65.4
2004	15.4	8.4	17.3	21.5	10.1	24.5	25.0	12.0	28.5	48.3	26.1	63.0
2005	13.2	7.5	14.7	19.0	9.1	21.6	22.5	10.7	25.7	47.7	25.0	53.8
2006	12.0	6.8	13.4	17.2	8.0	19.7	20.6	9.6	23.6	41.1	24.8	45.5
2007	10.7	5.5	12.8	15.3	7.7	18.6	18.1	9.0	21.8	36.6	25.2	41.3
2008	10.2	5.0	12.3	14.9	6.5	18.4	18.5	7.9	22.7	34.2	29.2	36.1
2009	9.0	4.5	10.8	13.8	6.2	17.0	17.2	7.6	21.1	31.9	26.6	34.0
2010	8.3	4.1	10.0	13.1	5.8	16.1	16.4	7.3	20.1	30.0	29.7	30.1
2011	7.8	4.0	9.4	12.1	5.8	14.7	15.6	7.1	19.1	26.1	25.2	26.5
2012	6.9	3.9	8.1	10.3	5.2	12.4	13.2	5.9	16.2	24.5	22.2	25.6
2013	6.3	3.7	7.3	9.5	5.2	11.3	12.0	6.0	14.5	23.2	22.4	23.6
2014	5.9	3.5	6.9	8.9	4.8	10.7	11.7	5.9	14.2	21.7	20.5	22.2
2015	5.4	3.3	6.4	8.1	4.7	9.6	10.7	5.8	12.9	20.1	19.8	20.2
2016	4.9	2.9	5.7	7.5	4.2	9.0	10.2	5.2	12.4	19.9	19.5	20.0
2017	4.5	2.6	5.3	6.8	4.1	7.9	9.1	4.8	10.9	19.6	16.6	21.1
2018	3.9	2.2	4.7	6.1	3.6	7.3	8.4	4.4	10.2	18.3	15.5	19.9
2019	3.5	2.0	4.1	5.6	3.4	6.6	7.8	4.1	9.4	17.8	16.5	18.6
2020	3.4	2.1	3.9	5.4	3.6	6.2	7.5	4.4	8.9	16.9	14.1	18.5
2021	3.1	1.9	3.6	5.0	3.2	5.8	7.1	4.1	8.5	16.1	15.4	16.5
2022	3.1	1.8	3.6	4.9	3.1	5.7	6.8	4.2	8.0	15.7	14.3	16.6
2023	2.8	1.7	3.2	4.5	2.9	5.2	6.2	3.9	7.2	15.1	12.5	17.0

8-2 监测地区孕产妇主要疾病死亡率及死因构成

年份	主要疾病死亡率（1/10 万）						占死亡总数 /%					
	产科出血	妊娠期高血压疾病	心脏病	羊水栓塞	产褥感染	肝病	产科出血	妊娠期高血压疾病	心脏病	羊水栓塞	产褥感染	肝病
合计												
2010	8.3	3.7	3.3	2.8	0.4	0.9	27.8	12.3	10.9	9.2	1.2	3.1
2013	6.6	2.6	1.8	3.1	0.2	0.6	28.2	11.4	7.8	13.3	0.6	2.6
2014	5.7	2.0	2.5	3.2	0.2	1.0	26.3	9.1	11.4	14.9	1.1	4.6
2015	4.2	2.3	3.3	1.9	0.1	1.0	21.1	11.6	16.4	9.5	0.7	4.7
2016	4.7	1.6	2.0	2.2	0.2	0.7	23.5	7.8	10.2	10.9	1.0	3.8
2017	5.7	2.0	1.5	2.7	0.1	0.4	29.0	10.4	7.9	13.9	0.6	2.2
2018	4.2	1.7	1.8	2.3	0.2	0.7	23.2	9.5	10.0	12.3	0.9	3.8
2019	3.0	2.0	2.6	1.5	0.3	0.4	16.9	11.1	14.5	8.7	1.9	2.4
2020	4.3	1.8	2.1	1.2	0.5	0.2	25.3	10.8	12.7	7.0	3.2	1.3
2021	3.6	1.3	1.9	1.0	0.3	0.3	22.1	8.0	11.5	6.2	1.8	1.8
2022	4.7	1.3	1.3	1.2	0.3	0.5	29.9	8.5	8.5	7.7	1.7	3.4
2023	2.7	1.8	1.5	0.8	0.2	0.2	17.8	12.2	10.0	5.6	1.1	1.1
城市												
2010	8.0	1.9	2.8	2.5	0.3	0.9	27.1	6.3	9.4	8.3	1.0	3.1
2013	5.6	2.1	2.1	2.7	0.0	0.9	25.0	9.2	9.2	11.8	0.0	3.9
2014	4.3	1.4	2.3	2.7	0.2	0.8	21.2	7.1	11.1	13.1	1.0	4.0
2015	3.5	0.9	5.2	0.7	0.2	0.7	17.9	4.8	26.2	3.6	1.2	3.6
2016	4.0	0.5	2.4	1.6	0.3	0.3	20.3	2.7	12.2	8.1	1.4	1.4
2017	5.1	1.1	1.3	2.1	0.2	0.0	30.7	6.8	8.0	12.5	1.1	0.0
2018	3.8	1.4	2.1	1.9	0.5	0.2	24.2	9.1	13.6	12.1	3.0	1.5
2019	1.5	1.5	3.3	1.0	0.3	0.3	9.2	9.2	20.0	6.2	1.5	1.5
2020	3.0	2.0	1.0	1.6	0.3	0.3	20.9	14.0	7.0	11.6	2.3	2.3
2021	3.3	1.2	2.1	0.8	0.0	0.4	21.6	8.1	13.5	5.4	0.0	2.7
2022	4.1	1.1	1.1	1.5	0.4	0.4	28.9	7.9	7.9	10.5	2.6	2.6
2023	1.6	1.2	0.8	0.8	0.4	0.0	12.9	9.7	6.5	6.5	3.2	0.0
农村												
2010	8.4	4.3	3.4	2.8	0.4	0.9	28.0	14.2	11.3	9.4	1.3	3.1
2013	6.9	2.8	1.7	3.3	0.2	0.5	29.3	12.1	7.3	13.8	0.9	2.2
2014	6.3	2.2	2.6	3.4	0.3	1.1	28.3	10.0	11.6	15.5	1.2	4.8
2015	4.5	3.0	2.4	2.4	0.1	1.1	22.5	14.7	12.0	12.0	0.5	5.2
2016	4.9	1.9	1.9	2.4	0.2	0.9	24.7	9.6	9.6	11.9	0.9	4.6
2017	6.0	2.5	1.7	3.0	0.1	0.6	28.4	11.8	7.9	14.4	0.4	3.1
2018	4.5	1.9	1.6	2.5	0.0	1.0	22.8	9.7	8.3	12.4	0.0	4.8
2019	3.8	2.2	2.2	1.8	0.4	0.5	20.4	12.0	12.0	9.9	2.1	2.8
2020	5.0	1.8	2.7	1.0	0.6	0.2	27.0	9.6	14.8	5.2	3.5	0.9
2021	3.7	1.3	1.7	1.1	0.4	0.2	22.4	7.9	10.5	6.6	2.6	1.3
2022	5.0	1.5	1.5	1.1	0.2	0.6	30.4	8.9	8.9	6.3	1.3	3.8
2023	3.5	2.3	2.0	0.9	0.0	0.3	20.3	13.6	11.9	5.1	0.0	1.7

8-3-1 孕产妇保健情况

年份	活产数	系统管理率 /%	产前检查率 /%	产后访视率 /%	住院分娩率 /%		
					合计	市	县
1985	…	…	…	…	43.7	73.6	36.4
1990	14 517 207	…	…	…	50.6	74.2	45.1
1991	15 293 237	…	…	…	50.6	72.8	45.5
1992	11 746 275	…	69.7	69.7	52.7	71.7	41.2
1993	10 170 690	…	72.2	71.0	56.5	68.3	51.0
1994	11 044 607	…	76.3	74.5	65.6	76.4	50.4
1995	11 539 613	…	78.7	78.8	58.0	70.7	50.2
1996	11 412 028	65.5	83.7	80.1	60.7	76.5	51.7
1997	11 286 021	68.3	85.9	82.3	61.7	76.4	53.0
1998	10 961 516	72.3	87.1	83.9	66.2	79.0	58.1
1999	10 698 467	75.4	89.3	85.9	70.0	83.3	61.5
2000	10 987 691	77.2	89.4	86.2	72.9	84.9	65.2
2001	10 690 630	78.6	90.3	87.2	76.0	87.0	69.0
2002	10 591 949	78.2	90.1	86.7	78.7	89.4	71.6
2003	10 188 005	75.5	88.9	85.4	79.4	89.9	72.6
2004	10 892 614	76.4	89.7	85.9	82.8	91.4	77.1
2005	11 415 809	76.7	89.8	86.0	85.9	93.2	81.0
2006	11 770 056	76.5	89.7	85.7	88.4	94.1	84.6
2007	12 506 498	77.3	90.9	86.7	91.7	95.8	88.8
2008	13 307 045	78.1	91.0	87.0	94.5	97.5	92.3
2009	13 825 431	80.9	92.2	88.7	96.3	98.5	94.7
2010	14 218 657	84.1	94.1	90.8	97.8	99.2	96.7
2011	14 507 141	85.2	93.7	91.0	98.7	99.6	98.1
2012	15 442 995	87.6	95.0	92.6	99.2	99.7	98.8
2013	15 108 153	89.5	95.6	93.5	99.5	99.9	99.2
2014	15 178 881	90.0	96.2	93.9	99.6	99.9	99.4
2015	14 544 524	91.5	96.5	94.5	99.7	99.9	99.5
2016	18 466 561	91.6	96.6	94.6	99.8	100.0	99.6
2017	17 578 815	89.6	96.5	94.0	99.9	100.0	99.8
2018	15 207 729	89.9	96.6	93.8	99.9	99.9	99.8
2019	14 551 298	90.3	96.8	94.1	99.9	100.0	99.8
2020	12 034 516	92.7	97.4	95.5	99.9	100.0	99.9
2021	10 515 287	92.9	97.6	96.0	99.9	100.0	99.9
2022	9 587 512	93.6	97.9	96.5	99.9	100.0	99.9
2023	8 748 524	94.5	98.2	97.0	99.9	100.0	99.9

注：2016—2023年，活产数均源自全国住院分娩月报，包括户籍和非户籍活产数；2015年及以前年份活产数源自全国妇幼卫生年报，仅包括户籍活产数。

8-3-2 2023年各地区孕产妇保健情况

地区	活产数	系统管理率/%	产前检查率/%	产后访视率/%	住院分娩率/%		
					合计	市	县
总计	**8 748 524**	**94.5**	**98.2**	**97.0**	**99.9**	**100.0**	**99.9**
北京	128 529	97.9	98.4	98.2	100.0	100.0	
天津	61 387	95.3	98.9	98.0	100.0	100.0	
河北	400 743	93.7	97.9	95.5	100.0	100.0	100.0
山西	209 123	92.4	98.3	96.0	100.0	100.0	100.0
内蒙古	113 811	96.1	98.4	97.4	100.0	100.0	100.0
辽宁	161 885	93.0	98.5	96.2	100.0	100.0	100.0
吉林	80 456	96.4	98.4	98.6	100.0	100.0	100.0
黑龙江	84 781	95.4	98.6	97.2	100.0	100.0	100.0
上海	103 605	97.0	98.4	98.5	100.0	100.0	
江苏	390 762	96.1	98.8	98.1	100.0	100.0	100.0
浙江	381 576	97.1	98.4	98.4	100.0	100.0	100.0
安徽	339 576	92.7	97.4	96.2	99.9	100.0	99.9
福建	263 502	93.6	98.3	96.5	100.0	100.0	100.0
江西	285 016	96.8	98.4	97.7	100.0	100.0	100.0
山东	582 388	96.7	98.4	97.6	100.0	99.9	100.0
河南	675 093	90.4	97.0	95.2	100.0	100.0	100.0
湖北	292 036	95.8	98.1	97.1	100.0	100.0	100.0
湖南	367 481	96.6	98.4	97.7	100.0	100.0	100.0
广东	1 107 386	94.8	98.3	97.1	99.9	100.0	99.9
广西	406 763	94.9	98.1	98.3	99.9	99.9	99.9
海南	86 651	92.0	99.0	97.8	99.9	99.9	99.8
重庆	171 877	94.0	98.5	95.7	99.9	100.0	99.8
四川	489 789	95.5	98.1	96.9	99.8	100.0	99.7
贵州	399 204	93.6	97.8	96.2	99.9	99.9	99.8
云南	384 912	92.1	98.8	97.7	99.9	100.0	99.9
西藏	45 543	81.9	92.1	94.5	99.2	99.6	99.0
陕西	255 367	96.7	98.8	97.6	100.0	100.0	100.0
甘肃	177 793	93.4	98.4	96.8	99.9	100.0	99.9
青海	50 617	92.8	97.0	95.5	99.9	100.0	99.8
宁夏	62 955	97.9	99.0	98.8	100.0	100.0	100.0
新疆	187 917	95.4	99.0	98.2	99.8	99.9	99.8

8-4 儿童保健情况

单位：%

年份／地区	低出生体重率	5岁以下儿童低体重患病率	新生儿访视率	3岁以下儿童系统管理率	7岁以下儿童保健管理率	0～6岁儿童眼保健和视力检查覆盖率
2010	2.34	1.55	89.6	81.5	83.4	…
2013	2.44	1.37	93.2	89.0	90.7	…
2014	2.61	1.48	93.6	89.8	91.3	…
2015	2.64	1.49	94.3	90.7	92.1	…
2017	2.88	1.40	93.9	91.1	92.6	…
2018	3.13	1.43	93.7	91.2	92.7	…
2019	3.24	1.37	94.1	91.9	93.6	…
2020	3.25	1.19	95.5	92.9	94.3	…
2021	3.70	1.21	96.2	92.8	94.6	93.0
2022	3.97	1.21	96.7	93.3	94.9	93.6
2023	4.25	1.19	97.4	94.3	95.9	95.1
北　京	5.88	0.22	98.0	97.0	99.4	99.3
天　津	5.08	0.57	98.1	96.9	95.0	96.3
河　北	3.05	1.35	96.0	93.6	95.3	94.0
山　西	3.82	0.71	96.5	92.8	94.4	93.6
内蒙古	4.14	0.59	98.0	96.1	95.7	94.2
辽　宁	3.52	0.71	96.7	94.1	94.6	93.6
吉　林	4.37	0.29	99.8	97.1	98.3	97.7
黑龙江	3.07	0.74	98.0	95.8	96.2	95.2
上　海	5.76	0.34	98.5	97.8	99.6	99.6
江　苏	4.26	0.49	98.6	98.4	99.2	98.7
浙　江	4.96	0.60	99.4	97.3	98.6	97.9
安　徽	3.43	0.53	96.4	92.5	94.1	93.5
福　建	4.65	0.91	97.0	94.7	95.8	93.7
江　西	2.94	1.99	98.1	95.2	95.7	94.3
山　东	2.53	0.71	98.4	97.1	97.7	98.4
河　南	3.97	1.08	95.0	91.7	93.7	93.3
湖　北	3.83	1.14	97.4	94.4	96.0	94.5
湖　南	4.24	1.05	98.6	95.4	96.1	95.7
广　东	5.60	2.24	97.1	92.6	96.0	95.8
广　西	6.46	2.90	97.8	89.0	95.8	95.6
海　南	6.20	2.71	98.0	92.2	95.8	94.8
重　庆	3.65	0.76	96.4	93.9	95.5	95.2
四　川	4.18	1.12	97.5	95.3	95.8	94.6
贵　州	4.04	0.99	96.6	94.0	95.1	94.7
云　南	5.06	1.27	98.1	94.0	95.2	94.9
西　藏	3.55	1.64	94.6	91.1	93.1	50.5
陕　西	3.11	0.70	98.2	96.3	97.0	96.4
甘　肃	3.76	0.95	97.2	93.5	95.2	93.9
青　海	3.73	0.78	95.8	94.7	92.7	91.7
宁　夏	4.65	0.48	99.4	96.9	97.0	97.0
新　疆	5.10	0.95	99.1	97.5	95.9	95.3

8-5 婚前保健情况

年份 / 地区	结婚登记人数 / 人	婚前医学检查人数 / 人	婚前医学检查率 /%	婚前医学检查检出疾病人数 / 人
2010	20 373 786	6 257 617	31.0	629 925
2013	22 484 981	11 722 101	52.9	945 631
2014	21 659 134	12 046 543	55.3	957 574
2015	20 391 247	11 815 398	58.7	937 389
2017	18 038 460	10 953 214	61.4	892 876
2018	16 850 892	10 196 029	61.1	860 959
2019	15 420 502	9 532 488	62.4	810 997
2020	13 360 651	9 138 571	68.4	783 337
2021	12 437 355	8 818 874	70.9	774 596
2022	10 963 256	8 203 016	74.8	747 378
2023	11 748 829	8 989 157	76.5	797 582
北　京	167 672	129 320	77.1	13 324
天　津	81 238	35 757	44.0	5566
河　北	536 340	465 628	86.8	19 537
山　西	378 040	261 975	69.3	24 578
内蒙古	208 953	161 900	77.5	6198
辽　宁	410 346	55 644	13.6	3818
吉　林	150 356	106 102	70.6	4472
黑龙江	276 404	123 736	44.8	2837
上　海	204 082	42 516	20.8	4461
江　苏	486 929	455 090	93.5	70 714
浙　江	327 256	300 452	91.8	84 469
安　徽	562 192	522 329	92.9	56 258
福　建	268 523	141 980	52.9	18 488
江　西	442 288	436 359	98.7	57 899
山　东	686 786	644 781	93.9	32 730
河　南	1 012 376	803 337	79.4	20 658
湖　北	326 991	210 792	64.5	18 438
湖　南	502 318	458 036	91.2	29 504
广　东	1 045 633	801 800	76.7	69 654
广　西	382 888	380 553	99.4	31 490
海　南	103 940	55 092	53.0	1745
重　庆	345 212	233 949	67.8	31 491
四　川	744 878	697 559	93.6	84 196
贵　州	465 049	177 838	38.2	4232
云　南	514 388	485 211	94.3	45 845
西　藏	53 526	14 337	26.8	192
陕　西	346 606	264 047	76.2	11 631
甘　肃	236 113	116 299	49.3	5621
青　海	70 398	47 952	68.1	3263
宁　夏	69 194	60 112	86.9	12 506
新　疆	341 914	298 674	87.4	21 767

8-6 2023年母婴保健技术服务执业机构数

单位：个

年份 / 地区	婚前医学检查机构	产前诊断机构	助产技术机构	结扎手术机构	终止妊娠手术机构
2022	3636	589	20 815	19 041	26 776
2023	3690	626	19 697	18 717	26 300
北　京	16	10	113	126	236
天　津	17	4	73	71	205
河　北	181	18	977	955	1118
山　西	131	9	515	584	710
内蒙古	117	14	319	427	554
辽　宁	94	25	290	266	419
吉　林	68	8	154	255	332
黑龙江	105	8	297	329	475
上　海	20	13	88	103	123
江　苏	108	23	570	653	1664
浙　江	111	22	440	520	1198
安　徽	114	27	1296	1244	1450
福　建	88	21	588	276	324
江　西	121	15	1006	980	1154
山　东	166	40	722	1020	1569
河　南	174	31	1125	849	1445
湖　北	133	37	1049	1286	1425
湖　南	140	29	761	888	1370
广　东	270	82	1647	1400	1734
广　西	106	31	1267	715	1266
海　南	27	6	190	77	140
重　庆	41	6	502	471	744
四　川	221	31	1117	1234	1768
贵　州	107	25	1205	1040	1185
云　南	423	19	1544	1127	1530
西　藏	59	3	105	97	97
陕　西	136	7	445	489	682
甘　肃	107	5	526	560	538
青　海	65	24	240	157	207
宁　夏	25	4	89	100	134
新　疆	199	29	437	418	504

8-7　2023年母婴保健技术服务执业人员数

单位：人

年份 / 地区	婚前医学检查人员	产前诊断人员	产科医师	助产士	结扎手术人员	终止妊娠手术人员
2022	28 815	16 848	191 573	191 212	184 230	211 393
2023	31 041	19 403	189 697	191 229	184 591	208 249
北　京	267	283	2932	1747	2579	3435
天　津	141	57	1302	1734	1271	1879
河　北	1336	441	10 907	10 072	10 857	11 495
山　西	857	168	4997	4263	5008	5314
内蒙古	714	291	3177	2789	3317	3579
辽　宁	558	584	4311	2941	4072	5027
吉　林	271	252	2562	1658	3011	3195
黑龙江	504	137	3149	1953	3019	3789
上　海	224	488	2388	1723	2196	2320
江　苏	1031	558	9780	7100	9726	12 580
浙　江	940	936	8703	10 018	8408	11 213
安　徽	809	2095	8216	6220	7914	8416
福　建	569	818	4993	9583	3416	3629
江　西	960	419	6460	6183	6387	6678
山　东	1934	1653	13 104	8100	14 787	16 294
河　南	2888	822	13 644	12 966	12 489	14 485
湖　北	1155	657	9621	9857	10 016	10 296
湖　南	837	875	9304	6239	9354	10 478
广　东	3837	2347	16 735	18 344	16 387	17 631
广　西	775	1100	8551	12 900	7846	8934
海　南	190	90	1499	2185	1178	1438
重　庆	295	293	4496	3623	3740	4306
四　川	1869	1525	9722	8721	9827	11 130
贵　州	794	855	6871	11 230	6190	6690
云　南	3218	636	8311	13 827	7232	8058
西　藏	256	22	483	551	549	569
陕　西	918	158	5309	3741	5443	6113
甘　肃	1654	327	3739	5924	3745	4194
青　海	204	189	873	871	833	1085
宁　夏	181	22	988	1284	1041	1085
新　疆	855	305	2570	2882	2753	2914

九、人民健康水平

简要说明

一、本章主要介绍全国人民健康水平和营养状况。包括人口出生率、死亡率、预期寿命、患病率、居民长期失能和残障情况、城乡青少年和儿童身体发育情况、居民营养状况等。

二、出生率、死亡率和预期寿命数据摘自《中国统计年鉴》；居民患病率数据来源于2013年、2018年、2023年国家卫生服务调查（调查情况介绍见第五部分“医疗服务”）；城乡性别年龄别平均身高和体重数据来源于2002年、2012年居民营养与健康状况监测；居民营养状况数据来源于1992年全国营养调查，2002年、2012年居民营养与健康状况监测，2015—2017年中国居民营养与健康状况监测。

主要指标解释

出生率 又称粗出生率。指年内一定地区出生人数与同期平均人数之比，一般用‰表示。出生人数指活产数，年平均人数指年初和年底人口数的平均数，也可用年中人口数代替。

死亡率 又称粗死亡率。指年内一定地区的死亡人数与同期平均人数之比，一般用‰表示。

人口自然增长率 指年内一定地区的人口自然增加数（出生人数—死亡人数）与同期平均人数之比（或者人口自然增长率＝出生率—死亡率），一般用‰表示。

预期寿命 某年某地区新出生的婴儿预期存活的平均年数，又称出生期望寿命、人均预期寿命，一般用“岁”表示。

两周患病率 即［调查前两周内患病人数（或例数）／调查人数］×100%。

慢性病患病率 两种定义：按人数计算的慢性病患病率，是指调查前半年内慢性病患病人数与调查人数之比；按例数计算的慢性病患病率，是指调查前半年内慢性病患病例数（含一人多次得病）与调查人数之比。“慢性病患病”是指：①调查前半年内经过医生诊断明确有慢性病（包括慢性感染性疾病如结核等和慢性非感染性疾病如冠心病、高血压等）；②半年以前经医生诊断有慢性病，在调查前半年内时有发作，并采取了治疗措施如服药、理疗等。二者有其一者，即认为患慢性病。

9-1-1 人口出生率、死亡率与自然增长率

单位：‰

年份	出生率	死亡率	自然增长率
1955	32.60	12.28	20.32
1960	20.86	25.43	-4.57
1965	37.88	9.50	28.38
1970	33.43	7.60	25.83
1975	23.01	7.32	15.69
1978	18.25	6.25	12.00
1979	17.82	6.21	11.61
1980	18.21	6.34	11.87
1981	20.91	6.36	14.55
1982	22.28	6.60	15.68
1983	20.19	6.90	13.29
1984	19.90	6.82	13.08
1985	21.04	6.78	14.26
1986	22.43	6.86	15.57
1987	23.33	6.72	16.61
1988	22.37	6.64	15.73
1989	21.58	6.54	15.04
1990	21.06	6.67	14.39
1991	19.68	6.70	12.98
1992	18.24	6.64	11.60
1993	18.09	6.64	11.45
1994	17.70	6.49	11.21
1995	17.12	6.57	10.55
1996	16.98	6.56	10.42
1997	16.57	6.51	10.06
1998	15.64	6.50	9.14
1999	14.64	6.46	8.18
2000	14.03	6.45	7.58
2001	13.38	6.43	6.95
2002	12.86	6.41	6.45
2003	12.41	6.40	6.01
2004	12.29	6.42	5.87
2005	12.40	6.51	5.89
2006	12.09	6.81	5.28
2007	12.10	6.93	5.17
2008	12.14	7.06	5.08
2009	11.95	7.08	4.87
2010	11.90	7.11	4.79
2011	13.27	7.14	6.13
2012	14.57	7.13	7.43
2013	13.03	7.13	5.90
2014	13.83	7.12	6.71
2015	11.99	7.07	4.93
2016	13.57	7.04	6.53
2017	12.64	7.06	5.58
2018	10.86	7.08	3.78
2019	10.41	7.09	3.32
2020	8.52	7.07	1.45
2021	7.52	7.18	0.34
2022	6.77	7.37	-0.60
2023	6.39	7.87	-1.48

注：数据来源于有关年份《中国统计年鉴》。

9-1-2　各地区人口出生率和死亡率

单位：‰

地区	出生率							死亡率						
	2000	2005	2010	2015	2020	2021	2022	2000	2005	2010	2015	2020	2021	2022
总　计	**14.03**	**12.40**	**11.90**	**11.99**	**8.52**	**7.52**	**6.77**	**6.45**	**6.51**	**7.11**	**7.07**	**7.07**	**7.18**	**7.37**
北　京	8.39	6.29	7.48	7.96	6.99	6.35	5.67	6.99	5.20	4.41	4.95	5.19	5.39	5.72
天　津	7.50	7.44	8.18	5.84	5.99	5.30	4.75	6.67	6.01	5.58	5.61	5.92	6.23	6.43
河　北	13.86	12.84	13.22	11.35	8.16	7.15	6.09	6.65	6.75	6.41	5.79	7.22	7.58	7.80
山　西	21.36	12.02	10.68	9.98	8.26	7.06	6.75	7.32	6.00	5.38	5.56	7.02	7.32	7.73
内蒙古	12.65	10.08	9.30	7.72	7.20	6.26	5.58	6.84	5.46	5.54	5.32	7.30	7.54	7.83
辽　宁	10.67	7.01	6.68	6.17	5.16	4.71	4.08	6.74	6.04	6.26	6.59	8.59	8.89	9.04
吉　林	10.31	7.89	7.91	5.87	4.84	4.70	4.32	5.85	5.32	5.88	5.53	7.81	8.08	8.39
黑龙江	10.54	7.87	7.35	6.00	3.75	3.59	3.34	5.48	5.20	5.03	6.60	8.23	8.70	9.09
上　海	6.02	7.04	7.05	7.52	5.02	4.67	4.35	7.17	6.08	5.07	5.07	5.58	5.59	5.96
江　苏	11.83	9.24	9.73	9.05	6.65	5.65	5.23	6.68	7.03	6.88	7.03	6.49	6.77	7.04
浙　江	13.90	11.10	10.27	10.52	7.13	6.90	6.28	6.61	6.08	5.54	5.50	6.56	5.90	6.24
安　徽	13.06	12.43	12.70	12.92	9.45	8.05	7.16	5.53	6.23	5.95	5.94	7.96	8.00	8.09
福　建	16.96	11.60	11.27	13.90	9.21	8.26	7.07	6.08	5.62	5.16	6.10	6.24	6.28	6.52
江　西	16.85	13.79	13.72	13.20	9.48	8.34	7.19	5.29	5.96	6.06	6.24	6.61	6.71	6.94
山　东	11.38	12.14	11.65	12.55	8.56	7.38	6.71	6.70	6.31	6.26	6.67	7.25	7.36	7.64
河　南	11.60	11.55	11.52	12.70	9.24	8.00	7.42	5.58	6.30	6.57	7.05	7.15	7.36	7.50
湖　北	8.55	8.74	10.36	10.74	8.28	6.98	6.08	5.75	5.69	6.02	5.83	7.67	7.86	8.09
湖　南	10.40	11.90	13.10	13.58	8.53	7.13	6.23	5.94	6.75	6.70	6.86	7.92	8.28	8.54
广　东	18.20	11.70	11.18	11.12	10.28	9.35	8.30	5.43	4.68	4.21	4.32	4.70	4.83	4.97
广　西	16.47	14.26	14.13	14.05	11.36	9.68	8.51	5.06	6.09	5.48	6.15	6.46	6.80	7.08
海　南	26.12	14.65	14.71	14.57	10.36	9.74	8.60	4.74	5.72	5.73	6.00	5.85	6.01	6.16
重　庆	11.43	9.40	9.17	11.05	7.47	6.49	5.98	7.98	6.40	6.40	7.19	7.70	8.04	8.09
四　川	10.16	9.70	8.93	10.30	7.60	6.85	6.39	6.73	6.80	6.62	6.94	8.48	8.74	9.04
贵　州	20.30	14.59	13.96	13.00	13.70	12.17	11.03	6.29	7.21	6.55	7.20	7.17	7.19	7.32
云　南	17.06	14.72	13.10	12.88	10.96	9.35	8.14	6.60	6.75	6.56	6.48	7.92	8.12	8.21
西　藏	17.70	17.94	15.80	15.75	13.96	14.17	14.24	6.60	7.15	5.55	5.10	5.37	5.47	5.48
陕　西	11.00	10.02	9.73	10.10	8.95	7.89	7.36	5.92	6.01	6.01	6.28	7.11	7.38	7.64
甘　肃	13.23	12.59	12.05	12.36	10.55	9.68	8.47	5.92	6.57	6.02	6.15	7.91	8.26	8.51
青　海	19.85	15.70	14.94	14.72	11.43	11.22	10.60	7.35	6.21	6.31	6.17	6.65	6.91	7.23
宁　夏	15.42	15.93	14.14	12.62	11.59	11.62	10.60	4.92	4.95	5.10	4.58	5.88	6.09	6.19
新　疆	14.50	16.42	14.85	15.59	6.94	6.16	6.53	5.17	5.04	4.14	4.51	5.46	5.60	5.76

注：本表数字摘自《中国统计年鉴》。

9-2-1 婴儿死亡率与预期寿命

年份	婴儿死亡率 /‰	预期寿命 / 岁		
		合计	男	女
新中国成立前	200 左右	35.0	…	…
1973—1975	47.0	…	63.6	66.3
1981	34.7	67.77	66.28	69.27
1990	…	68.55	66.84	70.47
1996		70.80		
2000	32.2	71.40	69.63	73.30
2005	19.0	72.95	70.83	75.25
2010	13.1	74.83	72.4	77.4
2015	8.1	76.34	73.6	79.4
2016	7.5	76.5		
2017	6.8	76.7		
2018	6.1	77.0		
2019	5.6	77.3		
2020	5.4	77.93	75.4	80.9
2021	5.0	78.2		
2022	4.9	78.3		
2023	4.5	78.6		

9-2-2 各地区预期寿命

单位：岁

地区	1990年 预期寿命（合计）	男	女	2000年 预期寿命（合计）	男	女	2010年 预期寿命（合计）	男	女	2020年 预期寿命（合计）	男	女	2021年 预期寿命（合计）
总　计	**68.55**	**66.84**	**70.47**	**71.40**	**69.63**	**73.33**	**74.83**	**72.38**	**77.37**	**77.93**	**75.37**	**80.88**	**78.2**
北　京	72.86	71.07	74.93	76.10	74.33	78.01	80.18	78.28	82.21	82.49	80.43	84.62	82.7
天　津	72.32	71.03	73.73	74.91	73.31	76.63	78.89	77.42	80.48	81.30	79.32	83.40	81.5
河　北	70.35	68.47	72.53	72.54	70.68	74.57	74.97	72.70	77.47	77.75	75.20	80.52	78.0
山　西	68.97	67.33	70.93	71.65	69.96	73.57	74.92	72.87	77.28	77.91	75.64	80.47	78.2
内蒙古	65.68	64.47	67.22	69.87	68.29	71.79	74.44	72.04	77.27	77.56	74.98	80.45	77.8
辽　宁	70.22	68.72	71.94	73.34	71.51	75.36	76.38	74.12	78.86	78.68	75.96	81.54	78.9
吉　林	67.95	66.65	69.49	73.10	71.38	75.04	76.18	74.12	78.44	78.41	75.62	81.40	78.6
黑龙江	66.97	65.50	68.73	72.37	70.39	74.66	75.98	73.52	78.81	78.25	75.33	81.42	78.5
上　海	74.90	72.77	77.02	78.14	76.22	80.04	80.26	78.20	82.44	82.55	80.39	84.87	82.8
江　苏	71.37	69.26	73.57	73.91	71.69	76.23	76.63	74.60	78.81	79.32	77.02	81.83	79.7
浙　江	71.38	69.66	74.24	74.70	72.50	77.21	77.73	75.58	80.21	80.19	78.09	82.58	80.4
安　徽	69.48	67.75	71.36	71.85	70.18	73.59	75.08	72.65	77.84	77.96	75.52	80.72	78.2
福　建	68.57	66.49	70.93	72.55	70.30	75.07	75.76	73.27	78.64	78.49	75.81	81.55	78.8
江　西	66.11	64.87	67.49	68.95	68.37	69.32	74.33	71.94	77.06	77.64	78.08	80.52	77.8
山　东	70.57	68.64	72.67	73.92	71.70	76.26	76.46	74.05	79.06	79.18	76.46	82.11	79.5
河　南	70.15	67.96	72.55	71.54	69.67	73.41	74.57	71.84	77.59	77.60	74.59	80.84	77.8
湖　北	67.25	65.51	69.23	71.08	69.31	73.02	74.87	72.68	77.35	78.00	75.73	80.53	78.2
湖　南	66.93	65.41	68.70	70.66	69.05	72.47	74.70	72.28	77.48	77.88	75.36	80.75	78.2
广　东	72.52	69.71	75.43	73.27	70.79	75.93	76.49	74.00	79.37	79.31	76.75	82.22	79.6
广　西	68.72	67.17	70.34	71.29	69.07	73.75	75.11	71.77	79.05	78.06	74.64	81.98	78.3
海　南	70.01	66.93	73.28	72.92	70.66	75.26	76.30	73.20	80.01	79.05	75.83	82.84	79.5
重　庆	}66.33	}65.06	}67.70	71.73	69.84	73.89	75.70	73.16	78.60	78.56	75.86	81.64	78.8
四　川				71.20	69.25	73.39	74.75	72.25	77.59	77.79	75.01	80.93	78.0
贵　州	64.29	63.04	65.63	65.96	64.54	67.57	71.10	68.43	74.11	75.20	72.09	78.71	75.5
云　南	63.49	62.08	64.98	65.49	64.24	66.89	69.54	67.06	72.43	74.02	70.98	77.55	74.4
西　藏	59.64	57.64	61.57	64.37	62.52	66.15	68.17	66.33	70.07	72.19	70.27	74.75	72.5
陕　西	67.40	66.23	68.79	70.07	68.92	71.30	74.68	72.84	76.74	77.80	75.59	80.24	78.1
甘　肃	67.24	66.35	68.25	67.47	66.77	68.26	72.23	70.60	74.06	75.64	73.64	77.85	75.8
青　海	60.57	59.29	61.96	66.03	64.55	67.70	69.96	68.11	72.07	73.96	71.72	76.43	74.3
宁　夏	66.94	65.95	68.05	70.17	68.71	71.84	73.38	71.31	75.71	76.58	74.89	78.40	76.9
新　疆	63.59	61.95	63.26	67.41	65.98	69.14	72.35	70.30	74.86	75.65	73.66	77.89	76.0

注：1990年、2000年、2010年、2020年人口普查数字。2021年为国家卫生健康委与国家统计局联合测算发布。

9-3-1 调查地区居民两周患病率

指标名称	合计			城市			农村		
	2013	2018	2023	2013	2018	2023	2013	2018	2023
调查人数	273 688	256 304	226 137	133 393	134 080	116 673	140 295	122 224	109 464
患病人次数	66 067	82 563	105 144	37 660	43 226	54 522	28 407	39 337	50 622
两周患病率 /%	24.1	32.2	35.6	28.2	32.2	35.3	20.2	32.2	36.0
分性别两周患病率 /%									
男性	22.4	30.8	34.7	26.8	31.4	34.9	18.3	30.1	34.5
女性	25.9	33.6	36.5	29.6	33.0	35.7	22.2	34.2	37.5
年龄别两周患病率 /%									
0～4岁	10.6	22.0	24.1	11.5	20.8	22.8	9.9	23.3	25.4
5～14岁	5.3	13.1	14.9	5.7	12.4	14.9	5.0	13.6	14.9
15～24岁	3.7	10.6	9.6	4.2	10.5	9.5	3.3	10.7	9.8
25～34岁	5.7	13.8	12.4	5.9	13.3	12.6	5.3	14.6	12.2
35～44岁	12.4	19.9	17.8	12.9	18.2	17.0	12.0	22.1	19.0
45～54岁	24.3	33.1	31.7	26.3	31.9	30.5	22.5	34.3	33.0
55～64岁	42.0	46.7	46.3	47.0	46.8	46.2	37.0	46.5	46.4
65岁及以上	62.2	58.4	60.2	73.6	60.7	61.1	48.8	55.7	59.2
文化程度别两周患病率 /%									
文盲半文盲	42.1	49.8	54.3	52.4	52.9	57.6	37.4	48.4	52.9
小学	34.7	44.4	47.5	46.0	48.0	49.9	28.2	42.0	46.1
初中	23.1	33.8	37.8	31.0	37.3	40.6	16.6	30.2	35.0
高中、技校	22.2	29.5	33.8	25.0	30.9	35.9	16.7	26.6	30.1
中专	24.8	27.7	29.2	28.5	29.7	31.4	14.2	22.5	24.1
大专	17.6	20.8	23.4	19.0	21.6	25.0	11.2	17.9	18.5
本科及以上	15.1	18.9	19.0	16.3	19.3	20.3	7.4	16.5	13.4
医疗保障形式别两周患病率 /%									
城镇职工基本医保	38.3	35.7	37.4	38.9	35.7	38.0	33.0	35.1	34.5
城镇居民基本医保	23.6	—	—	22.9	—	—	26.2	—	—
新型农村合作医疗	19.7	—	—	22.0	—	—	18.8	—	—
城乡居民基本医保	22.7	31.5	35.4	22.7	30.6	33.8	22.7	32.1	36.4
其他社会医疗保险	22.8	28.5	27.9	25.2	28.2	27.9	19.7	30.9	27.8
无医疗保险	13.1	22.2	24.2	13.3	20.3	23.1	12.4	25.5	25.6
就业状况别两周患病率 /%									
在业	18.7	27.5	29.3	17.3	23.4	25.2	19.8	31.4	33.1
离退休	63.2	55.5	55.8	64.4	55.5	55.9	53.9	55.4	55.6
学生	3.4	9.7	9.5	3.9	9.7	9.4	2.9	9.7	9.6
失业	39.5	45.2	42.9	38.7	44.6	38.4	40.2	45.7	47.5
无业			50.0			49.6			50.2

9-3-2 2023年调查地区居民两周患病率

指标名称	合计	城市				农村			
		小计	东	中	西	小计	东	中	西
调查人数	226 137	116 673	46 122	34 730	35 821	109 464	32 353	36 056	41 055
患病人次数	105 144	54 522	21 619	16 031	16 872	50 622	15 132	17 030	18 460
两周患病率 /%	35.6	35.3	35.2	33.9	36.7	36.0	36.6	36.1	35.5
分性别两周患病率 /%									
男性	34.7	34.9	35.0	33.7	35.7	34.5	35.8	34.5	33.5
女性	36.5	35.7	35.4	34.0	37.7	37.5	37.4	37.6	37.5
年龄别两周患病率 /%									
0～4岁	24.1	22.8	20.7	18.7	28.1	25.4	26.1	22.2	27.4
5～14岁	14.9	14.9	13.7	10.4	19.9	14.9	14.5	12.5	17.0
15～24岁	9.6	9.5	8.9	7.5	12.0	9.8	9.1	8.1	11.1
25～34岁	12.4	12.6	11.4	10.4	15.8	12.2	12.0	10.5	13.4
35～44岁	17.8	17.0	16.0	15.0	20.2	19.0	18.1	18.8	19.9
45～54岁	31.7	30.5	29.9	28.7	33.0	33.0	33.7	31.2	34.0
55～64岁	46.3	46.2	47.9	43.6	46.8	46.4	48.1	44.2	47.0
65岁及以上	60.2	61.1	62.4	58.8	61.8	59.2	60.3	57.4	60.0
文化程度别两周患病率 /%									
文盲半文盲	54.3	57.6	59.0	56.6	57.1	52.9	57.8	54.1	49.5
小学	47.5	49.9	52.8	48.8	48.1	46.1	50.2	44.8	44.4
初中	37.8	40.6	42.2	39.2	40.0	35.0	35.9	34.6	34.6
高中、技校	33.8	35.9	37.9	34.3	34.7	30.1	31.5	31.0	27.8
中专	29.2	31.4	28.9	30.5	36.2	24.1	24.2	24.2	24.0
大专	23.4	25.0	24.2	24.7	26.5	18.5	18.2	20.6	17.1
本科及以上	19.0	20.3	19.1	19.4	23.4	13.4	11.7	16.3	13.3
医疗保障形式别两周患病率 /%									
城镇职工基本医保	37.4	38.0	36.3	39.9	38.9	34.5	33.7	35.2	35.9
城乡居民合作医疗	35.4	33.8	35.0	29.7	36.1	36.4	37.6	36.6	35.6
其他社会医疗保险	27.9	27.9	26.3	29.6	31.5	27.8	40.3	16.5	30.6
无社保	24.2	23.1	21.9	23.4	24.2	25.6	23.2	25.0	29.5
就业状况别两周患病率 /%									
在业	29.3	25.2	23.6	23.1	28.9	33.1	33.8	31.1	34.1
离退休	55.8	55.9	57.3	53.3	57.2	55.6	57.6	51.9	57.9
学生	9.5	9.4	8.3	6.8	13.1	9.6	8.1	8.8	11.3
失业	42.9	38.4	37.3	37.1	40.7	47.5	44.6	52.6	45.9
无业	50.0	49.6	54.1	44.3	49.9	50.2	51.9	50.8	48.4

9-4-1 调查地区居民疾病别两周患病率

单位：‰

指标名称	合计			城市			农村		
	2013	2018	2023	2013	2018	2023	2013	2018	2023
传染病计	1.0	1.3	1.9	0.9	1.4	1.6	1.0	1.2	2.2
寄生虫病计	0.1	0.1	0.0	0.0	0.1	0.0	0.1	0.0	0.0
恶性肿瘤计	1.7	2.8	3.2	2.2	3.2	3.4	1.3	2.5	3.0
良性肿瘤计	0.5	0.9	0.8	0.5	0.8	0.8	0.5	1.0	0.7
内分泌、营养和代谢疾病计	28.4	41.7	66.3	41.5	53.6	79.0	15.9	28.7	52.8
其中：糖尿病	26.5	36.5	60.5	38.8	47.1	72.1	14.8	24.9	48.1
血液、造血器官疾病	0.8	1.9	1.6	0.7	1.8	1.4	0.9	1.9	1.9
精神病小计	1.5	3.5	2.9	1.7	3.7	2.8	1.4	3.4	3.0
神经系统疾病计	2.7	6.9	6.7	3.0	7.2	6.5	2.5	6.5	6.9
眼及附器疾病	1.3	3.0	4.8	1.5	3.4	4.8	1.1	2.7	4.7
耳和乳突疾病	0.4	1.1	1.1	0.4	1.2	1.1	0.3	1.1	1.1
循环系统疾病	116.8	154.3	220.4	144.2	168.0	221.6	90.7	139.3	219.1
其中：心脏病	10.2	19.2	15.5	12.8	20.6	15.2	7.7	17.7	15.8
高血压	98.9	117.7	190.8	123.2	131.6	194.4	75.8	102.4	187.0
脑血管病	6.1	13.0	10.5	6.3	11.4	8.3	5.9	14.8	12.9
呼吸系统疾病	41.3	74.6	65.8	42.4	68.8	62.4	40.2	80.9	69.5
其中：急性上呼吸道感染	34.4	61.6	54.4	35.3	56.0	51.1	33.6	67.7	57.9
肺炎	0.6	0.9	1.3	0.6	0.9	1.3	0.7	1.0	1.2
老年人慢性支气管炎	2.7	4.0	3.1	2.4	3.6	2.7	2.9	4.5	3.6
消化系统疾病	15.0	35.8	26.3	14.1	31.4	23.9	15.8	40.8	28.8
其中：急性胃炎	7.5	17.4	12.7	6.9	14.8	11.3	8.0	20.3	14.2
肝硬化	0.4	1.1	0.8	0.5	1.1	0.7	0.3	1.1	1.0
胆囊疾病	1.6	2.7	2.0	1.6	2.2	1.7	1.7	3.3	2.3
泌尿生殖系统疾病	5.2	10.3	7.7	5.6	9.6	7.7	4.9	11.1	7.8
妊娠、分娩病及产褥期并发症	0.1	0.4	0.4	0.1	0.4	0.4	0.1	0.4	0.4
皮肤皮下组织病	2.1	6.5	4.8	2.1	6.6	5.2	2.0	6.5	4.4
肌肉、骨骼结缔组织病	16.5	36.8	28.9	15.2	30.3	24.0	17.7	44.0	34.2
其中：类风湿关节炎	4.1	6.3	4.8	3.5	4.9	3.7	4.6	7.9	6.0
先天异常	0.1	0.2	0.2	0.1	0.2	0.2	0.2	0.2	0.2
围生期疾病	0.0	0.0	0.0	0.0	0.1		0.0	0.0	0.0
损伤和中毒	4.2	4.1	3.5	3.9	3.4	3.0	4.5	4.8	4.1
其他	0.6	6.9	13.1	0.7	6.9	14.0	0.4	6.9	12.3
不详	1.1	3.5	4.4	1.4	3.4	3.6	0.9	3.7	5.3

9-4-2　2023年调查地区居民疾病别两周患病率

单位：‰

指标名称	合计	城市				农村			
		小计	东	中	西	小计	东	中	西
传染病计	1.9	1.6	2.0	1.2	1.3	2.2	2.2	2.2	2.2
寄生虫病计	0.0	0.0	0.0	0.1	0.0	0.0			0.1
恶性肿瘤计	3.2	3.4	4.1	3.4	2.5	3.0	3.2	3.6	2.2
良性肿瘤计	0.8	0.8	0.8	0.9	0.8	0.7	0.9	0.6	0.7
内分泌、营养和代谢疾病计	66.3	79.0	84.3	82.7	68.7	52.8	64.3	57.6	39.5
其中：糖尿病	60.5	72.1	75.8	76.2	63.5	48.1	58.4	53.7	35.1
血液、造血器官疾病计	1.6	1.4	1.3	1.3	1.5	1.9	1.4	1.7	2.4
精神病小计	2.9	2.8	3.2	2.5	2.7	3.0	3.3	3.4	2.4
神经系统疾病计	6.7	6.5	6.1	7.6	6.0	6.9	6.4	7.3	6.9
眼及附器疾病	4.8	4.8	4.5	2.4	7.6	4.7	4.1	2.2	7.4
耳和乳突疾病	1.1	1.1	1.2	0.8	1.1	1.1	1.3	0.8	1.0
循环系统疾病	220.4	221.6	235.2	235.2	190.9	219.1	234.8	245.5	183.6
其中：心脏病	15.5	15.2	16.3	17.9	11.1	15.8	13.7	20.9	12.9
高血压	190.8	194.4	206.4	204.2	169.3	187.0	207.3	204.2	155.9
脑血管病	10.5	8.3	8.8	9.3	6.7	12.9	10.9	16.9	10.9
呼吸系统疾病	65.8	62.4	51.4	49.3	89.2	69.5	64.4	55.7	85.6
其中：急性上呼吸道感染	54.4	51.1	41.3	39.5	75.0	57.9	54.3	45.4	71.7
肺炎	1.3	1.3	1.3	1.2	1.3	1.2	1.3	1.2	1.2
老年人慢性支气管炎	3.1	2.7	2.0	2.4	3.9	3.6	2.7	2.8	5.0
消化系统疾病	26.3	23.9	22.6	20.6	28.9	28.8	24.5	25.0	35.6
其中：急性胃炎	12.7	11.3	10.9	8.6	14.4	14.2	13.0	11.4	17.6
肝硬化	0.8	0.7	0.8	0.6	0.8	1.0	0.9	1.1	0.9
胆囊疾病	2.0	1.7	1.4	1.8	1.9	2.3	1.2	1.9	3.5
泌尿生殖系统疾病	7.7	7.7	8.1	7.1	7.6	7.8	6.6	8.0	8.7
妊娠、分娩病及产褥期并发症	0.4	0.4	0.4	0.4	0.4	0.4	0.3	0.2	0.6
皮肤皮下组织病	4.8	5.2	5.8	4.4	5.2	4.4	5.0	3.7	4.5
肌肉、骨骼结缔组织病	28.9	24.0	20.3	21.3	31.4	34.2	26.8	31.9	42.2
其中：类风湿关节炎	4.8	3.7	3.1	2.9	5.2	6.0	4.2	4.9	8.5
先天异常	0.2	0.2	0.2	0.2	0.1	0.2	0.2	0.3	0.2
围生期疾病	0.0					0.0			0.0
损伤和中毒	3.5	3.0	3.3	2.6	3.0	4.1	3.2	4.6	4.4
其他	13.1	14.0	10.6	14.9	17.4	12.3	11.7	12.5	12.5
不详	4.4	3.6	3.3	2.7	4.7	5.3	3.3	5.4	6.7

9-5-1　调查地区居民慢性病患病率

单位：‰

指标名称	合计			城市			农村		
	2013	2018	2023	2013	2018	2023	2013	2018	2023
慢性病患病率									
按人数计算	245.2	342.9	360.7	263.2	334.9	351.9	227.2	352.1	370.4
分性别慢性病患病率									
男性	234.5	336.1	360.6	260.1	336.0	362.3	209.6	336.3	358.8
女性	255.5	349.3	360.9	266.1	333.8	342.3	244.5	367.5	382.1
年龄别慢性病患病率									
15～24岁	14.4	36.6	21.9	17.0	34.5	21.2	12.2	38.7	22.5
25～34岁	38.3	70.7	47.9	38.4	62.0	44.3	38.2	82.9	52.6
35～44岁	115.0	150.6	115.1	111.6	128.5	103.5	118.4	180.0	131.7
45～54岁	235.4	312.6	275.5	241.6	291.5	260.0	230.0	332.9	291.3
55～64岁	389.0	483.9	451.8	410.5	481.5	448.0	367.8	486.5	455.5
65岁及以上	539.9	623.3	622.9	589.8	642.9	633.3	481.7	600.0	611.6
疾病别慢性病患病率									
传染病计	2.3	2.8	2.2	2.2	2.5	1.9	2.3	3.2	2.5
寄生虫病计	0.4	0.2	0.1	0.3	0.1	0.1	0.4	0.2	0.1
恶性肿瘤计	2.9	5.1	6.0	3.5	5.6	6.6	2.3	4.6	5.4
良性肿瘤计	1.1	1.9	1.1	1.2	1.8	1.1	1.0	2.1	1.0
内分泌、营养和代谢疾病计	39.1	62.5	86.5	54.6	77.1	102.0	23.6	45.6	69.5
其中：糖尿病	35.1	53.1	75.7	48.9	65.6	89.2	21.3	38.8	61.0
血液、造血器官疾病	2.1	3.9	2.5	1.9	3.4	2.3	2.2	4.4	2.7
精神病小计	3.0	6.2	5.4	3.1	5.6	4.7	3.0	6.8	6.2
神经系统疾病计	4.3	8.4	8.1	4.5	8.6	7.7	4.2	8.1	8.6
眼及附器疾病	2.8	3.7	2.0	3.0	3.8	1.9	2.5	3.6	2.1
耳和乳突疾病	0.3	0.9	0.5	0.3	0.9	0.5	0.3	0.9	0.5
循环系统疾病	180.3	251.0	300.7	203.7	256.3	295.4	156.8	244.9	306.5
其中：心脏病	22.1	39.0	35.2	25.9	40.2	33.6	18.3	37.6	36.9
高血压	142.5	181.4	240.1	161.8	188.6	240.6	123.1	173.1	239.7
脑血管病	12.2	22.9	19.5	12.1	19.5	15.2	12.3	26.7	24.1
呼吸系统疾病	15.6	26.1	20.8	15.8	24.6	19.2	15.5	27.9	22.7
其中：老年人慢性支气管炎	7.2	9.6	8.1	6.2	8.2	7.1	8.1	11.1	9.1
消化系统疾病	24.9	43.8	24.6	23.7	37.1	20.2	26.1	51.5	29.4
其中：急性胃炎	12.0	20.0	12.0	10.8	16.6	9.7	13.2	23.8	14.4
肝硬化	1.3	3.2	2.2	1.5	2.9	1.9	1.1	3.5	2.4
胆囊疾病	5.0	7.8	3.5	4.9	6.7	2.8	5.1	9.1	4.1
泌尿生殖系统疾病	10.3	16.3	10.1	10.5	14.7	9.6	10.1	18.1	10.8
妊娠、分娩病及产褥期并发症	0.0	0.1	0.0	0.0	0.1	0.0	0.0	0.2	0.1
皮肤皮下组织	1.3	2.9	1.9	1.3	2.7	2.0	1.3	3.0	1.8
肌肉、骨骼结缔组织	37.3	58.6	34.4	34.3	45.9	25.2	40.3	73.3	44.5
其中：类风湿关节炎	9.7	11.6	7.3	8.0	8.3	5.2	11.4	15.3	9.6
先天异常	0.4	0.5	0.5	0.3	0.4	0.4	0.5	0.5	0.5
围生期疾病	0.0	0.0			0.0		0.0	0.0	
损伤和中毒	1.3	1.0	0.5	1.4	0.7	0.4	1.2	1.2	0.7
其他	1.0	3.5	4.5	1.1	3.4	4.4	1.0	3.5	4.7

注：此表系15岁以上慢性病患病率，除疾病别慢性病患病率为按例数计算外，其他慢性病患病率均按人数计算。

9-5-2　2023年调查地区15岁及以上居民慢性病患病率

单位：‰

指标名称	合计	城市				农村			
		小计	东	中	西	小计	东	中	西
慢性病患病率									
按人数计算	36.1	35.2	34.9	37.0	33.8	37.0	35.7	40.7	34.8
分性别慢性病患病率									
男性	36.1	36.2	36.0	38.6	34.2	35.9	35.4	39.5	33.1
女性	36.1	34.2	33.9	35.6	33.3	38.2	35.9	42.0	36.6
年龄别慢性病患病率									
15～24岁	2.2	2.1	1.8	2.1	2.6	2.2	2.0	2.2	2.4
25～34岁	4.8	4.4	4.1	5.3	4.2	5.3	4.2	6.3	5.3
35～44岁	11.5	10.3	9.6	11.0	10.8	13.2	11.0	15.3	13.4
45～54岁	27.5	26.0	25.4	27.0	25.7	29.1	28.9	30.1	28.4
55～64岁	45.2	44.8	45.9	45.7	42.4	45.5	44.9	47.2	44.4
65岁及以上	62.3	63.3	63.7	63.7	62.5	61.2	59.8	62.4	60.9
疾病别慢性病患病率									
传染病计	2.2	1.9	1.6	2.0	2.4	2.5	1.6	2.3	3.3
寄生虫病计	0.1	0.1		0.2		0.1		0.3	0.1
恶性肿瘤计	6.0	6.6	6.8	7.7	5.1	5.4	5.1	6.9	4.3
良性肿瘤计	1.1	1.1	1.1	1.1	1.0	1.0	1.2	1.2	0.8
内分泌、营养、代谢及免疫	86.5	102.0	106.6	108.7	89.2	69.5	79.0	76.2	55.8
其中：糖尿病	75.7	89.2	91.5	96.2	79.3	61.0	70.0	68.5	46.9
血液、造血器官疾病计	2.5	2.3	1.8	2.1	3.1	2.7	1.9	2.7	3.5
精神病小计	5.4	4.7	4.1	5.5	4.8	6.2	6.0	6.9	5.7
神经系统疾病计	8.1	7.7	6.5	9.8	7.1	8.6	7.0	11.1	7.7
眼及附器疾病	2.0	1.9	1.9	2.0	1.7	2.1	1.3	2.5	2.3
耳和乳突疾病	0.5	0.5	0.5	0.5	0.5	0.5	0.5	0.5	0.6
循环系统疾病	300.7	295.4	296.1	322.9	267.1	306.5	300.3	353.7	269.0
其中：心脏病	35.2	33.6	30.8	41.4	29.7	36.9	30.0	49.9	30.8
高血压	240.1	240.6	246.9	256.5	216.4	239.7	248.8	263.2	211.0
脑血管病	19.5	15.2	13.0	18.6	14.9	24.1	17.1	34.5	20.4
呼吸系统疾病	20.8	19.2	14.3	17.8	27.0	22.7	17.5	21.7	27.8
其中：老年人慢性支气管炎	8.1	7.1	4.6	6.3	11.3	9.1	6.6	7.3	12.7
消化系统疾病	24.6	20.2	17.8	19.2	24.5	29.4	22.9	28.8	35.3
其中：急性胃炎	12.0	9.7	8.7	7.8	13.1	14.4	12.2	13.3	17.1
肝硬化	2.2	1.9	1.6	1.7	2.5	2.4	2.0	3.0	2.2
胆囊疾病	3.5	2.8	2.2	3.5	3.0	4.1	2.1	4.5	5.4
泌尿生殖系统疾病	10.1	9.6	9.6	8.9	10.2	10.8	7.1	13.2	11.6
妊娠、分娩病及产褥期并发症	0.0	0.0	0.0	0.0		0.1	0.0	0.1	0.1
皮肤皮下组织	1.9	2.0	1.9	2.3	1.8	1.8	1.5	2.0	1.8
肌肉、骨骼结缔组织	34.4	25.2	20.6	23.0	33.3	44.5	29.2	49.7	52.2
其中：类风湿关节炎	7.3	5.2	4.1	4.4	7.5	9.6	5.7	10.1	12.3
先天异常	0.5	0.4	0.3	0.4	0.6	0.5	0.5	0.6	0.5
围生期疾病									
损伤和中毒	0.5	0.4	0.4	0.3	0.4	0.7	0.2	1.3	0.6
其他	4.5	4.4	3.7	5.1	4.4	4.7	4.7	4.2	5.2
不详	1.2	0.9	1.0	0.4	1.3	1.4	0.4	1.3	2.4

注：此表除疾病别慢性病患病率为按例数计算外，其他慢性病患病率均按人数计算。

9-6 青少年身体发育情况

年龄（岁）	男性						女性					
	平均体重/kg			平均身高/cm			平均体重/kg			平均身高/cm		
	2002	2012	2015—2017	2002	2012	2015—2017	2002	2012	2015—2017	2002	2012	2015—2017
城市												
6	22.2	24.6	24.2	118.4	122.1	122.2	21.1	23.3	22.9	117.0	120.6	121.4
7	24.8	26.2	26.8	124.0	126.0	126.9	23.2	24.5	24.9	122.6	124.4	125.6
8	27.2	29.7	30.1	129.0	131.4	132.1	26.0	28.0	28.3	128.3	130.5	131.0
9	30.4	33.1	34.0	134.4	136.1	138.2	28.6	31.4	31.8	133.5	136.0	137.8
10	33.8	37.3	37.7	139.6	141.7	143.2	32.8	34.5	36.2	139.9	141.4	144.3
11	37.4	41.8	43.4	144.9	147.5	149.9	36.7	40.1	41.4	145.8	148.5	150.5
12	40.5	45.2	48.0	149.5	153.3	156.1	40.5	43.9	46.2	150.5	152.8	155.6
13	44.9	50.6	55.7	156.6	160.0	163.5	44.5	47.5	49.1	154.5	156.6	158.7
14	49.4	56.2	56.7	162.0	165.6	166.3	47.2	50.5	50.8	157.2	158.6	158.3
15	55.2	57.7	63.0	167.6	167.7	171.3	50.8	51.5	54.1	158.3	158.8	160.2
16	57.2	60.4	64.6	168.4	170.1	172.3	52.2	52.9	54.3	158.8	159.6	160.3
17	58.7	61.7	64.7	170.2	171.0	173.2	51.9	52.7	52.8	158.6	159.3	160.1
农村												
6	19.4	22.4	23.1	113.1	118.4	120.8	18.7	21.6	21.7	112.9	117.5	119.5
7	21.7	24.9	24.6	119.6	123.9	124.1	20.6	23.7	23.3	118.2	122.6	122.8
8	23.9	27.4	28.1	124.6	128.7	130.1	22.9	26.6	26.3	123.8	128.0	128.4
9	26.1	30.8	30.8	129.1	133.3	134.1	25.4	29.0	29.0	128.8	133.1	133.5
10	28.6	34.0	33.5	134.2	138.4	138.7	28.2	33.1	33.3	134.3	139.2	140.1
11	31.9	37.8	37.3	139.2	144.0	144.1	31.8	36.3	37.8	140.0	144.4	146.4
12	35.4	41.8	42.0	144.5	149.6	150.5	35.8	41.0	42.1	145.4	149.8	151.4
13	39.3	46.3	47.2	149.9	155.9	157.6	40.5	44.8	45.3	150.1	153.5	153.5
14	45.1	50.7	51.6	157.2	161.3	162.9	44.1	47.7	47.5	153.2	156.0	155.9
15	48.6	54.0	57.7	161.4	165.2	168.6	46.7	50.0	51.5	154.8	156.9	158.0
16	53.0	56.3	60.1	165.2	166.8	170.4	49.2	50.8	51.8	156.0	157.5	158.5
17	54.9	58.0	59.7	166.3	168.3	170.3	51.2	51.6	52.1	157.0	158.1	157.9

注：数据来源于2002年、2012年、2015—2017年《中国居民营养与健康状况监测》。

9-7-1 城乡居民每人每日营养素摄入量

营养素名称	合计				城市				农村			
	1992	2002	2012	2015—2017	1992	2002	2012	2015—2017	1992	2002	2012	2015—2017
能量/kcal	2328.3	2250.5	2172.1	2007.4	2394.6	2134.0	2052.6	1940.0	2294.0	2295.5	2286.4	2054.3
蛋白质/g	68.0	65.9	64.5	60.4	75.1	69.0	65.4	62.7	64.3	64.6	63.6	58.7
脂肪/g	58.3	76.2	79.9	79.1	77.7	85.5	83.8	80.4	48.3	72.7	76.2	78.1
碳水化合物/g	378.4	321.2	300.8	266.7	340.5	268.3	261.1	245.5	397.9	341.6	338.8	281.5
膳食纤维/g	13.3	12.0	10.8	10.4	11.6	11.1	10.8	10.8	14.1	12.4	10.9	10.1
视黄醇当量/μg	476.0	469.2	443.5	432.9	605.5	547.2	514.5	486.7	409.0	439.1	375.4	395.4
硫胺素/mg	1.2	1.0	0.9	0.8	1.1	1.0	0.9	0.8	1.2	1.0	1.0	0.8
核黄素/mg	0.8	0.8	0.8	0.7	0.9	0.9	0.8	0.8	0.7	0.7	0.7	0.7
维生素E/mg		35.6	35.9	37.4		37.3	37.5	35.8		35.0	34.3	38.6
钾/mg		1700.1	1616.9	1547.2		1722.4	1660.7	1658.2		1691.5	1574.3	1469.9
钠/mg		6268.2	5702.7	6046.0		6007.7	5858.8	6028.1		6368.8	5554.6	6058.5
钙/mg	405.4	388.8	366.1	356.3	457.9	438.6	412.4	398.7	378.2	369.6	321.4	326.8
铁/mg	23.4	23.2	21.5	21.0	25.5	23.7	21.9	21.1	22.4	23.1	21.2	21.0
锌/mg		11.3	10.7	10.3		11.5	10.6	10.1		11.2	10.8	10.5
硒/μg		39.9	44.6	41.6		46.5	47.0	45.0		37.4	42.2	39.3

注：数据来源于1992年《全国营养调查》，2002年、2012年、2015—2017年《中国居民营养与健康状况监测》。

9-7-2 城乡居民膳食结构

单位：%

食物分类	合计			城市			农村		
	2002	2012	2015—2017	2002	2012	2015—2017	2002	2012	2015—2017
能量的食物来源									
谷类	57.9	53.1	51.5	48.5	47.1	47.0	61.5	58.8	54.6
动物性食物类	12.6	15.0	17.2	17.6	17.6	20.3	10.7	12.5	15.0
其他	29.5	31.9	31.3	33.9	35.3	32.7	27.8	28.7	30.4
能量的营养素来源									
蛋白质	11.8	12.1	12.0	13.1	12.9	13.0	11.3	11.2	11.5
脂肪	29.6	32.9	34.6	35.0	36.1	36.4	27.5	29.7	33.2
碳水化合物	58.6	55.0	53.4	51.9	51.0	50.6	61.2	59.1	55.3
蛋白质的食物来源									
谷类	52.0	47.3	46.9	40.7	39.7	40.2	56.5	54.6	51.5
豆类	7.5	5.4	5.9	7.3	6.3	6.4	7.6	4.5	5.6
动物性食物类	25.1	30.7	35.2	35.8	36.2	40.5	21.0	25.4	31.4
其他	15.4	16.6	12.0	16.2	17.8	12.8	14.9	15.5	11.5
脂肪的食物来源									
动物性食物	39.2	35.9	38.6	36.2	34.3	38.8	40.4	37.4	38.4
植物性食物	60.8	64.1	61.4	63.8	65.7	61.2	59.6	62.6	61.6

注：数据来源于2002年、2012年、2015—2017年《中国居民营养与健康状况监测》。

9-7-3　城乡居民每人每日食物摄入量

单位：g

食物分类	合计		城市		农村	
	2012	2015—2017	2012	2015—2017	2012	2015—2017
米及其制品	177.7	168.5	130.8	131.6	222.7	193.6
面及其制品	142.8	121.0	134.7	117.3	150.4	123.6
其他谷类	16.8	16.3	15.9	15.0	17.6	17.2
薯类	35.8	41.9	28.4	35.6	42.8	46.2
杂豆类	3.3	4.0	2.9	4.2	3.7	3.9
大豆及其制品	10.9	10.3	12.4	11.3	9.4	9.6
新鲜蔬菜	269.4	265.9	283.3	286.5	256.1	252.0
新鲜水果	40.7	38.1	48.8	55.7	32.9	26.2
坚果	3.8	3.6	4.7	4.4	2.8	3.1
乳类及其制品	24.7	25.9	37.8	42.2	12.1	14.8
蛋类	24.3	23.4	29.5	30.4	19.4	18.7
畜肉类	72.5	72.0	79.3	79.5	65.9	66.9
禽肉类	14.7	13.0	16.3	15.5	13.1	11.3
动物内脏	2.5	2.9	2.9	3.0	2.2	2.9
鱼虾类	23.7	24.3	32.4	29.7	15.4	20.6
烹调油	42.1	43.2	43.1	42.0	41.0	44.1
糕点类	7.4	6.5	8.3	9.8	6.6	4.2
糖及糖果		2.5		2.6		2.4
烹调盐	10.5	9.3	10.3	8.9	10.7	9.6
酒精	2.1	2.3	2.2	1.8	2.0	2.6

注：数据来源于2012年、2015—2017年《中国居民营养与健康状况监测》。

十、疾病控制与公共卫生

简要说明

一、本章主要介绍全国及31个省、自治区、直辖市疾病控制与公共卫生情况，包括法定报告传染病发病率及死亡率，高血压病患病率和治疗率，恶性肿瘤死亡率，血吸虫病、寄生虫病和地方病防治情况，农村改水和改厕进展情况等。

二、传染病发病率、死亡率、病死率数据来源于法定报告传染病统计资料；血吸虫病、寄生虫和地方病防治情况来源于寄生虫和地方病统计年报资料；农村改厕情况来源于爱卫会农村改厕统计年报资料；高血压病患病率和治疗率来源于2012年《中国居民营养与健康状况监测》、2018年《中国居民慢性病及危险因素监测》；恶性肿瘤死亡率来源于1973—1975年、1990—1992年、2004—2005年《中国恶性肿瘤死亡抽样回顾调查》《2019中国肿瘤登记年报》。

三、随着新的传染性疾病的出现和流行，甲、乙类法定报告传染病病种有所调整。1989年及以前法定报告传染病包括鼠疫、副霍乱、白喉、流脑、百日咳、猩红热、麻疹、流感、痢疾、伤寒和副伤寒、病毒性肝炎、脊髓灰质炎、乙脑、疟疾、黑热病、森林脑炎、恙虫病、出血热和钩端螺旋体病19种。根据1989年颁布的《中华人民共和国传染病防治法》，1990—1995年，甲、乙类法定报告传染病包括鼠疫、霍乱、病毒性肝炎、痢疾、伤寒和副伤寒、艾滋病、淋病、梅毒、脊髓灰质炎、麻疹、百日咳、白喉、流脑、猩红热、流行性出血热、狂犬病、钩端螺旋体病、布鲁氏菌病、炭疽、流行性和地方性斑疹伤寒、流行性乙型脑炎、黑热病、疟疾、登革热25种。1996年，乙类传染病增加新生儿破伤风和肺结核；2002年，增加HIV感染；2003年，增加传染性非典型肺炎；2005年，增加血吸虫病和人感染高致病性禽流感；2009年，增加甲型H1N1流感；2013年，乙类传染病增加人感染H7N9禽流感，甲型H1N1流感从乙类调整至丙类；2020年，对新型冠状病毒肺炎纳入乙类传染病并按照甲类传染病管理，2022年12月26日将其更名为新型冠状病毒感染，2023年1月8日起，新型冠状病毒感染由乙类甲管调整为乙类乙管。

四、建国初期及20世纪60年代末至70年代初期，各地疫情报告系统不够健全，传染病发病和死亡漏报情况比较严重。

主要指标解释

甲乙类法定报告传染病发病率　是指某年某地区每10万人口中甲、乙类法定报告传染病发病数。即法定报告传染病发病率=（甲、乙类法定报告传染病发病数/人口数）×100 000。

甲乙类法定报告传染病死亡率　是指某年某地区每10万人口中甲、乙类法定报告传染病死亡数。即法定报告传染病死亡率=（甲、乙类法定报告传染病死亡数/人口数）×100 000。

大骨节病临床Ⅰ度以上病人数　是指年底实有Ⅰ度以上病人总数及病人总数中12岁以下病人数。

碘缺乏病消除县数　是指通过国家评估组评估达到消除标准的县数。

地方性砷中毒（水型）轻病区　0.05mg/L＜水砷含量≤0.2mg/L，患病率＜10%的病区村。

地方性砷中毒（水型）中病区　0.2mg/L＜水砷含量≤0.5mg/L，患病率在10%～30%的病区村。

地方性砷中毒（水型）重病区　水砷含量＞0.5mg/L以上，患病率＞30%的病区村。

10-1-1 2023年甲乙类法定报告传染病发病数及死亡数排序

单位：人

顺位	发病		死亡	
	疾病名称	发病人数	疾病名称	死亡人数
1	病毒性肝炎	1 278 473	艾滋病	22 137
2	肺结核	613 091	病毒性肝炎	2397
3	梅毒	530 116	肺结核	2167
4	淋病	103 613	狂犬病	111
5	布鲁氏菌病	70 439	梅毒	16
6	艾滋病	58 903	流行性出血热	12
7	百日咳	41 124	疟疾*	12
8	细菌性和阿米巴性痢疾	37 114	流行性乙型脑炎	7
9	猩红热	25 819	百日咳	5
10	登革热	19 541	细菌性和阿米巴性痢疾	2
11	伤寒和副伤寒	5542	炭疽	2
12	流行性出血热	5360	登革热	1
13	疟疾*	2313	伤寒和副伤寒	1
14	麻疹	621	流行性脑脊髓膜炎	1
15	炭疽	434	鼠疫	1
16	猴痘	407	淋病	0
17	钩端螺旋体病	302	布鲁氏菌病	0
18	流行性乙型脑炎	205	猩红热	0
19	狂犬病	122	麻疹	0
20	流行性脑脊髓膜炎	90	猴痘	0
21	霍乱	29	钩端螺旋体病	0
22	新生儿破伤风	21	霍乱	0
23	血吸虫病	13	新生儿破伤风	0
24	鼠疫	5	血吸虫病	0
25	人感染高致病性禽流感	1	人感染高致病性禽流感	0
26	传染性非典型肺炎	0	传染性非典型肺炎	0
27	脊髓灰质炎	0	脊髓灰质炎	0
28	白喉	0	白喉	0
29	人感染H7N9禽流感	0	人感染H7N9禽流感	0

注：*疟疾数据系按照终审日期以及按照报告地区统计的中国籍病例，下表同。

鼠疫和霍乱为甲类传染病，其余为乙类传染病。传染性非典型肺炎、炭疽为乙类传染病甲类管理。总计中不含新型冠状病毒感染，下表同。

10-1-2　2023年甲乙类法定报告传染病发病率、死亡率排序

单位：1/10万

顺位	发　病		死　亡	
	疾病名称	发病率	疾病名称	发病率
1	病毒性肝炎	90.69	艾滋病	1.57
2	肺结核	43.49	病毒性肝炎	0.17
3	梅毒	37.60	肺结核	0.15
4	淋病	7.35	狂犬病	0.01
5	布鲁氏菌病	5.00	梅毒	0.00
6	艾滋病	4.18	流行性出血热	0.00
7	百日咳	2.92	疟疾*	0.00
8	细菌性和阿米巴性痢疾	2.63	流行性乙型脑炎	0.00
9	猩红热	1.83	百日咳	0.00
10	登革热	1.39	细菌性和阿米巴性痢疾	0.00
11	伤寒和副伤寒	0.39	登革热	0.00
12	流行性出血热	0.38	伤寒和副伤寒	0.00
13	疟疾*	0.16	炭疽	0.00
14	麻疹	0.04	流行性脑脊髓膜炎	0.00
15	炭疽	0.03	鼠疫	0.00
16	猴痘	0.03	淋病	0.00
17	钩端螺旋体病	0.02	布鲁氏菌病	0.00
18	流行性乙型脑炎	0.01	猩红热	0.00
19	狂犬病	0.01	麻疹	0.00
20	流行性脑脊髓膜炎	0.01	猴痘	0.00
21	霍乱	0.00	钩端螺旋体病	0.00
22	新生儿破伤风	0.00	霍乱	0.00
23	血吸虫病	0.00	新生儿破伤风	0.00
24	鼠疫	0.00	血吸虫病	0.00
25	人感染高致病性禽流感	0.00	人感染高致病性禽流感	0.00
26	传染性非典型肺炎	0.00	传染性非典型肺炎	0.00
27	脊髓灰质炎	0.00	脊髓灰质炎	0.00
28	白喉	0.00	白喉	0.00
29	人感染H7N9禽流感	0.00	人感染H7N9禽流感	0.00

注：新生儿破伤风的报告发病率和报告死亡率单位为‰。

10-1-3 法定报告传染病发病率、死亡率

年份	总计		鼠疫		霍乱		病毒性肝炎	
	发病率 /（1/10 万）	死亡率 /（1/10 万）	发病率 /（1/10 万）	死亡率 /（1/10 万）	发病率 /（1/10 万）	死亡率 /（1/10 万）	发病率 /（1/10 万）	死亡率 /（1/10 万）
1950	163.37	6.70	0.68	0.25				
1955	2139.69	18.43	0.01					
1960	2448.35	7.47	0.01	0.01				0.16
1965	3501.36	18.71			0.01		61.84	0.23
1970	7061.86	7.73	0.01				32.23	0.15
1975	5070.27	7.40			0.07		85.15	0.22
1980	2079.79	3.76			4.16	0.03	111.47	0.18
1981	1884.43	3.51			3.84	0.04	106.01	0.21
1982	1532.85	3.16			1.40	0.01	91.57	0.21
1983	1302.95	2.68			1.78	0.01	72.44	0.18
1984	1043.22	2.59			1.63	0.01	67.87	0.20
1985	874.82	2.41			0.63	0.01	76.68	0.22
1986	725.91	1.97			1.04	0.01	97.27	0.20
1987	558.74	1.83			0.52		108.23	0.23
1988	465.89	1.49			0.67	0.01	132.47	0.19
1989	339.26	1.26			0.51		113.11	0.15
1990	297.24	1.17	0.01		0.06		117.57	0.16
1991	284.50	0.87			0.02		116.87	0.14
1992	235.91	0.55			0.04		109.12	0.11
1993	189.49	0.47			0.95	0.01	88.77	0.10
1994	196.12	0.46			2.96	0.03	73.52	0.09
1995	176.37	0.34			0.95	0.01	63.63	0.09
1996	166.10	0.33	0.01		0.31		63.41	0.08
1997	199.29	0.43			0.10		66.05	0.09
1998	204.39	0.41			0.97	0.02	65.78	0.07
1999	204.44	0.41			0.42		71.68	0.06
2000	192.59	0.36	0.02		0.15		64.91	0.07
2001	191.09	0.36	0.01		0.22		65.46	0.06
2002	182.25	0.39	0.01		0.05	0.00	66.10	0.08
2003	192.18	0.48			0.02		68.55	0.08
2004	244.66	0.55	0.00	0.00	0.02	0.00	88.69	0.08
2005	268.31	0.76	0.00	0.00	0.07	0.00	91.42	0.09
2006	266.83	0.81	0.00		0.01	0.00	102.09	0.10
2007	272.39	0.99	0.00		0.01		108.44	0.09
2008	268.01	0.94	0.00	0.00	0.01		106.54	0.08
2009	263.52	1.12	0.00	0.00	0.01		107.30	0.08
2010	238.69	1.07	0.00	0.00	0.01		98.74	0.07
2011	241.44	1.14	0.00	0.00	0.00		102.34	0.06
2012	238.76	1.24	0.00	0.00	0.01		102.48	0.06
2013	225.80	1.20			0.00	0.00	92.45	0.05
2014	226.98	1.19	0.00	0.00	0.00		90.25	0.04
2015	223.60	1.22			0.00		89.47	0.03
2016	215.68	1.31	0.00		0.00		89.11	0.04
2017	222.06	1.42	0.00	0.00	0.00		93.02	0.04
2018	220.51	1.67			0.00		92.15	0.04
2019	220.00	1.79	0.00	0.00	0.00	0.00	92.13	0.04
2020	190.36	1.87	0.00	0.00	0.00	0.00	81.12	0.04
2021	193.46	1.57	0.00		0.00		86.98	0.04
2022	172.36	1.55	0.00	0.00	0.00	0.00	78.40	0.04
2023	198.17	1.91	0.00	0.00	0.00		90.69	0.17

注：新生儿破伤风的报告发病率和报告死亡率单位为‰。

10-1-3 法定报告传染病发病率、死亡率（续）

年份	细菌性和阿米巴性痢疾		伤寒、副伤寒		艾滋病		HIV 感染者	
	发病率/（1/10 万）	死亡率/（1/10 万）	发病率/（1/10 万）	死亡率/（1/10 万）	发病率/（1/10 万）	死亡率/（1/10 万）	发病率/（1/10 万）	死亡率/（1/10 万）
1950	46.37	1.96	8.17	0.78				
1955	319.42	1.91	8.69	0.19				
1960	438.88	1.88	37.75	0.55				
1965	424.89	0.96	16.06	0.09				
1970	352.15	0.48	9.96	0.03				
1975	1000.70	1.44	9.61	0.03				
1980	568.99	0.52	11.94	0.04				
1981	671.37	0.56	12.72	0.04				
1982	617.23	0.36	14.25	0.04				
1983	482.80	0.30	11.24	0.03				
1984	376.75	0.21	9.75	0.25				
1985	316.72	0.23	8.35	0.02				
1986	299.84	0.25	9.76	0.04				
1987	230.67	0.24	13.02	0.04				
1988	190.06	0.21	14.01	0.03				
1989	132.47	0.14	10.83	0.04				
1990	127.44	0.17	10.32	0.02				
1991	115.58	0.10	10.45	0.03				
1992	79.55	0.06	7.91	0.01				
1993	54.50	0.04	7.51	0.01				
1994	74.84	0.02	7.75					
1995	73.30	0.04	6.10	0.01				
1996	66.31	0.03	5.61	0.01				
1997	59.65	0.03	4.83	0.01	0.01	0.01	0.15	
1998	55.34	0.03	4.80	0.01			0.10	
1999	48.30	0.02	4.08		0.02	0.01	0.18	
2000	40.79	0.01	4.19		0.02	0.01	0.20	
2001	39.86	0.01	5.07		0.04	0.02	0.30	
2002	36.23	0.02	4.47	0.00	0.06	0.02	0.33	
2003	34.52	0.02	4.17		0.08	0.03		
2004	38.30	0.01	3.80	0.00	0.23	0.06	1.02	0.00
2005	34.92	0.01	2.65	0.00	0.43	0.10		
2006	32.36	0.01	1.99	0.00	0.60	0.11	2.42	0.03
2007	27.99	0.01	1.55		0.82	0.30		
2008	23.43	0.00	1.18	0.00	1.10	0.45	3.14	0.24
2009	20.45	0.00	1.28	0.00	1.51	0.52	3.33	0.39
2010	18.90	0.00	1.05	0.00	2.56	0.71	3.42	0.49
2011	17.74	0.00	0.88	0.00	2.92	0.79	3.93	0.64
2012	15.40	0.00	0.89	0.00	3.11	0.86	4.33	0.85
2013	13.83	0.00	1.04	0.00	3.12	0.84		
2014	11.33	0.00	1.02		3.33	0.89	5.46	0.83
2015	10.20	0.00	0.85	0.00	3.69	0.94	6.00	0.89
2016	8.99	0.00	0.80	0.00	3.97	1.03	6.40	6.00
2017	7.93	0.00	0.78	0.00	4.15	1.11		
2018	6.56	0.00	0.78	0.00	4.62	1.35		
2019	5.81	0.00	0.66	0.00	5.10	1.50	7.40	1.53
2020	4.12	0.00	0.50	0.00	4.43	1.34	6.38	1.29
2021	3.58	0.00	0.51		4.27	1.39	6.29	1.24
2022	2.55	0.00	0.41	0.00	3.69	1.34	5.28	1.19
2023	2.63	0.00	0.39	0.00	4.18	1.57	5.16	1.41

10-1-3　法定报告传染病发病率、死亡率（续）

年份	淋病		梅毒		脊髓灰质炎		麻疹	
	发病率 /（1/10 万）	死亡率 /（1/10 万）	发病率 /（1/10 万）	死亡率 /（1/10 万）	发病率 /（1/10 万）	死亡率 /（1/10 万）	发病率 /（1/10 万）	死亡率 /（1/10 万）
1950							44.08	2.85
1955						0.02	701.23	12.24
1960					2.40	0.09	157.51	1.60
1965					4.06	0.08	1265.74	9.19
1970					2.56	0.03	450.47	1.83
1975					0.84	0.02	277.57	1.63
1980					0.76	0.02	114.88	0.50
1981	0.02				0.97	0.02	101.46	0.42
1982	0.05		0.01		0.77	0.02	88.96	0.51
1983	0.09		0.00		0.32	0.01	76.92	0.40
1984	0.18		0.01		0.16		60.42	0.28
1985	0.49		0.02		0.15	0.01	40.37	0.26
1986	2.03		0.03		0.17	0.02	18.97	0.08
1987	4.06		0.08		0.09		9.88	0.02
1988	5.72		0.12		0.06		8.90	0.05
1989	9.93		0.18		0.42	0.01	7.77	0.03
1990	9.49		0.23		0.46	0.01	7.71	0.02
1991	10.09		0.16		0.17	0.01	10.78	0.03
1992	11.53		0.17		0.10		12.10	0.03
1993	14.25		0.17		0.05		10.16	0.03
1994	16.77		0.39		0.02		7.33	0.02
1995	17.34		0.96		0.01		4.83	0.01
1996	17.26		1.81				6.27	0.01
1997	18.15		2.78				6.86	0.02
1998	24.31		4.37				4.54	0.01
1999	27.54		6.50				4.98	0.01
2000	22.92		6.43				5.93	0.01
2001	18.57		6.11				7.15	0.01
2002	16.14	0.00	5.80				4.76	0.01
2003	16.54		5.63		5.55	0.01	0.00	
2004	17.71	0.00	7.70	0.00			5.43	0.00
2005	14.27	0.00	10.96	0.01			9.42	0.00
2006	12.46	0.00	14.24	0.01			7.62	0.00
2007	11.33		17.16				8.29	0.01
2008	10.16	0.00	21.06	0.00			9.95	0.01
2009	9.19		24.66	0.00			3.95	0.00
2010	8.07	0.00	28.90	0.01			2.86	0.00
2011	7.61	0.00	32.04	0.01	0.00	0.00	0.74	0.00
2012	7.07	0.00	33.30	0.01			0.46	0.00
2013	7.61	0.00	32.86	0.01			2.04	0.00
2014	7.05	0.00	30.93	0.01			3.88	0.00
2015	7.36	0.00	31.85	0.00			3.11	0.00
2016	8.39	0.00	31.97	0.00			1.81	0.00
2017	10.06	0.00	34.49	0.00			0.43	0.00
2018	9.59	0.00	35.63	0.00				
2019	8.45	0.00	38.37	0.00	0.00	0.00	0.21	0.00
2020	7.49		33.08	0.00			0.06	
2021	9.07		34.05	0.00			0.04	
2022	6.83	0.00	31.27	0.00	0.00	—	0.04	0.00
2023	7.35		37.60	0.00			0.04	

10-1-3 法定报告传染病发病率、死亡率（续）

年份	百日咳		白喉		流行性脑脊髓膜炎		猩红热	
	发病率/（1/10万）	死亡率/（1/10万）	发病率/（1/10万）	死亡率/（1/10万）	发病率/（1/10万）	死亡率/（1/10万）	发病率/（1/10万）	死亡率/（1/10万）
1950			3.97	0.41	1.94	0.32	0.59	0.05
1955	133.82	0.99	9.74	1.25	1.94	0.37	8.72	0.24
1960	87.77	0.36	23.09	1.62	6.91	0.65	6.38	0.02
1965	188.79	0.51	13.69	1.35	71.59	4.33	13.75	0.02
1970	152.23	0.25	3.34	0.28	20.97	1.59	7.22	
1975	196.56	0.22	4.16	0.34	25.11	1.34	8.99	0.01
1980	62.82	0.05	1.00	0.09	23.44	0.91	10.95	0.01
1981	51.25	0.06	0.85	0.08	13.21	0.54	8.65	0.06
1982	42.07	0.05	0.65	0.07	8.65	0.43	6.68	
1983	32.62	0.03	0.71	0.07	7.81	0.39	5.14	
1984	21.06	0.03	0.33	0.04	11.69	0.58	5.76	
1985	14.22	0.02	0.14	0.08	10.73	0.59	5.95	
1986	8.02	0.01	0.08	0.01	7.56	0.44	4.84	
1987	5.61	0.01	0.04		3.21	0.21	4.36	
1988	3.06	0.01	0.03		2.00	0.15	3.98	
1989	2.46		0.03	0.01	1.33	0.10	4.14	
1990	1.80		0.04	0.01	0.89	0.07	2.70	
1991	0.93		0.02		0.69	0.05	2.78	
1992	0.97		0.01		0.61	0.04	3.62	
1993	0.79		0.01		0.48	0.03	3.38	
1994	0.67		0.01		0.55	0.03	2.07	
1995	0.50		0.01		0.52	0.03	1.35	
1996	0.43				0.52	0.03	1.11	
1997	0.75				0.41	0.02	1.22	
1998	0.59				0.31	0.02	1.24	
1999	0.50				0.24	0.01	1.23	
2000	0.46				0.19	0.01	1.08	
2001	0.51				0.18	0.01	0.94	
2002	0.49	0.00	0.00	0.00	0.19	0.01	1.14	0.00
2003	0.41				0.19	0.01	0.75	
2004	0.36	0.00	0.00		0.21	0.01	1.46	0.00
2005	0.29	0.00			0.18	0.02	1.92	0.00
2006	0.19	0.00			0.13	0.01	2.11	
2007	0.22				0.09	0.01	2.55	
2008	0.18	0.00			0.07	0.01	2.10	
2009	0.12	0.00			0.05	0.01	1.66	
2010	0.13	0.00			0.02	0.00	1.56	
2011	0.19	0.00			0.02	0.00	4.76	0.00
2012	0.16	0.00			0.01	0.00	3.45	0.00
2013	0.13				0.02	0.00	2.53	0.00
2014	0.25	0.00			0.01	0.00	4.00	
2015	0.49	0.00			0.01	0.00	5.01	0.00
2016	0.41	0.00			0.01	0.00	4.32	
2017	0.75				0.01	0.00	5.39	
2018	1.59	0.00			0.01	0.00	5.68	
2019	2.15	0.00	0.00	0.00	0.01	0.00	5.85	0.00
2020	0.32	0.00	0.00		0.00	0.00	1.18	0.00
2021	0.68	0.00			0.00	0.00	2.09	
2022	2.71	0.00	0.00	—	0.00	0.00	1.47	0.00
2023	2.92	0.00			0.01	0.00	1.83	

10-1-3 法定报告传染病发病率、死亡率（续）

年份	流行性出血热		狂犬病		钩端螺旋体病		布鲁氏菌病	
	发病率 /（1/10 万）	死亡率 /（1/10 万）	发病率 /（1/10 万）	死亡率 /（1/10 万）	发病率 /（1/10 万）	死亡率 /（1/10 万）	发病率 /（1/10 万）	死亡率 /（1/10 万）
1950								
1955			0.32	0.07			0.23	
1960	0.10	0.01	0.03	0.02			0.33	
1965	0.43	0.05	0.14	0.10	19.73	0.08	0.66	
1970	0.41	0.05	0.18	0.13	11.14	0.09	0.99	
1975	2.02	0.16	0.25	0.20	17.77	0.13		
1980	3.12	0.20	0.69	0.68	3.67	0.09	0.17	
1981	4.26	0.24	0.71	0.71	4.33	0.10	0.11	
1982	6.15	0.30	0.61	0.61	6.55	0.12	0.08	
1983	8.40	0.30	0.53	0.52	6.33	0.12	0.11	
1984	8.87	0.29	0.59	0.59	3.62	0.07	0.20	
1985	10.02	0.30	0.40	0.40	2.57	0.05	0.09	
1986	11.06	0.25	0.41	0.41	4.28	0.07	0.03	
1987	6.14	0.14	0.54	0.54	12.69	0.12	0.07	
1988	4.78	0.12	0.45	0.45	3.22	0.06	0.05	
1989	3.66	0.10	0.47	0.47	3.09	0.06	0.09	
1990	3.66	0.10	0.32	0.32	2.59	0.05	0.07	
1991	4.32	0.12	0.18	0.18	2.57	0.05	0.07	
1992	4.03	0.07	0.09	0.09	1.23	0.03	0.04	
1993	3.94	0.06	0.04	0.04	2.53	0.07	0.03	
1994	5.14	0.07	0.03	0.03	1.84	0.06	0.05	
1995	5.30	0.05	0.02	0.02	1.10	0.03	0.07	
1996	3.65	0.03	0.01	0.01	1.15	0.03	0.21	
1997	3.60	0.04	0.02	0.02	0.87	0.03	0.11	
1998	3.77	0.04	0.02	0.02	0.94	0.03	0.09	
1999	3.93	0.04	0.03	0.03	0.94	0.02	0.14	
2000	3.05	0.03	0.04	0.04	0.32	0.01	0.17	
2001	2.83	0.02	0.07	0.07	0.30	0.01	0.23	
2002	2.46	0.02	0.09	0.09	0.19	0.01	0.41	
2003	1.68	0.01	0.15	0.15	0.13		0.48	
2004	1.93	0.02	0.20	0.20	0.11	0.00	0.88	0.00
2005	1.60	0.02	0.19	0.19	0.11	0.00	1.41	0.00
2006	1.15	0.01	0.25	0.25	0.05	0.00	1.45	
2007	0.84	0.01	0.25	0.25	0.07		1.50	
2008	0.68	0.01	0.19	0.18	0.07	0.00	2.10	
2009	0.66	0.01	0.17	0.16	0.04	0.00	2.70	
2010	0.71	0.01	0.15	0.15	0.05	0.00	2.53	0.00
2011	0.80	0.01	0.14	0.14	0.03	0.00	2.85	
2012	0.99	0.01	0.11	0.10	0.03	0.00	2.93	0.00
2013	0.95	0.01	0.09	0.08	0.03	0.00	3.21	
2014	0.85	0.01	0.07	0.06	0.04	0.00	4.22	0.00
2015	0.76	0.00	0.06	0.05	0.03	0.00	4.18	0.00
2016	0.65	0.00	0.05	0.04	0.03	0.00	3.44	0.00
2017	0.82	0.00	0.04	0.04	0.01		2.79	0.00
2018	0.86	0.01	0.03	0.03	0.01	0.00	2.73	
2019	0.69	0.00	0.02	0.02	0.02	0.00	3.15	0.00
2020	0.58	0.00	0.01	0.01	0.02	0.00	3.37	
2021	0.65	0.00	0.01	0.01	0.03	0.00	4.95	0.00
2022	0.37	0.00	0.01	0.01	0.01	0.00	4.69	0.00
2023	0.38	0.00	0.01	0.01	0.02		5.00	

10-1-3 法定报告传染病发病率、死亡率（续）

年份	炭疽		斑疹伤寒		流行性乙型脑炎		黑热病	
	发病率/(1/10万)	死亡率/(1/10万)	发病率/(1/10万)	死亡率/(1/10万)	发病率/(1/10万)	死亡率/(1/10万)	发病率/(1/10万)	死亡率/(1/10万)
1950				0.11				0.01
1955	0.46	0.02	0.45	0.03	2.30	0.63	9.46	0.03
1960	0.21	0.02	2.08	0.02	2.18	0.36	0.23	
1965	0.39	0.02	2.91	0.02	13.36	1.79	0.40	
1970	0.23	0.01	0.50		18.02	2.15	0.30	
1975	0.46	0.01	0.58		9.67	1.11	0.11	
1980	0.43	0.01	2.17		3.31	0.32		
1981	0.34	0.01	1.24		4.01	0.42	0.01	
1982	0.37	0.01	1.09		3.18	0.39		
1983	0.31	0.01	1.40		2.39	0.24	0.01	
1984	0.30	0.01	1.28		2.56	0.23	0.01	
1985	0.23	0.01	1.17		2.81	0.24	0.01	
1986	0.23	0.01	0.90		1.73	0.15	0.02	
1987	0.17	0.01	0.35		2.30	0.21	0.03	
1988	0.22	0.01	0.54		2.33	0.20		
1989	0.22	0.03	0.45		1.64	0.12	0.02	
1990	0.21	0.01	0.31		3.43	0.24	0.02	
1991	0.24	0.01	0.38		2.13	0.10	0.03	
1992	0.15	0.01	0.33		1.73	0.06	0.02	
1993	0.15		0.27		1.54	0.06	0.02	
1994	0.11		0.33		1.59	0.07	0.01	
1995	0.09		0.29		1.32	0.05	0.01	
1996	0.09		0.25		0.87	0.03	0.01	
1997	0.10		0.33		0.83	0.03	0.01	
1998	0.10		0.45		1.00	0.04	0.01	
1999	0.05		0.48		0.69	0.03	0.01	
2000	0.05		0.49		0.95	0.03	0.01	
2001	0.06		0.48		0.77	0.02	0.01	
2002	0.06	0.00	0.39	0.00	0.65	0.02	0.01	0.00
2003	0.04		0.30		0.58	0.03	0.01	
2004	0.05	0.00	0.32	0.00	0.42	0.02	0.02	
2005	0.04	0.00			0.39	0.02		
2006	0.03	0.00			0.58	0.04		
2007	0.03				0.33	0.02		
2008	0.03	0.00			0.23	0.01		
2009	0.03	0.00			0.29	0.01		
2010	0.02	0.00			0.19	0.01		
2011	0.02	0.00			0.12	0.00		
2012	0.02	0.00			0.13	0.00		
2013	0.01	0.00			0.16	0.00		
2014	0.02	0.00			0.06	0.00		
2015	0.02	0.00			0.05	0.00		
2016	0.03	0.00			0.09	0.00		
2017	0.02	0.00			0.08	0.01		
2018	0.02	0.00			0.13	0.01		
2019	0.02	0.00	0.08	0.00	0.03	0.00	0.01	0.00
2020	0.02				0.02	0.00	0.01	0.00
2021	0.03		0.09		0.01	0.00	0.02	
2022	0.02	0.00	0.09	0.00	0.01	0.00	0.02	0.00
2023	0.03	0.00	0.12		0.01	0.00	0.02	0.00

10-1-3 法定报告传染病发病率、死亡率（续）

年份	疟疾		登革热		新生儿破伤风		肺结核	
	发病率 /（1/10 万）	死亡率 /（1/10 万）	发病率 /（1/10 万）	死亡率 /（1/10 万）	发病率 /‰	死亡率 /‰	发病率 /（1/10 万）	死亡率 /（1/10 万）
1950		0.63						
1955	1027.73	0.95						
1960	1553.85	0.06						
1965	905.24	0.03						
1970	2961.10	0.03						
1975	763.14	0.02						
1980	337.83	0.01						
1981	307.13	0.01						
1982	203.38	0.01						
1983	135.60							
1984	88.12							
1985	54.39							
1986	34.69							
1987	19.84							
1988	12.44	0.01						
1989	12.56	0.01						
1990	10.56		0.03					
1991	8.88		0.08					
1992	6.40		0.00					
1993	5.05		0.03					
1994	5.29							
1995	4.19		0.58					
1996	3.08				25.16	3.19		
1997	2.87		0.05		21.56	2.89	39.21	0.07
1998	2.67		0.04		18.76	2.48	34.69	0.07
1999	2.39	0.01	0.15		20.79	4.09	41.72	0.07
2000	2.02		0.03		19.82	3.76	43.75	0.03
2001	2.15		0.03		16.65	2.60	44.89	0.03
2002	2.65	0.00	0.12		0.19	0.03	43.58	0.08
2003	3.00		0.01		0.18	0.03	52.36	0.08
2004	2.89	0.00	0.02		2.46	0.25	74.64	0.11
2005	3.03	0.00	0.00	0.00	0.19	0.02	96.31	0.26
2006	4.60	0.00	0.08		0.15	0.02	86.23	0.26
2007	3.55		0.04		0.13	0.01	88.55	0.28
2008	1.99	0.00	0.02		0.10	0.01	88.52	0.21
2009	1.06	0.00	0.02		0.08	0.01	81.09	0.28
2010	0.55	0.00	0.02		0.06	0.00	74.27	0.22
2011	0.30	0.00	0.01		0.05	0.00	71.09	0.21
2012	0.18	0.00	0.04		0.05	0.00	70.62	0.20
2013	0.29	0.00	0.34		0.03	0.00	66.80	0.19
2014	0.22	0.00	3.46	0.00	0.03	0.00	65.63	0.17
2015	0.23	0.00	0.28		0.02	0.00	63.42	0.17
2016	0.23	0.00	0.15		0.01	0.00	61.00	0.18
2017	0.19	0.00	0.43	0.00	0.01	0.00	60.53	0.20
2018	0.18	0.00	0.37	0.00	0.01	0.00	59.27	0.23
2019	0.18	0.00	1.59	0.00	0.00	0.00	55.55	0.21
2020	0.07	0.00	0.06		0.00	0.00	47.76	0.14
2021	0.06	0.00	0.00		0.00	0.00	45.37	0.13
2022	0.06	0.00	0.04	0.00	0.00	0.00	39.76	0.16
2023	0.16	0.00	1.39	0.00	0.00		43.49	0.15

10-1-3 法定报告传染病发病率、死亡率（续）

年份	甲型H1N1流感		血吸虫病		人禽流感		传染性非典型肺炎		人感染H7N9禽流感	
	发病率/（1/10万）	死亡率/（1/10万）	发病率/（1/10万）	死亡率/（1/10万）	发病率/（1/10万）	死亡率/（1/10万）	发病率/（1/10万）	死亡率/（1/10万）	发病率/（1/10万）	死亡率/（1/10万）
1950										
1955										
1960										
1965										
1970										
1975										
1980										
1981										
1982										
1983										
1984										
1985										
1986										
1987										
1988										
1989										
1990										
1991										
1992										
1993										
1994										
1995										
1996										
1997										
1998										
1999										
2000										
2001										
2002										
2003							0.40	0.03		
2004										
2005			0.24							
2006			0.23							
2007			0.21							
2008			0.22							
2009	9.17	0.05	0.27							
2010	0.53	0.01	0.32		0.00	0.00				
2011	0.70	0.01	0.33	0.00	0.00	0.00				
2012	0.08	0.00	0.36	0.00	0.00	0.00				
2013			0.42	0.00	0.00	0.00			0.00	0.00
2014			0.31		0.00	0.00			0.02	0.01
2015			2.51		0.00	0.00			0.01	0.01
2016			0.21	0.00	0.00	0.00			0.02	0.01
2017			0.09						0.04	0.02
2018			0.01						0.00	0.00
2019			0.01	0.00	0.00	0.00	0.00	0.00	0.00	0.00
2020			0.00							
2021			0.00							
2022			0.00	0.00	0.00	0.00	0.00	—	0.00	—
2023	0.00		0.00		0.00					

10-1-3 法定报告传染病发病率、死亡率（续）

年份	天花		流行性感冒		回归热		森林脑炎		恙虫病	
	发病率 /（1/10 万）	死亡率 /（1/10 万）	发病率 /（1/10 万）	死亡率 /（1/10 万）	发病率 /（1/10 万）	死亡率 /（1/10 万）	发病率 /（1/10 万）	死亡率 /（1/10 万）	发病率 /（1/10 万）	死亡率 /（1/10 万）
1950	11.22	2.37			2.11	0.05				
1955	0.43	0.07			0.16	0.01				
1960	0.01		91.02	0.04	0.02		0.23		0.02	
1965			559.59	0.19	0.02		0.40		0.01	
1970			3133.35	0.71	0.01		0.30			
1975			2689.53	0.54	0.06		0.10		0.01	
1980			817.74	0.07	0.15		0.01		0.07	
1981			591.74	0.04	0.17		0.02		0.09	
1982			438.96	0.03	0.14		0.01		0.10	
1983			455.88	0.05	0.10		0.02		0.10	
1984			382.03	0.02	0.09		0.03		0.15	
1985			328.96	0.03	0.05		0.03		0.15	
1986			224.78	0.01	0.03		0.03		0.15	
1987			140.49	0.02	0.01		0.02		0.21	
1988			86.60		0.01		0.02		0.24	
1989			43.74				0.01		0.23	
1990										
1991										
1992										
1993										
1994										
1995										
1996										
1997										
1998										
1999										
2000										
2001										
2002										
2003										
2004										
2005										
2006										
2007										
2008										
2009										
2010										
2011										
2012										
2013										
2014										
2015										
2016										
2017										
2018										
2019			253.36	0.02			0.01	0.01	1.90	1.93
2020			81.58	0.01						
2021			47.40	0.00						
2022			173.17	0.00			0.01	0.00	1.76	0.00
2023			906.56	0.01			0.01	0.00	2.37	0.00

10-1-4 2022年各地区甲乙类法定报告传染病发病率、死亡率

地区	总计		鼠疫		霍乱		病毒性肝炎	
	发病率/(1/10万)	死亡率/(1/10万)	发病率/(1/10万)	死亡率/(1/10万)	发病率/(1/10万)	死亡率/(1/10万)	发病率/(1/10万)	死亡率/(1/10万)
总　计	**198.17**	**1.91**	**0.00**	**0.00**	**0.00**	**0.00**	**90.69**	**0.17**
北　京	93.41	0.62	0.00	0.00	0.05	0.00	16.03	0.29
天　津	140.45	0.62	0.00	0.00	0.01	0.00	35.93	0.12
河　北	119.01	0.41	0.00	0.00	0.00	0.00	59.91	0.06
山　西	191.29	0.78	0.00	0.00	0.00	0.00	109.09	0.29
内蒙古	242.53	0.71	0.02	0.00	0.00	0.00	87.74	0.25
辽　宁	162.03	1.52	0.00	0.00	0.00	0.00	63.98	0.24
吉　林	112.20	0.83	0.00	0.00	0.00	0.00	44.38	0.08
黑龙江	146.04	1.49	0.00	0.00	0.00	0.00	49.72	0.11
上　海	118.70	0.68	0.00	0.00	0.00	0.00	45.91	0.13
江　苏	113.33	0.55	0.00	0.00	0.00	0.00	39.37	0.13
浙　江	128.68	0.64	0.00	0.00	0.00	0.00	32.54	0.03
安　徽	251.72	0.91	0.00	0.00	0.01	0.00	159.69	0.16
福　建	229.74	0.78	0.00	0.00	0.00	0.00	115.38	0.03
江　西	196.75	1.52	0.00	0.00	0.00	0.00	94.95	0.02
山　东	150.24	0.36	0.00	0.00	0.00	0.00	92.77	0.08
河　南	148.43	2.08	0.00	0.00	0.00	0.00	74.18	0.39
湖　北	222.40	1.06	0.00	0.00	0.00	0.00	127.26	0.12
湖　南	245.79	2.12	0.00	0.00	0.00	0.00	110.83	0.03
广　东	283.66	1.39	0.00	0.00	0.00	0.00	152.71	0.20
广　西	255.43	7.10	0.00	0.00	0.00	0.00	119.96	0.35
海　南	386.96	0.76	0.00	0.00	0.00	0.00	211.72	0.05
重　庆	174.96	5.53	0.00	0.00	0.01	0.00	44.88	0.09
四　川	265.62	5.39	0.00	0.00	0.00	0.00	130.93	0.30
贵　州	267.41	4.95	0.00	0.00	0.00	0.00	83.19	0.04
云　南	223.08	4.58	0.00	0.00	0.00	0.00	52.09	0.52
西　藏	308.55	0.33	0.00	0.00	0.00	0.00	122.60	0.00
陕　西	147.15	1.25	0.00	0.00	0.00	0.00	49.38	0.20
甘　肃	172.40	0.81	0.00	0.00	0.00	0.00	63.67	0.03
青　海	335.97	1.18	0.00	0.00	0.00	0.00	121.74	0.03
宁　夏	174.67	0.36	0.00	0.00	0.00	0.00	29.99	0.00
新　疆	389.02	3.78	0.00	0.00	0.00	0.00	146.69	0.26

注：新生儿破伤风的报告发病率和报告死亡率单位为‰。

10-1-4 2022年各地区甲乙类法定报告传染病发病率、死亡率（续）

地区	其中									
	甲型肝炎		乙型肝炎		丙型肝炎		丁型肝炎		戊型肝炎	
	发病率/（1/10万）	死亡率/（1/10万）	发病率/（1/10万）	死亡率/（1/10万）	发病率/（1/10万）	死亡率/（1/10万）	发病率/（1/10万）	死亡率/（1/10万）	发病率/（1/10万）	死亡率/（1/10万）
总　计	**0.82**	**0.00**	**74.69**	**0.02**	**12.57**	**0.15**	**0.01**	**0.00**	**2.11**	**0.00**
北　京	0.40	0.00	9.69	0.20	4.01	0.08	0.01	0.00	1.84	0.00
天　津	0.18	0.00	24.08	0.03	10.15	0.10	0.00	0.00	1.52	0.00
河　北	0.35	0.00	52.59	0.00	5.73	0.06	0.01	0.00	1.09	0.00
山　西	2.21	0.00	92.48	0.01	12.92	0.28	0.00	0.00	1.13	0.00
内蒙古	0.39	0.00	70.92	0.02	15.95	0.23	0.01	0.00	0.37	0.00
辽　宁	0.63	0.00	40.54	0.00	19.58	0.23	0.00	0.00	2.00	0.00
吉　林	0.28	0.00	27.35	0.00	15.87	0.07	0.00	0.00	0.77	0.00
黑龙江	0.50	0.00	36.49	0.03	11.38	0.07	0.00	0.00	1.03	0.00
上　海	0.73	0.00	34.71	0.09	6.90	0.02	0.00	0.00	3.56	0.01
江　苏	0.65	0.00	27.91	0.00	6.39	0.13	0.00	0.00	3.74	0.00
浙　江	0.80	0.00	22.28	0.00	3.80	0.02	0.02	0.00	4.72	0.00
安　徽	0.80	0.00	141.77	0.02	12.90	0.14	0.03	0.00	2.80	0.00
福　建	1.06	0.00	108.73	0.00	2.24	0.03	0.01	0.00	2.43	0.00
江　西	0.71	0.00	87.72	0.01	4.17	0.01	0.01	0.00	1.88	0.00
山　东	0.29	0.00	85.96	0.02	4.54	0.06	0.01	0.00	1.45	0.00
河　南	0.21	0.00	55.77	0.01	17.34	0.38	0.00	0.00	0.79	0.00
湖　北	1.11	0.00	105.58	0.01	15.54	0.11	0.01	0.00	4.44	0.00
湖　南	0.71	0.00	93.45	0.01	14.00	0.02	0.02	0.00	1.99	0.00
广　东	1.35	0.00	131.47	0.03	16.99	0.17	0.05	0.00	2.29	0.00
广　西	1.08	0.00	103.67	0.02	12.77	0.33	0.02	0.00	1.49	0.00
海　南	0.77	0.00	179.96	0.00	27.09	0.05	0.03	0.00	3.49	0.00
重　庆	1.88	0.00	29.42	0.02	10.08	0.07	0.01	0.00	3.33	0.00
四　川	1.22	0.00	105.54	0.03	21.58	0.27	0.02	0.00	2.31	0.00
贵　州	0.65	0.00	63.66	0.00	17.07	0.04	0.00	0.00	1.66	0.00
云　南	1.32	0.00	28.84	0.00	19.34	0.52	0.00	0.00	2.55	0.00
西　藏	0.91	0.00	117.10	0.00	2.72	0.00	0.00	0.00	0.11	0.00
陕　西	0.54	0.00	34.63	0.01	12.90	0.20	0.00	0.00	0.94	0.00
甘　肃	0.83	0.00	42.12	0.01	20.16	0.02	0.00	0.00	0.43	0.00
青　海	3.21	0.00	98.70	0.00	17.73	0.03	0.02	0.00	1.85	0.00
宁　夏	0.58	0.00	23.66	0.00	5.11	0.00	0.00	0.00	0.59	0.00
新　疆	0.75	0.00	117.80	0.02	27.43	0.24	0.03	0.00	0.51	0.00

10-1-4　2022年各地区甲乙类法定报告传染病发病率、死亡率（续）

地区	其中 未分型肝炎		痢疾		伤寒、副伤寒		艾滋病	
	发病率/(1/10万)	死亡率/(1/10万)	发病率/(1/10万)	死亡率/(1/10万)	发病率/(1/10万)	死亡率/(1/10万)	发病率/(1/10万)	死亡率/(1/10万)
总　计	**0.48**	**0.00**	**2.63**	**0.00**	**0.39**	**0.00**	**4.18**	**1.57**
北　京	0.08	0.00	12.18	0.00	0.04	0.00	2.29	0.27
天　津	0.01	0.00	44.34	0.00	0.14	0.00	1.75	0.40
河　北	0.13	0.00	2.66	0.00	0.24	0.00	1.55	0.28
山　西	0.35	0.00	2.60	0.00	0.82	0.00	1.55	0.42
内蒙古	0.09	0.00	1.36	0.00	0.13	0.00	1.69	0.33
辽　宁	1.23	0.00	3.60	0.00	0.17	0.00	2.27	0.60
吉　林	0.11	0.00	0.85	0.00	0.01	0.00	2.24	0.58
黑龙江	0.33	0.00	2.45	0.00	0.04	0.00	2.11	0.73
上　海	0.01	0.00	0.03	0.00	0.02	0.00	1.95	0.38
江　苏	0.66	0.00	0.81	0.00	0.05	0.00	1.72	0.33
浙　江	0.92	0.00	1.35	0.00	0.07	0.00	2.40	0.48
安　徽	1.38	0.00	2.54	0.00	0.25	0.00	2.17	0.62
福　建	0.90	0.00	0.34	0.00	1.03	0.00	2.70	0.69
江　西	0.45	0.00	1.96	0.00	0.17	0.00	3.85	1.40
山　东	0.53	0.00	0.60	0.00	0.02	0.00	1.07	0.20
河　南	0.07	0.00	5.25	0.00	0.08	0.00	2.74	1.55
湖　北	0.58	0.00	1.70	0.00	0.24	0.00	2.59	0.85
湖　南	0.67	0.00	0.71	0.00	0.75	0.00	4.79	1.94
广　东	0.56	0.00	0.49	0.00	0.68	0.00	3.44	1.10
广　西	0.94	0.00	1.04	0.00	1.64	0.00	12.99	6.61
海　南	0.38	0.00	0.25	0.00	0.54	0.00	2.44	0.61
重　庆	0.15	0.00	4.11	0.00	0.11	0.00	12.62	5.11
四　川	0.26	0.00	3.37	0.00	0.38	0.00	13.21	4.90
贵　州	0.15	0.00	0.71	0.00	1.03	0.00	11.78	4.54
云　南	0.03	0.00	2.29	0.00	1.76	0.00	6.30	3.81
西　藏	1.76	0.00	10.79	0.00	0.05	0.00	1.15	0.11
陕　西	0.38	0.00	4.06	0.00	0.07	0.00	3.07	0.85
甘　肃	0.14	0.00	6.05	0.00	0.12	0.00	2.76	0.71
青　海	0.24	0.00	3.68	0.00	0.32	0.00	3.04	0.81
宁　夏	0.05	0.00	3.89	0.00	0.05	0.00	1.66	0.29
新　疆	0.17	0.00	2.43	0.00	0.18	0.00	6.64	3.10

10-1-4　2022年各地区甲乙类法定报告传染病发病率、死亡率（续）

地区	淋病		梅毒		脊髓灰质炎		麻疹	
	发病率/（1/10万）	死亡率/（1/10万）	发病率/（1/10万）	死亡率/（1/10万）	发病率/（1/10万）	死亡率/（1/10万）	发病率/（1/10万）	死亡率/（1/10万）
总　计	**7.35**	**0.00**	**37.60**	**0.00**	**0.00**	**0.00**	**0.04**	**0.00**
北　京	5.09	0.00	25.55	0.00	0.00	0.00	0.03	0.00
天　津	2.73	0.00	17.02	0.00	0.00	0.00	0.03	0.00
河　北	1.05	0.00	11.46	0.00	0.00	0.00	0.03	0.00
山　西	2.17	0.00	29.63	0.00	0.00	0.00	0.01	0.00
内蒙古	4.50	0.00	36.70	0.01	0.00	0.00	0.22	0.00
辽　宁	1.91	0.00	33.04	0.00	0.00	0.00	0.04	0.00
吉　林	1.35	0.00	15.27	0.01	0.00	0.00	0.03	0.00
黑龙江	1.81	0.00	19.22	0.00	0.00	0.00	0.01	0.00
上　海	8.77	0.00	40.28	0.00	0.00	0.00	0.03	0.00
江　苏	7.36	0.00	36.83	0.00	0.00	0.00	0.01	0.00
浙　江	19.22	0.00	33.38	0.00	0.00	0.00	0.02	0.00
安　徽	6.47	0.00	40.97	0.00	0.00	0.00	0.09	0.00
福　建	10.33	0.00	56.70	0.00	0.00	0.00	0.03	0.00
江　西	7.47	0.00	34.89	0.00	0.00	0.00	0.03	0.00
山　东	2.82	0.00	19.52	0.00	0.00	0.00	0.04	0.00
河　南	2.69	0.00	19.00	0.00	0.00	0.00	0.02	0.00
湖　北	5.03	0.00	26.03	0.00	0.00	0.00	0.02	0.00
湖　南	4.96	0.00	44.64	0.00	0.00	0.00	0.04	0.00
广　东	18.32	0.00	52.88	0.00	0.00	0.00	0.10	0.00
广　西	11.86	0.00	34.96	0.00	0.00	0.00	0.04	0.00
海　南	17.71	0.00	62.86	0.00	0.00	0.00	0.01	0.00
重　庆	8.51	0.00	53.26	0.00	0.00	0.00	0.05	0.00
四　川	4.93	0.00	54.97	0.01	0.00	0.00	0.04	0.00
贵　州	11.00	0.00	74.00	0.00	0.00	0.00	0.00	0.00
云　南	16.00	0.00	55.85	0.00	0.00	0.00	0.11	0.00
西　藏	5.63	0.00	58.00	0.00	0.00	0.00	0.08	0.00
陕　西	3.27	0.00	27.51	0.00	0.00	0.00	0.05	0.00
甘　肃	2.93	0.00	29.43	0.00	0.00	0.00	0.08	0.00
青　海	4.22	0.00	68.38	0.00	0.00	0.00	0.02	0.00
宁　夏	1.88	0.00	34.87	0.00	0.00	0.00	0.03	0.00
新　疆	4.39	0.00	93.20	0.00	0.00	0.00	0.04	0.00

10-1-4 2022年各地区甲乙类法定报告传染病发病率、死亡率（续）

地区	百日咳		白喉		流行性脑脊髓膜炎		猩红热	
	发病率/(1/10万)	死亡率/(1/10万)	发病率/(1/10万)	死亡率/(1/10万)	发病率/(1/10万)	死亡率/(1/10万)	发病率/(1/10万)	死亡率/(1/10万)
总计	**2.92**	**0.00**	**0.00**	**0.00**	**0.01**	**0.00**	**1.83**	**0.00**
北京	5.31	0.00	0.00	0.00	0.00	0.00	3.08	0.00
天津	11.56	0.00	0.00	0.00	0.00	0.00	3.18	0.00
河北	3.72	0.00	0.00	0.00	0.01	0.00	1.84	0.00
山西	1.72	0.00	0.00	0.00	0.00	0.00	4.20	0.00
内蒙古	1.12	0.00	0.00	0.00	0.02	0.00	3.62	0.00
辽宁	0.73	0.00	0.00	0.00	0.00	0.00	1.92	0.00
吉林	6.64	0.00	0.00	0.00	0.00	0.00	0.47	0.00
黑龙江	0.99	0.00	0.00	0.00	0.01	0.00	0.29	0.00
上海	1.60	0.00	0.00	0.00	0.00	0.00	1.45	0.00
江苏	0.25	0.00	0.00	0.00	0.01	0.00	1.50	0.00
浙江	2.34	0.00	0.00	0.00	0.00	0.00	1.61	0.00
安徽	0.37	0.00	0.00	0.00	0.01	0.00	1.27	0.00
福建	1.21	0.00	0.00	0.00	0.00	0.00	1.32	0.00
江西	0.75	0.00	0.00	0.00	0.02	0.00	0.21	0.00
山东	2.99	0.00	0.00	0.00	0.00	0.00	3.77	0.00
河南	1.13	0.00	0.00	0.00	0.01	0.00	0.55	0.00
湖北	3.29	0.00	0.00	0.00	0.01	0.00	0.65	0.00
湖南	8.35	0.00	0.00	0.00	0.01	0.00	1.44	0.00
广东	7.13	0.00	0.00	0.00	0.01	0.00	1.92	0.00
广西	3.23	0.00	0.00	0.00	0.01	0.00	0.87	0.00
海南	5.29	0.00	0.00	0.00	0.01	0.00	0.14	0.00
重庆	1.18	0.00	0.00	0.00	0.00	0.00	1.29	0.00
四川	0.81	0.00	0.00	0.00	0.01	0.00	1.44	0.00
贵州	0.98	0.00	0.00	0.00	0.01	0.00	0.98	0.00
云南	0.47	0.00	0.00	0.00	0.00	0.00	3.53	0.00
西藏	0.19	0.00	0.00	0.00	0.00	0.00	1.95	0.00
陕西	10.03	0.00	0.00	0.00	0.00	0.00	2.13	0.00
甘肃	1.80	0.00	0.00	0.00	0.00	0.00	2.30	0.00
青海	0.39	0.00	0.00	0.00	0.07	0.00	4.32	0.00
宁夏	0.16	0.00	0.00	0.00	0.00	0.00	7.21	0.00
新疆	1.86	0.00	0.00	0.00	0.02	0.00	5.32	0.00

10-1-4 2022年各地区甲乙类法定报告传染病发病率、死亡率（续）

地区	流行性出血热		狂犬病		钩端螺旋体病		布鲁氏菌病	
	发病率/(1/10万)	死亡率/(1/10万)	发病率/(1/10万)	死亡率/(1/10万)	发病率/(1/10万)	死亡率/(1/10万)	发病率/(1/10万)	死亡率/(1/10万)
总　计	**0.38**	**0.00**	**0.01**	**0.01**	**0.02**	**0.00**	**5.00**	**0.00**
北　京	0.01	0.00	0.00	0.00	0.00	0.00	0.60	0.00
天　津	0.05	0.00	0.00	0.00	0.00	0.00	1.53	0.00
河　北	0.12	0.00	0.00	0.00	0.00	0.00	5.66	0.00
山　西	0.04	0.00	0.01	0.00	0.00	0.00	14.74	0.00
内蒙古	0.26	0.01	0.00	0.00	0.00	0.00	68.34	0.00
辽　宁	0.70	0.00	0.00	0.00	0.00	0.00	7.53	0.00
吉　林	0.67	0.00	0.00	0.00	0.00	0.00	4.66	0.00
黑龙江	1.60	0.00	0.00	0.00	0.00	0.00	10.93	0.00
上　海	0.01	0.00	0.00	0.00	0.00	0.00	0.02	0.00
江　苏	0.13	0.00	0.01	0.00	0.01	0.00	0.35	0.00
浙　江	0.23	0.00	0.00	0.00	0.13	0.00	0.30	0.00
安　徽	0.16	0.00	0.01	0.01	0.02	0.00	0.68	0.00
福　建	0.37	0.00	0.00	0.00	0.08	0.00	0.57	0.00
江　西	0.66	0.00	0.02	0.02	0.02	0.00	0.39	0.00
山　东	0.48	0.00	0.00	0.00	0.00	0.00	3.26	0.00
河　南	0.14	0.00	0.04	0.03	0.00	0.00	5.21	0.00
湖　北	0.28	0.00	0.01	0.01	0.01	0.00	0.43	0.00
湖　南	0.33	0.00	0.02	0.02	0.02	0.00	0.53	0.00
广　东	0.10	0.00	0.00	0.00	0.06	0.00	0.48	0.00
广　西	0.01	0.00	0.02	0.02	0.03	0.00	0.73	0.00
海　南	0.01	0.00	0.00	0.00	0.09	0.00	0.69	0.00
重　庆	0.02	0.00	0.01	0.01	0.00	0.00	0.29	0.00
四　川	0.26	0.00	0.00	0.00	0.01	0.00	0.50	0.00
贵　州	0.05	0.00	0.01	0.00	0.03	0.00	0.54	0.00
云　南	0.85	0.00	0.00	0.00	0.00	0.00	3.24	0.00
西　藏	0.03	0.00	0.00	0.00	0.00	0.00	0.60	0.00
陕　西	4.00	0.01	0.01	0.01	0.02	0.00	3.90	0.00
甘　肃	0.15	0.00	0.00	0.00	0.00	0.00	22.34	0.00
青　海	0.02	0.00	0.00	0.00	0.00	0.00	34.86	0.00
宁　夏	0.01	0.00	0.00	0.00	0.00	0.00	61.85	0.00
新　疆	0.00	0.00	0.00	0.00	0.00	0.00	36.08	0.00

10-1-4　2022年各地区甲乙类法定报告传染病发病率、死亡率（续）

地区	炭疽		流行性乙型脑炎		肺结核		疟疾		登革热	
	发病率 /（1/10 万）	死亡率 /（1/10 万）	发病率 /（1/10 万）	死亡率 /（1/10 万）	发病率 /（1/10 万）	死亡率 /（1/10 万）	发病率 /（1/10 万）	死亡率 /（1/10 万）	发病率 /（1/10 万）	死亡率 /（1/10 万）
总　计	**0.03**	**0.00**	**0.01**	**0.00**	**43.49**	**0.15**	**0.17**	**0.00**	**1.39**	**0.00**
北　京	0.00	0.00	0.01	0.00	22.73	0.06	0.10	0.00	0.09	0.00
天　津	0.01	0.00	0.00	0.00	22.04	0.09	0.09	0.00	0.00	0.00
河　北	0.02	0.00	0.01	0.00	30.61	0.07	0.08	0.00	0.02	0.00
山　西	0.02	0.00	0.02	0.00	24.56	0.06	0.09	0.00	0.01	0.00
内蒙古	0.12	0.00	0.00	0.00	36.59	0.11	0.05	0.00	0.03	0.00
辽　宁	0.02	0.00	0.00	0.00	45.99	0.67	0.09	0.00	0.03	0.00
吉　林	0.00	0.00	0.00	0.00	35.58	0.16	0.03	0.00	0.01	0.00
黑龙江	0.02	0.00	0.00	0.00	56.76	0.66	0.04	0.00	0.00	0.00
上　海	0.00	0.00	0.00	0.00	18.30	0.18	0.03	0.00	0.14	0.00
江　苏	0.00	0.00	0.00	0.00	24.64	0.08	0.14	0.00	0.08	0.00
浙　江	0.00	0.00	0.01	0.00	34.35	0.13	0.13	0.00	0.55	0.00
安　徽	0.00	0.00	0.00	0.00	36.84	0.11	0.12	0.00	0.04	0.00
福　建	0.00	0.00	0.00	0.00	38.93	0.05	0.26	0.00	0.47	0.00
江　西	0.00	0.00	0.00	0.00	51.20	0.08	0.08	0.00	0.06	0.00
山　东	0.00	0.00	0.02	0.00	22.66	0.07	0.19	0.00	0.02	0.00
河　南	0.01	0.00	0.02	0.00	37.09	0.09	0.24	0.00	0.03	0.00
湖　北	0.00	0.00	0.00	0.00	54.49	0.08	0.23	0.00	0.10	0.00
湖　南	0.00	0.00	0.01	0.00	67.77	0.12	0.23	0.00	0.34	0.00
广　东	0.00	0.00	0.00	0.00	41.87	0.08	0.10	0.00	3.31	0.00
广　西	0.00	0.00	0.01	0.00	67.54	0.12	0.38	0.00	0.08	0.00
海　南	0.00	0.00	0.00	0.00	81.48	0.10	0.14	0.00	3.54	0.00
重　庆	0.00	0.00	0.01	0.00	48.11	0.31	0.12	0.00	0.37	0.00
四　川	0.08	0.00	0.03	0.00	54.21	0.17	0.19	0.00	0.22	0.00
贵　州	0.00	0.00	0.06	0.01	82.90	0.37	0.06	0.00	0.07	0.00
云　南	0.01	0.00	0.03	0.00	51.08	0.24	0.74	0.00	28.73	0.00
西　藏	0.63	0.00	0.00	0.00	106.80	0.22	0.03	0.00	0.00	0.00
陕　西	0.01	0.00	0.09	0.00	39.34	0.18	0.16	0.00	0.05	0.00
甘　肃	0.46	0.00	0.06	0.00	40.12	0.07	0.11	0.00	0.01	0.00
青　海	1.51	0.00	0.02	0.00	93.32	0.34	0.02	0.00	0.03	0.00
宁　夏	0.73	0.00	0.01	0.01	32.25	0.05	0.07	0.00	0.00	0.00
新　疆	0.01	0.00	0.00	0.00	92.12	0.42	0.01	0.00	0.02	0.00

10-1-4 2022年各地区甲乙类法定报告传染病发病率、死亡率（续）

地区	血吸虫		新生儿破伤风		人禽流感		人感染 H7N9 禽流感	
	发病率 /（1/10 万）	死亡率 /（1/10 万）	发病率 /‰	死亡率 /‰	发病率 /（1/10 万）	死亡率 /（1/10 万）	发病率 /（1/10 万）	死亡率 /（1/10 万）
总　计	**0.00**	**0.00**	**0.00**	**0.00**	**0.00**	**0.00**	**0.00**	**0.00**
北　京	0.00	0.00	0.00	0.00	0.00	0.00	0.00	0.00
天　津	0.00	0.00	0.00	0.00	0.00	0.00	0.00	0.00
河　北	0.00	0.00	0.00	0.00	0.00	0.00	0.00	0.00
山　西	0.00	0.00	0.00	0.00	0.00	0.00	0.00	0.00
内蒙古	0.00	0.00	0.00	0.00	0.00	0.00	0.00	0.00
辽　宁	0.00	0.00	0.00	0.00	0.00	0.00	0.00	0.00
吉　林	0.00	0.00	0.00	0.00	0.00	0.00	0.00	0.00
黑龙江	0.00	0.00	0.00	0.00	0.00	0.00	0.00	0.00
上　海	0.00	0.00	0.00	0.00	0.00	0.00	0.00	0.00
江　苏	0.00	0.00	0.00	0.00	0.00	0.00	0.00	0.00
浙　江	0.00	0.00	0.00	0.00	0.00	0.00	0.00	0.00
安　徽	0.00	0.00	0.00	0.00	0.00	0.00	0.00	0.00
福　建	0.00	0.00	0.00	0.00	0.00	0.00	0.00	0.00
江　西	0.00	0.00	0.00	0.00	0.00	0.00	0.00	0.00
山　东	0.00	0.00	0.00	0.00	0.00	0.00	0.00	0.00
河　南	0.00	0.00	0.00	0.00	0.00	0.00	0.00	0.00
湖　北	0.00	0.00	0.00	0.00	0.00	0.00	0.00	0.00
湖　南	0.00	0.00	0.00	0.00	0.00	0.00	0.00	0.00
广　东	0.00	0.00	0.01	0.00	0.00	0.00	0.00	0.00
广　西	0.00	0.00	0.00	0.00	0.00	0.00	0.00	0.00
海　南	0.00	0.00	0.03	0.00	0.00	0.00	0.00	0.00
重　庆	0.00	0.00	0.00	0.00	0.00	0.00	0.00	0.00
四　川	0.01	0.00	0.00	0.00	0.00	0.00	0.00	0.00
贵　州	0.00	0.00	0.01	0.00	0.00	0.00	0.00	0.00
云　南	0.00	0.00	0.00	0.00	0.00	0.00	0.00	0.00
西　藏	0.00	0.00	0.00	0.00	0.00	0.00	0.00	0.00
陕　西	0.00	0.00	0.00	0.00	0.00	0.00	0.00	0.00
甘　肃	0.00	0.00	0.00	0.00	0.00	0.00	0.00	0.00
青　海	0.00	0.00	0.02	0.00	0.00	0.00	0.00	0.00
宁　夏	0.00	0.00	0.00	0.00	0.00	0.00	0.00	0.00
新　疆	0.00	0.00	0.00	0.00	0.00	0.00	0.00	0.00

10-2-1 我国居民高血压患病率

单位：%

分组	2012			2018		
	合计	城市	农村	合计	城市	农村
合　计	**25.2**	**26.8**	**23.5**	**27.5**	**25.7**	**29.4**
男性	26.2	28.1	24.2	30.8	30.3	31.4
女性	24.1	25.4	22.8	24.2	21.2	27.4
18～44岁小计	10.6	11.3	10.0	13.3	13.2	13.3
男性	13.6	14.6	12.7	18.6	19.3	17.8
女性	7.3	7.6	6.9	8.0	7.2	8.9
45～59岁小计	35.7	36.6	34.7	37.8	36.9	38.7
男性	35.9	37.9	33.6	40.5	41.5	39.6
女性	35.5	35.2	35.9	35.1	32.3	37.8
60岁及以上小计	58.9	60.6	57.0	59.2	59.2	59.3
男性	56.5	57.6	55.3	57.5	58.2	56.9
女性	61.2	63.4	58.7	61.0	60.2	61.6

注：数据来源于2012年、2018年《中国居民营养与健康监测》。下表同。

10-2-2 我国居民高血压治疗率

单位：%

分组	2012			2018		
	合计	城市	农村	合计	城市	农村
合　计	**32.8**	**36.0**	**29.0**	**34.9**	**37.5**	**32.4**
男性	28.4	31.4	24.7	30.8	33.5	27.9
女性	38.0	41.5	33.9	40.1	43.3	37.5
18～44岁小计	13.9	15.1	12.5	16.6	17.7	15.2
男性	11.8	13.1	10.4	16.1	16.5	15.6
女性	18.4	19.9	16.9	17.8	21.1	14.5
45～59岁小计	34.3	36.6	31.2	36.1	40.3	32.3
男性	30.8	34.2	26.0	33.8	38.8	28.8
女性	18.4	39.4	36.5	38.8	42.2	36.0
60岁及以上小计	43.5	48.5	37.9	47.3	53.1	42.7
男性	41.5	45.8	36.9	43.5	51.2	37.4
女性	45.3	50.8	38.8	50.6	54.9	47.3

10-3-1 前十位恶性肿瘤死亡率（合计）

顺位	2018		2017		2004—2005		1990—1992		1973—1975	
	疾病名称	死亡率(1/10万)	疾病名称	死亡率(1/10万)	疾病名称	死亡率(1/10万)	疾病名称	死亡率(1/10万)	疾病名称	死亡率(1/10万)
1	肺癌	48.49	肺癌	49.28	肺癌	30.83	胃癌	25.16	胃癌	19.54
2	肝癌	24.11	肝癌	24.91	肝癌	26.26	肝癌	20.37	食管癌	18.83
3	胃癌	19.76	胃癌	20.89	胃癌	24.71	肺癌	17.54	肝癌	12.54
4	结直肠癌	14.52	食管癌	15.21	食管癌	15.21	食管癌	17.38	肺癌	7.09
5	食管癌	14.32	结直肠癌	14.08	结直肠癌	7.25	结直肠癌	5.30	子宫颈癌	5.23
6	女性乳腺癌	9.66	女性乳腺癌	9.76	白血病	3.84	白血病	3.64	结直肠癌	4.60
7	胰腺癌	6.39	胰腺癌	6.40	脑瘤	3.13	子宫颈癌	1.89	白血病	2.72
8	子宫颈癌	5.72	子宫颈癌	5.55	女性乳腺癌	2.90	鼻咽癌	1.74	鼻咽癌	2.32
9	前列腺癌	5.07	前列腺癌	4.83	胰腺癌	2.62	女性乳腺癌	1.72	女性乳腺癌	1.65
10	脑瘤	4.23	脑瘤	3.95	骨瘤	1.70				
	恶性肿瘤总计	174.41	恶性肿瘤总计	177.15	恶性肿瘤总计	134.80	恶性肿瘤总计	108.26	恶性肿瘤总计	83.65

注：1973—1975年、1990—1992年、2004—2005年《中国恶性肿瘤死亡抽样回顾调查》及《2019中国肿瘤登记年报》《2020中国肿瘤登记年报》《2021中国肿瘤登记年报》，下4个表同。

10-3-2 前十位恶性肿瘤死亡率（男）

顺位	2018		2017		2004—2005		1990—1992		1973—1975	
	疾病名称	死亡率(1/10万)	疾病名称	死亡率(1/10万)	疾病名称	死亡率(1/10万)	疾病名称	死亡率(1/10万)	疾病名称	死亡率(1/10万)
1	肺癌	67.06	肺癌	67.83	肺癌	41.34	胃癌	32.84	胃癌	25.12
2	肝癌	34.99	肝癌	36.12	肝癌	37.54	肝癌	29.01	食管癌	23.34
3	胃癌	27.18	胃癌	28.72	胃癌	32.46	肺癌	24.03	肝癌	17.60
4	食管癌	20.96	食管癌	22.03	食管癌	20.65	食管癌	22.14	肺癌	9.28
5	结直肠癌	16.95	结直肠癌	16.37	结直肠癌	8.19	结直肠癌	5.76	结直肠癌	4.85
6	胰腺癌	7.31	胰腺癌	7.23	白血病	4.27	白血病	3.96	白血病	3.00
7	前列腺癌	5.07	前列腺癌	4.83	脑瘤	3.50	鼻咽癌	2.34	鼻咽癌	2.94
8	脑瘤	4.60	淋巴瘤	4.38	胰腺癌	2.94				
9	淋巴瘤	4.43	脑瘤	4.37	膀胱癌	2.13				
10	白血病	4.42	白血病	4.19	鼻咽癌	2.05				
	恶性肿瘤总计	220.12	恶性肿瘤总计	223.54	恶性肿瘤总计	169.19	恶性肿瘤总计	134.91	恶性肿瘤总计	96.31

10-3-3 前十位恶性肿瘤死亡率（女）

顺位	2018		2017		2004—2005		1990—1992		1973—1975	
	疾病名称	死亡率(1/10万)	疾病名称	死亡率(1/10万)	疾病名称	死亡率(1/10万)	疾病名称	死亡率(1/10万)	疾病名称	死亡率(1/10万)
1	肺癌	29.36	肺癌	30.22	肺癌	19.84	胃癌	17.02	食管癌	14.11
2	肝癌	12.89	肝癌	13.39	胃癌	16.59	食管癌	12.34	胃癌	13.72
3	胃癌	12.12	胃癌	12.85	肝癌	14.44	肝癌	11.21	子宫颈癌	10.70
4	结直肠癌	12.02	结直肠癌	11.73	食管癌	9.51	肺癌	10.66	肝癌	7.26
5	女性乳腺癌	9.66	女性乳腺癌	9.76	结直肠癌	6.26	结直肠癌	4.82	肺癌	4.79
6	食管癌	7.47	食管癌	8.20	女性乳腺癌	5.90	子宫颈癌	3.89	结直肠癌	4.33
7	子宫颈癌	5.72	子宫颈癌	5.55	白血病	3.41	女性乳腺癌	3.53	女性乳腺癌	3.37
8	胰腺癌	5.45	胰腺癌	5.54	宫颈癌	2.86	白血病	3.30	白血病	2.42
9	脑瘤	3.84	卵巢癌	3.60	脑瘤	2.74	鼻咽癌	1.10	鼻咽癌	1.67
10	卵巢癌	3.65	脑瘤	3.53	子宫癌	2.71				
	恶性肿瘤总计	127.30	恶性肿瘤总计	129.48	恶性肿瘤总计	98.97	恶性肿瘤总计	80.04	恶性肿瘤总计	70.43

10-3-4　前十位恶性肿瘤死亡率（城市）

顺位	2018		2017		2004—2005		1990—1992		1973—1975	
	疾病名称	死亡率（1/10万）	疾病名称	死亡率（1/10万）	疾病名称	死亡率（1/10万）	疾病名称	死亡率（1/10万）	疾病名称	死亡率（1/10万）
1	肺癌	49.77	肺癌	50.89	肺癌	40.98	肺癌	27.50	胃癌	20.19
2	肝癌	22.79	肝癌	23.70	肝癌	24.93	肝癌	19.50	肝癌	14.05
3	胃癌	18.09	胃癌	18.62	胃癌	22.97	胃癌	19.44	食管癌	13.59
4	结直肠癌	17.03	结直肠癌	16.81	食管癌	10.97	食管癌	9.62	肺癌	12.61
5	食管癌	11.47	食管癌	12.01	结直肠癌	9.78	结直肠癌	6.98	子宫颈癌	5.81
6	女性乳腺癌	11.11	女性乳腺癌	11.25	胰腺癌	4.44	白血病	3.66	结直肠癌	5.29
7	胰腺癌	7.27	胰腺癌	7.49	白血病	4.17	女性乳腺癌	2.56	白血病	3.17
8	前列腺癌	6.30	前列腺癌	6.21	女性乳腺癌	3.98	鼻咽癌	1.93	鼻咽癌	2.60
9	子宫颈癌	5.37	子宫颈癌	5.13	脑瘤	3.27	子宫颈癌	1.58	女性乳腺癌	2.17
10	卵巢癌	4.34	卵巢癌	4.27	胆囊癌	2.13				
	恶性肿瘤总计	178.01	恶性肿瘤总计	181.14	恶性肿瘤总计	146.57	恶性肿瘤总计	92.77	恶性肿瘤总计	91.80

10-3-5　前十位恶性肿瘤死亡率（农村）

顺位	2018		2017		2004—2005		1990—1992		1973—1975	
	疾病名称	死亡率（1/10万）	疾病名称	死亡率（1/10万）	疾病名称	死亡率（1/10万）	疾病名称	死亡率（1/10万）	疾病名称	死亡率（1/10万）
1	肺癌	47.44	肺癌	47.74	肝癌	26.93	胃癌	27.16	食管癌	20.81
2	肝癌	25.19	肝癌	26.06	肺癌	25.71	肝癌	20.67	胃癌	19.18
3	胃癌	21.13	胃癌	23.07	胃癌	25.58	食管癌	20.10	肝癌	12.02
4	食管癌	16.66	食管癌	18.28	食管癌	17.34	肺癌	14.05	肺癌	5.13
5	结直肠癌	12.46	结直肠癌	11.48	结直肠癌	5.96	结直肠癌	4.72	子宫颈癌	5.05
6	女性乳腺癌	8.44	女性乳腺癌	8.30	白血病	3.68	白血病	3.63	结直肠癌	4.35
7	子宫颈癌	6.01	子宫颈癌	5.95	脑瘤	2.80	子宫颈癌	2.00	白血病	2.55
8	胰腺癌	5.67	胰腺癌	5.35	女性乳腺癌	2.35	鼻咽癌	1.67	鼻咽癌	2.22
9	脑瘤	4.37	脑瘤	4.02	胰腺癌	1.70	女性乳腺癌	1.42	女性乳腺癌	1.45
10	前列腺癌	4.07	前列腺癌	3.55	骨癌	1.61				
	恶性肿瘤总计	171.44	恶性肿瘤总计	173.34	恶性肿瘤总计	128.63	恶性肿瘤总计	106.76	恶性肿瘤总计	80.79

10-4-1　2023年血吸虫病防治情况

地区	流行县数/个	流行乡数/个	流行村人口数/万人	达到传播控制标准县数/个	达到传播阻断及以上标准县数/个	现有病人数/人	其中晚期病人数/人
总　计	**451**	**3197**	**7303.45**	**0**	**451**	**27 772**	**27 768**
上　海	8	79	282.91	0	8	0	0
江　苏	65	471	1357.5	0	65	2122	2122
浙　江	54	466	951.37	0	54	780	776
安　徽	50	353	724.01	0	50	4682	4682
福　建	16	74	85.39	0	16	0	0
江　西	39	296	531.67	0	39	5454	5454
湖　北	63	520	1048.28	0	63	7093	7093
湖　南	41	281	691.47	0	41	5855	5855
广　东	14	35	46.02	0	14	0	0
广　西	20	69	97.56	0	20	0	0
四　川	63	477	1307.35	0	63	1338	1338
云　南	18	76	179.92	0	18	448	448

10-4-2　2023年血吸虫病查灭螺情况

地区	实际钉螺情况			年内查螺情况			
	有螺乡数/个	有螺村数/个	实有钉螺面积/万平方米	年内查螺乡数/个	年内查出有螺乡数/个	查出钉螺面积/万平方米	内：新发现有螺面积/万平方米
总　计	**1456**	**7252**	**367 702.16**	**2853**	**1337**	**184 819.77**	**51.53**
上　海	10	18	1.08	95	8	0.69	0.56
江　苏	111	306	3991.1	468	107	3878.28	0.3
浙　江	87	280	69.3	402	81	33.18	0
安　徽	213	1028	25 763.63	334	200	18 800.5	1.1
福　建	8	9	3.84	34	8	3.27	0
江　西	158	686	85 308.07	230	121	21 724.23	0
湖　北	344	2327	69 449.61	463	342	50 168.77	0
湖　南	153	633	173 445.15	269	146	85 380.79	0
广　东	2	2	6.53	27	1	0.04	0
广　西	5	7	5.6	51	5	5.19	0
四　川	304	1690	8473.09	407	258	3709.72	0
云　南	61	266	1185.16	73	60	1115.11	49.57

10-5-1　2023年克山病防治情况

地区	病区县		病区乡镇		已控制县数/个	消除县数/个	现症病人数/人	
	个数	人口数/万人	个数	人口数/万人			潜在型	慢型
总　计	**331**	**11 264.3**	**2353**	**5611.9**	**331**	**331**	**2150**	**1769**
河　北	11	275.0	73	97.8	11	11	62	10
山　西	11	102.8	17	18.2	11	11	90	15
内蒙古	12	348.1	72	139.8	12	12	266	230
辽　宁	4	91.1	46	84.4	4	4	52	4
吉　林	38	1027.6	322	521.7	38	38	890	147
黑龙江	67	1636.0	235	420.3	67	67	60	99
山　东	19	1511.1	187	1067.8	19	19	5	232
河　南	3	134.8	20	47.9	3	3	5	11
湖　北	1	75.1	2	7.9	1	1	0	0
四　川	55	2075.6	578	1166.3	55	55	145	112
贵　州	1	126.5	7	26.7	1	1	0	0
云　南	42	1556.2	222	828.0	42	42	74	104
西　藏	1	5.7	2	1.1	1	1	3	1
重　庆	9	752.0	141	408.2	9	9	2	36
陕　西	29	671.5	175	325.2	29	29	434	207
甘　肃	28	875.4	254	450.6	28	28	62	561

10-5-2　2023年大骨节病防治情况

地区	病区县		病区乡镇		已控制县数/个	消除县数/个	临床Ⅰ度及以上病人/人
	个数	人口数/万人	个数	人口数/万人			
总　计	**379**	**9686.72**	**2064**	**3157.16**	**379**	**379**	**164 321**
河　北	7	235.91	49	54.32	7	7	446
山　西	35	683.74	114	195.84	35	35	2267
内蒙古	18	555.91	121	213.79	18	18	22 019
辽　宁	5	124.09	60	111.41	5	5	582
吉　林	40	1176.56	323	508.41	40	40	5005
黑龙江	80	2149.74	366	692.55	80	80	19 989
山　东	1	95.50	4	20.00	1	1	239
河　南	5	209.78	33	60.59	5	5	2158
四　川	32	582.10	134	101.93	32	32	29 671
西　藏	54	225.53	168	33.04	54	54	3418
陕　西	62	2529.45	313	582.34	62	62	53 271
甘　肃	37	1096.46	373	580.04	37	37	25 057
青　海	3	21.95	6	2.89	3	3	199

10-5-3　2023年地方性氟中毒（水型）防治情况

地区	病区县数/个	控制县数/个	病区村/个	病区村人口数/万人	已改水		现症病人数/人	
					村数/个	受益人口/万人	氟斑牙	氟骨症
总　计	**1044**	**927**	**73 605**	**6599.5**	**73 043**	**6558.2**	**209 315**	**56 989**
北　京	9	9	190	33.7	190	33.7	203	22
天　津	10	2	2028	272.7	2028	272.7	37 010	21
河　北	97	83	8388	840.5	8362	839.8	58 369	308
山　西	62	54	3848	425.7	3848	418.2	7569	4814
内蒙古	84	65	9415	400.0	8999	400.0	4181	3629
辽　宁	55	48	2490	159.9	2465	142.2	891	1611
吉　林	16	15	2922	156.0	2922	156.0	1740	1588
黑龙江	24	24	2090	104.3	2088	104.2	634	608
江　苏	27	23	1952	379.8	1952	379.8	11 453	1362
浙　江	34	34	295	17.4	295	17.4	59	66
安　徽	25	10	1726	656.3	1726	656.3	28 373	1035
福　建	36	36	152	8.2	152	8.2	47	77
江　西	21	21	33	5.3	33	5.3	56	24
山　东	111	107	9406	919.4	9406	919.4	16 507	466
河　南	114	90	17 913	1341.6	17 892	1341.6	30 162	316
湖　北	31	31	193	30.7	193	30.7	97	28
湖　南	9	9	21	3.9	21	3.9	29	0
广　东	40	40	377	91.6	377	91.6	455	5
广　西	15	15	193	12.1	193	10.7	219	117
重　庆	6	6	6	4.4	6	4.4	4	0
四　川	12	8	83	16.4	83	16.4	998	292
云　南	12	11	129	8.0	129	8.0	131	176
西　藏	7	7	22	2.0	22	2.0	120	0
陕　西	61	57	3723	437.9	3662	433.7	3920	37 545
甘　肃	48	48	2000	105.5	1999	105.1	1153	2111
青　海	18	17	338	28.3	328	28.3	515	10
宁　夏	19	18	3091	88.3	3091	79.1	447	661
新　疆	41	39	581	49.3	581	49.3	3973	97

10-5-4 2023年地方性氟中毒（燃煤污染型）防治情况

地区	病区县数／个	基本控制县数／个	消除县数／个	病区村／个	病区村人口数／万人	病区户数／户	已改炉改灶		现症病人数／人	
							户数	受益人口／万人	氟斑牙	氟骨症
总计	**171**	**10**	**161**	**31 114**	**3270.8**	**9 313 477**	**9 261 413**	**3200.4**	**33 535**	**136 735**
山西	20	0	20	2877	224.6	768 742	768 742	224.6	1072	178
辽宁	2	0	2	2	0.05	181	181	0.1	0	6
江西	7	0	7	409	107.2	265 722	263 375	104.9	1333	33
河南	3	0	3	83	12.9	35 593	35 593	12.9	141	0
湖北	15	0	15	719	98.1	299 997	299 893	95.5	306	190
湖南	28	1	27	2114	271.8	732 602	732 555	271.8	1652	15
广西	2	0	2	55	21.6	60 073	60 073	21.6	173	0
四川	23	0	23	1271	256.3	719 243	714 413	252.5	2848	6367
贵州	37	7	30	7246	1607.5	4 517 063	4 473 539	1547.4	17 640	52 662
云南	13	2	11	14 302	369.7	944 400	943 374	369.3	7006	63 234
重庆	13	0	13	653	96.1	339 410	339 410	95.9	1063	12 292
陕西	8	0	8	1383	205.0	630 451	630 265	204.1	301	1758

10-5-5 2023年地方性砷中毒（水型）防治情况

地区	病区县		病区村／个	病区村人口数／万人	已改水		病人数／人
	个数	人口数／万人			村数／个	受益人口／万人	
总计	**120**	**4489.9**	**2547**	**143**	**2540**	**141.8**	**4062**
山西	16	640.2	157	20	157	20.5	1104
内蒙	27	456.0	1174	28	1167	26.9	1873
吉林	7	333.2	325	11	325	11.4	89
江苏	5	361.0	33	5	33	5.3	0
安徽	13	844.7	91	12	91	11.9	12
河南	6	505.4	26	4	26	4.1	0
湖北	2	193.1	53	8	53	7.7	8
四川	3	12.7	6	0	6	0.1	6
云南	9	316.9	42	3	42	3.5	26
陕西	3	110.7	13	1	13	1.3	368
甘肃	8	148.4	69	2	69	2.2	136
青海	4	39.5	22	2	22	1.6	226
宁夏	6	229.7	156	2	156	1.6	114
新疆	11	298.5	380	44	380	43.9	100

10-5-6 2023年地方性砷中毒（燃煤污染型）防治情况

地区	病区县		病区村／个	病区村人口数／万人	病区户数／户	已改炉改灶		病人数／人
	个数	人口数／万人				户数	受益人口／万人	
总计	**12**	**482.9**	**1409**	**217.3**	**650 145**	**649 959**	**216.4**	**3484**
贵州	4	251.6	26	6.5	19 694	19 694	6.5	672
陕西	8	231.3	1383	210.8	630 451	630 265	209.9	2812

10-5-7　2023年碘缺乏病防治情况

地区	工作县		现症病人数／人		居民户碘盐监测		
	个数	人口数／万人	Ⅱ度甲状腺肿	克汀病	碘盐份数	合格碘盐份数	非碘盐份数
总　计	**2766**	**137 489**	**22 275**	**6903**	**799 713**	**768 583**	**24 946**
北　京	16	2205.6	35	0	4476	4270	548
天　津	16	1151.56	872	—	3527	3033	1406
河　北	160	7330.29	332	73	45 597	43 746	1895
山　西	117	3479.998	2355	494	34 981	33 683	360
内蒙古	104	2401	17	72	30 628	29 355	462
辽　宁	97	4197	1922	1224	29 608	28 782	591
吉　林	60	2347.7	521	456	17 931	17 330	83
黑龙江	125	3260.1101	1678	87	34 454	33 501	376
上　海	16	2475.89	—	—	3221	2619	2439
江　苏	93	7840	57	0	28 491	27 756	656
浙　江	90	5886	178	5	26 982	26 094	1938
安　徽	103	6725.11	498	90	29 495	28 440	1229
福　建	83	4186.99	23	22	16 265	15 780	1007
江　西	100	4527.98	164	63	29 639	28 806	117
山　东	97	8048.5	44	16	32 027	27 127	7907
河　南	144	8788.4	1995	78	29 039	26 446	1116
湖　北	103	5621.13	556	348	30 743	29 603	158
湖　南	122	6604	0	0	36 249	35 798	907
广　东	124	12 656.8	14	2	36 755	36 134	541
广　西	111	5733.06	388	0	33 628	32 605	317
海　南	21	1008	109	—	6322	6072	74
重　庆	39	3208.93	0	0	11 920	11 438	69
四　川	183	8372	0	0	55 917	54 015	260
贵　州	88	3852	8	43	26 420	25 547	45
云　南	129	4690	858	6	39 265	38 013	100
西　藏	47	365	0	0	11 732	11 732	85
陕　西	116	4078.79	4643	1516	36 298	35 472	63
甘　肃	87	2561.57	3031	1866	26 344	25 537	62
青　海	43	595	224	43	13 145	12 513	77
宁　夏	22	728	61	109	6634	6301	26
新　疆	110	2564	1692	290	31 980	31 035	32

10-6 2023年健康教育专业机构服务情况

地区	技术咨询与政策建议/次	业务培训人次数/万人次	开展公众健康教育活动次数/次	媒体宣传					宣传材料制作					
				主办网站数/个	与电视台合办栏目数/个	与广播电台合办栏目数/个	与报刊合办栏目数/个	媒体沟通与培训次数/次	传单、折页数量/万份	小册子、书籍数量/万份	宣传画数量/万份	音像制品数量/万份	实物数量/万个	手机短信覆盖人次数/万人次
总　计	**34 122**	**288.3**	**220 450**	**1601**	**2414**	**1455**	**1378**	**19 873**	**31 251.5**	**5759.7**	**2629.8**	**129.5**	**5924.3**	**292 182.6**
东　部	5340	54.3	51 273	337	621	350	517	5229	11 581.1	1634.0	913.2	23.2	1513.0	42 889.9
中　部	5987	88.0	54 560	644	857	531	534	7093	9574.6	1767.7	589.2	44.0	1564.6	225 366.2
西　部	22 795	146.1	114 617	620	936	574	327	7551	10 095.7	2358.0	1127.5	62.3	2846.7	23 926.6
北　京	121	1.2	77	6	8	5	6	12	75.4	9.8	8.0	0.1	22.2	0.0
天　津	82	0.8	279	7	20	7	12	172	96.4	22.7	8.7	0.2	25.3	1021.2
河　北	420	7.8	7681	45	67	32	42	998	1226.2	299.0	97.8	1.6	303.1	18 479.0
山　西	1873	4.5	13 624	124	169	180	123	741	634.0	238.3	50.0	3.5	172.1	161.0
内蒙古	2653	15.7	18 681.0	60	90	61	29	2060	724.2	313.3	92.6	4.1	176.0	413.4
辽　宁	148	2.8	1732.0	19	24	13	17	333	546.4	172.3	15.4	1.5	101.0	314.3
吉　林	70	20.7	641.0	18	18	2	5	50	91.1	68.7	3.2	0.0	106.0	10.5
黑龙江	265	5.5	3270	26	48	7	5	989	430.2	200.4	46.2	1.7	156.0	2118.7
上　海	84	4.4	876	7	6	8	96	22	238.3	93.8	44.0	0.1	127.2	194.0
江　苏	478	2.9	14 839	31	41	44	41	194	2939.8	219.8	126.9	4.7	202.8	2235.8
浙　江	273	2.2	2858	29	54	49	69	1205	1005.2	67.6	112.3	1.3	95.1	1789.0
安　徽	1139	3.9	10 450	57	75	43	34	612	1348.8	172.7	51.8	4.2	217.7	2057.6
福　建	294	0.8	1258	28	25	6	11	181	379.7	42.2	22.9	0.1	80.7	662.7
江　西	733	8.4	4501	60	81	26	38	635	540.4	107.4	119.7	4.8	125.0	873.2
山　东	749	7.2	4033	57	166	96	163	1365	1808.1	385.9	247.8	4.1	314.7	12 398.7
河　南	1015	10.5	8580	168	216	157	176	804	1863.4	382.8	126.8	11.3	326.6	100 147.6
湖　北	211	12.7	6128	62	86	56	69	1537	2280.1	158.2	83.2	1.6	151.9	115 829.4
湖　南	681	21.8	7366	129	164	60	84	1725	2386.6	439.2	108.2	16.8	309.3	4168.0
广　东	2587	23.4	16 425	92	190	81	54	643	2677.3	287.3	208.2	9.7	215.8	5751.9
广　西	391	4.9	1556	17	47	7	9	247	433.5	80.7	26.6	1.5	269.2	1127.9
海　南	104	0.6	1215	16	20	9	6	104	588.5	33.6	21.0	0.0	25.2	43.3
重　庆	519	1.3	5539	12	29	4	28	530	992.4	88.3	43.5	0.8	68.9	9203.7
四　川	7937	25.4	8088	158	131	58	72	1314	1865.8	405.7	194.8	8.0	420.8	7349.8
贵　州	133	6.8	3730	44	71	28	21	434	980.5	277.2	167.3	8.3	100.1	563.4
云　南	357	3.8	5216	53	113	28	11	311	2249.0	266.8	23.3	0.5	733.3	169.2
西　藏	144	1.6	2315	22	74	82	26	174	175.5	54.8	28.9	0.5	97.2	277.9
陕　西	518	36.4	27 105	55	90	41	27	360	1151.1	361.4	162.4	13.7	311.4	1748.1
甘　肃	711	8.1	13 113	99	85	27	30	1163	530.7	314.2	108.5	15.9	227.1	875.0
青　海	54	1.6	1235	30	52	20	12	135	125.2	52.9	8.9	0.4	94.2	233.1
宁　夏	1381	4.8	5077	12	23	35	7	236	188.0	51.0	23.2	0.3	106.2	1314.4
新　疆	7997	35.6	22 962	58	131	183	55	587	679.8	91.7	247.5	8.3	242.4	650.7

10-7 全国新发职业病报告病例数

年份	合计	报告病例数				
		职业性尘肺病	急性职业中毒	慢性职业中毒	职业性噪声聋	其他职业病
1949—2000	603 338	558 626	18 166	10 043		16 503
2001	13 218	10 505	759	1166		788
2002	14 821	12 248	590	1300		683
2003	10 454	8364	504	882		704
2004	11 000	8743	383	1077		797
2005	12 212	9173	613	1379		1047
2006	11 519	8783	467	1083	320	866
2007	14 296	10 963	600	1638	269	826
2008	13 744	10 829	760	1171	223	761
2009	18 128	14 495	552	1912	348	821
2010	27 240	23 812	617	1417	333	1061
2011	29 879	26 401	590	1541	492	855
2012	27 420	24 206	601	1040	597	976
2013	26 393	23 152	637	904	681	1019
2014	29 972	26 873	486	795	825	993
2015	29 180	26 081	383	548	1052	1116
2016	31 789	27 992	400	812	1220	1365
2017	26 756	22 701	295	726	1536	1498
2018	23 497	19 468	363	970	1464	1232
2019	19 428	15 898	295	483	1555	1197
2020	17 064	14 367	221	265	1255	956
2021	15 407	11 809	292	275	2086	945
2022	11 108	7577	210	189	1837	1295
2023	12 087	8051	222	145	2195	1474
累计	**1 049 950**	**931 117**	**29 006**	**31 761**	**18 288**	**39 778**

注：1949—2005年职业性噪声聋纳入其他职业病，未单独统计报告。

十一、居民病伤死亡原因

简要说明

一、本章主要介绍我国居民病伤死亡原因，内容包括城市、农村地区居民粗死亡率及死因顺位，分性别、疾病别、年龄别死亡率。

二、本章数据来源于死因监测数据。

三、资料范围

2005年城市地区包括北京、天津、上海、哈尔滨、长春、沈阳、大连、鞍山、南京、杭州、郑州、武汉、广州、重庆、成都、昆明、西安17个大城市，苏州、徐州、合肥、安庆、蚌埠、马鞍山、铜陵、福州、厦门、宜昌、黄石、长沙、衡阳、常德、湘潭、佛山、中山、三明、桂林、自贡、乌鲁木齐21个中小城市，农村地区包括北京、天津、上海市全部市辖县和江苏、浙江、安徽、福建、河南、湖北、湖南、广东、重庆、四川、贵州、甘肃15个省（直辖市）78个县（县级市）。

2010年城市地区包括北京、沈阳、大连、鞍山、哈尔滨、上海、广州、成都、昆明、西安10个大城市，徐州、合肥、蚌埠、马鞍山、铜陵、安庆、常德、佛山、自贡等9个中小城市，农村地区包括北京、天津、上海市全部市辖县和江苏、安徽、河南、湖北、广东、四川9个省（直辖市）34个县（县级市）。2021年包括全国31个省、自治区、直辖市的153个区（城市地区）和378个县或县级市（农村地区）。

四、采用ICD-10国际疾病分类统计标准。

主要指标解释

性别年龄别死亡率　指分性别年龄别计算的死亡率。计算公式：男（女）性某年龄别死亡率＝男（女）性某年龄别死亡人数／男（女）性同年龄平均人口数。

11-1-1　2005年城市居民主要疾病死亡率及死因构成

疾病名称	合计			男			女		
	死亡率/(1/10万)	构成/%	位次	死亡率/(1/10万)	构成/%	位次	死亡率/(1/10万)	构成/%	位次
传染病（不含呼吸道结核）	3.61	0.66	13	4.86	0.79	11	2.32	0.48	14
呼吸道结核	2.84	0.52	15	4.16	0.68	15	1.46	0.30	17
寄生虫病	0.06	0.01	20	0.07	0.01	19	0.05	0.01	20
恶性肿瘤	124.86	22.74	1	159.77	26.05	1	88.51	18.36	3
血液、造血器官及免疫疾病	0.93	0.17	18	0.83	0.13	17	1.04	0.21	18
内分泌、营养和代谢疾病	13.75	2.50	7	11.81	1.92	7	15.77	3.27	6
精神障碍	5.19	0.95	10	4.85	0.79	12	5.55	1.15	10
神经系统疾病	4.60	0.84	11	4.87	0.79	13	4.32	0.90	11
心脏病	98.22	17.89	3	99.49	16.22	3	96.88	20.09	2
脑血管疾病	111.02	20.22	2	116.63	19.01	2	105.19	21.82	1
呼吸系统疾病	69.00	12.57	4	75.88	12.37	4	61.85	12.83	4
消化系统疾病	18.10	3.30	6	22.54	3.68	6	13.46	2.79	8
肌肉骨骼和结缔组织疾病	1.16	0.21	17	0.77	0.13	18	1.57	0.33	16
泌尿生殖系统疾病	8.58	1.56	9	8.92	1.45	9	8.21	1.70	9
妊娠、分娩和产褥期并发症	0.28	0.05	19				0.50	0.10	19
起源于围生期某些情况	3.50	0.64	14	3.68	0.60	14	3.23	0.67	13
先天畸形、变形和染色体异常	1.85	0.34	16	2.04	0.33	16	1.65	0.34	15
诊断不明	4.09	0.74	12	4.82	0.79	10	3.33	0.69	12
其他疾病	11.98	2.18	8	9.14	1.49	8	14.94	3.10	7
损伤和中毒外部原因	45.28	8.25	5	56.84	9.27	5	33.22	6.89	5

11-1-2 2010年城市居民主要疾病死亡率及死因构成

疾病名称	合计			男			女		
	死亡率 /（1/10万）	构成 /%	位次	死亡率 /（1/10万）	构成 /%	位次	死亡率 /（1/10万）	构成 /%	位次
传染病（不含呼吸道结核）	4.44	0.72	11	5.79	0.82	11	3.04	0.57	12
呼吸道结核	2.32	0.38	14	3.47	0.49	13	1.13	0.21	18
寄生虫病	0.13	0.02	18	0.15	0.02	19	0.10	0.02	20
恶性肿瘤	162.87	26.33	1	201.99	28.77	1	122.35	22.99	2
血液、造血器官及免疫疾病	1.50	0.24	17	1.48	0.21	17	1.52	0.29	17
内分泌、营养和代谢疾病	18.13	2.93	6	16.63	2.37	7	19.69	3.70	6
精神障碍	2.90	0.47	13	2.82	0.40	14	2.98	0.56	13
神经系统疾病	5.84	0.94	10	6.33	0.90	10	5.34	1.00	10
心脏病	129.19	20.88	2	135.15	19.25	3	123.02	23.12	1
脑血管疾病	125.15	20.23	3	137.30	19.55	2	112.56	21.15	3
呼吸系统疾病	68.32	11.04	4	78.06	11.12	4	58.22	10.94	4
消化系统疾病	16.96	2.74	7	20.76	2.96	6	13.03	2.45	7
肌肉骨骼和结缔组织疾病	1.61	0.26	16	1.21	0.17	18	2.02	0.38	14
泌尿生殖系统疾病	7.20	1.16	9	7.98	1.14	8	6.40	1.20	9
妊娠、分娩产褥期并发症	0.11	0.02	18				0.22	0.04	19
围生期疾病	2.03	0.33	15	2.34	0.33	15	1.70	0.32	16
先天畸形、变形和染色体异常	2.02	0.33	15	2.12	0.30	16	1.92	0.36	15
诊断不明	4.12	0.67	12	4.99	0.71	12	3.21	0.60	11
其他疾病	9.58	1.55	8	7.61	1.08	9	11.63	2.19	8
损伤和中毒外部原因	38.09	6.16	5	48.43	6.90	5	27.38	5.15	5

11-1-3 2015年城市居民主要疾病死亡率及死因构成

疾病名称	合计			男			女		
	死亡率/（1/10万）	构成/%	位次	死亡率/（1/10万）	构成/%	位次	死亡率/（1/10万）	构成/%	位次
传染病（含呼吸道结核）	6.78	1.09	9	9.31	1.31	8	4.18	0.79	10
寄生虫病	0.04	0.01	17	0.07	0.01	16	0.02	0.00	17
恶性肿瘤	164.35	26.44	1	207.22	29.11	1	120.56	22.77	2
血液、造血器官及免疫疾病	1.22	0.20	15	1.21	0.17	15	1.23	0.23	15
内分泌、营养和代谢疾病	19.25	3.10	6	18.47	2.59	6	20.04	3.79	6
精神障碍	2.79	0.45	11	2.73	0.38	11	2.86	0.54	11
神经系统疾病	6.90	1.11	8	7.16	1.01	10	6.64	1.25	8
心脏病	136.61	21.98	2	141.01	19.81	3	132.11	24.95	1
脑血管疾病	128.23	20.63	3	141.54	19.89	2	114.64	21.65	3
呼吸系统疾病	73.36	11.80	4	84.98	11.94	4	61.49	11.62	4
消化系统疾病	14.27	2.30	7	17.62	2.47	7	10.84	2.05	7
肌肉骨骼和结缔组织疾病	1.79	0.29	12	1.37	0.19	14	2.23	0.42	12
泌尿生殖系统疾病	6.52	1.05	10	7.48	1.05	9	5.54	1.05	9
妊娠、分娩产褥期并发症	0.07	0.01	16				0.15	0.03	16
围生期疾病	1.70	0.27	14	2.03	0.28	12	1.37	0.26	14
先天畸形、变形和染色体异常	1.73	0.28	13	1.93	0.27	13	1.53	0.29	13
损伤和中毒外部原因	37.63	6.05	5	49.01	6.89	5	26.01	4.91	5
诊断不明	2.26	0.36		3.00	0.42		1.52	0.29	
其他疾病	6.15	0.99		4.92	0.69		7.41	1.40	

11-1-4　2020年城市居民主要疾病死亡率及死因构成

疾病名称	合计			男			女		
	死亡率/（1/10万）	构成/%	位次	死亡率/（1/10万）	构成/%	位次	死亡率/（1/10万）	构成/%	位次
传染病（含呼吸道结核）	5.49	0.86	10	7.58	1.05	10	3.33	0.61	10
寄生虫病	0.06	0.01	16	0.07	0.01	16	0.05	0.01	17
恶性肿瘤	161.40	25.43	1	202.00	28.06	1	119.53	21.86	3
血液、造血器官及免疫疾病	1.36	0.21	13	1.40	0.19	13	1.31	0.24	13
内分泌、营养和代谢疾病	22.79	3.59	6	22.41	3.11	6	23.19	4.24	6
精神障碍	3.15	0.50	11	2.98	0.41	11	3.33	0.61	11
神经系统疾病	9.06	1.43	8	8.91	1.24	8	9.21	1.68	8
心脏病	155.86	24.56	2	159.09	22.10	2	152.52	27.89	1
脑血管疾病	135.18	21.30	3	149.87	20.82	3	120.02	21.94	2
呼吸系统疾病	55.36	8.72	4	67.15	9.33	4	43.20	7.90	4
消化系统疾病	15.82	2.49	7	19.18	2.67	7	12.36	2.26	7
肌肉骨骼和结缔组织疾病	2.18	0.34	12	1.62	0.22	12	2.76	0.51	12
泌尿生殖系统疾病	6.64	1.05	9	7.70	1.07	9	5.55	1.01	9
妊娠、分娩产褥期并发症	0.05	0.01	17				0.10	0.02	16
围生期疾病	1.01	0.16	14	1.10	0.15	14	0.91	0.17	15
先天畸形、变形和染色体异常	0.99	0.16	15	1.04	0.14	15	0.93	0.17	14
损伤和中毒外部原因	35.87	5.65	5	43.98	6.11	5	27.51	5.03	5
诊断不明	3.22	0.51		4.32	0.60		2.09	0.38	
其他疾病	6.43	1.01		5.19	0.72		7.71	1.41	

11-1-5　2021年城市居民主要疾病死亡率及死因构成

疾病名称	合计			男			女		
	死亡率／（1/10万）	构成 /%	位次	死亡率／（1/10万）	构成 /%	位次	死亡率／（1/10万）	构成 /%	位次
传染病（含呼吸道结核）	5.30	0.82	10	7.36	1.00	10	3.21	0.58	11
寄生虫病	0.07	0.01	16	0.06	0.01	16	0.08	0.01	16
恶性肿瘤	158.70	24.61	2	200.10	27.20	1	116.76	21.11	3
血液、造血器官及免疫疾病	1.33	0.21	13	1.39	0.19	13	1.27	0.23	13
内分泌、营养和代谢疾病	24.15	3.74	6	24.31	3.30	6	23.99	4.34	6
精神障碍	3.45	0.54	11	3.07	0.42	11	3.84	0.70	10
神经系统疾病	9.44	1.46	8	9.36	1.27	8	9.53	1.72	8
心脏病	165.37	25.64	1	171.26	23.28	2	159.40	28.83	1
脑血管疾病	140.02	21.71	3	155.32	21.11	3	124.52	22.52	2
呼吸系统疾病	54.49	8.45	4	67.30	9.15	4	41.51	7.51	4
消化系统疾病	15.41	2.39	7	18.76	2.55	7	12.01	2.17	7
肌肉骨骼和结缔组织疾病	1.95	0.30	12	1.48	0.20	12	2.43	0.44	12
泌尿生殖系统疾病	6.75	1.05	9	7.94	1.08	9	5.56	1.00	9
妊娠、分娩产褥期并发症	0.02	0.00	17				0.04	0.01	17
围生期疾病	0.69	0.11	15	0.79	0.11	15	0.58	0.11	15
先天畸形、变形和染色体异常	0.87	0.13	14	0.86	0.12	14	0.88	0.16	14
损伤和中毒外部原因	35.22	5.46	5	42.93	5.83	5	27.41	4.96	5
诊断不明	3.19	0.50		4.32	0.59		2.05	0.37	
其他疾病	5.57	0.86		4.56	0.62		6.60	1.19	

11-2-1 2021年城市居民年龄别、疾病别死亡率（合计）

单位：1/10万

疾病名称（ICD-10）	合计	不满1岁	1～	5～	10～	15～	20～	25～
总计	**644.99**	**166.25**	**17.75**	**10.62**	**15.32**	**24.65**	**27.56**	**29.38**
一、传染病和寄生虫病小计	5.37	4.28	0.39	0.16	0.14	0.20	0.50	0.91
其中：传染病计	5.30	4.28	0.39	0.14	0.14	0.20	0.50	0.91
内：痢疾	0.00	0.00	0.00	0.00	0.00	0.00	0.00	0.00
肠道其他细菌性传染病	0.11	0.55	0.11	0.00	0.04	0.05	0.00	0.02
呼吸道结核	1.25	0.00	0.00	0.00	0.02	0.00	0.15	0.22
破伤风	0.02	0.14	0.00	0.00	0.00	0.00	0.00	0.00
脑膜炎球菌感染	0.07	0.41	0.03	0.02	0.02	0.05	0.09	0.00
败血症	0.51	2.62	0.11	0.04	0.04	0.05	0.02	0.05
性传播疾病	0.01	0.00	0.00	0.00	0.00	0.00	0.00	0.00
狂犬病	0.00	0.00	0.00	0.00	0.00	0.00	0.00	0.00
流行性乙型脑炎	0.00	0.00	0.00	0.00	0.00	0.00	0.00	0.00
病毒性肝炎	2.17	0.00	0.00	0.00	0.00	0.00	0.04	0.17
艾滋病	0.45	0.00	0.03	0.00	0.00	0.00	0.15	0.37
寄生虫病计	0.07	0.00	0.00	0.02	0.00	0.00	0.00	0.00
内：血吸虫病	0.05	0.00	0.00	0.00	0.00	0.00	0.00	0.00
二、肿瘤小计	161.22	2.90	3.21	2.01	2.51	3.51	4.04	5.14
其中：恶性肿瘤计	158.70	2.62	2.84	1.93	2.43	3.34	3.88	5.04
内：鼻咽癌	1.24	0.00	0.00	0.00	0.02	0.00	0.07	0.05
食管癌	9.83	0.00	0.00	0.00	0.00	0.05	0.00	0.03
胃癌	16.27	0.00	0.00	0.00	0.08	0.10	0.20	0.54
结肠、直肠和肛门癌	14.56	0.00	0.00	0.00	0.04	0.05	0.33	0.37
内：结肠癌	7.13	0.00	0.00	0.00	0.02	0.02	0.15	0.13
直肠癌	7.05	0.00	0.00	0.00	0.02	0.02	0.15	0.20
肝癌	20.79	0.00	0.21	0.02	0.08	0.05	0.22	0.49
胆囊癌	1.34	0.00	0.00	0.00	0.00	0.00	0.00	0.00
胰腺癌	7.36	0.00	0.00	0.00	0.00	0.00	0.07	0.07
肺癌	48.00	0.00	0.00	0.00	0.02	0.15	0.17	0.29
乳腺癌	4.70	0.00	0.00	0.00	0.00	0.00	0.00	0.25
宫颈癌	2.13	0.00	0.00	0.00	0.00	0.02	0.00	0.13
卵巢癌	1.73	0.00	0.00	0.00	0.02	0.12	0.09	0.07
前列腺癌	2.55	0.00	0.00	0.00	0.00	0.00	0.00	0.02
膀胱癌	2.47	0.00	0.00	0.00	0.00	0.00	0.00	0.00
脑及神经系统恶性肿瘤	3.73	0.55	0.92	0.74	0.51	0.47	0.48	0.59
白血病	3.50	1.24	0.92	0.62	0.95	1.39	1.04	0.92
良性肿瘤计	0.40	0.28	0.16	0.02	0.00	0.02	0.07	0.03
三、血液、造血器官及免疫疾病小计	1.33	1.24	0.18	0.24	0.12	0.25	0.22	0.24
其中：贫血	0.81	0.14	0.08	0.08	0.06	0.20	0.15	0.10
四、内分泌、营养和代谢疾病小计	24.15	1.79	0.16	0.22	0.20	0.40	0.39	0.64
其中：甲状腺疾患	0.10	0.00	0.00	0.02	0.00	0.00	0.02	0.02
糖尿病	21.23	0.00	0.00	0.00	0.08	0.15	0.24	0.42
五、精神和行为障碍小计	3.45	0.00	0.08	0.02	0.04	0.12	0.41	0.25
其中：痴呆	1.48	0.00	0.00	0.00	0.00	0.00	0.02	0.02
六、神经系统疾病小计	9.44	3.31	1.63	1.18	1.56	1.94	1.50	1.18
其中：脑膜炎	0.08	0.41	0.03	0.04	0.04	0.05	0.00	0.02
帕金森病	1.48	0.00	0.00	0.00	0.00	0.00	0.00	0.00
七、循环系统疾病小计	315.36	2.90	0.63	0.64	1.01	2.66	3.38	4.53
其中：心脏病计	165.37	2.21	0.53	0.48	0.75	1.94	2.54	2.87
内：慢性风湿性心脏病	3.21	0.00	0.00	0.00	0.02	0.02	0.04	0.03
高血压性心脏病	15.62	0.00	0.00	0.00	0.02	0.02	0.07	0.13
冠心病	135.08	0.00	0.00	0.04	0.08	0.57	1.28	1.56
内：急性心肌梗死	63.25	0.00	0.00	0.02	0.04	0.45	1.04	1.16
其他高血压病	6.40	0.00	0.00	0.00	0.00	0.00	0.04	0.07

30～	35～	40～	45～	50～	55～	60～	65～	70～	75～	80～	85岁及以上
40.88	**70.95**	**103.77**	**172.22**	**262.53**	**444.35**	**719.38**	**1215.74**	**2007.42**	**3417.86**	**5980.84**	**14 978.69**
0.96	1.92	2.68	4.28	4.70	6.56	8.23	11.04	16.36	21.69	33.73	58.61
0.96	1.90	2.67	4.28	4.68	6.53	8.17	10.98	15.89	21.34	32.98	57.31
0.00	0.00	0.00	0.00	0.00	0.00	0.02	0.00	0.00	0.04	0.00	0.00
0.02	0.03	0.03	0.03	0.04	0.03	0.15	0.18	0.35	0.13	0.94	2.41
0.24	0.45	0.54	0.71	0.99	1.34	1.85	2.47	4.17	6.41	8.54	15.02
0.00	0.00	0.00	0.01	0.01	0.01	0.04	0.04	0.06	0.09	0.06	0.09
0.02	0.00	0.08	0.03	0.04	0.08	0.08	0.10	0.23	0.22	0.37	0.46
0.05	0.09	0.08	0.16	0.26	0.37	0.52	0.86	1.34	2.15	4.99	10.85
0.00	0.02	0.00	0.03	0.01	0.04	0.04	0.02	0.00	0.04	0.00	0.09
0.01	0.00	0.00	0.00	0.00	0.00	0.00	0.02	0.00	0.04	0.00	0.00
0.00	0.00	0.00	0.00	0.00	0.00	0.00	0.00	0.00	0.00	0.00	0.00
0.19	0.65	1.32	2.33	2.68	3.49	3.99	5.24	6.91	7.73	10.35	12.61
0.25	0.48	0.42	0.65	0.43	0.59	0.69	0.92	1.05	1.05	1.31	1.21
0.00	0.02	0.02	0.00	0.02	0.03	0.06	0.06	0.47	0.35	0.75	1.30
0.00	0.00	0.00	0.00	0.00	0.01	0.02	0.06	0.35	0.22	0.69	1.30
9.23	18.14	31.16	58.55	94.91	174.00	287.63	467.23	658.98	899.48	1163.83	1642.70
9.02	17.65	30.35	57.46	93.42	171.73	284.21	460.28	649.88	886.09	1142.69	1614.42
0.15	0.45	0.59	1.09	1.38	1.97	2.81	3.55	4.32	4.04	4.74	6.12
0.05	0.11	0.37	1.48	3.76	8.84	16.46	29.18	47.42	67.05	82.17	103.31
0.72	1.72	2.62	4.66	8.03	14.01	27.63	47.45	70.43	102.80	126.06	175.64
0.62	1.23	2.06	3.83	7.32	13.40	22.93	37.29	57.02	78.60	127.18	214.96
0.37	0.75	1.05	1.87	3.28	6.14	11.24	16.89	27.47	37.50	64.28	116.01
0.24	0.44	0.93	1.85	3.76	6.73	11.15	19.64	27.94	39.08	59.48	95.15
1.73	3.81	7.52	14.38	20.04	31.20	42.63	58.85	73.35	94.10	106.86	144.57
0.00	0.02	0.14	0.35	0.48	1.04	1.95	3.88	5.63	8.87	11.78	18.18
0.19	0.51	1.27	2.40	3.65	7.93	14.38	23.63	30.86	41.45	53.74	69.83
0.87	2.07	4.09	10.34	20.62	47.67	88.56	154.65	222.64	293.99	364.09	463.40
0.76	1.90	2.64	4.18	5.65	8.22	9.41	11.97	12.28	14.71	21.32	34.03
0.31	0.67	1.19	2.11	3.31	4.17	4.77	5.06	5.19	7.20	7.42	9.27
0.12	0.22	0.59	1.55	1.94	2.73	3.57	5.14	5.92	7.29	7.86	8.72
0.02	0.00	0.02	0.11	0.08	0.48	1.62	3.77	8.90	17.56	34.85	69.18
0.01	0.02	0.09	0.24	0.41	1.01	2.23	4.58	9.07	17.70	26.93	59.07
0.87	0.97	1.78	2.51	2.86	5.00	7.87	9.22	12.86	16.12	17.89	21.61
1.01	1.12	1.41	1.72	2.18	3.80	5.44	10.04	11.52	16.47	18.95	21.79
0.07	0.16	0.17	0.21	0.23	0.34	0.44	1.10	1.40	1.58	3.62	3.89
0.19	0.39	0.53	0.48	0.62	0.94	1.55	2.25	4.11	6.81	11.28	23.37
0.11	0.20	0.34	0.31	0.43	0.53	0.94	1.29	2.54	4.44	6.86	14.28
0.82	1.90	2.90	5.11	8.41	15.80	28.06	48.67	78.95	142.14	237.47	534.71
0.06	0.03	0.09	0.11	0.08	0.04	0.13	0.30	0.20	0.22	0.44	1.30
0.55	1.61	2.51	4.66	7.75	15.00	26.42	46.56	75.13	133.05	213.46	397.37
0.34	0.61	0.65	0.85	1.24	1.22	2.08	2.97	6.47	14.27	35.41	128.44
0.00	0.02	0.00	0.03	0.04	0.14	0.52	0.84	2.62	7.03	18.83	66.86
1.22	1.43	1.63	2.44	2.86	3.94	6.97	12.49	20.04	42.95	92.08	286.46
0.02	0.05	0.06	0.11	0.05	0.08	0.17	0.10	0.26	0.04	0.37	0.37
0.00	0.00	0.03	0.07	0.18	0.33	1.05	2.67	5.57	11.29	18.52	35.33
9.83	21.41	34.34	58.50	94.58	165.11	277.32	489.61	913.97	1716.85	3308.00	9031.80
5.97	12.40	18.55	31.16	47.15	80.66	134.35	232.40	425.28	820.44	1699.29	5324.73
0.05	0.17	0.28	0.63	0.86	1.82	3.11	5.90	10.12	18.00	33.04	83.92
0.17	0.76	1.02	1.71	2.84	4.95	7.64	16.65	36.89	79.13	181.73	579.41
4.22	8.61	13.94	24.09	38.42	65.70	111.42	191.40	349.95	672.99	1388.57	4370.12
3.08	6.22	9.63	16.14	25.21	40.83	64.51	106.34	183.74	325.91	609.97	1679.33
0.19	0.53	1.21	1.56	2.26	3.43	6.09	10.06	17.76	31.44	62.22	189.09

11-2-1　2021年城市居民年龄别、疾病别死亡率（合计）（续）

单位：1/10万

疾病名称（ICD-10）	合计	不满1岁	1～	5～	10～	15～	20～	25～
脑血管疾病计	140.02	0.55	0.11	0.14	0.26	0.70	0.69	1.51
内：脑出血	44.91	0.55	0.11	0.12	0.24	0.47	0.52	1.19
脑梗死	49.38	0.00	0.00	0.00	0.00	0.17	0.02	0.15
卒中（未特指出血或梗死）	3.64	0.00	0.00	0.00	0.00	0.00	0.07	0.03
八、呼吸系统疾病小计	54.49	8.55	0.82	0.30	0.43	0.65	0.46	0.44
其中：肺炎	11.22	6.76	0.55	0.16	0.28	0.35	0.22	0.13
慢性下呼吸道疾病	37.74	0.00	0.05	0.06	0.08	0.17	0.15	0.07
内：慢性支气管肺炎	4.40	0.00	0.00	0.00	0.00	0.02	0.00	0.00
肺气肿	2.80	0.00	0.00	0.00	0.00	0.02	0.00	0.02
尘肺	0.60	0.00	0.00	0.00	0.00	0.00	0.00	0.02
九、消化系统疾病小计	15.41	2.90	0.42	0.14	0.16	0.37	0.46	0.74
其中：胃和十二指肠溃疡	2.43	0.28	0.03	0.00	0.02	0.02	0.07	0.07
阑尾炎	0.08	0.00	0.03	0.00	0.04	0.02	0.00	0.00
肠梗阻	1.17	0.41	0.08	0.02	0.04	0.00	0.04	0.03
肝疾病	5.55	0.28	0.08	0.02	0.00	0.07	0.13	0.30
内：肝硬化	4.79	0.28	0.08	0.00	0.00	0.05	0.09	0.17
十、肌肉骨骼和结缔组织疾病小计	1.95	0.14	0.11	0.04	0.08	0.27	0.22	0.17
其中：系统性红斑狼疮	0.33	0.00	0.00	0.00	0.06	0.10	0.17	0.12
十一、泌尿生殖系统疾病小计	6.75	0.41	0.03	0.02	0.08	0.10	0.50	0.54
其中：肾小球和肾小管间质疾病	3.82	0.28	0.03	0.02	0.08	0.07	0.39	0.30
肾衰竭	2.32	0.00	0.00	0.00	0.00	0.02	0.09	0.24
前列腺增生	0.07	0.00	0.00	0.00	0.00	0.00	0.00	0.00
十二、妊娠、分娩和产褥期并发症小计	0.02	0.00	0.00	0.00	0.00	0.00	0.02	0.07
其中：直接产科原因计	0.02	0.00	0.00	0.00	0.00	0.00	0.02	0.07
内：流产	0.00	0.00	0.00	0.00	0.00	0.00	0.00	0.00
妊娠高血压综合征	0.00	0.00	0.00	0.00	0.00	0.00	0.00	0.00
产后出血	0.00	0.00	0.00	0.00	0.00	0.00	0.00	0.00
产褥期感染	0.01	0.00	0.00	0.00	0.00	0.00	0.02	0.02
间接产科原因计	0.00	0.00	0.00	0.00	0.00	0.00	0.00	0.00
十三、起源于围生期的情况小计	0.69	87.06	0.00	0.00	0.00	0.00	0.00	0.00
其中：早产儿和未成熟儿	0.16	20.14	0.00	0.00	0.00	0.00	0.00	0.00
新生儿产伤和窒息	0.10	12.42	0.00	0.00	0.00	0.00	0.00	0.00
十四、先天畸形、变形和染色体异常小计	0.87	28.97	1.71	0.82	0.89	0.80	0.48	0.35
其中：先天性心脏病	0.55	14.90	1.26	0.56	0.67	0.57	0.39	0.29
先天性脑畸形	0.04	0.97	0.11	0.12	0.14	0.05	0.00	0.03
十五、诊断不明小计	3.19	4.97	0.26	0.00	0.22	0.42	0.72	0.84
十六、其他疾病小计	5.57	1.10	0.26	0.06	0.12	0.10	0.11	0.15
十七、损伤和中毒小计	35.22	15.04	7.68	4.68	7.62	12.67	14.00	12.94
其中：机动车辆交通事故	9.37	1.52	2.21	1.34	1.44	3.51	4.64	4.31
内：行人与机动车发生的交通事故	3.82	0.14	1.18	0.76	0.67	1.39	1.67	1.46
机动车与机动车发生的交通事故	1.21	0.28	0.24	0.08	0.08	0.35	0.63	0.86
机动车以外的运输事故	0.02	0.00	0.00	0.02	0.12	0.10	0.04	0.00
意外中毒	1.58	0.14	0.11	0.06	0.16	0.67	0.72	0.89
意外跌落	12.12	1.79	1.53	0.72	1.07	1.07	1.69	1.59
火灾	0.37	0.00	0.18	0.26	0.06	0.02	0.09	0.13
溺水	2.03	0.28	2.03	1.53	2.33	2.54	1.52	1.33
意外的机械性窒息	0.39	5.52	0.37	0.04	0.08	0.20	0.26	0.10
砸死	0.33	0.14	0.11	0.06	0.00	0.15	0.17	0.08
触电	0.27	0.00	0.00	0.02	0.08	0.05	0.22	0.27
自杀	4.31	0.00	0.00	0.04	1.70	3.34	3.45	3.04
被杀	0.22	0.41	0.11	0.26	0.06	0.07	0.13	0.12

30～	35～	40～	45～	50～	55～	60～	65～	70～	75～	80～	85岁及以上
3.34	7.80	13.55	24.79	43.39	78.02	132.67	240.51	459.03	845.43	1514.44	3447.32
2.59	6.10	9.66	15.81	26.54	41.26	57.43	96.04	155.54	262.64	394.76	737.61
0.46	0.87	2.14	5.02	9.14	18.99	38.70	75.50	157.08	310.59	583.53	1381.93
0.05	0.20	0.31	0.75	1.01	1.75	2.67	5.26	10.41	20.42	38.78	109.80
1.01	1.36	1.85	3.95	7.26	13.81	31.79	70.80	153.03	322.35	650.12	1795.99
0.39	0.50	0.62	1.13	1.82	3.35	6.26	11.77	22.69	51.11	121.88	442.62
0.26	0.39	0.90	1.93	4.04	8.20	20.41	50.20	114.85	243.71	471.19	1185.71
0.01	0.03	0.06	0.27	0.36	1.03	2.27	5.54	11.70	27.27	56.30	147.17
0.04	0.02	0.08	0.13	0.36	0.68	2.04	4.42	8.87	18.22	35.22	79.66
0.02	0.02	0.05	0.19	0.20	0.42	0.76	1.31	2.04	2.90	5.98	13.63
1.28	2.76	4.82	7.08	9.90	14.08	19.11	28.53	41.27	73.20	131.05	316.32
0.09	0.19	0.29	0.59	0.95	1.38	2.00	4.20	7.03	13.22	26.99	61.67
0.01	0.00	0.00	0.00	0.05	0.01	0.15	0.06	0.29	0.70	0.69	1.58
0.05	0.09	0.12	0.12	0.28	0.46	0.86	1.39	2.74	6.41	14.84	35.24
0.56	1.76	3.44	4.82	6.44	8.94	10.94	13.19	14.70	21.60	26.56	43.49
0.46	1.50	3.04	4.30	5.87	7.87	9.53	11.63	12.13	18.22	22.32	35.52
0.40	0.56	0.42	0.71	0.97	1.56	2.39	3.29	5.57	9.62	15.96	41.73
0.29	0.31	0.26	0.37	0.30	0.57	0.48	0.68	0.55	1.14	0.75	0.93
0.60	1.29	1.64	2.57	3.47	6.03	8.61	14.46	22.25	38.29	58.42	113.14
0.39	0.78	1.07	1.41	2.03	3.23	5.23	8.55	13.56	21.47	33.42	56.20
0.21	0.47	0.53	1.07	1.27	2.45	2.90	5.12	7.41	13.92	18.08	36.72
0.00	0.00	0.00	0.00	0.00	0.01	0.00	0.06	0.06	0.18	0.94	3.71
0.10	0.08	0.02	0.01	0.00	0.00	0.00	0.00	0.00	0.00	0.00	0.00
0.10	0.05	0.02	0.01	0.00	0.00	0.00	0.00	0.00	0.00	0.00	0.00
0.01	0.00	0.00	0.00	0.00	0.00	0.00	0.00	0.00	0.00	0.00	0.00
0.04	0.00	0.00	0.00	0.00	0.00	0.00	0.00	0.00	0.00	0.00	0.00
0.00	0.02	0.00	0.00	0.00	0.00	0.00	0.00	0.00	0.00	0.00	0.00
0.04	0.02	0.00	0.00	0.00	0.00	0.00	0.00	0.00	0.00	0.00	0.00
0.00	0.03	0.00	0.00	0.00	0.00	0.00	0.00	0.00	0.00	0.00	0.00
0.00	0.00	0.00	0.00	0.00	0.00	0.00	0.00	0.00	0.00	0.00	0.00
0.00	0.00	0.00	0.00	0.00	0.00	0.00	0.00	0.00	0.00	0.00	0.00
0.00	0.00	0.00	0.00	0.00	0.00	0.00	0.00	0.00	0.00	0.00	0.00
0.47	0.41	0.31	0.55	0.50	0.60	0.42	0.68	0.73	1.32	1.31	1.67
0.41	0.33	0.23	0.35	0.36	0.38	0.31	0.32	0.47	0.66	0.69	0.56
0.00	0.00	0.00	0.08	0.00	0.00	0.00	0.00	0.00	0.00	0.00	0.00
0.98	1.86	1.95	2.25	2.79	3.76	4.12	4.84	7.44	9.79	15.90	53.88
0.17	0.34	0.29	0.41	0.49	0.82	1.15	1.87	4.14	8.30	33.04	358.79
13.04	16.23	18.25	24.01	29.29	35.56	39.27	56.30	73.35	109.78	190.83	585.25
4.61	6.57	6.28	8.90	11.03	14.20	15.39	21.18	23.39	25.64	24.63	25.59
1.38	2.00	2.30	3.22	4.37	5.26	5.99	8.53	11.43	13.04	13.15	14.10
0.80	1.04	0.93	1.47	1.68	2.13	2.04	2.65	2.27	1.76	1.68	1.11
0.00	0.00	0.02	0.01	0.00	0.04	0.00	0.00	0.03	0.04	0.06	0.00
1.05	1.33	1.64	1.95	2.15	1.86	1.89	2.51	2.74	4.79	4.99	7.14
1.61	2.12	3.09	4.59	5.92	7.23	7.90	14.06	22.69	46.24	110.41	388.93
0.07	0.12	0.23	0.24	0.25	0.36	0.34	0.64	0.90	1.58	2.12	5.38
1.08	1.12	1.19	1.33	1.56	1.79	2.18	3.19	3.67	5.80	6.92	9.09
0.15	0.09	0.31	0.33	0.57	0.40	0.40	0.60	0.73	0.88	1.00	2.13
0.24	0.34	0.28	0.65	0.53	0.70	0.53	0.38	0.41	0.18	0.19	0.09
0.46	0.53	0.37	0.45	0.20	0.40	0.23	0.20	0.32	0.18	0.06	0.19
2.33	2.48	2.71	3.09	4.02	5.30	6.45	9.14	10.79	13.04	15.15	19.75
0.24	0.28	0.31	0.23	0.26	0.30	0.36	0.18	0.26	0.22	0.00	0.28

11-2-2 2021年城市居民年龄别、疾病别死亡率（男）

单位：1/10万

疾病名称（ICD-10）	合计	不满1岁	1～	5～	10～	15～	20～	25～
总计	**735.78**	**176.42**	**19.14**	**11.70**	**16.77**	**29.87**	**36.38**	**39.61**
一、传染病和寄生虫病小计	7.42	5.06	0.35	0.15	0.15	0.23	0.70	1.54
其中：传染病计	7.36	5.06	0.35	0.11	0.15	0.23	0.70	1.54
内：痢疾	0.00	0.00	0.00	0.00	0.00	0.00	0.00	0.00
肠道其他细菌性传染病	0.10	0.27	0.05	0.00	0.04	0.00	0.00	0.00
呼吸道结核	1.93	0.00	0.00	0.00	0.04	0.00	0.25	0.32
破伤风	0.02	0.00	0.00	0.00	0.00	0.00	0.00	0.00
脑膜炎球菌感染	0.08	0.53	0.00	0.00	0.04	0.05	0.12	0.00
败血症	0.64	3.46	0.15	0.04	0.00	0.09	0.00	0.10
性传播疾病	0.02	0.00	0.00	0.00	0.00	0.00	0.00	0.00
狂犬病	0.00	0.00	0.00	0.00	0.00	0.00	0.00	0.00
流行性乙型脑炎	0.00	0.00	0.00	0.00	0.00	0.00	0.00	0.00
病毒性肝炎	2.93	0.00	0.00	0.00	0.00	0.00	0.04	0.26
艾滋病	0.75	0.00	0.00	0.00	0.00	0.00	0.25	0.71
寄生虫病计	0.06	0.00	0.00	0.04	0.00	0.00	0.00	0.00
内：血吸虫病	0.04	0.00	0.00	0.00	0.00	0.00	0.00	0.00
二、肿瘤小计	202.89	2.13	4.05	2.17	2.76	3.63	4.77	5.40
其中：恶性肿瘤计	200.10	1.60	3.65	2.09	2.68	3.40	4.57	5.33
内：鼻咽癌	1.82	0.00	0.00	0.00	0.04	0.00	0.12	0.06
食管癌	14.52	0.00	0.00	0.00	0.00	0.00	0.00	0.03
胃癌	22.17	0.00	0.00	0.00	0.08	0.05	0.25	0.39
结肠、直肠和肛门癌	17.34	0.00	0.00	0.00	0.08	0.09	0.45	0.48
内：结肠癌	8.02	0.00	0.00	0.00	0.04	0.05	0.16	0.19
直肠癌	8.83	0.00	0.00	0.00	0.04	0.05	0.25	0.22
肝癌	29.73	0.00	0.20	0.00	0.11	0.05	0.33	0.84
胆囊癌	1.06	0.00	0.00	0.00	0.00	0.00	0.00	0.00
胰腺癌	8.20	0.00	0.00	0.00	0.00	0.00	0.04	0.03
肺癌	66.92	0.00	0.00	0.00	0.00	0.14	0.25	0.51
乳腺癌	0.13	0.00	0.00	0.00	0.00	0.00	0.00	0.03
宫颈癌								
卵巢癌								
前列腺癌	5.06	0.00	0.00	0.00	0.00	0.00	0.00	0.03
膀胱癌	3.79	0.00	0.00	0.00	0.00	0.00	0.00	0.00
脑及神经系统恶性肿瘤	3.99	0.27	1.16	0.86	0.60	0.47	0.58	0.48
白血病	4.11	1.07	1.06	0.67	0.94	1.44	1.28	1.06
良性肿瘤计	0.39	0.53	0.15	0.04	0.00	0.00	0.08	0.06
三、血液、造血器官及免疫疾病小计	1.39	1.87	0.15	0.15	0.00	0.19	0.16	0.32
其中：贫血	0.78	0.27	0.00	0.00	0.00	0.19	0.12	0.13
四、内分泌、营养和代谢疾病小计	24.31	2.13	0.20	0.30	0.19	0.42	0.37	0.93
其中：甲状腺疾患	0.07	0.00	0.00	0.00	0.00	0.00	0.00	0.00
糖尿病	21.76	0.00	0.00	0.00	0.08	0.14	0.21	0.58
五、精神和行为障碍小计	3.07	0.00	0.10	0.00	0.00	0.14	0.33	0.32
其中：痴呆	1.23	0.00	0.00	0.00	0.00	0.00	0.04	0.03
六、神经系统疾病小计	9.36	4.00	1.77	1.35	1.89	2.56	1.89	1.57
其中：脑膜炎	0.09	0.53	0.05	0.04	0.00	0.09	0.00	0.03
帕金森病	1.66	0.00	0.00	0.00	0.00	0.00	0.00	0.00
七、循环系统疾病小计	337.73	2.93	0.46	0.67	0.98	3.59	5.02	6.55
其中：心脏病计	171.26	1.87	0.35	0.45	0.76	2.52	3.79	4.02
内：慢性风湿性心脏病	2.65	0.00	0.00	0.00	0.00	0.05	0.04	0.06
高血压性心脏病	14.76	0.00	0.00	0.00	0.04	0.00	0.12	0.13
冠心病	140.45	0.00	0.00	0.04	0.08	0.79	1.89	2.38
内：急性心肌梗死	69.92	0.00	0.00	0.04	0.08	0.61	1.60	1.77
其他高血压病	6.93	0.00	0.00	0.00	0.00	0.00	0.08	0.13

30～	35～	40～	45～	50～	55～	60～	65～	70～	75～	80～	85岁及以上
58.32	**101.87**	**150.14**	**243.57**	**370.37**	**638.66**	**1022.66**	**1674.42**	**2658.90**	**4343.50**	**6988.66**	**16 408.82**
1.51	3.25	4.58	7.13	7.72	10.12	12.83	15.47	21.68	29.03	43.71	86.26
1.51	3.22	4.54	7.13	7.72	10.10	12.75	15.47	21.19	28.74	43.29	84.64
0.00	0.00	0.00	0.00	0.00	0.00	0.04	0.00	0.00	0.10	0.00	0.00
0.03	0.06	0.03	0.03	0.05	0.06	0.19	0.29	0.24	0.00	1.26	2.54
0.40	0.76	0.96	1.17	1.67	2.29	3.35	4.10	6.41	9.84	14.01	25.83
0.00	0.00	0.00	0.00	0.02	0.03	0.04	0.00	0.12	0.19	0.14	0.00
0.03	0.00	0.09	0.03	0.05	0.14	0.15	0.16	0.31	0.29	0.28	0.23
0.05	0.19	0.09	0.26	0.45	0.52	0.65	1.15	1.83	2.89	6.58	14.76
0.00	0.03	0.00	0.05	0.02	0.08	0.08	0.04	0.00	0.00	0.00	0.00
0.00	0.00	0.00	0.00	0.00	0.00	0.00	0.04	0.00	0.10	0.00	0.00
0.00	0.00	0.00	0.00	0.00	0.00	0.00	0.00	0.00	0.00	0.00	0.00
0.30	1.23	2.38	4.11	4.38	5.16	6.01	6.53	8.30	9.06	10.51	16.37
0.43	0.79	0.71	1.03	0.76	0.94	1.23	1.40	1.89	1.93	2.66	3.00
0.00	0.03	0.03	0.00	0.00	0.03	0.08	0.00	0.49	0.29	0.42	1.61
0.00	0.00	0.00	0.00	0.00	0.00	0.04	0.00	0.43	0.19	0.42	1.61
10.34	19.22	35.64	69.91	118.43	232.11	399.41	655.09	921.96	1244.53	1530.03	2230.42
10.06	18.78	34.96	68.88	116.81	229.74	395.44	647.05	909.87	1226.97	1504.95	2192.13
0.28	0.66	0.87	1.75	2.10	2.98	4.70	5.58	7.14	5.21	7.28	7.61
0.10	0.13	0.59	2.60	6.57	16.22	29.43	49.54	76.58	101.16	114.31	143.91
0.71	1.45	2.94	5.72	10.60	20.85	42.83	73.96	107.66	156.60	178.47	243.78
0.58	1.23	2.13	4.32	8.86	17.96	30.16	51.10	75.66	104.72	157.32	273.76
0.43	0.82	1.02	2.07	4.05	7.86	13.75	22.37	34.44	47.15	75.23	136.76
0.15	0.38	0.99	2.12	4.38	9.30	15.71	27.54	38.96	55.45	76.77	132.38
3.03	6.66	12.46	24.40	33.35	50.92	66.86	88.95	105.40	129.41	138.97	189.81
0.00	0.00	0.09	0.32	0.33	0.97	1.66	3.45	4.76	7.04	10.09	17.07
0.28	0.79	1.79	3.34	4.91	10.45	17.95	29.31	34.56	44.65	58.84	80.95
0.86	2.18	5.32	13.33	28.85	71.25	137.85	239.87	345.63	451.00	520.56	653.83
0.00	0.00	0.03	0.08	0.07	0.11	0.31	0.53	0.49	0.58	0.98	1.15
0.05	0.00	0.03	0.21	0.17	0.97	3.27	7.76	18.62	38.57	78.31	172.05
0.03	0.03	0.19	0.37	0.74	1.68	3.81	7.55	15.14	29.03	45.25	110.93
1.06	1.17	2.07	2.94	3.07	5.79	9.28	11.04	13.50	17.65	19.19	21.22
1.24	1.33	1.79	1.96	2.79	4.30	6.51	11.41	14.66	21.89	25.36	33.44
0.10	0.09	0.15	0.19	0.21	0.36	0.50	1.03	1.53	1.83	4.06	3.92
0.23	0.60	0.49	0.50	0.69	1.08	1.50	2.79	4.64	7.81	12.47	29.52
0.08	0.25	0.34	0.26	0.50	0.50	1.04	1.60	2.93	4.63	6.44	16.37
1.29	2.90	3.93	7.42	11.70	21.51	36.71	58.24	87.51	150.53	233.24	531.14
0.05	0.06	0.03	0.11	0.00	0.06	0.12	0.33	0.24	0.19	0.42	0.46
0.91	2.43	3.59	6.84	10.86	20.52	34.78	55.29	83.23	140.40	206.91	412.13
0.38	0.76	0.93	1.17	1.50	1.43	2.81	2.91	6.35	16.10	35.30	114.85
0.00	0.03	0.00	0.05	0.07	0.19	0.58	0.70	2.87	7.23	19.33	60.19
1.56	1.83	2.29	2.99	3.93	4.83	8.55	15.15	23.94	48.89	97.50	277.45
0.05	0.06	0.09	0.11	0.07	0.08	0.12	0.21	0.12	0.10	0.70	0.69
0.00	0.00	0.06	0.08	0.12	0.50	1.04	3.41	7.02	14.95	23.11	44.28
15.68	34.81	56.54	91.77	144.18	252.03	404.22	668.14	1163.47	2060.23	3640.86	9254.01
9.71	20.29	30.67	49.25	72.98	125.48	196.54	315.03	536.09	957.07	1799.98	5294.33
0.10	0.19	0.34	0.66	0.91	1.68	2.58	5.99	9.34	17.65	30.26	71.73
0.28	1.26	1.67	2.65	4.43	7.31	10.86	21.59	45.31	89.39	190.38	534.60
6.88	14.26	23.22	38.65	59.50	103.11	165.27	261.38	444.49	788.51	1469.65	4370.20
5.19	10.38	15.77	26.33	39.45	64.68	95.67	147.19	236.51	389.00	661.91	1716.11
0.28	0.88	1.98	2.49	3.55	5.24	8.97	13.67	21.86	38.96	69.90	191.88

11-2-2 2021年城市居民年龄别、疾病别死亡率（男）（续）

单位：1/10万

疾病名称（ICD-10）	合计	不满1岁	1～	5～	10～	15～	20～	25～
脑血管疾病计	155.32	0.80	0.10	0.22	0.23	1.03	0.99	2.28
内：脑出血	51.99	0.80	0.10	0.19	0.23	0.65	0.74	1.77
脑梗死	52.95	0.00	0.00	0.00	0.00	0.33	0.00	0.26
卒中（未特指出血或梗死）	3.80	0.00	0.00	0.00	0.00	0.00	0.08	0.06
八、呼吸系统疾病小计	67.30	7.99	0.76	0.15	0.42	1.07	0.66	0.48
其中：肺炎	13.33	6.40	0.56	0.11	0.38	0.56	0.33	0.13
慢性下呼吸道疾病	46.85	0.00	0.05	0.00	0.04	0.28	0.16	0.06
内：慢性支气管肺炎	5.10	0.00	0.00	0.00	0.00	0.00	0.00	0.00
肺气肿	3.63	0.00	0.00	0.00	0.00	0.05	0.00	0.03
尘肺	1.15	0.00	0.00	0.00	0.00	0.00	0.00	0.03
九、消化系统疾病小计	18.76	1.87	0.56	0.07	0.11	0.51	0.53	0.96
其中：胃和十二指肠溃疡	2.81	0.27	0.05	0.00	0.00	0.05	0.00	0.13
阑尾炎	0.08	0.00	0.00	0.00	0.04	0.00	0.00	0.00
肠梗阻	1.29	0.53	0.15	0.00	0.04	0.00	0.08	0.06
肝疾病	7.77	0.53	0.05	0.00	0.00	0.05	0.25	0.35
内：肝硬化	6.93	0.53	0.05	0.00	0.00	0.05	0.16	0.22
十、肌肉骨骼和结缔组织疾病小计	1.48	0.27	0.15	0.07	0.04	0.23	0.08	0.06
其中：系统性红斑狼疮	0.13	0.00	0.00	0.00	0.00	0.09	0.04	0.00
十一、泌尿生殖系统疾病小计	7.94	0.27	0.00	0.04	0.11	0.14	0.70	0.67
其中：肾小球和肾小管间质疾病	4.47	0.27	0.00	0.04	0.11	0.09	0.58	0.42
肾衰竭	2.71	0.00	0.00	0.00	0.00	0.05	0.12	0.26
前列腺增生	0.14	0.00	0.00	0.00	0.00	0.00	0.00	0.00
十二、妊娠、分娩和产褥期并发症小计								
其中：直接产科原因计								
内：流产								
妊娠高血压综合征								
产后出血								
产褥期感染								
间接产科原因计								
十三、起源于围生期的情况小计	0.79	97.54	0.00	0.00	0.00	0.00	0.00	0.00
其中：早产儿和未成熟儿	0.17	21.32	0.00	0.00	0.00	0.00	0.00	0.00
新生儿产伤和窒息	0.10	12.79	0.00	0.00	0.00	0.00	0.00	0.00
十四、先天畸形、变形和染色体异常小计	0.86	26.12	1.42	0.60	0.72	1.07	0.49	0.45
其中：先天性心脏病	0.50	11.99	1.01	0.37	0.49	0.70	0.41	0.35
先天性脑畸形	0.05	1.07	0.05	0.11	0.15	0.09	0.00	0.06
十五、诊断不明小计	4.32	6.93	0.30	0.00	0.11	0.47	1.03	1.41
十六、其他疾病小计	4.56	1.07	0.20	0.07	0.15	0.14	0.04	0.16
十七、损伤和中毒小计	42.93	15.19	8.51	5.80	8.99	15.19	19.46	18.47
其中：机动车辆交通事故	12.82	1.07	2.43	1.50	1.77	4.61	6.71	6.07
内：行人与机动车发生的交通事故	4.89	0.00	1.32	0.82	0.91	1.72	2.39	2.12
机动车与机动车发生的交通事故	1.79	0.53	0.25	0.04	0.11	0.51	0.82	1.19
机动车以外的运输事故	0.02	0.00	0.00	0.04	0.04	0.05	0.08	0.00
意外中毒	2.25	0.00	0.05	0.11	0.08	0.84	0.95	1.22
意外跌落	13.27	0.80	1.47	0.82	1.21	1.21	2.51	2.31
火灾	0.51	0.00	0.25	0.37	0.11	0.05	0.08	0.19
溺水	2.60	0.00	2.63	2.24	3.36	3.73	2.55	2.06
意外的机械性窒息	0.57	7.99	0.30	0.04	0.08	0.33	0.33	0.16
砸死	0.55	0.27	0.00	0.04	0.00	0.19	0.25	0.16
触电	0.50	0.00	0.00	0.04	0.11	0.05	0.37	0.51
自杀	5.11	0.00	0.00	0.07	1.55	3.17	3.99	3.98
被杀	0.23	0.53	0.10	0.22	0.04	0.05	0.12	0.16

30～	35～	40～	45～	50～	55～	60～	65～	70～	75～	80～	85岁及以上
5.09	12.37	22.13	38.39	64.72	116.54	192.27	331.08	590.44	1040.00	1735.12	3690.07
4.08	9.94	15.89	23.53	38.94	59.97	81.08	125.76	190.89	312.63	448.00	803.51
0.55	1.29	3.40	8.40	13.65	28.82	56.46	104.75	207.56	383.60	651.68	1449.04
0.10	0.32	0.49	1.27	1.62	2.68	3.58	7.18	13.50	24.69	42.73	105.17
1.46	1.89	2.60	5.83	10.93	21.49	49.72	109.63	222.77	469.04	892.63	2412.85
0.63	0.76	0.80	1.70	2.57	5.13	9.36	18.02	31.02	71.45	159.70	594.79
0.30	0.47	1.30	2.70	6.19	13.02	32.08	78.19	168.60	356.89	650.56	1586.04
0.00	0.06	0.12	0.42	0.48	1.65	3.16	8.87	16.79	37.99	72.71	177.12
0.05	0.00	0.15	0.16	0.57	1.16	3.27	7.06	13.43	28.06	49.87	109.09
0.05	0.03	0.09	0.34	0.40	0.80	1.46	2.63	4.15	6.08	12.89	32.29
1.97	4.61	8.10	12.03	16.03	23.34	28.54	40.27	55.81	92.67	145.41	344.56
0.15	0.28	0.49	0.93	1.55	2.43	2.93	6.07	10.26	17.74	29.28	66.65
0.03	0.00	0.00	0.00	0.07	0.00	0.19	0.12	0.37	0.87	0.56	0.92
0.08	0.13	0.15	0.19	0.36	0.69	1.16	1.52	4.46	8.49	18.21	38.98
0.93	3.03	6.06	8.56	10.84	15.14	17.10	19.09	18.44	24.98	29.00	54.20
0.83	2.68	5.41	7.84	10.05	13.82	15.60	17.53	15.94	20.73	24.38	44.51
0.23	0.25	0.22	0.40	0.81	1.13	2.00	2.63	5.31	8.39	15.41	35.29
0.13	0.09	0.09	0.08	0.07	0.14	0.31	0.21	0.24	0.39	0.84	1.38
0.71	1.80	2.53	3.02	4.76	8.14	11.44	18.39	28.52	47.64	69.62	147.60
0.48	1.07	1.55	1.64	2.79	4.36	6.97	10.84	16.98	27.29	39.22	70.11
0.23	0.66	0.93	1.30	1.79	3.42	3.85	6.53	9.83	16.49	20.87	44.05
0.00	0.00	0.00	0.00	0.00	0.03	0.00	0.12	0.12	0.39	2.10	9.23
0.00	0.00	0.00	0.00	0.00	0.00	0.00	0.00	0.00	0.00	0.00	0.00
0.00	0.00	0.00	0.00	0.00	0.00	0.00	0.00	0.00	0.00	0.00	0.00
0.00	0.00	0.00	0.00	0.00	0.00	0.00	0.00	0.00	0.00	0.00	0.00
0.53	0.44	0.40	0.72	0.48	0.50	0.42	0.86	0.43	1.16	1.68	2.54
0.43	0.35	0.31	0.40	0.26	0.33	0.23	0.37	0.24	0.48	0.84	0.46
0.00	0.00	0.00	0.13	0.00	0.00	0.00	0.00	0.00	0.00	0.00	0.00
1.64	2.90	3.15	3.87	4.55	6.54	6.97	6.98	10.75	13.40	19.05	56.97
0.33	0.50	0.37	0.66	0.69	1.13	1.73	2.34	4.89	8.97	37.40	324.03
20.04	25.56	27.82	35.39	43.21	52.27	54.73	74.46	99.90	144.16	212.09	554.20
7.29	10.19	9.55	12.53	15.10	20.19	21.41	28.98	32.73	36.84	33.48	35.29
2.09	2.90	3.49	4.29	5.65	7.17	8.01	10.80	14.90	16.49	16.11	17.76
1.29	1.74	1.39	2.09	2.52	3.17	2.85	4.19	3.66	3.09	2.80	2.08
0.00	0.00	0.00	0.03	0.00	0.08	0.00	0.00	0.06	0.10	0.00	0.00
1.69	2.24	2.60	3.02	3.41	3.01	2.93	3.04	4.09	6.94	5.60	8.07
2.45	3.72	5.10	7.63	9.89	12.11	12.13	19.33	31.39	59.11	120.33	366.93
0.13	0.19	0.28	0.37	0.45	0.63	0.46	0.86	1.47	2.31	3.36	6.69
1.56	1.70	1.67	1.70	2.17	2.21	2.77	3.37	4.21	6.75	7.42	9.92
0.23	0.16	0.53	0.61	0.88	0.63	0.73	0.90	1.10	0.87	1.54	2.77
0.48	0.50	0.56	1.11	0.93	1.35	0.96	0.53	0.79	0.10	0.14	0.00
0.91	1.01	0.74	0.82	0.40	0.77	0.46	0.41	0.49	0.29	0.14	0.23
3.13	3.44	3.43	3.50	5.24	6.37	7.36	11.45	13.25	17.65	17.51	24.68
0.20	0.28	0.34	0.26	0.24	0.41	0.35	0.25	0.24	0.19	0.00	0.23

11-2-3 2021年城市居民年龄别、疾病别死亡率（女）

单位：1/10万

疾病名称（ICD-10）	合计	不满1岁	1～	5～	10～	15～	20～	25～
总计	**552.99**	**155.33**	**16.26**	**9.39**	**13.64**	**18.66**	**17.72**	**18.18**
一、传染病和寄生虫病小计	3.29	3.43	0.44	0.17	0.13	0.16	0.28	0.21
其中：传染病计	3.21	3.43	0.44	0.17	0.13	0.16	0.28	0.21
内：痢疾	0.00	0.00	0.00	0.00	0.00	0.00	0.00	0.00
肠道其他细菌性传染病	0.11	0.86	0.16	0.00	0.04	0.11	0.00	0.04
呼吸道结核	0.56	0.00	0.00	0.00	0.00	0.00	0.05	0.11
破伤风	0.01	0.29	0.00	0.00	0.00	0.00	0.00	0.00
脑膜炎球菌感染	0.05	0.29	0.05	0.04	0.00	0.05	0.05	0.00
败血症	0.38	1.72	0.05	0.04	0.09	0.00	0.05	0.00
性传播疾病	0.00	0.00	0.00	0.00	0.00	0.00	0.00	0.00
狂犬病	0.00	0.00	0.00	0.00	0.00	0.00	0.00	0.00
流行性乙型脑炎	0.00	0.00	0.00	0.00	0.00	0.00	0.00	0.00
病毒性肝炎	1.41	0.00	0.00	0.00	0.00	0.00	0.05	0.07
艾滋病	0.14	0.00	0.05	0.00	0.00	0.00	0.05	0.00
寄生虫病计	0.08	0.00	0.00	0.00	0.00	0.00	0.00	0.00
内：血吸虫病	0.06	0.00	0.00	0.00	0.00	0.00	0.00	0.00
二、肿瘤小计	118.99	3.72	2.30	1.83	2.23	3.37	3.21	4.85
其中：恶性肿瘤计	116.76	3.72	1.97	1.75	2.14	3.26	3.12	4.71
内：鼻咽癌	0.64	0.00	0.00	0.00	0.00	0.00	0.00	0.04
食管癌	5.09	0.00	0.00	0.00	0.00	0.11	0.00	0.04
胃癌	10.30	0.00	0.00	0.00	0.09	0.16	0.14	0.70
结肠、直肠和肛门癌	11.73	0.00	0.00	0.00	0.00	0.00	0.18	0.25
内：结肠癌	6.22	0.00	0.00	0.00	0.00	0.00	0.14	0.07
直肠癌	5.25	0.00	0.00	0.00	0.00	0.00	0.05	0.18
肝癌	11.73	0.00	0.22	0.04	0.04	0.05	0.09	0.11
胆囊癌	1.63	0.00	0.00	0.00	0.00	0.00	0.00	0.00
胰腺癌	6.52	0.00	0.00	0.00	0.00	0.00	0.09	0.11
肺癌	28.84	0.00	0.00	0.00	0.04	0.16	0.09	0.04
乳腺癌	9.33	0.00	0.00	0.00	0.00	0.00	0.00	0.49
宫颈癌	4.30	0.00	0.00	0.00	0.00	0.05	0.00	0.28
卵巢癌	3.48	0.00	0.00	0.00	0.04	0.27	0.18	0.14
前列腺癌								
膀胱癌	1.13	0.00	0.00	0.00	0.00	0.00	0.00	0.00
脑及神经系统恶性肿瘤	3.46	0.86	0.66	0.60	0.39	0.48	0.37	0.70
白血病	2.88	1.43	0.77	0.55	0.96	1.34	0.78	0.77
良性肿瘤计	0.41	0.00	0.16	0.00	0.00	0.05	0.05	0.00
三、血液、造血器官及免疫疾病小计	1.27	0.57	0.22	0.34	0.26	0.32	0.28	0.14
其中：贫血	0.83	0.00	0.16	0.17	0.13	0.21	0.18	0.07
四、内分泌、营养和代谢疾病小计	23.99	1.43	0.11	0.13	0.22	0.37	0.41	0.32
其中：甲状腺疾患	0.12	0.00	0.00	0.04	0.00	0.00	0.05	0.04
糖尿病	20.70	0.00	0.00	0.00	0.09	0.16	0.28	0.25
五、精神和行为障碍小计	3.84	0.00	0.05	0.04	0.09	0.11	0.50	0.18
其中：痴呆	1.74	0.00	0.00	0.00	0.00	0.00	0.00	0.00
六、神经系统疾病小计	9.53	2.57	1.48	0.98	1.18	1.23	1.06	0.74
其中：脑膜炎	0.06	0.29	0.00	0.04	0.09	0.00	0.00	0.00
帕金森病	1.31	0.00	0.00	0.00	0.00	0.00	0.00	0.00
七、循环系统疾病小计	292.69	2.86	0.82	0.60	1.05	1.60	1.56	2.32
其中：心脏病计	159.40	2.57	0.71	0.51	0.74	1.28	1.15	1.62
内：慢性风湿性心脏病	3.77	0.00	0.00	0.00	0.04	0.00	0.05	0.00
高血压性心脏病	16.49	0.00	0.00	0.00	0.00	0.05	0.00	0.14
冠心病	129.64	0.00	0.00	0.04	0.09	0.32	0.60	0.67
内：急性心肌梗死	56.49	0.00	0.00	0.00	0.00	0.27	0.41	0.49
其他高血压病	5.87	0.00	0.00	0.00	0.00	0.00	0.00	0.00

30～	35～	40～	45～	50～	55～	60～	65～	70～	75～	80～	85岁及以上
23.85	**40.76**	**57.08**	**99.85**	**153.68**	**253.41**	**421.29**	**783.17**	**1411.80**	**2643.91**	**5172.67**	**14 016.93**
0.42	0.62	0.78	1.40	1.66	3.06	3.71	6.85	11.50	15.56	25.73	40.02
0.42	0.62	0.78	1.40	1.61	3.04	3.67	6.74	11.05	15.16	24.71	38.93
0.00	0.00	0.00	0.00	0.00	0.00	0.00	0.00	0.00	0.00	0.00	0.00
0.02	0.00	0.03	0.03	0.02	0.00	0.11	0.08	0.45	0.24	0.67	2.33
0.07	0.15	0.12	0.24	0.31	0.41	0.38	0.93	2.12	3.55	4.16	7.75
0.00	0.00	0.00	0.03	0.00	0.00	0.04	0.08	0.00	0.00	0.00	0.16
0.02	0.00	0.06	0.03	0.02	0.03	0.00	0.04	0.17	0.16	0.45	0.62
0.05	0.00	0.06	0.05	0.07	0.22	0.38	0.58	0.89	1.53	3.71	8.22
0.00	0.00	0.00	0.00	0.00	0.00	0.00	0.00	0.00	0.08	0.00	0.16
0.02	0.00	0.00	0.00	0.00	0.00	0.00	0.00	0.00	0.00	0.00	0.00
0.00	0.00	0.00	0.00	0.00	0.00	0.00	0.00	0.00	0.00	0.00	0.00
0.07	0.09	0.25	0.54	0.96	1.84	2.01	4.03	5.64	6.61	10.22	10.08
0.07	0.18	0.12	0.27	0.10	0.24	0.15	0.46	0.28	0.32	0.22	0.00
0.00	0.00	0.00	0.00	0.05	0.03	0.04	0.12	0.45	0.40	1.01	1.09
0.00	0.00	0.00	0.00	0.00	0.03	0.00	0.12	0.28	0.24	0.90	1.09
8.15	17.08	26.64	47.03	71.16	116.90	177.77	290.08	418.55	610.99	870.16	1247.46
8.00	16.55	25.71	45.87	69.82	114.73	174.89	284.15	412.18	601.07	852.19	1225.90
0.02	0.25	0.31	0.43	0.65	0.98	0.95	1.63	1.73	3.06	2.70	5.12
0.00	0.09	0.16	0.35	0.91	1.60	3.71	9.99	20.77	38.54	56.39	76.00
0.74	1.97	2.30	3.57	5.43	7.29	12.68	22.45	36.40	57.81	84.03	129.82
0.66	1.23	1.99	3.33	5.77	8.92	15.82	24.27	39.97	56.76	103.01	175.42
0.32	0.68	1.09	1.67	2.50	4.44	8.78	11.73	21.10	29.43	55.49	102.06
0.32	0.49	0.87	1.59	3.13	4.20	6.66	12.19	17.87	25.40	45.61	70.10
0.47	1.02	2.55	4.22	6.61	11.82	18.81	30.46	44.05	64.58	81.11	114.15
0.00	0.03	0.19	0.38	0.63	1.11	2.23	4.30	6.42	10.40	13.14	18.92
0.10	0.25	0.75	1.45	2.38	5.45	10.86	18.27	27.47	38.78	49.65	62.35
0.89	1.97	2.86	7.31	12.31	24.50	40.13	74.28	110.21	162.70	238.60	335.32
1.50	3.76	5.26	8.33	11.28	16.18	18.36	22.76	23.06	26.53	37.63	56.15
0.62	1.33	2.40	4.25	6.66	8.27	9.46	9.83	9.94	13.22	13.37	15.51
0.25	0.43	1.18	3.12	3.89	5.42	7.08	9.99	11.33	13.38	14.15	14.58
0.00	0.00	0.00	0.11	0.07	0.35	0.68	1.78	3.52	8.22	12.24	24.20
0.69	0.77	1.49	2.07	2.64	4.23	6.47	7.51	12.28	14.84	16.85	21.87
0.79	0.92	1.03	1.48	1.56	3.31	4.39	8.75	8.65	11.93	13.82	13.96
0.05	0.22	0.19	0.24	0.24	0.33	0.38	1.16	1.28	1.37	3.26	3.88
0.15	0.18	0.56	0.46	0.55	0.81	1.59	1.74	3.63	5.97	10.34	19.23
0.15	0.15	0.34	0.35	0.36	0.57	0.83	1.01	2.18	4.27	7.19	12.87
0.37	0.92	1.87	2.77	5.10	10.19	19.57	39.64	71.13	135.13	240.85	537.11
0.07	0.00	0.16	0.11	0.17	0.03	0.15	0.27	0.17	0.24	0.45	1.86
0.20	0.80	1.43	2.45	4.62	9.57	18.21	38.32	67.72	126.91	218.72	387.44
0.30	0.46	0.37	0.54	0.99	1.00	1.36	3.02	6.59	12.74	35.50	137.57
0.00	0.00	0.00	0.00	0.00	0.08	0.45	0.97	2.40	6.85	18.42	71.35
0.89	1.05	0.96	1.88	1.78	3.06	5.41	9.99	16.47	37.98	87.74	292.52
0.00	0.03	0.03	0.11	0.02	0.08	0.23	0.00	0.39	0.00	0.11	0.16
0.00	0.00	0.00	0.05	0.24	0.16	1.06	1.97	4.24	8.22	14.83	29.31
4.11	8.32	11.98	24.75	44.53	79.71	152.60	321.24	685.86	1429.76	3041.07	8882.37
2.31	4.69	6.35	12.82	21.08	36.62	73.21	154.48	323.97	706.21	1618.55	5345.18
0.00	0.15	0.22	0.59	0.82	1.95	3.63	5.81	10.83	18.30	35.27	92.13
0.07	0.28	0.37	0.75	1.23	2.63	4.47	12.00	29.20	70.55	174.80	609.54
1.62	3.08	4.61	9.32	17.14	28.95	58.49	125.41	263.51	576.40	1323.55	4370.07
1.01	2.16	3.45	5.80	10.84	17.40	33.88	67.82	135.50	273.16	568.31	1654.60
0.10	0.18	0.44	0.62	0.96	1.65	3.26	6.66	14.01	25.16	56.06	187.20

11-2-3 2021年城市居民年龄别、疾病别死亡率（女）（续）

单位：1/10万

疾病名称（ICD-10）	合计	不满1岁	1～	5～	10～	15～	20～	25～
脑血管疾病计	124.52	0.29	0.11	0.04	0.31	0.32	0.37	0.67
内：脑出血	37.74	0.29	0.11	0.04	0.26	0.27	0.28	0.56
脑梗死	45.77	0.00	0.00	0.00	0.00	0.00	0.05	0.04
卒中（未特指出血或梗死）	3.49	0.00	0.00	0.00	0.00	0.00	0.05	0.00
八、呼吸系统疾病小计	41.51	9.15	0.88	0.47	0.44	0.16	0.23	0.39
其中：肺炎	9.09	7.15	0.55	0.21	0.17	0.11	0.09	0.14
慢性下呼吸道疾病	28.51	0.00	0.05	0.13	0.13	0.05	0.14	0.07
内：慢性支气管肺炎	3.70	0.00	0.00	0.00	0.00	0.05	0.00	0.00
肺气肿	1.96	0.00	0.00	0.00	0.00	0.00	0.00	0.00
尘肺	0.05	0.00	0.00	0.00	0.00	0.00	0.00	0.00
九、消化系统疾病小计	12.01	4.00	0.27	0.21	0.22	0.21	0.37	0.49
其中：胃和十二指肠溃疡	2.04	0.29	0.00	0.00	0.04	0.00	0.14	0.00
阑尾炎	0.09	0.00	0.05	0.00	0.04	0.05	0.00	0.00
肠梗阻	1.04	0.29	0.00	0.04	0.04	0.00	0.00	0.00
肝疾病	3.30	0.00	0.11	0.04	0.00	0.11	0.00	0.25
内：肝硬化	2.62	0.00	0.11	0.00	0.00	0.05	0.00	0.11
十、肌肉骨骼和结缔组织疾病小计	2.43	0.00	0.05	0.00	0.13	0.32	0.37	0.28
其中：系统性红斑狼疮	0.54	0.00	0.00	0.00	0.13	0.11	0.32	0.25
十一、泌尿生殖系统疾病小计	5.56	0.57	0.05	0.00	0.04	0.05	0.28	0.39
其中：肾小球和肾小管间质疾病	3.17	0.29	0.05	0.00	0.04	0.05	0.18	0.18
肾衰竭	1.93	0.00	0.00	0.00	0.00	0.00	0.05	0.21
前列腺增生								
十二、妊娠、分娩和产褥期并发症小计	0.04	0.00	0.00	0.00	0.00	0.00	0.05	0.14
其中：直接产科原因计	0.04	0.00	0.00	0.00	0.00	0.00	0.05	0.14
内：流产	0.00	0.00	0.00	0.00	0.00	0.00	0.00	0.00
妊娠高血压综合征	0.01	0.00	0.00	0.00	0.00	0.00	0.00	0.00
产后出血	0.00	0.00	0.00	0.00	0.00	0.00	0.00	0.00
产褥期感染	0.01	0.00	0.00	0.00	0.00	0.00	0.05	0.04
间接产科原因计	0.00	0.00	0.00	0.00	0.00	0.00	0.00	0.00
十三、起源于围生期的情况小计	0.58	75.81	0.00	0.00	0.00	0.00	0.00	0.00
其中：早产儿和未成熟儿	0.14	18.88	0.00	0.00	0.00	0.00	0.00	0.00
新生儿产伤和窒息	0.09	12.01	0.00	0.00	0.00	0.00	0.00	0.00
十四、先天畸形、变形和染色体异常小计	0.88	32.04	2.03	1.07	1.09	0.48	0.46	0.25
其中：先天性心脏病	0.61	18.02	1.53	0.77	0.87	0.43	0.37	0.21
先天性脑畸形	0.03	0.86	0.16	0.13	0.13	0.00	0.00	0.00
十五、诊断不明小计	2.05	2.86	0.22	0.00	0.35	0.37	0.37	0.21
十六、其他疾病小计	6.60	1.14	0.33	0.04	0.09	0.05	0.18	0.14
十七、损伤和中毒小计	27.41	14.87	6.79	3.41	6.03	9.79	7.90	6.89
其中：机动车辆交通事故	5.86	2.00	1.97	1.15	1.05	2.25	2.34	2.39
内：行人与机动车发生的交通事故	2.74	0.29	1.04	0.68	0.39	1.02	0.87	0.74
机动车与机动车发生的交通事故	0.61	0.00	0.22	0.13	0.04	0.16	0.41	0.49
机动车以外的运输事故	0.02	0.00	0.00	0.00	0.22	0.16	0.00	0.00
意外中毒	0.91	0.29	0.16	0.00	0.26	0.48	0.46	0.53
意外跌落	10.96	2.86	1.59	0.60	0.92	0.91	0.78	0.81
火灾	0.22	0.00	0.11	0.13	0.00	0.00	0.09	0.07
溺水	1.45	0.57	1.37	0.73	1.14	1.18	0.37	0.53
意外的机械性窒息	0.21	2.86	0.44	0.04	0.09	0.05	0.18	0.04
砸死	0.10	0.00	0.22	0.09	0.00	0.11	0.09	0.00
触电	0.03	0.00	0.00	0.00	0.04	0.05	0.05	0.00
自杀	3.50	0.00	0.00	0.00	1.88	3.53	2.85	2.00
被杀	0.21	0.29	0.11	0.30	0.09	0.11	0.14	0.07

30～	35～	40～	45～	50～	55～	60～	65～	70～	75～	80～	85岁及以上
1.62	3.33	4.92	10.99	21.85	40.17	74.08	155.10	338.88	682.75	1337.48	3284.07
1.13	2.34	3.39	7.98	14.02	22.87	34.18	68.01	123.21	220.84	352.06	693.29
0.37	0.46	0.87	1.59	4.59	9.32	21.24	47.92	110.93	249.54	528.88	1336.80
0.00	0.09	0.12	0.21	0.38	0.84	1.78	3.44	7.59	16.85	35.61	112.91
0.57	0.83	1.09	2.04	3.56	6.26	14.16	34.18	89.27	199.71	455.64	1381.16
0.15	0.25	0.44	0.56	1.06	1.60	3.22	5.88	15.07	34.11	91.55	340.29
0.22	0.31	0.50	1.16	1.88	3.47	8.93	23.81	65.71	149.08	327.35	916.48
0.02	0.00	0.00	0.11	0.24	0.41	1.40	2.40	7.03	18.30	43.14	127.03
0.02	0.03	0.00	0.11	0.14	0.22	0.83	1.94	4.69	10.00	23.48	59.87
0.00	0.00	0.00	0.03	0.00	0.05	0.08	0.08	0.11	0.24	0.45	1.09
0.62	0.96	1.53	2.07	3.70	4.99	9.84	17.46	27.97	56.92	119.53	297.33
0.02	0.09	0.09	0.24	0.34	0.35	1.10	2.44	4.08	9.43	25.16	58.32
0.00	0.00	0.00	0.00	0.02	0.03	0.11	0.00	0.22	0.56	0.79	2.02
0.02	0.06	0.09	0.05	0.19	0.24	0.57	1.28	1.17	4.68	12.13	32.73
0.20	0.52	0.81	1.02	2.00	2.85	4.88	7.63	11.28	18.79	24.60	36.29
0.10	0.34	0.65	0.70	1.66	2.03	3.56	6.08	8.65	16.13	20.67	29.47
0.57	0.86	0.62	1.02	1.13	1.98	2.76	3.91	5.81	10.64	16.40	46.06
0.44	0.52	0.44	0.67	0.53	1.00	0.64	1.12	0.84	1.77	0.67	0.62
0.49	0.80	0.75	2.12	2.16	3.96	5.83	10.76	16.53	30.48	49.43	89.96
0.30	0.49	0.59	1.18	1.27	2.11	3.52	6.39	10.44	16.61	28.76	46.84
0.20	0.28	0.12	0.83	0.75	1.49	1.97	3.79	5.19	11.77	15.84	31.80
0.20	0.15	0.03	0.03	0.00	0.00	0.00	0.00	0.00	0.00	0.00	0.00
0.20	0.09	0.03	0.03	0.00	0.00	0.00	0.00	0.00	0.00	0.00	0.00
0.02	0.00	0.00	0.00	0.00	0.00	0.00	0.00	0.00	0.00	0.00	0.00
0.07	0.00	0.00	0.00	0.00	0.00	0.00	0.00	0.00	0.00	0.00	0.00
0.00	0.03	0.00	0.00	0.00	0.00	0.00	0.00	0.00	0.00	0.00	0.00
0.07	0.03	0.00	0.00	0.00	0.00	0.00	0.00	0.00	0.00	0.00	0.00
0.00	0.06	0.00	0.00	0.00	0.00	0.00	0.00	0.00	0.00	0.00	0.00
0.00	0.00	0.00	0.00	0.00	0.00	0.00	0.00	0.00	0.00	0.00	0.00
0.00	0.00	0.00	0.00	0.00	0.00	0.00	0.00	0.00	0.00	0.00	0.00
0.00	0.00	0.00	0.00	0.00	0.00	0.00	0.00	0.00	0.00	0.00	0.00
0.42	0.37	0.22	0.38	0.53	0.70	0.42	0.50	1.00	1.45	1.01	1.09
0.39	0.31	0.16	0.30	0.46	0.43	0.38	0.27	0.67	0.81	0.56	0.62
0.00	0.00	0.00	0.03	0.00	0.00	0.00	0.00	0.00	0.00	0.00	0.00
0.34	0.83	0.75	0.62	1.01	1.03	1.32	2.83	4.41	6.77	13.37	51.80
0.02	0.18	0.22	0.16	0.29	0.51	0.57	1.43	3.46	7.74	29.54	382.16
6.20	7.12	8.62	12.47	15.24	19.13	24.08	39.17	49.07	81.03	173.79	606.13
1.99	3.02	2.99	5.21	6.92	8.32	9.46	13.82	14.85	16.29	17.52	19.08
0.69	1.11	1.09	2.12	3.08	3.39	4.01	6.39	8.26	10.16	10.78	11.63
0.32	0.37	0.47	0.83	0.82	1.11	1.25	1.20	1.00	0.65	0.79	0.47
0.00	0.00	0.03	0.00	0.00	0.00	0.00	0.00	0.00	0.00	0.11	0.00
0.42	0.43	0.68	0.86	0.89	0.73	0.87	2.01	1.51	2.98	4.49	6.51
0.79	0.55	1.06	1.50	1.92	2.44	3.75	9.10	14.74	35.48	102.45	403.72
0.02	0.06	0.19	0.11	0.05	0.08	0.23	0.43	0.39	0.97	1.12	4.50
0.62	0.55	0.72	0.97	0.94	1.38	1.59	3.02	3.18	5.00	6.52	8.53
0.07	0.03	0.09	0.05	0.26	0.16	0.08	0.31	0.39	0.89	0.56	1.71
0.00	0.18	0.00	0.19	0.12	0.05	0.11	0.23	0.06	0.24	0.22	0.16
0.02	0.06	0.00	0.08	0.00	0.03	0.00	0.00	0.17	0.08	0.00	0.16
1.55	1.54	1.99	2.69	2.79	4.26	5.56	6.97	8.54	9.19	13.26	16.44
0.27	0.28	0.28	0.19	0.29	0.19	0.38	0.12	0.28	0.24	0.00	0.31

11-3-1 2005年农村居民主要疾病死亡率及死因构成

疾病名称	合计			男			女		
	死亡率/(1/10万)	构成/%	位次	死亡率/(1/10万)	构成/%	位次	死亡率/(1/10万)	构成/%	位次
传染病（不含呼吸道结核）	3.18	0.60	13	3.93	0.70	12	2.29	0.38	14
呼吸道结核	2.89	0.55	14	3.81	0.67	14	1.78	0.27	16
寄生虫病	0.10	0.02	20	0.12	0.02	19	0.06	0.01	20
恶性肿瘤	105.99	20.08	3	130.26	23.05	1	76.99	11.80	3
血液、造血器官及免疫疾病	0.59	0.11	18	0.56	0.10	18	0.63	0.10	19
内分泌、营养和代谢疾病	6.19	1.17	9	5.14	0.91	9	7.45	1.09	9
精神障碍	2.34	0.44	15	2.11	0.37	15	2.62	0.35	15
神经系统疾病	4.75	0.90	11	4.92	0.87	11	4.55	0.79	11
心脏病	62.13	11.77	4	58.50	10.35	4	66.46	8.56	4
脑血管疾病	111.74	21.17	2	116.46	20.60	3	106.11	14.38	2
呼吸系统疾病	123.79	23.45	1	119.81	21.20	2	128.53	16.93	1
消化系统疾病	17.11	3.24	6	21.75	3.85	6	11.56	1.72	6
肌肉骨骼和结缔组织疾病	0.91	0.17	17	0.60	0.11	17	1.28	0.24	17
泌尿生殖系统疾病	6.98	1.32	8	7.18	1.27	8	6.73	1.01	10
妊娠、分娩产褥期并发症	0.40	0.08	19				0.73	0.12	18
起源于围生期某些情况	4.19	0.79	12	3.77	0.67	13	4.03	1.59	7
先天畸形、变形和染色体异常	2.07	0.39	16	2.00	0.35	16	2.16	0.71	13
诊断不明	4.85	0.92	10	5.02	0.89	10	4.64	0.72	12
其他疾病	9.00	1.70	7	7.37	1.30	7	10.95	1.17	8
损伤和中毒外部原因	44.71	8.47	5	55.89	9.89	5	31.36	5.54	5

11-3-2 2010年农村居民主要疾病死亡率及死因构成

疾病名称	合计			男			女		
	死亡率/(1/10万)	构成/%	位次	死亡率/(1/10万)	构成/%	位次	死亡率/(1/10万)	构成/%	位次
传染病（不含呼吸道结核）	4.13	0.66	11	5.30	0.74	10	2.92	0.55	13
呼吸道结核	2.12	0.34	16	2.99	0.42	13	1.22	0.23	16
寄生虫病	0.02	0.00	20	0.01	0.00	18	0.03	0.01	20
恶性肿瘤	144.11	23.11	2	187.25	26.14	1	99.00	18.81	3
血液、造血器官及免疫疾病	0.90	0.14	17	0.98	0.14	16	0.81	0.15	18
内分泌营养和代谢疾病	10.33	1.66	8	8.99	1.25	8	11.74	2.23	7
精神障碍	2.99	0.48	13	2.79	0.39	14	3.19	0.61	12
神经系统疾病	3.84	0.62	12	3.98	0.56	12	3.69	0.70	11
心脏病	111.34	17.86	3	115.54	16.13	3	106.95	20.32	2
脑血管疾病	145.71	23.37	1	159.27	22.23	2	131.54	24.99	1
呼吸系统疾病	88.25	14.15	4	95.36	13.31	4	80.82	15.36	4
消化系统疾病	14.76	2.37	6	19.26	2.69	6	10.05	1.91	8
肌肉骨骼和结缔组织疾病	0.88	0.14	18	0.72	0.10	17	1.05	0.20	17
泌尿生殖系统疾病	6.31	1.01	9	7.31	1.02	9	5.27	1.00	9
妊娠分娩产褥期并发症	0.13	0.02	19				0.27	0.05	19
围生期疾病	2.51	0.40	14	2.99	0.42	13	2.01	0.38	14
先天畸形、变形和染色体异常	2.14	0.34	15	2.48	0.35	15	1.79	0.34	15
诊断不明	4.57	0.73	10	5.10	0.71	11	4.01	0.76	10
其他疾病	12.64	2.03	7	10.55	1.47	7	14.83	2.82	6
损伤和中毒外部原因	52.93	8.49	5	71.75	10.02	5	33.25	6.32	5

11-3-3　2015年农村居民主要疾病死亡率及死因构成

疾病名称	合计			男			女		
	死亡率/（1/10万）	构成/%	位次	死亡率/（1/10万）	构成/%	位次	死亡率/（1/10万）	构成/%	位次
传染病（含呼吸道结核）	7.72	1.16	8	10.55	1.39	8	4.78	0.85	10
寄生虫病	0.07	0.01	17	0.08	0.01	16	0.05	0.01	17
恶性肿瘤	153.94	23.22	1	198.07	26.07	1	108.20	19.24	3
血液、造血器官及免疫疾病	1.16	0.18	15	1.19	0.16	15	1.13	0.20	15
内分泌营养和代谢疾病	14.28	2.15	6	12.52	1.65	7	16.11	2.86	6
精神障碍	2.83	0.43	11	2.66	0.35	11	3.01	0.54	11
神经系统疾病	6.51	0.98	10	6.64	0.87	10	6.37	1.13	8
心脏病	144.79	21.84	3	148.22	19.51	3	141.22	25.11	1
脑血管疾病	153.63	23.17	2	169.27	22.28	2	137.43	24.43	2
呼吸系统疾病	79.96	12.06	4	88.47	11.64	4	71.13	12.65	4
消化系统疾病	14.16	2.14	7	18.20	2.39	6	9.98	1.77	7
肌肉骨骼和结缔组织疾病	1.54	0.23	14	1.27	0.17	14	1.83	0.33	12
泌尿生殖系统疾病	7.20	1.09	9	8.39	1.10	9	5.96	1.06	9
妊娠分娩产褥期并发症	0.10	0.02	16				0.21	0.04	16
围生期疾病	2.19	0.33	12	2.61	0.34	12	1.75	0.31	13
先天畸形、变形和染色体异常	1.78	0.27	13	2.03	0.27	13	1.53	0.27	14
损伤和中毒外部原因	53.49	8.07	5	72.12	9.49	5	34.17	6.08	5
诊断不明	2.41	0.36		2.72	0.36		2.10	0.37	
其他疾病	6.17	0.93		5.15	0.68		7.22	1.28	

11-3-4　2020年农村居民主要疾病死亡率及死因构成

疾病名称	合计			男			女		
	死亡率/（1/10万）	构成/%	位次	死亡率/（1/10万）	构成/%	位次	死亡率/（1/10万）	构成/%	位次
传染病（含呼吸道结核）	6.61	1.00	10	9.17	1.15	8	3.97	0.66	10
寄生虫病	0.07	0.00	16	0.10	0.01	16	0.04	0.01	17
恶性肿瘤	161.85	23.00	3	206.72	25.93	1	115.51	19.25	3
血液、造血器官及免疫疾病	1.32	0.19	13	1.34	0.17	13	1.30	0.22	13
内分泌、营养和代谢疾病	19.01	2.71	6	17.54	2.20	7	20.52	3.42	6
精神障碍	3.07	0.44	11	2.94	0.37	11	3.21	0.54	11
神经系统疾病	9.31	1.33	8	9.06	1.14	9	9.56	1.59	8
心脏病	171.36	24.47	1	174.87	21.93	3	167.74	27.96	1
脑血管疾病	164.77	23.53	2	181.64	22.78	2	147.34	24.56	2
呼吸系统疾病	63.64	9.09	4	74.55	9.35	4	52.38	8.73	4
消化系统疾病	15.30	2.18	7	19.41	2.43	6	11.06	1.84	7
肌肉骨骼和结缔组织疾病	2.22	0.32	12	1.90	0.24	12	2.55	0.43	12
泌尿生殖系统疾病	7.35	1.05	9	8.60	1.08	10	6.05	1.01	9
妊娠、分娩产褥期并发症	0.05	0.01	17	0.00	0.00		0.11	0.02	16
围生期疾病	1.10	0.16	15	1.24	0.16	14	0.95	0.16	15
先天畸形、变形和染色体异常	1.16	0.17	14	1.22	0.15	15	1.11	0.19	14
损伤和中毒外部原因	50.93	7.27	5	65.22	8.18	5	36.18	6.03	5
诊断不明	2.31	0.33		3.00	0.38		1.60	0.27	17
其他疾病	6.11	0.87		4.86	0.61		7.39	1.23	

11-3-5　2021年农村居民主要疾病死亡率及死因构成

疾病名称	合计			男			女		
	死亡率 /（1/10万）	构成 /%	位次	死亡率 /（1/10万）	构成 /%	位次	死亡率 /（1/10万）	构成 /%	位次
传染病（含呼吸道结核）	6.52	0.88	10	8.96	1.06	10	3.99	0.62	10
寄生虫病	0.04	0.01	17	0.05	0.01	16	0.03	0.00	17
恶性肿瘤	167.06	22.47	3	213.11	25.30	1	119.11	18.60	3
血液、造血器官及免疫疾病	1.36	0.18	13	1.44	0.17	13	1.27	0.20	13
内分泌、营养和代谢疾病	21.09	2.84	6	19.42	2.31	7	22.83	3.56	6
精神障碍	3.54	0.48	11	3.29	0.39	11	3.81	0.59	11
神经系统疾病	10.15	1.37	8	9.71	1.15	8	10.61	1.66	8
心脏病	188.58	25.36	1	192.09	22.80	3	184.93	28.87	1
脑血管疾病	175.58	23.62	2	192.41	22.84	2	158.06	24.68	2
呼吸系统疾病	65.23	8.77	4	77.67	9.22	4	52.27	8.16	4
消化系统疾病	15.98	2.15	7	20.19	2.40	6	11.60	1.81	7
肌肉骨骼和结缔组织疾病	2.48	0.33	12	2.17	0.26	12	2.81	0.44	12
泌尿生殖系统疾病	7.86	1.06	9	9.34	1.11	9	6.32	0.99	9
妊娠、分娩产褥期并发症	0.04	0.01	16				0.08	0.01	16
围生期疾病	0.79	0.11	15	0.88	0.10	15	0.69	0.11	15
先天畸形、变形和染色体异常	1.04	0.14	14	1.15	0.14	14	0.93	0.15	14
损伤和中毒外部原因	52.98	7.13	5	66.62	7.91	5	38.77	6.05	5
诊断不明	2.61	0.35		3.43	0.41		1.75	0.27	
其他疾病	6.91	0.93		5.45	0.65		8.42	1.32	

11-4-1 2021年农村居民年龄别、疾病别死亡率（合计）

单位：1/10万

疾病名称（ICD-10）	合计	不满1岁	1～	5～	10～	15～	20～	25～
总计	**743.51**	**194.84**	**24.76**	**14.37**	**20.98**	**31.99**	**34.01**	**50.62**
一、传染病和寄生虫病小计	6.56	4.61	0.68	0.31	0.32	0.45	0.81	1.24
其中：传染病计	6.52	4.61	0.67	0.31	0.31	0.45	0.80	1.24
内：痢疾	0.00	0.00	0.00	0.00	0.00	0.00	0.00	0.00
肠道其他细菌性传染病	0.14	0.39	0.07	0.03	0.01	0.00	0.03	0.02
呼吸道结核	1.65	0.06	0.01	0.01	0.02	0.07	0.20	0.38
破伤风	0.05	0.06	0.00	0.00	0.01	0.00	0.01	0.00
脑膜炎球菌感染	0.11	0.39	0.23	0.08	0.07	0.07	0.01	0.02
败血症	0.45	2.99	0.16	0.07	0.06	0.10	0.08	0.11
性传播疾病	0.02	0.00	0.00	0.00	0.00	0.00	0.00	0.00
狂犬病	0.02	0.00	0.00	0.01	0.01	0.00	0.00	0.00
流行性乙型脑炎	0.00	0.00	0.01	0.01	0.00	0.00	0.00	0.00
病毒性肝炎	2.81	0.00	0.00	0.02	0.04	0.05	0.06	0.16
艾滋病	0.56	0.00	0.00	0.00	0.02	0.09	0.24	0.38
寄生虫病计	0.04	0.00	0.01	0.00	0.01	0.00	0.01	0.00
内：血吸虫病	0.02	0.00	0.00	0.00	0.00	0.00	0.00	0.00
二、肿瘤小计	170.84	3.51	2.72	2.48	3.09	4.47	4.95	8.67
其中：恶性肿瘤计	167.06	3.18	2.68	2.39	3.02	4.36	4.80	8.25
内：鼻咽癌	1.80	0.00	0.00	0.01	0.03	0.02	0.08	0.17
食管癌	12.67	0.00	0.00	0.00	0.00	0.01	0.00	0.05
胃癌	19.49	0.00	0.00	0.01	0.01	0.04	0.27	0.50
结肠、直肠和肛门癌	12.29	0.00	0.01	0.01	0.03	0.15	0.18	0.58
内：结肠癌	4.81	0.00	0.00	0.01	0.02	0.08	0.11	0.20
直肠癌	7.12	0.00	0.01	0.00	0.01	0.07	0.08	0.36
肝癌	27.07	0.19	0.26	0.03	0.04	0.21	0.36	1.36
胆囊癌	1.10	0.00	0.00	0.00	0.00	0.00	0.02	0.00
胰腺癌	6.17	0.00	0.00	0.00	0.00	0.01	0.09	0.10
肺癌	48.87	0.00	0.00	0.03	0.02	0.07	0.33	0.72
乳腺癌	3.62	0.00	0.00	0.00	0.00	0.00	0.01	0.37
宫颈癌	2.76	0.00	0.00	0.00	0.00	0.00	0.05	0.18
卵巢癌	1.31	0.00	0.00	0.00	0.00	0.09	0.09	0.10
前列腺癌	2.04	0.00	0.00	0.00	0.00	0.00	0.00	0.01
膀胱癌	2.15	0.00	0.01	0.01	0.00	0.01	0.01	0.02
脑及神经系统恶性肿瘤	4.26	0.71	0.80	0.97	0.85	0.86	0.71	0.92
白血病	3.81	1.49	0.90	0.79	1.28	1.67	1.29	1.64
良性肿瘤计	0.48	0.13	0.01	0.02	0.00	0.07	0.02	0.11
三、血液、造血器官及免疫疾病小计	1.36	1.36	0.39	0.20	0.30	0.23	0.24	0.31
其中：贫血	0.94	0.52	0.22	0.13	0.23	0.13	0.06	0.22
四、内分泌、营养和代谢疾病小计	21.09	2.79	0.28	0.14	0.15	0.33	0.47	0.70
其中：甲状腺疾患	0.09	0.00	0.00	0.00	0.00	0.01	0.02	0.03
糖尿病	17.66	0.00	0.02	0.03	0.04	0.17	0.30	0.52
五、精神和行为障碍小计	3.54	0.00	0.01	0.05	0.04	0.26	0.40	0.44
其中：痴呆	1.58	0.00	0.00	0.00	0.00	0.00	0.01	0.01
六、神经系统疾病小计	10.15	3.96	1.89	1.45	1.74	2.56	1.91	2.04
其中：脑膜炎	0.10	0.65	0.19	0.02	0.04	0.05	0.02	0.05
帕金森病	0.97	0.00	0.00	0.00	0.00	0.00	0.00	0.00
七、循环系统疾病小计	373.09	4.68	0.72	0.70	1.25	2.86	4.48	8.61
其中：心脏病计	188.58	3.18	0.50	0.45	0.79	1.87	2.99	5.27
内：慢性风湿性心脏病	4.30	0.00	0.00	0.00	0.01	0.01	0.09	0.05
高血压性心脏病	24.38	0.00	0.00	0.00	0.03	0.01	0.05	0.17
冠心病	148.19	0.00	0.00	0.07	0.26	0.88	1.96	3.61
内：急性心肌梗死	83.26	0.00	0.00	0.04	0.14	0.66	1.58	2.88
其他高血压病	5.36	0.00	0.00	0.01	0.01	0.01	0.05	0.11

30～	35～	40～	45～	50～	55～	60～	65～	70～	75～	80～	85岁及以上
66.85	**101.53**	**146.10**	**225.08**	**367.63**	**614.47**	**833.16**	**1357.67**	**2435.95**	**4305.39**	**6999.29**	**15 379.51**
1.79	2.79	4.09	5.25	6.92	9.56	10.33	13.91	20.06	28.72	35.53	48.32
1.77	2.77	4.08	5.23	6.89	9.51	10.29	13.83	19.93	28.53	35.19	47.82
0.00	0.00	0.00	0.00	0.00	0.00	0.00	0.00	0.03	0.00	0.03	0.10
0.03	0.06	0.03	0.08	0.11	0.12	0.12	0.12	0.45	0.70	1.05	2.63
0.38	0.51	0.60	0.95	1.49	2.01	2.41	3.93	5.94	8.72	12.01	13.08
0.01	0.02	0.02	0.03	0.03	0.10	0.08	0.10	0.07	0.23	0.37	0.25
0.04	0.03	0.05	0.10	0.13	0.06	0.14	0.21	0.19	0.35	0.54	0.40
0.05	0.13	0.17	0.22	0.28	0.50	0.48	0.90	1.09	1.89	2.68	6.56
0.00	0.01	0.01	0.03	0.01	0.02	0.00	0.04	0.03	0.14	0.14	0.20
0.00	0.01	0.02	0.01	0.02	0.03	0.03	0.04	0.07	0.05	0.00	0.05
0.00	0.00	0.00	0.00	0.00	0.00	0.00	0.00	0.00	0.00	0.00	0.00
0.46	0.93	1.84	2.62	3.67	5.06	5.49	6.20	8.86	11.58	12.59	15.40
0.52	0.84	1.10	0.81	0.76	0.81	0.61	0.83	0.86	1.12	1.26	0.40
0.02	0.02	0.01	0.03	0.03	0.05	0.04	0.08	0.13	0.19	0.34	0.50
0.00	0.00	0.00	0.00	0.00	0.02	0.00	0.06	0.12	0.07	0.24	0.35
14.55	25.09	41.67	72.06	130.01	229.92	307.02	470.87	719.17	998.26	1116.00	1268.70
14.10	24.30	40.28	70.16	127.26	225.40	300.87	461.10	703.40	976.16	1092.11	1236.94
0.30	0.73	0.94	1.58	2.65	3.65	3.83	4.91	6.06	6.50	4.72	4.75
0.12	0.18	0.79	2.18	5.25	12.88	20.89	36.77	59.80	90.52	106.22	123.21
1.04	1.71	2.94	5.10	10.23	21.03	32.36	54.60	91.18	135.47	147.73	168.76
1.05	1.74	2.46	4.48	7.77	13.81	18.71	30.65	51.68	77.10	100.01	127.40
0.51	0.66	1.15	1.68	3.11	5.44	7.46	11.43	19.97	29.07	40.25	51.76
0.52	1.00	1.23	2.64	4.45	7.96	10.60	18.37	30.31	45.69	57.35	71.96
3.33	7.04	12.65	19.89	31.84	47.21	54.74	72.18	97.02	120.01	124.35	136.54
0.03	0.04	0.12	0.33	0.60	1.36	1.75	2.92	5.04	7.69	8.42	10.25
0.24	0.56	0.99	2.51	4.56	8.73	12.58	17.37	27.19	36.78	39.03	42.06
1.41	2.68	6.10	12.59	28.66	60.62	91.24	149.37	229.40	316.40	341.79	353.57
0.91	1.73	2.69	4.29	6.25	8.23	7.20	7.58	8.51	10.62	10.35	13.18
0.33	1.04	1.36	2.57	4.16	5.64	4.92	6.70	8.38	10.94	11.78	12.07
0.14	0.23	0.51	1.19	2.11	2.80	2.98	3.50	4.58	4.35	3.67	3.13
0.01	0.04	0.03	0.11	0.15	0.55	1.43	3.45	8.30	17.28	28.71	41.10
0.04	0.08	0.12	0.25	0.53	1.13	2.20	4.17	8.70	15.81	25.89	40.60
1.37	1.60	2.11	2.89	4.57	7.11	7.73	10.83	13.38	15.67	17.65	17.88
1.68	1.72	1.91	2.39	3.35	5.32	6.10	8.58	13.07	16.00	15.10	12.93
0.08	0.17	0.20	0.31	0.43	0.67	0.77	1.06	1.57	2.48	2.95	4.75
0.38	0.31	0.41	0.56	0.78	1.16	1.38	2.27	4.45	6.95	11.06	21.66
0.28	0.20	0.25	0.38	0.51	0.75	0.87	1.63	3.16	5.07	8.42	15.05
1.17	1.99	3.21	5.39	9.36	18.09	26.61	43.14	80.71	134.18	191.54	384.42
0.05	0.07	0.07	0.09	0.10	0.13	0.11	0.12	0.29	0.47	0.48	0.50
0.84	1.58	2.71	4.85	8.61	17.00	25.48	40.77	75.87	122.49	159.30	218.34
0.49	0.75	0.89	1.23	1.30	1.57	1.99	3.68	7.22	16.39	36.08	124.22
0.00	0.01	0.01	0.07	0.05	0.14	0.35	1.19	3.03	7.93	20.63	71.86
1.66	2.13	2.25	2.45	3.27	4.83	5.45	10.02	21.31	45.62	95.40	337.76
0.01	0.11	0.08	0.05	0.13	0.20	0.11	0.14	0.22	0.16	0.34	0.30
0.01	0.03	0.03	0.10	0.18	0.52	0.89	1.94	4.46	8.16	11.13	15.75
15.40	28.58	46.80	75.47	129.77	227.63	334.68	590.16	1182.69	2312.92	4126.68	9532.79
9.41	16.36	24.92	38.31	62.82	106.38	155.26	265.62	534.74	1073.23	2074.91	5535.97
0.21	0.31	0.54	0.90	1.56	2.85	3.75	6.47	12.10	26.14	43.85	122.05
0.44	0.76	1.12	1.94	4.24	8.07	13.10	25.24	63.02	141.41	308.97	872.61
6.83	12.46	19.84	30.49	51.09	86.40	127.19	216.54	428.09	846.93	1616.07	4254.90
5.47	9.70	14.70	22.34	36.51	59.33	83.65	139.60	253.07	476.31	836.19	2077.03
0.29	0.41	0.81	1.32	2.09	3.84	4.89	8.12	17.49	33.07	58.92	129.32

11-4-1　2021年农村居民年龄别、疾病别死亡率（合计）（续）

单位：1/10万

疾病名称（ICD-10）	合计	不满1岁	1～	5～	10～	15～	20～	25～
脑血管疾病计	175.58	1.04	0.19	0.23	0.42	0.90	1.31	2.94
内：脑出血	62.46	0.91	0.14	0.19	0.35	0.71	1.03	2.02
脑梗死	58.40	0.06	0.01	0.02	0.00	0.10	0.13	0.48
卒中（未特指出血或梗死）	5.67	0.00	0.02	0.00	0.00	0.01	0.08	0.17
八、呼吸系统疾病小计	65.23	11.69	1.35	0.33	0.44	0.53	0.66	0.90
其中：肺炎	7.06	9.62	0.86	0.22	0.22	0.12	0.33	0.30
慢性下呼吸道疾病	53.68	0.00	0.00	0.02	0.03	0.15	0.13	0.40
内：慢性支气管肺炎	7.45	0.00	0.00	0.00	0.01	0.02	0.02	0.04
肺气肿	4.03	0.00	0.00	0.00	0.01	0.01	0.01	0.05
尘肺	0.89	0.00	0.01	0.00	0.00	0.00	0.00	0.00
九、消化系统疾病小计	15.98	4.48	0.53	0.19	0.16	0.34	0.71	1.15
其中：胃和十二指肠溃疡	2.80	0.19	0.01	0.01	0.00	0.03	0.09	0.13
阑尾炎	0.09	0.00	0.01	0.02	0.03	0.00	0.00	0.01
肠梗阻	1.02	1.04	0.13	0.03	0.04	0.05	0.04	0.04
肝疾病	5.90	0.52	0.04	0.03	0.03	0.10	0.23	0.39
内：肝硬化	5.10	0.13	0.01	0.01	0.02	0.05	0.18	0.34
十、肌肉骨骼和结缔组织疾病小计	2.48	0.13	0.05	0.08	0.14	0.30	0.30	0.51
其中：系统性红斑狼疮	0.28	0.00	0.00	0.03	0.06	0.17	0.17	0.39
十一、泌尿生殖系统疾病小计	7.86	0.26	0.06	0.10	0.19	0.26	0.51	0.84
其中：肾小球和肾小管间质疾病	5.07	0.06	0.02	0.09	0.16	0.20	0.40	0.60
肾衰竭	2.13	0.19	0.04	0.01	0.04	0.07	0.11	0.19
前列腺增生	0.12	0.00	0.00	0.00	0.00	0.00	0.00	0.00
十二、妊娠、分娩和产褥期并发症小计	0.04	0.00	0.00	0.00	0.00	0.03	0.04	0.17
其中：直接产科原因计	0.04	0.00	0.00	0.00	0.00	0.03	0.03	0.17
内：流产	0.01	0.00	0.00	0.00	0.00	0.00	0.01	0.03
妊娠高血压综合征	0.00	0.00	0.00	0.00	0.00	0.01	0.00	0.03
产后出血	0.01	0.00	0.00	0.00	0.00	0.00	0.01	0.04
产褥期感染	0.01	0.00	0.00	0.00	0.00	0.01	0.01	0.02
间接产科原因计	0.00	0.00	0.00	0.00	0.00	0.00	0.01	0.00
十三、起源于围生期的情况小计	0.79	90.37	0.00	0.00	0.00	0.00	0.00	0.00
其中：早产儿和未成熟儿	0.19	21.63	0.00	0.00	0.00	0.00	0.00	0.00
新生儿产伤和窒息	0.14	15.92	0.00	0.00	0.00	0.00	0.00	0.00
十四、先天畸形、变形和染色体异常小计	1.04	37.49	2.33	0.89	1.02	1.12	0.78	0.83
其中：先天性心脏病	0.70	23.00	1.48	0.64	0.73	0.84	0.60	0.66
先天性脑畸形	0.06	1.43	0.23	0.14	0.10	0.04	0.08	0.02
十五、诊断不明小计	2.61	5.59	0.62	0.14	0.23	0.61	0.66	0.98
十六、其他疾病小计	6.91	3.12	0.45	0.23	0.23	0.27	0.22	0.32
十七、损伤和中毒小计	52.98	20.07	12.18	6.78	11.32	16.91	16.52	22.38
其中：机动车辆交通事故	15.55	1.56	3.34	2.15	2.34	4.87	5.68	7.98
内：行人与机动车发生的交通事故	5.19	0.19	1.49	0.88	0.74	1.58	1.60	2.09
机动车与机动车发生的交通事故	3.22	0.19	0.33	0.34	0.45	0.93	1.11	1.64
机动车以外的运输事故	0.04	0.00	0.01	0.00	0.00	0.03	0.03	0.09
意外中毒	2.77	0.32	0.48	0.35	0.53	0.73	1.14	1.75
意外跌落	15.04	1.10	1.50	0.70	1.18	1.58	1.38	2.37
火灾	0.63	0.13	0.15	0.13	0.06	0.11	0.10	0.20
溺水	3.94	0.52	4.44	2.49	4.65	4.56	2.32	2.31
意外的机械性窒息	0.64	9.29	0.60	0.13	0.08	0.07	0.27	0.34
砸死	0.66	0.00	0.09	0.04	0.02	0.08	0.22	0.32
触电	0.60	0.00	0.07	0.08	0.12	0.16	0.40	0.94
自杀	7.09	0.00	0.00	0.06	1.66	3.65	3.66	4.14
被杀	0.32	0.39	0.12	0.08	0.16	0.16	0.27	0.27

30～	35～	40～	45～	50～	55～	60～	65～	70～	75～	80～	85岁及以上
5.27	11.17	20.18	34.43	62.77	113.87	170.11	309.55	618.70	1186.81	1960.88	3803.67
4.14	8.56	14.15	23.06	38.09	62.94	80.62	130.87	224.46	383.26	566.96	970.98
0.55	1.29	3.01	5.91	13.29	26.45	45.67	93.05	202.50	418.87	714.28	1459.77
0.18	0.33	0.73	0.82	1.51	2.77	3.79	7.67	16.28	35.45	68.15	166.64
1.11	1.89	3.26	5.97	11.26	22.60	39.12	82.27	193.14	428.60	833.07	1996.14
0.39	0.53	0.79	1.16	1.94	3.18	4.24	7.92	15.80	35.01	76.02	250.10
0.41	0.75	1.57	3.27	6.52	15.03	29.76	67.12	165.56	371.47	716.22	1639.29
0.06	0.10	0.22	0.35	0.80	1.94	3.94	7.75	21.31	47.85	100.83	251.32
0.05	0.08	0.14	0.41	0.60	1.31	2.71	5.54	14.41	29.93	51.62	106.75
0.03	0.13	0.23	0.68	1.39	2.11	1.99	2.22	2.09	3.37	4.34	5.05
2.12	4.15	6.60	9.32	12.41	17.39	19.23	27.90	43.19	78.99	136.33	286.71
0.15	0.29	0.56	0.82	1.18	2.01	2.67	4.28	8.17	16.98	32.92	63.67
0.01	0.02	0.02	0.03	0.07	0.03	0.06	0.17	0.17	0.77	0.85	1.92
0.07	0.08	0.14	0.23	0.31	0.59	0.73	1.35	2.49	6.81	12.22	26.21
1.22	2.60	4.54	6.43	8.28	10.87	10.47	13.40	16.03	21.40	24.77	29.59
1.05	2.27	4.14	5.87	7.49	9.71	9.12	11.55	13.46	17.54	19.72	23.48
0.45	0.54	0.58	0.99	1.38	1.99	2.47	3.84	6.59	12.96	22.91	56.20
0.32	0.30	0.29	0.30	0.37	0.40	0.41	0.38	0.46	0.47	0.51	0.45
1.31	2.05	3.01	3.68	5.42	9.19	10.81	15.67	28.32	45.20	61.53	100.13
0.80	1.29	1.89	2.47	3.71	5.92	7.11	10.45	18.62	29.98	37.91	59.18
0.44	0.68	1.01	1.09	1.49	2.81	3.16	4.40	7.96	11.34	16.09	21.81
0.00	0.00	0.01	0.00	0.01	0.03	0.03	0.08	0.19	0.72	1.76	4.95
0.16	0.20	0.05	0.00	0.00	0.00	0.00	0.00	0.00	0.00	0.00	0.00
0.15	0.18	0.04	0.00	0.00	0.00	0.00	0.00	0.00	0.00	0.00	0.00
0.01	0.03	0.02	0.00	0.00	0.00	0.00	0.00	0.00	0.00	0.00	0.00
0.01	0.01	0.01	0.00	0.00	0.00	0.00	0.00	0.00	0.00	0.00	0.00
0.02	0.04	0.01	0.00	0.00	0.00	0.00	0.00	0.00	0.00	0.00	0.00
0.07	0.08	0.00	0.00	0.00	0.00	0.00	0.00	0.00	0.00	0.00	0.00
0.01	0.02	0.00	0.00	0.00	0.00	0.00	0.00	0.00	0.00	0.00	0.00
0.00	0.00	0.00	0.00	0.00	0.00	0.00	0.00	0.00	0.00	0.00	0.00
0.00	0.00	0.00	0.00	0.00	0.00	0.00	0.00	0.00	0.00	0.00	0.00
0.00	0.00	0.00	0.00	0.00	0.00	0.00	0.00	0.00	0.00	0.00	0.00
0.58	0.53	0.49	0.58	0.53	0.42	0.37	0.48	0.57	0.51	0.61	0.35
0.45	0.39	0.41	0.43	0.43	0.24	0.25	0.23	0.32	0.16	0.17	0.10
0.07	0.02	0.00	0.04	0.00	0.00	0.00	0.01	0.00	0.02	0.03	0.00
0.97	1.44	1.70	1.97	2.62	2.96	3.27	2.99	4.59	7.46	13.54	49.89
0.43	0.54	0.50	0.75	1.11	1.15	1.45	2.41	5.00	12.28	40.83	448.96
23.79	27.85	29.92	38.52	50.49	64.96	67.81	87.03	117.06	173.91	273.64	713.70
8.49	10.31	11.47	14.78	19.43	26.27	27.66	34.53	40.94	41.95	37.94	37.22
2.37	2.92	3.13	4.09	5.71	7.68	8.38	11.53	16.29	18.05	19.01	20.75
1.96	2.27	2.72	3.36	4.51	6.25	6.62	7.34	7.44	6.76	4.55	2.98
0.01	0.05	0.06	0.04	0.05	0.10	0.08	0.05	0.01	0.02	0.00	0.05
1.79	2.31	2.75	3.14	3.74	4.00	3.93	4.45	5.74	7.30	8.96	10.81
3.11	3.86	4.74	6.66	9.27	12.12	12.90	18.41	30.19	59.89	129.51	438.91
0.19	0.28	0.29	0.40	0.47	0.61	0.61	0.97	1.42	3.51	4.21	10.20
2.03	2.17	1.71	2.20	3.01	3.47	3.98	5.42	7.91	12.16	16.15	22.52
0.41	0.45	0.47	0.64	0.88	0.83	0.80	0.88	0.77	1.03	1.22	2.58
0.56	0.66	0.90	1.09	1.34	1.54	0.96	0.89	0.54	0.61	0.48	0.61
0.95	0.78	0.81	0.80	0.92	1.04	0.59	0.51	0.54	0.42	0.41	0.20
3.55	3.87	3.63	4.77	7.09	9.57	10.88	14.39	19.25	29.25	34.45	38.58
0.49	0.44	0.39	0.49	0.39	0.38	0.36	0.31	0.36	0.30	0.27	0.56

11-4-2 2021年农村居民年龄别、疾病别死亡率（男）

单位：1/10万

疾病名称（ICD-10）	合计	不满1岁	1～	5～	10～	15～	20～	25～
总计	842.44	207.22	27.63	15.87	24.52	40.13	45.84	70.24
一、传染病和寄生虫病小计	9.01	5.43	0.53	0.37	0.27	0.30	1.06	1.78
其中：传染病计	8.96	5.43	0.53	0.37	0.26	0.30	1.04	1.78
内：痢疾	0.00	0.00	0.00	0.00	0.00	0.00	0.00	0.00
肠道其他细菌性传染病	0.15	0.49	0.07	0.00	0.00	0.00	0.00	0.04
呼吸道结核	2.52	0.12	0.00	0.02	0.00	0.04	0.30	0.62
破伤风	0.06	0.12	0.00	0.00	0.02	0.00	0.02	0.00
脑膜炎球菌感染	0.13	0.37	0.16	0.11	0.03	0.08	0.02	0.00
败血症	0.51	3.46	0.16	0.09	0.06	0.08	0.08	0.16
性传播疾病	0.02	0.00	0.00	0.00	0.00	0.00	0.00	0.00
狂犬病	0.02	0.00	0.00	0.02	0.02	0.00	0.00	0.00
流行性乙型脑炎	0.00	0.00	0.02	0.02	0.00	0.00	0.00	0.00
病毒性肝炎	3.79	0.00	0.00	0.02	0.05	0.02	0.10	0.23
艾滋病	0.86	0.00	0.00	0.00	0.00	0.02	0.36	0.57
寄生虫病计	0.05	0.00	0.00	0.00	0.02	0.00	0.02	0.00
内：血吸虫病	0.02	0.00	0.00	0.00	0.00	0.00	0.00	0.00
二、肿瘤小计	217.21	2.84	2.91	2.45	3.21	5.12	5.79	9.82
其中：恶性肿瘤计	213.11	2.72	2.89	2.37	3.11	5.02	5.65	9.35
内：鼻咽癌	2.62	0.00	0.00	0.00	0.02	0.00	0.10	0.14
食管癌	18.70	0.00	0.00	0.00	0.00	0.00	0.00	0.10
胃癌	26.61	0.00	0.00	0.02	0.02	0.06	0.30	0.43
结肠、直肠和肛门癌	14.42	0.00	0.00	0.02	0.05	0.16	0.24	0.84
内：结肠癌	5.36	0.00	0.00	0.02	0.03	0.08	0.16	0.25
直肠癌	8.63	0.00	0.00	0.00	0.02	0.08	0.08	0.55
肝癌	38.70	0.12	0.33	0.05	0.03	0.26	0.44	2.05
胆囊癌	0.90	0.00	0.00	0.00	0.00	0.00	0.04	0.00
胰腺癌	7.08	0.00	0.00	0.00	0.00	0.02	0.10	0.08
肺癌	67.30	0.00	0.00	0.05	0.03	0.08	0.46	1.09
乳腺癌	0.10	0.00	0.00	0.00	0.00	0.00	0.00	0.00
宫颈癌								
卵巢癌								
前列腺癌	4.00	0.00	0.00	0.00	0.00	0.00	0.00	0.02
膀胱癌	3.39	0.00	0.02	0.02	0.00	0.02	0.02	0.02
脑及神经系统恶性肿瘤	4.66	0.74	0.78	0.93	0.79	1.08	0.80	0.98
白血病	4.28	1.36	0.82	0.84	1.39	1.88	1.50	1.93
良性肿瘤计	0.45	0.00	0.00	0.02	0.00	0.04	0.00	0.14
三、血液、造血器官及免疫疾病小计	1.44	1.11	0.47	0.22	0.26	0.28	0.24	0.45
其中：贫血	0.97	0.37	0.31	0.14	0.21	0.20	0.08	0.31
四、内分泌、营养和代谢疾病小计	19.42	2.84	0.27	0.12	0.16	0.34	0.62	0.76
其中：甲状腺疾患	0.07	0.00	0.00	0.00	0.00	0.00	0.02	0.02
糖尿病	16.33	0.00	0.02	0.00	0.05	0.16	0.44	0.57
五、精神和行为障碍小计	3.29	0.00	0.00	0.05	0.00	0.30	0.44	0.51
其中：痴呆	1.30	0.00	0.00	0.00	0.00	0.00	0.02	0.00
六、神经系统疾病小计	9.71	4.44	2.14	1.30	2.15	3.22	2.36	2.54
其中：脑膜炎	0.13	0.99	0.22	0.00	0.03	0.02	0.04	0.06
帕金森病	1.03	0.00	0.00	0.00	0.00	0.00	0.00	0.00
七、循环系统疾病小计	394.17	4.57	0.69	0.68	1.36	3.78	6.33	12.38
其中：心脏病计	192.09	2.72	0.47	0.40	0.87	2.40	4.27	7.63
内：慢性风湿性心脏病	3.74	0.00	0.00	0.00	0.02	0.00	0.10	0.06
高血压性心脏病	22.66	0.00	0.00	0.00	0.03	0.02	0.08	0.25
冠心病	152.50	0.00	0.00	0.03	0.27	1.12	2.81	5.23
内：急性心肌梗死	89.88	0.00	0.00	0.02	0.11	0.82	2.28	4.12
其他高血压病	5.56	0.00	0.00	0.02	0.02	0.02	0.06	0.08

30～	35～	40～	45～	50～	55～	60～	65～	70～	75～	80～	85岁及以上
97.79	**149.22**	**211.64**	**322.71**	**517.52**	**859.07**	**1133.02**	**1793.55**	**3076.11**	**5259.29**	**8609.56**	**16 795.66**
2.90	4.58	6.72	8.73	11.44	14.60	14.58	19.48	27.31	37.86	50.16	64.01
2.86	4.56	6.70	8.68	11.40	14.54	14.50	19.40	27.22	37.71	49.54	63.24
0.00	0.00	0.00	0.00	0.00	0.00	0.00	0.00	0.03	0.00	0.08	0.00
0.06	0.13	0.05	0.14	0.17	0.17	0.16	0.12	0.68	0.54	0.86	2.58
0.60	0.82	0.97	1.66	2.68	3.26	3.68	6.15	9.17	14.64	20.30	22.33
0.03	0.02	0.03	0.05	0.05	0.16	0.10	0.10	0.12	0.35	0.31	0.13
0.06	0.05	0.09	0.15	0.20	0.10	0.18	0.23	0.18	0.44	0.78	0.52
0.07	0.16	0.24	0.29	0.33	0.64	0.57	1.13	1.45	2.56	3.06	7.36
0.00	0.02	0.02	0.05	0.03	0.02	0.00	0.04	0.06	0.25	0.16	0.26
0.00	0.02	0.03	0.01	0.04	0.05	0.04	0.06	0.06	0.05	0.00	0.00
0.00	0.00	0.00	0.00	0.00	0.00	0.00	0.00	0.00	0.00	0.00	0.00
0.82	1.65	3.27	4.50	6.06	7.83	7.66	8.23	11.03	12.32	15.21	17.81
0.85	1.34	1.67	1.32	1.24	1.26	0.87	1.14	1.45	1.92	2.43	0.77
0.04	0.02	0.02	0.04	0.04	0.06	0.08	0.08	0.09	0.15	0.63	0.77
0.00	0.00	0.00	0.00	0.00	0.03	0.00	0.08	0.06	0.05	0.47	0.39
17.40	30.34	51.09	90.45	166.28	307.67	423.46	645.63	984.30	1360.02	1590.17	1767.93
16.98	29.75	49.85	88.57	163.50	302.50	415.90	634.22	964.95	1334.58	1558.74	1730.37
0.46	1.18	1.43	2.32	4.20	5.74	6.09	7.61	8.35	9.32	7.84	5.42
0.13	0.32	1.30	3.91	9.45	22.82	35.85	60.46	92.93	135.18	163.81	178.35
0.90	1.70	3.44	6.37	14.02	30.87	48.73	82.36	138.18	198.92	220.95	238.37
1.36	2.07	2.68	5.40	9.36	17.05	23.60	39.89	65.03	98.15	131.60	161.58
0.60	0.82	1.19	1.80	3.45	6.35	9.06	13.74	24.13	36.14	50.40	63.11
0.71	1.13	1.36	3.38	5.64	10.13	13.69	25.05	39.11	58.76	77.91	94.21
5.67	12.09	21.96	33.85	52.67	76.41	84.30	104.34	135.11	160.32	169.46	186.10
0.01	0.07	0.10	0.31	0.51	1.16	1.40	2.72	4.60	6.51	7.29	8.78
0.34	0.84	1.40	3.20	6.18	10.91	15.77	20.99	32.80	43.38	45.30	48.78
1.84	3.51	7.32	17.34	39.21	89.24	136.54	221.28	337.23	468.00	521.62	521.00
0.01	0.00	0.02	0.05	0.13	0.17	0.10	0.31	0.27	0.49	1.10	1.03
0.01	0.07	0.07	0.22	0.30	1.11	2.83	6.98	16.90	36.43	66.31	105.05
0.04	0.07	0.19	0.40	0.83	1.83	3.62	7.12	14.78	26.18	48.75	79.24
1.72	1.81	2.63	3.33	5.59	8.25	8.73	12.57	15.10	16.86	18.97	21.17
2.15	2.18	2.18	2.74	3.87	5.92	6.92	9.57	15.87	19.23	19.28	16.26
0.07	0.18	0.20	0.34	0.42	0.65	0.75	0.95	1.62	2.32	3.29	4.78
0.44	0.36	0.58	0.74	0.87	1.53	1.66	2.58	5.13	7.74	11.44	25.29
0.32	0.23	0.36	0.50	0.53	1.00	1.01	1.77	3.57	5.72	8.23	15.87
1.63	2.54	4.57	7.23	12.03	22.57	28.43	43.69	75.15	121.03	186.15	373.74
0.06	0.07	0.07	0.08	0.11	0.10	0.14	0.10	0.24	0.25	0.16	0.00
1.12	2.07	3.87	6.61	11.05	21.06	27.05	40.78	69.37	107.62	150.65	213.20
0.66	1.04	1.16	1.80	1.82	1.91	2.26	4.23	7.58	17.06	39.35	115.38
0.00	0.00	0.00	0.10	0.07	0.13	0.24	1.32	3.36	8.18	21.40	65.95
2.19	2.92	2.81	3.45	4.10	5.82	6.63	11.80	23.27	49.45	106.75	319.67
0.03	0.16	0.07	0.08	0.14	0.27	0.14	0.23	0.32	0.20	0.39	0.65
0.03	0.04	0.03	0.10	0.21	0.57	1.17	2.19	4.90	9.17	15.21	18.58
23.96	45.17	72.59	114.36	191.54	325.49	450.29	753.48	1416.29	2661.07	4785.95	9926.55
14.79	25.90	39.31	59.27	95.60	154.54	207.88	334.61	621.23	1191.51	2326.39	5582.81
0.24	0.32	0.55	1.06	1.49	3.02	3.40	5.94	11.97	27.11	45.23	116.02
0.65	1.14	1.69	2.71	5.96	10.56	17.03	30.23	71.99	153.62	339.38	842.73
10.99	20.07	31.77	47.92	78.87	127.57	172.41	275.92	498.18	941.52	1816.06	4309.81
8.88	15.72	23.69	35.79	57.14	88.91	115.15	180.25	298.27	543.47	962.35	2138.71
0.50	0.61	1.06	1.84	3.07	5.25	6.07	10.52	20.03	37.47	68.27	130.35

11-4-2 2021年农村居民年龄别、疾病别死亡率（男）（续）

单位：1/10万

疾病名称（ICD-10）	合计	不满1岁	1～	5～	10～	15～	20～	25～
脑血管疾病计	192.41	1.36	0.20	0.25	0.44	1.24	1.88	4.33
内：脑出血	71.47	1.11	0.16	0.23	0.37	1.06	1.56	3.12
脑梗死	62.26	0.12	0.02	0.02	0.00	0.12	0.18	0.66
卒中（未特指出血或梗死）	5.87	0.00	0.00	0.00	0.00	0.00	0.12	0.21
八、呼吸系统疾病小计	77.67	11.60	1.42	0.33	0.47	0.52	0.76	1.11
其中：肺炎	7.82	9.87	0.87	0.22	0.21	0.06	0.38	0.41
慢性下呼吸道疾病	64.02	0.00	0.00	0.02	0.02	0.18	0.12	0.47
内：慢性支气管肺炎	8.39	0.00	0.00	0.00	0.00	0.04	0.02	0.06
肺气肿	4.91	0.00	0.00	0.00	0.02	0.02	0.00	0.06
尘肺	1.69	0.00	0.00	0.00	0.00	0.00	0.00	0.00
九、消化系统疾病小计	20.19	5.31	0.51	0.28	0.19	0.32	0.80	1.64
其中：胃和十二指肠溃疡	3.37	0.37	0.00	0.02	0.00	0.06	0.14	0.18
阑尾炎	0.10	0.00	0.02	0.03	0.05	0.00	0.00	0.02
肠梗阻	1.17	1.23	0.11	0.05	0.05	0.06	0.04	0.06
肝疾病	8.76	0.37	0.04	0.03	0.02	0.04	0.28	0.62
内：肝硬化	7.79	0.12	0.02	0.02	0.00	0.02	0.24	0.57
十、肌肉骨骼和结缔组织疾病小计	2.17	0.00	0.07	0.12	0.10	0.26	0.18	0.29
其中：系统性红斑狼疮	0.10	0.00	0.00	0.05	0.00	0.04	0.02	0.12
十一、泌尿生殖系统疾病小计	9.34	0.00	0.04	0.12	0.13	0.26	0.58	1.17
其中：肾小球和肾小管间质疾病	5.94	0.00	0.02	0.11	0.13	0.24	0.46	0.88
肾衰竭	2.48	0.00	0.02	0.02	0.00	0.02	0.12	0.18
前列腺增生	0.23	0.00	0.00	0.00	0.00	0.00	0.00	0.00
十二、妊娠、分娩和产褥期并发症小计								
其中：直接产科原因计								
内：流产								
妊娠高血压综合征								
产后出血								
产褥期感染								
间接产科原因计								
十三、起源于围生期的情况小计	0.88	97.75	0.00	0.00	0.00	0.00	0.00	0.00
其中：早产儿和未成熟儿	0.19	20.98	0.00	0.00	0.00	0.00	0.00	0.00
新生儿产伤和窒息	0.14	15.80	0.00	0.00	0.00	0.00	0.00	0.00
十四、先天畸形、变形和染色体异常小计	1.15	40.73	2.65	0.81	0.95	1.38	0.80	1.07
其中：先天性心脏病	0.75	24.44	1.76	0.59	0.69	1.06	0.66	0.80
先天性脑畸形	0.07	1.36	0.27	0.15	0.10	0.06	0.06	0.04
十五、诊断不明小计	3.43	6.29	0.60	0.19	0.31	0.82	1.02	1.46
十六、其他疾病小计	5.45	3.58	0.53	0.34	0.32	0.26	0.38	0.41
十七、损伤和中毒小计	66.62	19.62	14.28	8.14	14.21	22.28	23.90	34.06
其中：机动车辆交通事故	21.80	1.73	3.54	2.40	2.76	6.78	8.48	12.22
内：行人与机动车发生的交通事故	6.82	0.25	1.56	0.96	0.94	2.06	2.22	3.05
机动车与机动车发生的交通事故	4.76	0.12	0.38	0.42	0.53	1.46	1.80	2.50
机动车以外的运输事故	0.07	0.00	0.02	0.00	0.00	0.04	0.06	0.14
意外中毒	3.98	0.49	0.47	0.36	0.52	0.74	1.50	2.83
意外跌落	17.01	1.36	1.45	0.85	1.42	2.10	2.00	3.71
火灾	0.85	0.25	0.18	0.12	0.06	0.10	0.14	0.27
溺水	4.99	0.62	5.94	3.22	6.63	6.96	3.51	3.57
意外的机械性窒息	0.91	9.26	0.67	0.15	0.11	0.08	0.42	0.53
砸死	1.11	0.00	0.04	0.08	0.03	0.14	0.38	0.53
触电	1.06	0.00	0.13	0.12	0.15	0.30	0.74	1.64
自杀	8.18	0.00	0.00	0.08	1.73	3.74	4.79	5.82
被杀	0.35	0.37	0.13	0.08	0.19	0.22	0.22	0.27

30～	35～	40～	45～	50～	55～	60～	65～	70～	75～	80～	85岁及以上
8.01	17.67	30.85	51.03	89.98	160.52	230.81	399.16	760.44	1408.63	2352.18	4142.94
6.47	13.56	21.93	34.00	53.95	87.44	107.59	166.10	273.02	452.62	679.95	1073.22
0.75	1.95	4.45	8.85	20.02	38.30	62.74	121.88	247.13	492.84	853.56	1580.03
0.24	0.61	1.21	1.32	2.07	3.72	5.36	10.28	20.06	41.46	80.81	168.03
1.46	2.72	4.57	8.85	17.00	34.29	56.80	121.63	270.55	594.50	1164.25	2540.33
0.52	0.77	1.02	1.64	2.83	4.60	5.84	11.47	20.97	45.21	99.46	297.34
0.44	1.07	2.08	4.66	9.56	22.27	42.89	98.35	232.79	517.64	1007.65	2111.99
0.04	0.16	0.36	0.44	1.12	2.64	5.72	10.94	28.26	63.89	134.42	309.60
0.07	0.14	0.17	0.61	0.87	2.05	3.92	8.32	20.38	41.41	74.54	134.09
0.06	0.27	0.44	1.28	2.77	4.17	3.82	4.38	4.10	6.85	9.48	12.39
3.52	7.26	11.61	16.46	21.00	28.06	28.43	39.25	57.45	98.55	169.38	320.70
0.25	0.45	0.92	1.38	1.74	3.10	4.10	6.13	11.30	22.38	41.85	76.27
0.03	0.04	0.02	0.03	0.09	0.05	0.06	0.16	0.21	0.89	1.25	1.42
0.09	0.11	0.20	0.34	0.46	0.86	0.79	2.10	3.33	9.07	15.91	31.10
2.05	4.72	8.36	11.79	14.64	18.39	16.20	18.99	22.06	26.82	32.76	38.85
1.86	4.19	7.66	10.88	13.43	16.68	14.46	16.78	19.02	23.07	26.65	32.01
0.24	0.48	0.44	0.82	1.34	1.91	2.57	3.96	6.87	13.66	23.44	51.88
0.10	0.14	0.14	0.04	0.14	0.08	0.20	0.10	0.18	0.30	0.63	0.52
1.69	2.79	4.08	5.17	6.76	11.47	13.04	19.01	34.24	56.25	83.40	149.83
1.09	1.79	2.54	3.52	4.60	7.36	8.61	12.71	22.21	36.83	50.24	81.56
0.53	0.91	1.40	1.53	1.95	3.47	3.88	5.24	9.76	13.56	19.99	30.59
0.00	0.00	0.02	0.00	0.01	0.06	0.06	0.16	0.38	1.53	4.08	12.65
0.00	0.00	0.00	0.00	0.00	0.00	0.00	0.00	0.00	0.00	0.00	0.00
0.00	0.00	0.00	0.00	0.00	0.00	0.00	0.00	0.00	0.00	0.00	0.00
0.00	0.00	0.00	0.00	0.00	0.00	0.00	0.00	0.00	0.00	0.00	0.00
0.66	0.66	0.53	0.64	0.47	0.46	0.51	0.56	0.41	0.44	0.63	0.26
0.53	0.45	0.41	0.46	0.36	0.22	0.28	0.19	0.15	0.15	0.16	0.13
0.07	0.02	0.00	0.05	0.00	0.00	0.00	0.02	0.00	0.05	0.00	0.00
1.62	2.49	2.73	3.41	4.47	4.95	5.30	4.70	6.25	9.07	17.79	48.65
0.71	0.80	0.75	1.09	1.52	1.42	1.86	3.20	5.40	14.44	47.73	386.00
37.88	43.90	46.32	58.07	75.31	95.24	95.58	118.90	153.46	215.14	327.63	694.71
13.61	15.88	17.24	21.53	28.03	36.63	38.88	48.51	58.43	61.57	61.37	60.27
3.67	4.29	4.66	5.62	8.18	10.18	11.04	15.42	21.06	24.01	27.98	30.72
3.24	3.72	4.16	4.88	6.66	8.80	9.79	10.90	11.44	11.39	8.94	5.81
0.03	0.11	0.07	0.08	0.08	0.17	0.12	0.08	0.03	0.05	0.00	0.13
2.81	3.67	4.67	5.24	6.18	6.44	5.99	6.50	7.43	9.61	10.42	13.29
5.51	6.58	8.00	11.26	15.54	20.14	20.16	26.89	39.43	70.35	145.32	412.98
0.29	0.41	0.44	0.60	0.83	1.13	1.03	1.40	1.92	4.58	6.35	13.55
3.20	3.22	2.51	2.90	3.87	4.72	4.83	6.19	9.14	13.41	17.40	24.26
0.72	0.84	0.78	1.02	1.45	1.50	1.31	1.26	1.12	1.13	1.41	2.45
1.05	1.20	1.59	1.85	2.44	2.72	1.58	1.53	0.80	0.89	0.63	0.52
1.80	1.52	1.48	1.46	1.66	1.86	1.03	0.83	0.88	0.69	0.63	0.39
4.74	5.46	4.62	5.99	8.55	11.42	12.46	16.41	21.41	33.47	42.56	53.56
0.44	0.50	0.43	0.46	0.43	0.48	0.40	0.41	0.38	0.44	0.16	0.52

11-4-3 2021年农村居民年龄别、疾病别死亡率（女）

单位：1/10万

疾病名称（ICD-10）	合计	不满1岁	1～	5～	10～	15～	20～	25～
总计	**640.46**	**181.07**	**21.54**	**12.59**	**16.72**	**22.29**	**20.24**	**29.50**
一、传染病和寄生虫病小计	4.02	3.70	0.85	0.24	0.37	0.62	0.51	0.66
其中：传染病计	3.99	3.70	0.82	0.24	0.37	0.62	0.51	0.66
内：痢疾	0.00	0.00	0.00	0.00	0.00	0.00	0.00	0.00
肠道其他细菌性传染病	0.13	0.27	0.07	0.06	0.02	0.00	0.07	0.00
呼吸道结核	0.74	0.00	0.02	0.00	0.04	0.10	0.09	0.13
破伤风	0.03	0.00	0.00	0.00	0.00	0.00	0.00	0.00
脑膜炎球菌感染	0.09	0.41	0.32	0.06	0.12	0.05	0.00	0.04
败血症	0.38	2.47	0.17	0.04	0.06	0.12	0.07	0.04
性传播疾病	0.01	0.00	0.00	0.00	0.00	0.00	0.00	0.00
狂犬病	0.01	0.00	0.00	0.00	0.00	0.00	0.00	0.00
流行性乙型脑炎	0.00	0.00	0.00	0.00	0.00	0.00	0.00	0.00
病毒性肝炎	1.80	0.00	0.00	0.02	0.02	0.10	0.02	0.09
艾滋病	0.25	0.00	0.00	0.00	0.04	0.17	0.09	0.18
寄生虫病计	0.03	0.00	0.02	0.00	0.00	0.00	0.00	0.00
内：血吸虫病	0.02	0.00	0.00	0.00	0.00	0.00	0.00	0.00
二、肿瘤小计	122.55	4.25	2.51	2.53	2.95	3.69	3.96	7.44
其中：恶性肿瘤计	119.11	3.70	2.44	2.42	2.91	3.57	3.80	7.06
内：鼻咽癌	0.95	0.00	0.00	0.02	0.04	0.05	0.05	0.20
食管癌	6.39	0.00	0.00	0.00	0.00	0.02	0.00	0.00
胃癌	12.08	0.00	0.00	0.00	0.00	0.02	0.23	0.57
结肠、直肠和肛门癌	10.07	0.00	0.02	0.00	0.00	0.14	0.12	0.31
内：结肠癌	4.24	0.00	0.00	0.00	0.00	0.07	0.05	0.15
直肠癌	5.56	0.00	0.02	0.00	0.00	0.05	0.07	0.15
肝癌	14.96	0.27	0.17	0.00	0.04	0.14	0.26	0.62
胆囊癌	1.31	0.00	0.00	0.00	0.00	0.00	0.00	0.00
胰腺癌	5.21	0.00	0.00	0.00	0.00	0.00	0.07	0.11
肺癌	29.67	0.00	0.00	0.02	0.00	0.05	0.19	0.33
乳腺癌	7.29	0.00	0.00	0.00	0.00	0.00	0.02	0.77
宫颈癌	5.64	0.00	0.00	0.00	0.00	0.00	0.12	0.38
卵巢癌	2.67	0.00	0.00	0.00	0.00	0.19	0.19	0.20
前列腺癌								
膀胱癌	0.86	0.00	0.00	0.00	0.00	0.00	0.00	0.02
脑及神经系统恶性肿瘤	3.83	0.69	0.82	1.01	0.91	0.59	0.61	0.86
白血病	3.32	1.65	0.99	0.74	1.15	1.43	1.05	1.32
良性肿瘤计	0.52	0.27	0.02	0.02	0.00	0.10	0.05	0.07
三、血液、造血器官及免疫疾病小计	1.27	1.65	0.30	0.18	0.35	0.17	0.23	0.15
其中：贫血	0.92	0.69	0.12	0.11	0.25	0.05	0.05	0.13
四、内分泌、营养和代谢疾病小计	22.83	2.74	0.30	0.17	0.14	0.31	0.30	0.64
其中：甲状腺疾患	0.12	0.00	0.00	0.00	0.00	0.02	0.02	0.04
糖尿病	19.04	0.00	0.02	0.07	0.04	0.19	0.14	0.46
五、精神和行为障碍小计	3.81	0.00	0.02	0.06	0.10	0.21	0.35	0.35
其中：痴呆	1.87	0.00	0.00	0.00	0.00	0.00	0.00	0.02
六、神经系统疾病小计	10.61	3.43	1.62	1.62	1.24	1.78	1.38	1.50
其中：脑膜炎	0.07	0.27	0.15	0.04	0.04	0.10	0.00	0.04
帕金森病	0.90	0.00	0.00	0.00	0.00	0.00	0.00	0.00
七、循环系统疾病小计	351.12	4.80	0.75	0.72	1.13	1.76	2.33	4.55
其中：心脏病计	184.93	3.70	0.55	0.52	0.70	1.24	1.49	2.74
内：慢性风湿性心脏病	4.88	0.00	0.00	0.00	0.00	0.02	0.07	0.04
高血压性心脏病	26.17	0.00	0.00	0.00	0.02	0.00	0.02	0.09
冠心病	143.71	0.00	0.00	0.11	0.23	0.59	0.98	1.88
内：急性心肌梗死	76.37	0.00	0.00	0.07	0.17	0.48	0.77	1.54
其他高血压病	5.14	0.00	0.00	0.00	0.00	0.00	0.05	0.13

30～	35～	40～	45～	50～	55～	60～	65～	70～	75～	80～	85岁及以上
35.82	**53.38**	**78.88**	**125.95**	**218.20**	**371.52**	**526.71**	**931.06**	**1817.43**	**3444.59**	**5769.63**	**14 469.26**
0.68	0.98	1.40	1.73	2.40	4.55	5.99	8.45	13.05	20.46	24.36	38.24
0.68	0.96	1.40	1.72	2.39	4.52	5.99	8.37	12.88	20.24	24.24	37.91
0.00	0.00	0.00	0.00	0.00	0.00	0.00	0.00	0.03	0.00	0.00	0.17
0.00	0.00	0.02	0.01	0.04	0.06	0.08	0.11	0.23	0.85	1.20	2.65
0.16	0.20	0.21	0.24	0.30	0.77	1.12	1.75	2.82	3.38	5.69	7.13
0.00	0.02	0.00	0.01	0.00	0.05	0.06	0.09	0.03	0.13	0.42	0.33
0.03	0.00	0.02	0.06	0.05	0.03	0.10	0.19	0.20	0.27	0.36	0.33
0.03	0.09	0.10	0.15	0.22	0.36	0.39	0.68	0.74	1.29	2.39	6.06
0.00	0.00	0.00	0.00	0.00	0.02	0.00	0.04	0.00	0.04	0.12	0.17
0.00	0.00	0.00	0.01	0.00	0.02	0.02	0.02	0.09	0.04	0.00	0.08
0.00	0.00	0.00	0.00	0.00	0.00	0.00	0.00	0.00	0.00	0.00	0.00
0.10	0.20	0.37	0.72	1.29	2.32	3.26	4.22	6.75	10.90	10.59	13.85
0.19	0.34	0.51	0.29	0.29	0.36	0.35	0.51	0.28	0.40	0.36	0.17
0.00	0.02	0.00	0.01	0.01	0.03	0.00	0.08	0.17	0.22	0.12	0.33
0.00	0.00	0.00	0.00	0.00	0.02	0.00	0.04	0.17	0.09	0.06	0.33
11.70	19.79	32.00	53.39	93.86	152.69	188.02	299.83	463.01	671.81	753.91	947.81
11.22	18.80	30.48	51.47	91.14	148.82	183.31	291.66	450.70	652.72	735.78	919.77
0.13	0.27	0.44	0.83	1.09	1.58	1.53	2.28	3.85	3.96	2.33	4.31
0.10	0.04	0.26	0.43	1.06	3.00	5.60	13.58	27.78	50.23	62.25	87.76
1.18	1.72	2.41	3.81	6.44	11.26	15.62	27.42	45.76	78.21	91.82	124.01
0.75	1.41	2.24	3.54	6.19	10.60	13.72	21.61	38.78	58.10	75.89	105.43
0.41	0.51	1.10	1.55	2.76	4.55	5.83	9.17	15.96	22.69	32.50	44.46
0.33	0.87	1.08	1.90	3.26	5.80	7.44	11.83	21.80	33.90	41.66	57.65
0.99	1.93	3.10	5.72	11.08	18.22	24.53	40.69	60.21	83.64	89.90	104.69
0.04	0.02	0.14	0.35	0.68	1.56	2.11	3.11	5.47	8.76	9.28	11.20
0.15	0.27	0.58	1.80	2.94	6.57	9.32	13.82	21.77	30.83	34.24	37.74
0.98	1.84	4.86	7.77	18.15	32.20	44.94	79.00	125.21	179.60	204.46	245.95
1.82	3.49	5.42	8.60	12.35	16.22	14.46	14.70	16.47	19.75	17.42	20.99
0.66	2.09	2.75	5.18	8.30	11.23	9.94	13.25	16.47	20.82	20.77	19.83
0.28	0.47	1.03	2.39	4.22	5.58	6.03	6.93	9.00	8.27	6.46	5.14
0.03	0.09	0.05	0.11	0.22	0.44	0.74	1.29	2.82	6.45	8.44	15.76
1.02	1.39	1.57	2.45	3.56	5.97	6.70	9.13	11.71	14.59	16.64	15.76
1.21	1.25	1.63	2.03	2.83	4.72	5.27	7.61	10.37	13.08	11.91	10.78
0.09	0.16	0.19	0.28	0.43	0.70	0.79	1.16	1.51	2.62	2.69	4.73
0.31	0.25	0.24	0.39	0.70	0.79	1.10	1.97	3.79	6.23	10.77	19.33
0.24	0.16	0.14	0.26	0.49	0.51	0.72	1.50	2.76	4.49	8.56	14.52
0.69	1.43	1.82	3.52	6.70	13.65	24.76	42.59	86.09	146.05	195.66	391.29
0.04	0.07	0.07	0.10	0.09	0.17	0.08	0.15	0.34	0.67	0.72	0.83
0.56	1.08	1.52	3.06	6.19	12.97	23.87	40.75	82.15	135.91	165.91	221.65
0.31	0.45	0.61	0.65	0.78	1.23	1.72	3.13	6.87	15.79	33.58	129.90
0.00	0.02	0.02	0.04	0.04	0.16	0.45	1.06	2.71	7.70	20.05	75.65
1.12	1.34	1.68	1.44	2.44	3.84	4.24	8.28	19.41	42.17	86.73	349.39
0.00	0.05	0.09	0.03	0.11	0.13	0.08	0.06	0.11	0.13	0.30	0.08
0.00	0.02	0.03	0.10	0.14	0.47	0.60	1.69	4.05	7.25	8.02	13.94
6.81	11.83	20.35	35.99	68.20	130.43	216.52	430.31	956.99	1998.74	3623.23	9279.69
4.00	6.72	10.16	17.04	30.14	58.53	101.48	198.10	451.18	966.49	1882.87	5505.87
0.18	0.31	0.54	0.73	1.63	2.69	4.11	6.99	12.22	25.27	42.80	125.92
0.22	0.38	0.54	1.16	2.54	5.59	9.09	20.36	54.34	130.39	285.74	891.82
2.66	4.79	7.61	12.79	23.39	45.51	80.96	158.43	360.36	761.58	1463.36	4219.61
2.05	3.61	5.49	8.69	15.94	29.95	51.45	99.81	209.39	415.69	739.85	2037.39
0.07	0.22	0.56	0.79	1.10	2.43	3.68	5.77	15.05	29.09	51.77	128.66

11-4-3　2021年农村居民年龄别、疾病别死亡率（女）（续）

单位：1/10万

疾病名称（ICD-10）	合计	不满1岁	1～	5～	10～	15～	20～	25～
脑血管疾病计	158.06	0.69	0.17	0.20	0.41	0.50	0.65	1.46
内：脑出血	53.09	0.69	0.12	0.13	0.33	0.29	0.42	0.84
脑梗死	54.39	0.00	0.00	0.02	0.00	0.07	0.07	0.29
卒中（未特指出血或梗死）	5.46	0.00	0.05	0.00	0.00	0.02	0.02	0.13
八、呼吸系统疾病小计	52.27	11.80	1.27	0.33	0.41	0.55	0.54	0.68
其中：肺炎	6.26	9.33	0.85	0.22	0.23	0.19	0.28	0.18
慢性下呼吸道疾病	42.90	0.00	0.00	0.02	0.04	0.12	0.14	0.33
内：慢性支气管肺炎	6.48	0.00	0.00	0.00	0.02	0.00	0.02	0.02
肺气肿	3.12	0.00	0.00	0.00	0.00	0.00	0.02	0.04
尘肺	0.05	0.00	0.02	0.00	0.00	0.00	0.00	0.00
九、消化系统疾病小计	11.60	3.57	0.55	0.07	0.12	0.36	0.61	0.62
其中：胃和十二指肠溃疡	2.20	0.00	0.02	0.00	0.00	0.00	0.02	0.07
阑尾炎	0.09	0.00	0.00	0.00	0.00	0.00	0.00	0.00
肠梗阻	0.86	0.82	0.15	0.02	0.04	0.05	0.05	0.02
肝疾病	2.92	0.69	0.02	0.02	0.04	0.17	0.16	0.15
内：肝硬化	2.29	0.14	0.00	0.00	0.04	0.10	0.12	0.09
十、肌肉骨骼和结缔组织疾病小计	2.81	0.27	0.02	0.02	0.19	0.36	0.44	0.75
其中：系统性红斑狼疮	0.47	0.00	0.00	0.00	0.14	0.33	0.35	0.68
十一、泌尿生殖系统疾病小计	6.32	0.55	0.07	0.07	0.27	0.26	0.42	0.49
其中：肾小球和肾小管间质疾病	4.16	0.14	0.02	0.07	0.19	0.14	0.33	0.29
肾衰竭	1.76	0.41	0.05	0.00	0.08	0.12	0.09	0.20
前列腺增生								
十二、妊娠、分娩和产褥期并发症小计	0.08	0.00	0.00	0.00	0.00	0.07	0.09	0.35
其中：直接产科原因计	0.08	0.00	0.00	0.00	0.00	0.07	0.07	0.35
内：流产	0.01	0.00	0.00	0.00	0.00	0.00	0.02	0.07
妊娠高血压综合征	0.01	0.00	0.00	0.00	0.00	0.02	0.00	0.07
产后出血	0.02	0.00	0.00	0.00	0.00	0.00	0.02	0.09
产褥期感染	0.03	0.00	0.00	0.00	0.00	0.02	0.02	0.04
间接产科原因计	0.00	0.00	0.00	0.00	0.00	0.00	0.02	0.00
十三、起源于围生期的情况小计	0.69	82.17	0.00	0.00	0.00	0.00	0.00	0.00
其中：早产儿和未成熟儿	0.19	22.36	0.00	0.00	0.00	0.00	0.00	0.00
新生儿产伤和窒息	0.14	16.05	0.00	0.00	0.00	0.00	0.00	0.00
十四、先天畸形、变形和染色体异常小计	0.93	33.88	1.96	1.00	1.11	0.81	0.75	0.57
其中：先天性心脏病	0.64	21.40	1.17	0.70	0.78	0.57	0.54	0.51
先天性脑畸形	0.05	1.51	0.20	0.13	0.10	0.02	0.09	0.00
十五、诊断不明小计	1.75	4.80	0.65	0.09	0.14	0.36	0.23	0.46
十六、其他疾病小计	8.42	2.61	0.35	0.09	0.12	0.29	0.02	0.22
十七、损伤和中毒小计	38.77	20.58	9.82	5.16	7.83	10.52	7.93	9.82
其中：机动车辆交通事故	9.03	1.37	3.11	1.86	1.83	2.59	2.43	3.42
内：行人与机动车发生的交通事故	3.49	0.14	1.42	0.79	0.51	1.00	0.86	1.06
机动车与机动车发生的交通事故	1.62	0.27	0.27	0.24	0.35	0.31	0.30	0.71
机动车以外的运输事故	0.01	0.00	0.00	0.00	0.00	0.02	0.00	0.02
意外中毒	1.50	0.14	0.50	0.35	0.54	0.71	0.72	0.60
意外跌落	12.99	0.82	1.57	0.52	0.89	0.95	0.65	0.93
火灾	0.40	0.00	0.12	0.13	0.06	0.12	0.05	0.13
溺水	2.84	0.41	2.76	1.62	2.27	1.71	0.93	0.95
意外的机械性窒息	0.35	9.33	0.52	0.09	0.04	0.05	0.09	0.13
砸死	0.19	0.00	0.15	0.00	0.00	0.00	0.02	0.09
触电	0.12	0.00	0.00	0.04	0.10	0.00	0.00	0.18
自杀	5.96	0.00	0.00	0.04	1.57	3.54	2.36	2.34
被杀	0.30	0.41	0.10	0.09	0.12	0.10	0.33	0.26

30～	35～	40～	45～	50～	55～	60～	65～	70～	75～	80～	85岁及以上
2.51	4.60	9.23	17.57	35.65	67.52	108.07	221.84	481.76	986.65	1662.07	3585.61
1.80	3.52	6.17	11.95	22.27	38.59	53.07	96.39	177.53	320.67	480.68	905.26
0.35	0.63	1.54	2.93	6.57	14.68	28.23	64.83	159.38	352.12	607.93	1382.48
0.12	0.05	0.23	0.32	0.96	1.82	2.19	5.11	12.62	30.03	58.48	165.74
0.77	1.05	1.92	3.05	5.53	10.98	21.06	43.75	118.34	278.89	580.16	1646.35
0.27	0.29	0.54	0.68	1.05	1.77	2.60	4.44	10.80	25.80	58.12	219.74
0.38	0.43	1.05	1.85	3.50	7.85	16.35	36.56	100.59	239.57	493.67	1335.45
0.07	0.04	0.09	0.26	0.47	1.25	2.13	4.63	14.59	33.37	75.18	213.85
0.03	0.02	0.10	0.19	0.33	0.57	1.47	2.81	8.63	19.57	34.12	89.17
0.00	0.00	0.02	0.07	0.01	0.06	0.12	0.09	0.14	0.22	0.42	0.33
0.71	1.01	1.47	2.08	3.85	6.79	9.84	16.79	29.41	61.35	111.09	264.87
0.06	0.13	0.19	0.26	0.63	0.93	1.20	2.47	5.16	12.10	26.10	55.58
0.00	0.00	0.02	0.03	0.04	0.02	0.06	0.19	0.14	0.67	0.54	2.24
0.06	0.05	0.07	0.11	0.16	0.33	0.66	0.63	1.68	4.76	9.40	23.06
0.40	0.45	0.63	0.98	1.93	3.40	4.61	7.92	10.20	16.50	18.67	23.64
0.25	0.34	0.54	0.78	1.58	2.78	3.66	6.44	8.09	12.55	14.42	18.00
0.66	0.60	0.72	1.16	1.42	2.07	2.38	3.72	6.33	12.32	22.50	58.98
0.53	0.45	0.45	0.55	0.59	0.73	0.62	0.66	0.74	0.62	0.42	0.41
0.93	1.30	1.92	2.17	4.07	6.94	8.53	12.40	22.60	35.23	44.83	68.19
0.52	0.79	1.22	1.40	2.83	4.49	5.58	8.24	15.16	23.80	28.49	44.79
0.35	0.45	0.61	0.64	1.02	2.15	2.42	3.57	6.21	9.34	13.11	16.18
0.33	0.40	0.10	0.00	0.00	0.00	0.00	0.00	0.00	0.00	0.00	0.00
0.31	0.36	0.09	0.00	0.00	0.00	0.00	0.00	0.00	0.00	0.00	0.00
0.01	0.05	0.03	0.00	0.00	0.00	0.00	0.00	0.00	0.00	0.00	0.00
0.03	0.02	0.02	0.00	0.00	0.00	0.00	0.00	0.00	0.00	0.00	0.00
0.04	0.09	0.02	0.00	0.00	0.00	0.00	0.00	0.00	0.00	0.00	0.00
0.13	0.16	0.00	0.00	0.00	0.00	0.00	0.00	0.00	0.00	0.00	0.00
0.01	0.04	0.00	0.00	0.00	0.00	0.00	0.00	0.00	0.00	0.00	0.00
0.00	0.00	0.00	0.00	0.00	0.00	0.00	0.00	0.00	0.00	0.00	0.00
0.00	0.00	0.00	0.00	0.00	0.00	0.00	0.00	0.00	0.00	0.00	0.00
0.00	0.00	0.00	0.00	0.00	0.00	0.00	0.00	0.00	0.00	0.00	0.00
0.49	0.40	0.45	0.53	0.59	0.38	0.23	0.40	0.71	0.58	0.60	0.41
0.37	0.33	0.40	0.40	0.50	0.25	0.21	0.27	0.48	0.18	0.18	0.08
0.06	0.02	0.00	0.03	0.00	0.00	0.00	0.00	0.00	0.00	0.06	0.00
0.33	0.38	0.65	0.51	0.78	1.00	1.20	1.33	2.99	6.01	10.29	50.68
0.15	0.27	0.24	0.40	0.70	0.88	1.03	1.63	4.62	10.32	35.55	489.42
9.65	11.65	13.10	18.67	25.75	34.88	39.43	55.85	81.90	136.71	232.41	725.91
3.35	4.68	5.54	7.93	10.85	15.99	16.20	20.85	24.05	24.25	20.05	22.40
1.06	1.53	1.56	2.55	3.25	5.20	5.66	7.71	11.68	12.68	12.15	14.35
0.68	0.81	1.24	1.81	2.38	3.71	3.39	3.85	3.56	2.58	1.20	1.16
0.00	0.00	0.05	0.00	0.03	0.02	0.04	0.02	0.00	0.00	0.00	0.00
0.75	0.94	0.79	1.01	1.31	1.58	1.84	2.45	4.10	5.21	7.84	9.21
0.69	1.10	1.40	1.99	3.02	4.15	5.48	10.10	21.26	50.45	117.43	455.57
0.09	0.14	0.14	0.19	0.12	0.09	0.19	0.55	0.94	2.54	2.57	8.05
0.86	1.10	0.89	1.49	2.15	2.23	3.10	4.67	6.73	11.03	15.20	21.40
0.10	0.05	0.14	0.25	0.30	0.17	0.27	0.51	0.43	0.93	1.08	2.65
0.07	0.13	0.19	0.32	0.25	0.36	0.33	0.27	0.28	0.36	0.36	0.66
0.10	0.04	0.12	0.14	0.18	0.22	0.14	0.19	0.20	0.18	0.24	0.08
2.35	2.28	2.61	3.53	5.64	7.73	9.28	12.40	17.15	25.45	28.25	28.95
0.53	0.38	0.35	0.51	0.34	0.28	0.31	0.21	0.34	0.18	0.36	0.58

十二、食品安全与卫生健康监督

简要说明

一、本章反映我国食品安全监测、食品安全标准、卫生健康监督、监测及行政执法情况。主要包括食源性疾病暴发、食品安全监测和国家标准制定情况，公共场所卫生、生活饮用水卫生、职业卫生、放射卫生等监督、监测、行政执法情况及传染病防治、医疗卫生、采供血卫生监督执法情况。

二、本章数据来源于食品安全风险监测和卫生健康监督统计年报。

三、除在表下方标明所缺省份外，其他数据包括全国31个省、自治区、直辖市数据。

四、结案数包括往年查处，当年结案的情况。

主要指标解释

食源性疾病　指食品中致病因素进入人体引起的感染性、中毒性等疾病。

监督户次　即卫生监督的生产、经营企业的户次数。

监测合格率　即卫生抽样监测合格件数/监测件数×100%。

12-1-1　各类致病因素食源性疾病暴发报告情况

致病因素	事件/起		事件构成/%		患者/人		患者构成/%	
	2022	2023	2022	2023	2022	2023	2022	2023
动植物及毒蘑菇	2463	3852	50.2	55.3	9292	13 327	38.3	44.1
其中：毒蘑菇	1639	3087	33.4	44.4	5834	10 489	24.0	34.7
菜豆	300	278	6.1	4.0	1264	986	5.2	3.3
乌头	86	101	1.8	1.5	367	411	1.5	1.4
桐油果	31	29	0.6	0.4	151	129	0.6	0.4
野菜	80	67	1.6	1.0	353	247	1.5	0.8
苦瓠瓜	15	30	0.3	0.4	66	103	0.3	0.3
发芽马铃薯	14	16	0.3	0.2	107	66	0.4	0.2
河鲀鱼	8	12	0.2	0.2	21	39	0.1	0.1
微生物	454	724	9.3	10.4	6106	7428	25.2	24.6
其中：沙门氏菌	153	175	3.1	2.5	2048	1611	8.4	5.3
副溶血性弧菌	84	202	1.7	2.9	1215	2241	5.0	7.4
金黄色葡萄球菌及其毒素	54	85	1.1	1.2	568	766	2.3	2.5
蜡样芽孢杆菌	38	28	2.8	0.4	562	310	2.3	1.0
大肠埃希菌	33	42	0.7	0.2	481	582	2.0	0.6
化学物	94	105	1.9	1.5	399	571	1.6	1.9
其中：亚硝酸盐	46	61	0.9	0.9	205	354	0.8	1.2
农药	29	19	0.6	0.3	108	70	0.4	0.2
寄生虫								
混合因素	11	1	0.2	0.0	51	7	0.2	0.0
不明原因	1874	2215	38.2	31.8	8395	8710	34.6	28.8

注：包括胰蛋白酶抑制剂（含在未煮熟豆浆中）。

12-1-2　各类场所食源性疾病暴发报告情况

发生场所	事件/起		事件构成/%		患者/人		患者构成/%	
	2022	2023	2022	2023	2022	2023	2022	2023
合计	**4902**	**6960**	**100.0**	**100.0**	**24 282**	**30 237**	**100.0**	**100.0**
餐饮服务单位	1819	2291	37.1	32.9	13 583	15 034	55.9	49.7
宾馆饭店	793	1257	16.2	18.1	5106	7879	21.0	26.1
单位食堂	182	86	3.7	1.2	1564	678	6.4	2.2
学校食堂	183	149	3.7	2.1	2038	1514	8.4	5.0
快餐店①	137	126	2.8	1.8	820	534	3.4	1.8
农村宴席	56	46	1.1	0.7	813	895	3.4	3.0
街头摊点②	247	347	5.0	5.0	969	1268	4.0	4.2
小餐馆③								
送餐	78	55	1.6	0.8	1170	679	4.8	2.3
其他④	143	225	3.0	3.2	1103	1587	4.6	5.3
学校（不包括学校食堂）								
家庭	2939	4465	60.0	65.2	9808	14 216	40.4	47.0
其他⑤	144	204	2.9	2.9	891	987	3.7	3.3

注：①包括食品超市、食品零售点、小吃店、熟食店、糕点坊、大排档，2021年快餐店改为门店。②包括农贸市场。③2021年的小餐馆归入餐馆相当于2020年的宾馆饭店。④包括种养殖场、食品公司和饮水公司，中央厨房。⑤指除集体食堂、宾馆饭店、家庭、街头摊点、快餐店和送餐之外的饮食场所。

12-2 2023年食品中微生物、化学污染物及有害因素监测情况

分　级	化学污染物和有害因素					微生物				
	采样单位/个	检测单位/个	数据上报单位/个	完成样本数/份	监测数据量/个	采样单位/个	检测单位/个	数据上报单位/个	完成样本数/份	监测数据量/个
总　计	**940**	**593**	**698**	**44 723**	**1 103 560**	**1038**	**804**	**787**	**70 298**	**282 443**
省级	24	14	16	2313	55 305	15	15	15	2535	7350
地市级	333	331	331	36 110	904 259	323	333	331	48 923	200 970
区县级	583	248	351	6300	143 996	700	456	441	18 840	74 123

注：2023年化学污染物和有害因素采样涉及2740个区县，微生物采样涉及2630个区县。

12-3 食品安全国家标准制定公布情况

标　准	2018	2019	2020	2021	2022	2023
总　计	**36**	**13**	**38**	**108**	**59**	**85**
食品安全基础标准	1	2		3	3	
食品产品标准	7			2	3	3
营养与特殊膳食食品标准				3		
食品生产经营规范标准	4		1	4		5
食品添加剂质量规格标准	5		18	44	11	10
营养强化剂质量规格标准	11		10	3	9	6
食品相关产品标准					3	6
理化检验方法标准			5	8	8	46
微生物检验方法标准			2		1	9
毒理学评价程序			2	1		
农药残留限量	8	2		4		
兽药残留限量		9		36	21	

12-4 2023年建设项目卫生审查情况

单位：个

专业类别	建设项目数				设计卫生审查		竣工验收	
	合计	新建	改建	扩建	同意	不同意	通过	未通过
总 计	**2586**	**2398**	**108**	**80**			**2442**	
生活饮用水卫生	544	533	6	5	0	0	531	0
其他	2042	1865	102	75	0	0	1911	0

12-5-1 2023年公共场所卫生被监督单位情况

指 标	总计	住宿场所	沐浴场所	游泳场所	美容美发场所	候车（机／船）场所	其他
单位数／个	1 737 485	363 333	150 770	22 592	1 078 832	3003	118 955
从业人员数／人	7 895 267	2 371 923	756 239	163 477	2 147 051	133 154	2 323 423
持健康合格证明人数／人	7 731 075	2 318 646	746 386	159 759	2 132 872	121 633	2 251 779
有集中空调通风系统	79 414	26 437	5586	2330	17 000	802	27 259
有效卫生许可证／份	573 687	113 553	54 109	9062	361 905	792	34 266
卫生许可证发放情况／份							
新发	435 633	69 454	43 643	293 752	6138	384	22 262
变更	29 558	7732	3644	13 861	909	117	3295
延续	108 496	36 367	6822	54 292	2015	291	8709
注销	24 901	2956	3255	16 851	377	13	1449
量化分级管理等级评定情况							
合计	1 589 263	334 950	141 513	986 812	22 071	2493	101 424
A 级	13 881	6442	667	3796	1181	121	1674
B 级	438 340	91 482	38 791	271 318	9207	616	26 926
C 级	1 048 528	222 521	93 367	673 802	10 511	970	47 357
不予评级	88 514	14 505	8688	37 896	1172	786	25 467

12-5-2 2023年公共场所经常性卫生监督监测情况

指标	总计	住宿场所	沐浴场所	游泳场所	美容美发场所	候车（机/船）场所	其他
卫生监督户次数	1 297 149	288 613	113 049	22 310	783 480	2874	86 823
卫生监测样品数	1 188 538	472 884	125 933	157 487	357 612	7611	67 011
卫生监测合格率/%	98.42	98.54	98.30	95.88	99.16	99.13	99.67

12-5-3 2023年公共场所卫生监督处罚案件

单位：件

指标	总计	住宿场所	沐浴场所	游泳场所	美容美发场所	候车（机/船）场所	其他
案件数	84 099	28 689	8039	4389	38 022	78	4882
结案数	82 216	27 965	8038	4312	36 993	77	4831
违法事实							
违反卫生管理有关规定	52 030	14 447	5670	3964	23 726	69	4154
违反设施设备和公共卫生间有关规定	3680	2224	260	190	907	1	98
违反通风系统有关规定	238	129	18	15	13	1	62
违反公共用品用具有关规定	30 568	13 728	2275	216	13 863	3	483
违反危害健康事故处置有关规定	1319	428	218	70	361	7	235
处罚程序							
简易程序	36 076	12 714	2663	1793	17 392	45	1469
一般程序	46 474	15 633	5195	2550	19 694	31	3371
其中：听证	159	44	23	9	66	1	16
行政强制及其他措施	17 863	5738	1391	964	8865	17	888
处罚决定							
警告	78 516	27 226	7472	3555	35 739	75	4449
罚款	51 307	17 492	5744	2883	21 108	36	4044
罚款金额/万元	7577.4	2151.1	755.4	760.2	3108.6	5.2	796.9
停业整顿	57	7	2	30	17	0	1
吊销卫生许可证	9	0	1	1	4	0	3

12-6-1 2023年饮用水卫生（供水）被监督单位情况

单位类别	单位数 / 户	从业人员 / 人	持健康合格证明人数 / 人
总 计	**106 655**	**801 394**	**741 932**
集中式供水单位	29 713	184 237	169 031
城市公共供水	4171	79 953	70 041
乡镇公共供水	16 502	53 930	50 706
自建设施供水	7245	43 431	42 799
分质供水	1795	6923	5485
二次供水单位	76 942	617 157	572 901

12-6-2 2023年饮用水卫生（涉水产品）被监督单位情况

单位类别	单位数 / 户	产品品种数 / 个
总 计	**5115**	**18 898**
输配水设备单位	3299	10 213
防护材料单位	141	263
水处理材料单位	456	2441
化学处理剂单位	300	636
水质处理器单位	915	5341
与饮用水接触的新材料、新工艺和新化学物质	4	4

12-6-3 2023年饮用水经常性卫生监督监测情况

单位类别	卫生监督户次数 / 户次	卫生监测合计样品数 / 件	卫生监测合格率 /%
合 计	**23 578**	**60 170**	**97.15**
集中式供水	17 278	46 311	96.68
城市公共供水	6437	18 853	98.24
乡镇公共供水	10 404	26 400	95.29
自建设施供水	255	555	95.14
分质供水	182	503	96.42
二次供水	6293	13 827	98.72
涉水产品生产企业	7	32	100.00

12-6-4　2023年饮用水卫生监督处罚案件

单位：件

指　　标	总计	集中式供水					二次供水	涉水产品生产企业	涉水产品经营单位
		合计	城市公共供水	乡镇公共供水	自建设施供水	分质供水			
案件数	3245	1675	128	1086	387	74	1280	145	145
结案数	3104	1669	125	1102	370	72	1148	142	145
违法事实									
违反饮用水工程项目验收的有关规定	430	0	0	0	0	0	430	0	0
违反供水单位卫生许可的有关规定	1012	445	26	228	153	38	554	7	6
违反供、管水人员健康管理的有关规定	377	244	31	175	28	10	129	3	1
违反生活饮用水卫生标准的有关规定	1062	845	73	708	37	27	149	18	50
违反集中式供水单位水源保护的有关规定	49	4	0	2	2	0	45	0	0
生产和销售的涉及饮用水卫生安全产品违反卫生许可的有关规定	193	13	1	11	1	0	5	113	62
处罚程序									
简易程序	1093	590	50	267	255	18	458	15	30
一般程序	2135	1075	76	812	132	55	816	129	115
其中：听证	7	4	1	3	0	0	1	0	2
相关行政措施									
责令限期改进	540	332	26	258	31	17	167	21	20
处罚决定									
罚款	2563	1346	115	1023	136	72	959	136	122
罚款金额 / 万元	727.0	313.2	25.8	214.8	54.9	17.9	266.7	111.2	35.9
其他	881	389	14	83	289	3	452	16	24

12-7　2023年消毒产品被监督单位产品情况

产品种类	合计	消毒剂	消毒器械	卫生用品						
				合计	排泄物卫生用品	湿巾 / 卫生湿巾	抗（抑）菌制剂	纸巾（纸）	卫生棉 / 化妆棉	其他
总计	**54 211**	**16 931**	**8435**	**28 845**	**3900**	**4645**	**10 840**	**6428**	**1959**	**1073**
第一类消毒产品	8615	6865	1750							
第二类消毒产品	27 591	10 066	6685	10 840			10 840			
第三类消毒产品	18 005			18 005	3900	4645		6428	1959	1073

12-8　2023年职业卫生技术机构被监督单位情况

指　　标	合计	职业健康检查机构	职业病诊断机构	放射卫生技术服务机构
机构数／个	5963	5082	371	510
业务人员数／人				
有效资质证数／份	194	52	116	26
机构资质证发放情况／份				
新发	98	22	54	22
变更	36	17	18	1
延续	45	1	44	0
注销	15	12	0	3

12-9-1　2023年放射卫生被监督单位情况

指标	数量	指标	数量
单位数／户	88 988	放射诊疗许可证发放情况／份	21 433
其中：X线影像诊断	87 862	新发	9591
介入放射学	1812	变更	3677
核医学	1244	延续	7783
放射治疗	3636	注销	382

12-9-2 2023年放射卫生监督处罚案件

单位：件

指 标	数 量
案件数	6980
结案数	6887
违法事实	
放射诊疗许可不符合有关规定	2498
放射诊疗建设项目不符合有关规定	488
放射诊疗场所及其防护措施不符合有关规定	707
放射诊疗设备不符合有关规定	382
放射工作人员管理不符合有关规定	1867
开展放射诊疗的人员条件不符合有关规定	202
对患者、受检者及其他非放射工作人员的保护不符合有关规定	1234
放射事件预防处置不符合有关规定	
职业病人管理不符合有关规定	5
档案管理与体系建设不符合有关规定	547
核医学诊疗过程不符合有关规定	2
放射性同位素管理不符合有关规定	3
放射治疗过程不符合有关规定	9
拒绝卫生行政部门监督检查	
处罚程序	
简易程序	2959
一般程序	3960
其中：听证	11
行政强制及其他措施	
责令限期改正	1285
处罚决定	
警告	6497
罚款	4276
罚款金额 / 万元	2407.8
其他	13

12-10　2023年血液安全监督处罚案件

单位：件

指　标	合计	医疗机构	采供血机构
案件数	66	50	16
结案数	68	51	17
违法事实			
单采血浆站违反相关管理规定的	8	0	8
血站违反采供血相关管理规定的	7	4	3
医疗机构临床用血不符合相关管理规定的	28	28	0
非法采集、制作、供应、买卖血液（血液制品）的	0	0	0
处罚程序			
简易程序	35	28	7
一般程序	30	22	8
其中：听证	0	0	0
行政强制及其他措施			
责令改正	9	7	2
处罚决定			
警告	56	44	12
罚款	32	24	8
罚款金额／万元	51.7	31.1	20.6

12-11-1 2023年传染病防治监督处罚案件

单位：件

指 标	总计	疾病预防控制机构	医疗机构	采供血机构	其他
案件数	42 254	41	41 500	6	707
结案数	41 880	39	41 144	6	691
违法事实					
违反预防接种相关规定的行为	192	2	183	1	6
违反传染病疫情报告相关规定的行为	1005	0	1000	0	5
违反传染病疫情控制相关规定的行为	581	5	572	0	4
违反消毒隔离相关规定的行为	16 501	7	16 199	4	291
违反医疗废物处置相关规定的行为	24 727	27	24 314	2	384
违反病原微生物实验室生物安全管理相关规定的行为	370	4	362	0	4
其他违法行为	99	0	80	0	19
处罚程序					
简易程序	19 023	30	18 658	3	332
一般程序	22 286	11	21 900	3	372
其中：听证	67	0	63	0	4
处罚决定					
警告	27 427	36	26 960	3	428
罚款	26 929	12	26 412	4	501
罚款金额 / 万元	6752.7	3.4	6628.9	1.1	119.4
没收违法所得	31	0	28	0	3
没收金额 / 万元	21.4	0.0	19.2	0.0	2.2
暂扣许可证、执业证书	3	0	3	0	0
吊销许可证、执业证书	7	0	7	0	0
其他	252	1	246	0	5

12-11-2　2023年消毒产品监督处罚案件

单位：件

指　　标	总计	生产企业	在华责任单位	经营单位	使用单位
案件数	3111	897	56	2003	49
结案数	3011	848	56	1955	47
违法事实					
违反消毒产品及生产企业卫生许可资质相关法规的行为	202	123	5	2	35
违法生产条件、生产过程相关法规的行为	0	0	0	0	0
违反使用原材料卫生质量相关法规的行为	0	0	0	0	0
违反消毒产品安全评价相关规定的行为	773	368	7	4	390
违反标签（铭牌）、说明书相关法规的行为	2001	445	35	55	1460
违反消毒产品卫生质量相关法规的行为	562	194	5	20	327
违反新消毒产品卫生许可文件相关法规	15	0	0	0	4
违反消毒产品进货检查验收制度相关法规的行为	66	0	2	1	63
违反索证相关法规的行为	272	14	7	6	213
处罚程序					
简易程序	805	155	12	594	18
一般程序	2306	742	44	1409	31
其中：听证	13	6	0	4	2
处罚决定					
罚款	3091	887	56	1994	48
罚款金额 / 万元	2049.9	981.2	16.4	1013.6	7.2
没收违法所得	312	111	1	187	0
没收金额 / 万元	143.5	69.6	0.1	66.2	0.0
其他	1077	390	15	640	11

12-12 2023年医疗卫生监督处罚案件

单位：件

指标	总计	医疗					
		合计	医院	妇幼保健院	社区卫生服务机构	卫生院	疗养院
案件数	34 452	29 096	5849	152	816	1193	9
结案数	33 456	28 275	5612	144	819	1195	8
违法事实							
违反医疗机构资质管理相关规定的	6309	6250	1275	39	205	242	4
违反医务人员管理相关规定的	5165	2936	390	6	119	42	2
违反药品和医疗器械管理相关规定的	6022	5949	703	22	170	305	1
违反医疗技术管理相关规定的	175	169	44	1	1	5	0
违反医疗文书相关管理规定的	11 904	9608	2263	50	227	365	3
违反质量管理相关规定的	4959	4303	1503	42	112	251	1
违反精神卫生法相关管理规定的	45	44	17	1	0	5	0
违反中医机构相关管理规定的	189	133	7	0	1	1	0
其他（含违反医疗广告有关规定等）的	1194	1157	156	2	35	25	0
处罚程序							
简易程序	10 341	9336	900	32	211	385	0
一般程序	23 472	19 239	4826	119	592	800	9
其中：听证	409	283	107	0	6	14	0
处罚决定							
警告	27 375	22 709	4604	120	595	907	6
罚款	21 126	17 843	4570	117	555	816	9
罚款金额 / 万元	35 836.8	30 960.3	10 397.4	334.1	2818.6	1249.9	27.6
没收违法所得	2372	1837	335	10	58	31	1
没收金额 / 万元	3657.5	3440.7	1974.1	69.8	438.0	20.1	2.7
没收药品器械	195	128	10	0	2	0	0
吊销执业许可证（证书）	42	40	4	0	1	0	1
吊销诊疗科目	12	11	7	0	1	0	0
责令暂停执业活动	446	143	56	2	4	4	0
其他	254	166	43	1	9	6	0

机构				卫生技术人员					
门诊部	诊所	村卫生室	其他	合计	医师	药师	护士	医技	乡村医生
3249	10 934	6452	442	5356	4764	89	226	79	198
3032	10 613	6412	440	5181	4613	94	219	66	189
813	2779	777	116	59	47	0	5	2	5
385	1444	498	50	2229	1963	8	102	26	130
368	2112	2212	56	73	58	11	1	0	3
28	71	16	3	6	5	0	0	1	0
1062	3269	2249	120	2296	2082	63	64	41	46
562	1106	623	103	656	581	7	51	7	10
6	13	1	1	1	1	0	0	0	0
12	109	1	2	56	43	0	3	3	7
190	518	211	20	37	36	0	1	0	0
555	3525	3657	71	1005	888	48	24	1	44
2621	7221	2690	361	4233	3767	40	194	78	154
57	79	16	4	126	119	0	4	2	1
2394	8083	5672	328	4666	4275	82	125	42	142
2337	6579	2530	330	3283	2969	15	144	61	94
4686.0	8814.7	1885.7	746.4	4876.5	4295.8	24.7	250.9	120.1	185.0
216	951	210	25	535	470	3	25	4	33
493.8	278.9	37.7	125.6	216.7	202.3	0.2	4.3	2.6	7.3
3	58	53	2	67	36	0	5	3	23
7	24	2	1	2	2	—	—	—	—
2	1	0		1	—	—	—	1	—
17	29	30	1	303	251	2	34	12	4
32	64	10	1	88	72	11	3	2	0

12-13　2023年计划生育监督处罚案件

单位：件

指　　标	总计				
		合计	医院	妇幼保健机构	妇幼保健计划生育技术服务中心
案件数	857	808	320	34	21
结案数	858	809	317	33	23
违法事实					
从事技术服务机构许可不符合相关规定	257	251	115	7	3
从事技术服务人员资质不符合相关规定	94	61	26	4	1
存在“两非”违法行为	89	81	32	2	7
擅自扩大技术服务项目	9	8	4	0	2
违法开展人类辅助生殖技术服务	4	4	2	0	0
违法开展人类精子库技术服务	6	6	4	1	1
买卖、出借、出租、变造、伪造相关证明文件	8	7	5	0	0
逾期不校验技术服务许可证书	2	2	1	0	0
违法收取技术服务费用	0	0	0	0	0
其他违法行为	401	401	134	21	9
处罚程序					
简易程序	373	353	90	15	11
一般程序	472	443	225	19	10
其中：听证	6	5	2	1	0
处罚决定					
警告	762	719	291	32	19
罚款	368	341	191	14	8
罚款金额 / 万元	763.7	737.1	472.0	29.4	11.4
没收违法所得	167	162	110	6	2
没收金额 / 万元	169.9	166.2	155.0	2.6	1.0
没收药品器械	0	0	0	0	0
责令暂停执业活动	7	6	5	0	0
吊销执业许可证（证书）	1	1	0	0	0
其他	8	7	7	0	0

医疗机构								个人
社区卫生服务机构	卫生院	门诊部	诊所	村卫生室	医学检验实验室	医学影像诊断中心	其他	
7	76	12	18	6	0	0	314	49
7	78	13	16	7	0	0	315	49
4	11	10	12	5	0	0	84	6
1	14	0	1	1	0	0	13	33
1	20	1	3	0	0	0	15	8
0	0	0	0	0	0	0	2	1
0	0	0	0	0	0	0	2	0
0	0	0	0	0	0	0	0	0
0	1	0	0	0	0	0	1	1
0	0	0	0	0	0	0	1	0
0	0	0	0	0	0	0	0	0
1	32	1	2	0	0	0	201	0
2	41	0	1	1	0	0	192	20
4	35	12	15	5	0	0	118	29
0	0	1	0	0	0	0	1	1
5	65	12	12	4	0	0	279	43
5	34	12	13	5	0	0	59	27
5.1	30.4	18.3	12.8	4.6	0	0	153.2	26.6
4	6	6	11	3	0	0	14	5
0.4	0.6	1.5	1.5	0.4	0	0	3.2	3.7
0	0	0	0	0	0	0	0	0
0	0	0	0	1	0	0	0	1
0	0	0	1	0	0	0	0	0
0	0	0	0	0	0	0	0	1

12-14 2023年无证行医监督处罚案件

单位：件

指标	总计	非医疗机构	个人非法行医
案件数	10 118	2319	7799
结案数	9440	2109	7331
违法事实			
未取得《医疗机构执业许可证》开展诊疗活动	5774	2142	3632
未取得医生执业资格的非法行医情形	5207	316	4891
取得《医师资格证书》，因本人原因未经注册从事医疗活动的	212	20	192
被依法吊销医师执业证书期间从事医疗活动	18	1	17
未取得乡村医生执业证书从事乡村医疗活动	44	6	38
家庭接生员实施家庭接生以外的医疗行为	13	1	12
处罚程序			
简易程序	91	26	65
一般程序	9864	2256	7608
其中：听证	471	134	337
处罚决定			
罚款	9833	2251	7582
罚款金额／万元	48 161.1	14 646.4	33 514.7
没收违法所得	5251	1304	3947
没收金额／万元	2983.7	1122.3	1861.5
没收药品器械	4653	1047	3606
移送司法机关案件数	103	8	95

十三、医疗保障

简要说明

一、本章反映我国推行新型农村合作医疗制度、城镇职工和城镇居民基本医疗保险制度、政府医疗救助情况。2019年起，城镇居民医保和新农合整合为统一的城乡居民医保。主要包括参保人数、参保率、基金收入和支出、医疗救助人次数和救助金额等。

二、新型农村合作医疗数据来源于新型农村合作医疗年报，城镇职工和城镇居民基本医疗保险数据来源于人力资源和社会保障部，医疗救助数据摘自民政部《社会服务统计年报》。2019年起，城镇职工和城镇居民基本医疗保障数据、医疗救助数据摘自国家医疗保障局《全国基本医疗保障事业发展统计公报》。

主要指标解释

参保人数　指报告期末按国家有关规定参加职工基本医疗保险和城乡居民基本医疗保险人员的合计。

新农合本年度筹资总额　指为本年度筹集的、实际进入新农合专用账户的基金数额。包括本年度中央及地方财政配套资金、农民个人缴纳资金（含民政部门及其他相关部门代缴的救助资金）、新农合基金本年度产生的全部利息收入及其他渠道实际筹集到的新农合基金额。筹资数额以进入新农合专用账户的基金数额为准，不含上年结转资金。

基本医疗保险基金收入（含生育保险）　基本医疗保险基金收入包括职工基本医疗保险基金收入（含生育保险）和城乡居民基本医疗保险基金收入。职工基本医疗保险基金收入（含生育保险）包括基本医疗保险费收入（含生育保险）、利息收入、财政补贴收入、其他收入、待转保险费收入、待转利息收入、转移收入。城乡居民基本医疗保险基金收入包括基本医疗保险费收入、利息收入、财政补贴收入、其他收入。

基本医疗保险基金支出（含生育保险）　基本医疗保险基金支出包括职工基本医疗保险基金支出（含生育保险）和城乡居民基本医疗保险基金支出。职工基本医疗保险基金支出（含生育保险）包括基本医疗保险待遇支出、生育保险待遇支出、其他支出、转移支出。城乡居民基本医疗保险基金支出包括基本医疗保险待遇支出、购买大病保险支出、其他支出。

基本医疗保险基金累计结余（含生育保险）　指截至报告期末基本医疗保险基金（含生育保险）累计结余金额。

生育保险参保人数　指报告期末依据有关规定参加生育保险的职工人数，生育保险参保范围为单位在职职工，不包括退休人员。

13-1-1　2023年全国基本医保收支情况

指标	参保人数／亿人	收入／亿元	支出／亿元	基金累计结存／亿元	基金当期结存／亿元
合计	**13.34**	**33 501.4**	**28 208.4**	**33 979.8**	**5039.6**
职工医保	3.71	22 931.7	17 750.7	26 316.1	4927.5
城乡居民医保	9.63	10 569.7	10 457.7	7663.7	112.1

注：本表数据来源于《2023年全国基本医疗保障事业发展统计公报》。

13-1-2　城乡居民基本医保筹资

年份	筹资总额／亿元			人均筹资／元		
	城镇居民医保	城乡居民医保	新农合	城镇居民医保	城乡居民医保	新农合
2015	2085.1*		3197.5	530.7*		483.6
2016	696.4	2220.6	3230.6	570.2	620.4	551.4
2017	282.6	5472.3	999.8	647.0	646.1	612.9
2018	200.4	6653.1	695.4	695.7	723.2	654.6
2019		8575.0			781.0	
2020		9115.0			833.0	
2021		9724.0			889.0	
2022		10 129.0			802.0	
2023		10 474.6			1021.0	

注：2015—2018年系医改监测数据，*含城乡居民医保整合的部分。2019—2023年数据来源于当年的《全国基本医疗保障事业发展统计公报》。

13-2 各地区城乡居民和职工基本医疗保险情况

年份／地区	参保人数／万人					职工基本医保收支／亿元		
	合计	城乡居民基本医保	职工基本医保	在职职工	退休人员	基金收入	基金支出	累计结存
2022	134 592	98 349	36 243	26 604	9639	20 793.3	15 243.8	35 105.8
2023	133 389	96 294	37 094	27 099	9996	22 931.7	17 750.7	26 316.1
东　部	55 102.6	33 699.6	21 403.0	16 301.4	5101.6	12 879.9	9465.7	18 277.1
中　部	41 618.2	34 045.5	7572.8	5072.0	2500.8	3580.8	2751.7	4979.0
西　部	37 871.6	30 604.1	7267.6	5230.9	2036.7	4332.6	3026.4	6206.0
北　京	1900.5	404.3	1496.2	1164.5	331.6	1758.6	1164.4	2207.3
天　津	1176.4	533.8	642.6	417.0	225.6	424.4	335.3	463.3
河　北	7020.3	5782.0	1238.3	862.2	376.1	666.3	485.7	1248.6
山　西	3222.7	2483.5	739.2	498.6	240.6	354.7	274.1	587.5
内蒙古	2169.9	1583.1	586.8	395.1	191.8	339.4	238.0	580.9
辽　宁	3748.6	2167.7	1580.9	899.9	680.9	654.4	571.7	762.1
吉　林	2262.6	1717.5	545.2	335.6	209.6	224.0	187.4	449.0
黑龙江	2767.8	1877.5	890.2	480.5	409.7	388.4	330.9	647.3
上　海	1989.6	365.8	1623.7	1087.8	535.9	1719.4	1089.4	4506.0
江　苏	8119.5	4731.0	3388.5	2506.4	882.1	1760.5	1362.0	2747.3
浙　江	5577.2	2721.4	2855.8	2267.2	588.6	1657.8	1198.3	3070.9
安　徽	6506.7	5443.4	1063.3	772.4	290.9	463.9	315.1	781.2
福　建	3863.5	2891.3	972.2	789.1	183.1	499.9	383.2	970.7
江　西	4648.2	4002.2	646.1	424.0	222.1	296.8	234.9	494.4
山　东	9633.1	7134.8	2498.3	1843.6	654.7	1393.5	1113.7	1615.2
河　南	10 093.9	8698.2	1395.7	977.6	418.1	631.0	497.8	994.1
湖　北	5593.0	4352.6	1240.4	851.7	388.8	685.3	513.1	926.5
湖　南	6523.2	5470.6	1052.6	731.6	321.0	536.6	398.5	905.5
广　东	11 153.2	6297.2	4856.0	4281.3	574.7	2207.4	1674.4	3955.7
广　西	5201.9	4471.5	730.4	542.0	188.4	365.9	290.0	589.3
海　南	920.9	670.3	250.5	182.3	68.3	137.8	87.5	265.6
重　庆	3206.6	2398.2	808.5	596.8	211.7	461.0	343.3	563.0
四　川	8393.9	6426.7	1967.2	1434.4	532.8	1087.4	736.3	2100.4
贵　州	4221.2	3727.2	494.1	366.7	127.4	287.7	222.0	445.2
云　南	4559.8	3975.8	584.0	418.7	165.3	394.4	316.7	691.5
西　藏	339.6	284.0	55.6	44.3	11.3	65.5	27.3	213.1
陕　西	3668.3	2948.1	720.2	499.8	220.4	508.4	305.3	808.7
甘　肃	2555.1	2174.2	381.0	257.7	123.3	197.9	133.5	318.2
青　海	559.6	443.3	116.3	76.8	39.5	103.5	66.8	205.4
宁　夏	662.8	500.4	162.4	121.2	41.2	116.3	58.1	198.9
新　疆	2332.9	1671.7	661.2	477.4	183.7	405.2	289.1	792.6

注：①本表2023年数据来源于《2023年全国基本医疗保障事业发展统计公报》。②各地区系2022年数据。

13-3　各地区生育保险情况

年份／地区	年末参加生育保险人数／万人	享受待遇人数／万人	基金收支／亿元		
			基金收入	基金支出	累计结存
2015	17 771.0	641.9	501.7	411.5	684.4
2018	20 434.1	1088.6	781.1	762.4	581.7
2019	21 417.0	1136.4	…	…	…
2020	23 567.0	1167.0	…	…	…
2021	23 752.0	1321.0	…	…	…
2022	24 621.5	1769.0	…	951.4	…
2023	24 903.0	2834.0	…	1177.2	…
东　部	15 087.0	…	…	…	…
中　部	4763.1	…	…	…	…
西　部	4771.4	…	…	…	…
北　京	1082.7	…	…	70.3	…
天　津	365.2	…	…	16.7	…
河　北	882.3	…	…	30.2	…
山　西	480.2	…	…	12.1	…
内蒙古	343.3	…	…	9.9	…
		…	…		…
辽　宁	693.1	…	…	29.3	…
吉　林	335.6	…	…	7.1	…
黑龙江	390.1	…	…	6.1	…
上　海	1087.8	…	…	96.9	…
江　苏	2156.4	…	…	86.37	…
浙　江	2186.5	…	…	61.9	…
安　徽	757.1	…	…	24.1	…
福　建	741.7	…	…	23.6	…
江　西	405.9	…	…	12.9	…
山　东	1646.9	…	…	59.4	…
河　南	922.6	…	…	36.9	…
湖　北	748.0	…	…	24.0	…
湖　南	723.6	…	…	23.3	…
广　东	4062.0	…	…	155.7	…
广　西	508.3	…	…	14.4	…
海　南	182.3	…	…	5.7	…
重　庆	547.9	…	…	19.6	…
四　川	1216.8	…	…	35.9	…
贵　州	348.6	…	…	16.8	…
云　南	406.3	…	…	20.4	…
西　藏	42.4	…	…	2.48	…
陕　西	496.1	…	…	15.6	…
甘　肃	256.9	…	…	7.2	…
青　海	71.3	…	…	3.0	…
宁　夏	114.1	…	…	6.3	…
新　疆	419.4	…	…	17.42	…

注：①本表2023年数据来源于《2023年全国基本医疗保障事业发展统计公报》。②各地区系2022年数据。③2019年后生育保险基金并入职工基本医疗保险基金核算，不再单列生育保险基金收入，在职工基本医疗保险统筹基金待遇支出中设置生育待遇支出项目。

13-4 各地区医疗救助情况

年份 / 地区	资助参加基本医疗保险人数 / 万人	门诊和住院医疗救助人次数 / 万人次	资助参加基本医疗保险资金数 / 万元	门诊和住院医疗救助资金数 / 万元
2015	6213.0	2515.9	544 835	2 145 715
2019	8750.8	7050.3	1 348 499	3 342 332
2020	9984.2	8404.2	1 579 277	3 472 432
2021	8816.0	10 126.0	1 851 110	3 880 557
2022	8186.4	11 828.6	1 809 499	4 010 430
2023	8020.0	15 340.0	1 538 000	
东　部	1568.0	6126.4	526 850.0	1 324 524.0
中　部	1989.3	2459.6	436 575.0	1 151 146.0
西　部	4629.1	3242.6	887 687.0	1 404 887.0
北　京	9.8	25.6	4131.0	33 680.0
天　津	15.8	99.7	5063.9	25 299.4
河　北	390.3	579.7	97 356.8	144 220.5
山　西	153.0	67.4	41 260.1	50 090.2
内蒙古	148.2	185.0	22 572.0	92 645.0
辽　宁	130.2	195.3	42 936.5	82 093.3
吉　林	122.2	122.4	29 364.0	55 110.0
黑龙江	175.1	181.3	44 316.6	108 583.7
上　海	11.8	361.0	7671.5	56 008.2
江　苏	336.6	1842.0	135 048.2	328 535.0
浙　江	67.2	1402.2	42 589.0	160 886.0
安　徽	264.1	747.7	71 779.3	270 591.3
福　建	114.3	460.4	36 747.7	105 929.8
江　西	123.6	421.6	4031.4	192 545.7
山　东	205.3	425.0	58 619.2	170 635.2
河　南	555.2	409.6	86 279.0	211 636.6
湖　北	314.0	306.0	88 506.7	187 670.3
湖　南	282.0	203.7	64 294.4	187 143.0
广　东	263.7	638.0	88 556.0	261 248.4
广　西	299.9	414.9	63 901.3	223 133.5
海　南	23.0	97.6	7263.0	17 278.0
重　庆	141.8	609.0	40 932.0	50 984.0
四　川	841.1	456.0	199 813.8	254 305.8
贵　州	872.0	382.9	131 045.7	158 822.7
云　南	989.1	521.7	158 157.5	192 569.9
西　藏	28.5	7.5	6457.8	10 174.0
陕　西	91.4	53.5	13 812.0	69 916.0
甘　肃	652.8	259.6	90 101.8	146 780.8
青　海	38.5	70.9	6948.6	35 226.2
宁　夏	108.8	66.0	27 378.2	27 659.4
新　疆	417.0	215.7	92 564.4	99 028.7

注：①本表2023年数据来源于《2023年全国基本医疗保障事业发展统计公报》。②各地区系2022年数据。

十四、人口指标

简要说明

一、本章反映七次人口普查及历年人口方面的基本情况，包括全国及31个省、自治区、直辖市的主要人口指标，如全国人口总数及增长率、城乡人口、性别比、人口年龄结构、人口密度、老少抚养比和受教育程度等。

二、本章资料主要摘自《中国统计年鉴》。

三、1990年、2000年、2010年、2020年人口数系人口普查数，其他年份人口数系人口抽样调查推算数。

四、1990年、2000年文盲人口为15岁及以上不识字或识字很少人口。

主要指标解释

人口数 指一定时点、一定范围内有生命的个人的总和。年度统计的年末人口数指每年12月31日24时的人口数。年度统计的全国人口总数不包括台湾省和港澳同胞以及海外华侨人数。

城镇人口和乡村人口 其定义有三种口径。第一种口径（按行政建制）：城镇人口是指市辖区内和县辖镇的全部人口，乡村人口指县辖乡人口。第二种口径（按常住人口划分）：城镇是指设区的市的区人口，不设区的市的街道人口和不设区的市所辖镇的居民委员会人口，县辖镇的居民委员会人口；乡村人口指上述人口以外的全部人口。第三种口径：按国家统计局1999年发布的《关于统计上划分城乡的规定（试行）》计算的。1952—1980年为第一种口径的数据，1981—1999年为第二种口径的数据，2000—2011年按第三种口径计算。

性别比 即男性人数与女性人数之比。计算公式：性别比＝男性人数/女性人数×100%。

人口密度 是指一定时期单位土地面积上的人口数。计算公式：人口密度＝某地区人口数/该地区土地面积（人/平方千米）。

总抚养比 又称总负担系数，指人口总体中非劳动年龄人口数与劳动年龄人口数之比。通常用%表示。说明每100名劳动年龄人口大致要负担多少名非劳动年龄人口。用于从人口角度反映人口与经济发展的基本关系。计算公式：负担老年系数＝（0～14岁人口＋65岁以上人口）/（15～64岁人口）×100%。

少年儿童抚养比 又称少年儿童抚养系数，指某一人口中少年儿童人口数与劳动年龄人口数之比。通常用%表示。以反映每100名劳动年龄人口要负担多少名少年儿童。计算公式：负担少年系数＝（0～14岁人口）/（15～64岁人口）×100%。

老年人口抚养比 又称老年人口抚养系数，指某一人口中老年人口数与劳动年龄人口数之比。通常用百分比表示。用以表明每100名劳动年龄人口要负担多少名老年人。老年人口抚养比是从经济角度反映人口老化社会后果的指标之一。计算公式：负担老年系数＝65岁以上人口/（15～64岁人口）×100%。

文盲率 指15周岁（或12周岁）及以上不识字或识字很少的人数与15周岁（或12周岁）及以上人口之比。

14-1 人口数及构成

年 份	年末总人口 / 万人	按城乡分 / 万人		城镇人口占比 /%	按性别分 / 万人		性别比 /%
		城镇	乡村		男性	女性	
1955	61 465	8285	53 180	13.5	31 809	29 656	107.3
1960	66 207	13 073	53 134	19.8	34 283	31 924	107.4
1965	72 538	13 045	59 493	18.0	37 128	35 410	104.9
1970	82 992	14 424	6868	17.4	42 686	40 306	105.9
1975	92 420	16 030	76 390	17.3	47 564	44 856	106.0
1980	98 705	19 140	79 565	19.4	50 785	47 920	106.0
1985	105 851	25 094	80 757	23.7	54 725	51 126	107.0
1990	114 333	30 195	84 138	26.4	58 904	55 429	106.3
1995	121 121	35 174	85 947	29.0	61 808	59 313	104.2
2000	126 743	45 906	80 837	36.2	65 437	61 306	106.7
2005	130 756	56 212	74 544	43.0	67 375	63 381	106.3
2006	131 448	58 288	73 160	44.3	67 728	63 720	106.3
2007	132 129	60 633	71 496	45.9	68 048	64 081	106.2
2008	132 802	62 403	70 399	47.0	68 357	64 445	106.1
2009	133 450	64 512	68 938	48.3	68 647	64 803	105.9
2010	134 091	66 978	67 113	49.9	68 748	65 343	105.2
2011	134 916	69 927	64 989	51.8	69 161	65 755	105.2
2012	135 922	72 175	63 747	53.1	69 660	66 262	105.1
2013	136 726	74 502	62 224	54.5	70 063	66 663	105.1
2014	137 646	76 738	60 908	55.8	70 522	67 124	105.1
2015	138 326	79 302	59 024	57.3	70 857	67 469	105.0
2016	139 232	81 924	57 308	58.8	71 307	67 925	105.0
2017	140 011	84 343	55 668	60.2	71 650	68 361	104.8
2018	140 541	86 433	54 108	61.5	71 864	68 677	104.6
2019	141 008	88 426	52 582	62.7	72 039	68 969	104.5
2020	141 212	90 220	50 992	63.9	72 357	68 855	105.1
2021	141 260	91 425	49 835	64.7	72 311	68 949	104.9
2022	141 175	92 071	49 104	65.2	72 206	68 969	104.7
2023	140 967	93 267	47 700	66.2	72 032	68 935	104.5

注：人口数据摘自《中国统计年鉴》《中国统计摘要》，2011—2019年总人口、城镇化率数据根据第七次全国人口普查修订。

14-2 流动人口数

单位：亿人

年 份	人户分离人口	流动人口
2010	2.61	2.21
2011	2.71	2.30
2012	2.79	2.36
2013	2.89	2.45
2014	2.98	2.53
2015	2.94	2.47
2016	2.92	2.45
2017	2.91	2.44
2018	2.86	2.41
2019	2.80	2.36
2020	4.93	3.76
2021	5.04	3.85

注：2020系第七次人口普查数据。

14-3 人口基本情况

指 标	2000	2005	2010	2015	2019	2020	2021	2022	2023
总人口 / 万人	126 743	130 756	134 091	138 326	141 008	141 212	141 260	141 175	140 967
按性别分 / 万人									
男性人口	65 437	67 375	68 748	70 857	72 039	72 357	72 311	72 206	72 032
女性人口	61 306	63 381	65 343	67 469	68 969	68 855	68 949	68 969	68 935
按城乡分 / 万人									
城镇人口	45 906	56 212	66 978	79 302	88 426	90 220	91 425	92 071	93 267
农村人口	80 837	74 544	67 113	59 024	52 582	50 992	49 835	49 104	47 700
性别比重 /%									
男性人口	51.6	51.5	51.3	51.2	51.1	51.24	51.2	51.1	51.1
女性人口	48.4	48.5	48.7	48.8	48.9	48.8	48.8	48.9	48.9
城乡比重 /%									
城镇人口	36.2	43.0	49.9	57.3	62.7	63.9	64.7	65.2	66.2
农村人口	63.8	57.0	50.1	42.7	37.3	36.1	35.3	34.8	33.8
出生率 /‰	14.0	12.4	11.9	12.0	10.4	8.5	7.5	6.8	6.4
死亡率 /‰	6.5	6.5	7.1	7.1	7.1	7.1	7.2	7.4	7.9
自然增长率 /‰	7.6	5.9	4.8	4.9	3.3	1.5	0.3	−0.6	−1.5
人口年龄构成 /%									
0 ～ 14 岁人口	22.9	20.3	16.6	16.5	16.8	17.9	17.5	16.9	16.3
15 ～ 64 岁人口	70.1	72.0	74.5	73.0	70.6	68.6	68.3	68.2	68.3
65 岁及以上人口	7.0	7.7	8.9	10.5	12.6	13.5	14.2	14.9	15.4
人口总抚养比 /%	42.7	38.9	34.2	37.0	41.5	45.9	46.3	46.6	46.5
少年儿童抚养比	32.7	28.2	22.3	22.6	23.8	26.2	25.6	24.8	24.0
老年人口抚养比	10.0	10.7	11.9	14.3	17.8	19.7	20.8	21.8	22.5
受教育程度人口占 6 岁及以上人口比重 /%									
小学	35.7	31.2	26.8	26.2	25.3	26.4	26.1	26.1	
初中	34.0	35.8	38.8	38.3	37.3	37.0	34.7	34.3	
高中及中职	11.1	11.5	14.0	16.4	17.7	16.1	16.7	16.4	
大专及以上	3.6	5.2	8.9	13.3	14.6	16.5	18.9	19.5	
文盲人口及文盲率									
文盲人口 / 万人	8507.0		5466.0	6219.7	5346.0	3775.0	3736.0	3847.3	
文盲率 /%	6.7		4.1	5.4	4.6	3.3	3.2	3.4	

注：①总人口包括中国人民解放军现役军人数，不包括香港、澳门特别行政区和台湾省人口。②城镇人口中包括中国人民解放军现役军人。③文化程度及文盲率根据抽样调查数据计算。④文盲人口指15岁及以上不识字或识字很少的人口。

14-4 各地区总人口

单位：万人

地区	2000	2005	2010	2015	2019	2020	2021	2022	2023
总计	**126 743**	**130 756**	**134 091**	**138 326**	**141 008**	**141 212**	**141 260**	**141 175**	**140 967**
东部	47 684	50 609	55 039	58 541	60 351	60 631	60 834	60 766	66 221
中部	42 182	41 738	42 276	42 323	42 276	42 062	41 945	41 903	36 323
西部	36 192	35 976	36 070	37 462	38 178	38 285	38 281	38 306	38 223
北京	1357	1538	1961	2188	2190	2189	2189	2184	2186
天津	1001	1043	1299	1439	1385	1387	1373	1363	1364
河北	6674	6851	7194	7345	7447	7464	7448	7420	7393
山西	3248	3355	3574	3519	3497	3490	3480	3481	3466
内蒙古	2372	2386	2472	2440	2415	2403	2400	2401	2396
辽宁	4184	4221	4375	4338	4277	4255	4229	4197	4182
吉林	2682	2716	2747	2613	2448	2399	2375	2348	2339
黑龙江	3807	3820	3833	3529	3255	3171	3125	3099	3062
上海	1641	1778	2303	2458	2481	2488	2489	2475	2487
江苏	7327	7475	7869	8315	8469	8477	8505	8515	8526
浙江	4596	4898	5447	5985	6375	6468	6540	6577	6627
安徽	6286	6120	5957	6011	6092	6105	6113	6127	6121
福建	3410	3535	3693	3984	4137	4161	4187	4188	4183
江西	4149	4311	4462	4485	4516	4519	4517	4528	4515
山东	8998	9248	9588	9866	10 106	10 165	10 170	10 163	10 123
河南	9488	9380	9405	9701	9901	9941	9883	9872	9815
湖北	5960	5710	5728	5850	5927	5745	5830	5844	5838
湖南	6562	6326	6570	6615	6640	6645	6622	6604	6568
广东	7707	9194	10 441	11 678	12 489	12 624	12 684	12 657	12 706
广西	4750	4660	4610	4811	4982	5019	5037	5047	5027
海南	789	828	869	945	995	1012	1020	1027	1043
重庆	3092	2798	2885	3070	3188	3209	3212	3213	3191
四川	8602	8212	8045	8196	8351	8371	8372	8374	8368
贵州	3756	3730	3479	3708	3848	3858	3852	3856	3865
云南	4241	4450	4602	4663	4714	4722	4690	4693	4673
西藏	258	277	301	330	361	366	366	364	365
陕西	3644	3720	3735	3846	3944	3955	3954	3956	3952
甘肃	2557	2594	2560	2523	2509	2501	2490	2492	2465
青海	517	543	563	577	590	593	594	595	594
宁夏	554	596	633	684	717	721	725	728	729
新疆	1849	2010	2185	2385	2559	2590	2589	2587	2598

注：①2000年、2010年、2020年系人口普查数，2005—2009年、2011—2016年系推算数。②各地区人口不含现役军人数。

14-5 各年龄段人口数

年龄组	2010 年人口数 / 万人			2020 年人口数 / 万人			2023 年人口数 / 人		
	合计	男	女	合计	男	女	合计	男	女
总 计	**133 281**	**68 233**	**65 048**	**140 978**	**72 142**	**68 836**	**1 443 996**	**737 631**	**706 364**
0～4 岁	7553	4106	3447	7788	4097	3691	62 248	32 589	29 658
5～9 岁	7088	3846	3242	9024	4802	4223	90 793	48 010	42 783
10～14 岁	7491	4027	3464	8526	4561	3965	91 846	49 065	42 781
15～19 岁	9989	5190	4798	7268	3905	3363	79 560	42 687	36 873
20～24 岁	12 741	6401	6340	7494	3968	3527	73 629	39 146	34 483
25～29 岁	10 101	5084	5018	9185	4816	4369	85 040	44 806	40 234
30～34 岁	9714	4952	4762	12 415	6387	6027	116 755	60 488	56 267
35～39 岁	11 803	6039	5763	9901	5093	4808	109 832	56 397	53 435
40～44 岁	12 475	6361	6115	9296	4763	4532	98 379	50 422	47 957
45～49 岁	10 559	5378	5182	11 422	5819	5603	103 955	52 930	51 025
50～54 岁	7875	4036	3839	12 116	6111	6006	127 635	64 419	63 217
55～59 岁	8131	4108	4023	10 140	5082	5058	117 482	58 880	58 602
60～64 岁	5867	2983	2883	7338	3687	3651	71 964	35 813	36 151
65～69 岁	4111	2075	2036	7401	3634	3767	79 964	39 343	40 621
70～74 岁	3297	1640	1657	4959	2416	2543	58 782	28 355	30 427
75～79 岁	2385	1128	1257	3124	1475	1649	35 928	16 956	18 973
80～84 岁	1337	592	746				22 434	10 137	12 297
85～89 岁	563	220	343				12 542	5223	7319
90～94 岁（人）	1 578 307	530 872	1 047 435	}3580	}1526	}2054	4297	1654	2644
95～99 岁（人）	369 979	117 716	252 263				}929	}311	}618
100 岁及以上（人）	35 934	8852	27 082						

注：2000年、2010年、2020年系人口普查数字；2022年系全国人口变动情况抽样调查样本数据，抽样比为1.023‰。

14-6 各地区人口年龄结构

地区	年龄别人口 / 人						年龄构成 /%					
	2021			2022			2021			2022		
	0～14岁	15～64岁	65岁及以上	0～14岁	15～64岁	65岁及以上	0～14岁	15～64岁	65岁及以上	0～14岁	15～64岁	65岁及以上
总　计	**261 376**	**1 020 257**	**212 419**	**244 887**	**984 232**	**214 877**	**17.5**	**68.3**	**14.2**	**17.0**	**68.2**	**14.9**
东　部	105 214	447 856	91 266	104 582	470 819	102 801	16.7	70.0	13.4	15.4	69.4	15.2
中　部	80 265	298 261	65 751	69 027	247 905	56 488	18.7	67.1	14.1	18.5	66.4	15.1
西　部	75 896	274 146	55 401	71 278	265 506	55 591	19.2	67.7	13.1	18.2	67.7	14.2
北　京	2807	17 078	3300	2699	16 290	3382	12.1	73.7	14.2	12.1	72.8	15.1
天　津	1929	10 296	2315	1809	9776	2374	13.3	70.8	15.9	13.0	70.0	17.0
河　北	15 162	51 954	11 769	14 113	50 004	11 885	19.2	65.9	14.9	18.6	65.8	15.6
山　西	5862	25 958	5043	5496	24 995	5163	15.9	70.4	13.7	15.4	70.1	14.5
内蒙古	3489	18 411	3518	3269	17 714	3613	13.7	72.4	13.8	13.3	72.0	14.7
辽　宁	4825	31 549	8424	4478	29 908	8605	10.8	70.4	18.8	10.4	69.6	20.0
吉　林	2815	18 137	4205	2591	17 185	4269	11.2	72.1	16.7	10.8	71.5	17.8
黑龙江	3236	24 309	5553	2941	23 146	5657	9.8	73.5	16.8	9.3	72.9	17.8
上　海	2589	19 177	4600	2477	18 138	4732	9.8	72.7	17.5	9.8	71.6	18.7
江　苏	13 228	61 503	15 354	12 345	59 292	15 586	14.7	68.3	17.0	14.2	68.0	17.9
浙　江	9177	50 281	9815	8725	48 598	10 046	13.3	72.6	14.2	13.0	72.1	14.9
安　徽	12 074	42 673	9997	11 306	41 545	9912	18.7	65.9	15.4	18.0	66.2	15.8
福　建	8380	30 854	5117	7884	29 785	5231	18.9	69.6	11.5	18.4	69.4	12.2
江　西	9996	31 915	5936	9211	31 125	6044	20.9	66.7	12.4	19.9	67.1	13.0
山　东	19 835	70 725	17 152	18 582	68 104	17 407	18.4	65.7	15.9	17.9	65.4	16.7
河　南	23 236	66 799	14 644	21 515	64 886	14 712	22.2	63.8	14.0	21.3	64.2	14.6
湖　北	9815	42 409	9524	9213	40 894	9753	15.9	68.7	15.4	15.4	68.3	16.3
湖　南	13 231	46 061	10 849	12 286	44 460	10 904	18.9	65.7	15.5	18.2	65.7	16.1
广　东	25 167	96 922	12 252	23 941	93 262	12 440	18.7	72.2	9.1	18.5	71.9	9.6
广　西	12 226	34 405	6716	11 456	33 453	6790	22.9	64.5	12.6	22.2	64.7	13.1
海　南	2115	7517	1168	1997	7331	1187	19.6	69.6	10.8	19.0	69.7	11.3
重　庆	5196	22 783	6041	4795	22 095	6024	15.3	67.0	17.8	14.6	67.1	18.3
四　川	13 863	59 217	15 590	12 907	57 319	15 546	15.6	66.8	17.6	15.0	66.8	18.1
贵　州	9596	26 402	4799	9112	25 599	4789	23.5	64.7	11.8	23.1	64.8	12.1
云　南	9560	34 517	5601	9011	33 446	5608	19.2	69.5	11.3	18.7	69.6	11.7
西　藏	958	2690	225	923	2587	220	24.7	69.5	5.8	24.7	69.4	5.9
陕　西	7180	28 836	5861	6806	27 764	5948	17.2	68.9	14.0	16.8	68.5	14.7
甘　肃	5052	17 877	3439	4778	17 322	3429	19.2	67.9	13.0	18.7	67.9	13.4
青　海	1299	4368	622	1236	4235	623	20.7	69.5	9.9	20.3	69.5	10.2
宁　夏	1538	5369	772	1462	5221	778	20.0	69.9	10.1	19.6	70.0	10.4
新　疆	5939	19 271	2217	5523	18 751	2223	21.7	70.3	8.1	20.8	70.8	8.4

注：2010年系人口普查数字，2022年系全国人口变动情况抽样调查样本数据，抽样比为1.023‰。

14-7 各地区性别比、人口密度与抚养比

地 区	性别比（女=100）			少年儿童抚养比/%			老年人口抚养比/%		
	2010	2020	2022	2010	2020	2022	2010	2020	2022
总 计	**105.2**	**105.1**	**105.1**	**22.3**	**26.2**	**24.9**	**12.0**	**19.7**	**21.8**
北 京	106.8	104.7	104.2	10.4	15.8	16.6	10.5	17.8	20.8
天 津	114.5	106.3	105.0	12.0	18.8	18.5	10.4	20.6	24.3
河 北	102.8	102.0	98.8	22.5	30.7	28.2	11.0	21.1	23.8
山 西	105.6	104.1	104.4	22.7	23.1	22.0	10.1	18.2	20.7
内蒙古	108.1	104.3	104.1	18.0	19.3	18.5	9.7	17.9	20.4
辽 宁	102.5	99.7	97.3	14.6	15.6	15.0	13.2	24.4	28.8
吉 林	102.7	99.7	99.8	15.1	16.1	15.1	10.5	21.5	24.8
黑龙江	103.2	100.4	100.0	15.0	13.9	12.7	10.4	21.1	24.4
上 海	106.2	107.3	107.9	10.6	13.3	13.7	12.5	22.0	26.1
江 苏	101.5	103.2	103.0	17.1	22.2	20.8	14.3	23.6	26.3
浙 江	105.7	109.0	109.4	17.1	18.3	18.0	12.1	18.1	20.7
安 徽	103.4	103.9	104.3	24.7	29.3	27.2	14.2	22.8	23.9
福 建	106.0	106.9	107.4	20.2	27.8	26.5	10.3	15.9	17.6
江 西	107.5	106.6	106.9	31.1	33.2	29.6	10.8	18.0	19.4
山 东	102.3	102.7	102.9	21.2	28.4	27.3	13.2	22.9	25.6
河 南	102.1	100.6	100.8	29.7	36.5	33.2	11.8	21.3	22.7
湖 北	105.6	105.8	106.2	18.1	23.6	22.5	11.8	21.1	23.9
湖 南	105.8	104.8	104.8	24.3	29.7	27.6	13.5	22.6	24.5
广 东	109.0	113.1	111.6	22.1	26.0	25.7	8.9	11.8	13.3
广 西	108.3	107.0	107.3	31.4	36.8	34.3	13.4	19.0	20.3
海 南	110.9	112.9	113.4	27.4	28.7	27.2	11.2	15.0	16.2
重 庆	102.4	102.2	102.0	23.9	23.7	21.7	16.5	25.5	27.3
四 川	103.1	102.2	101.8	23.5	24.0	22.5	15.2	25.3	27.1
贵 州	106.9	104.5	104.6	38.3	37.2	35.6	13.2	17.9	18.7
云 南	107.8	107.2	106.1	28.9	28.1	26.9	10.6	15.4	16.8
西 藏	105.7	110.3	109.7	34.6	35.1	35.7	7.2	8.1	8.5
陕 西	106.9	104.8	104.1	19.2	25.0	24.5	11.1	19.2	21.4
甘 肃	104.4	103.1	103.2	24.7	28.5	27.6	11.2	18.5	19.8
青 海	107.4	105.0	101.0	28.8	29.5	29.2	8.7	12.3	14.7
宁 夏	105.1	103.8	103.9	29.6	29.1	28.0	8.9	13.7	14.9
新 疆	105.3	106.9	107.0	28.0	32.2	29.5	8.9	11.1	11.9

注：2010年、2020年系人口普查数字。

14-8　2022年各地区托育机构数量与每千人口拥有3岁以下婴幼儿托位数

单位：个

地区	机构总数	机构托位数情况	
		托位数	千人口托位数
总　计	75 696	3 624 195	2.57
东　部	34 393	1 691 674	2.78
中　部	22 312	1 107 362	2.64
西　部	18 991	825 159	2.15
北　京	600	33 307	1.52
天　津	308	13 186	0.97
河　北	3705	225 729	3.04
山　西	1285	59 885	1.72
内蒙古	1191	54 604	2.27
辽　宁	3526	105 073	2.50
吉　林	1846	86 053	3.67
黑龙江	1974	67 317	2.17
上　海	1335	57 016	2.30
江　苏	4705	272 460	3.20
浙　江	5002	224 188	3.41
安　徽	2563	133 733	2.18
福　建	1133	72 464	1.73
江　西	3456	152 690	3.37
山　东	7172	361 364	3.56
河　南	5091	261 495	2.65
湖　北	3849	171 830	2.94
湖　南	2248	174 359	2.64
广　东	5861	299 093	2.36
广　西	5281	168 101	3.33
海　南	1046	27 794	2.71
重　庆	1804	68 683	2.14
四　川	4337	184 187	2.20
贵　州	2422	116 395	3.02
云　南	1648	83 213	1.77
西　藏	27	1888	0.52
陕　西	1352	86 991	2.20
甘　肃	239	15 831	0.64
青　海	101	8829	1.48
宁　夏	152	8551	1.17
新　疆	437	27 886	0.54

14-9 每十万人口平均在校学生数

年份 / 地区	学前教育	小 学	初中阶段	高中阶段	高等教育
2005	1676	8358	4781	3070	1613
2010	2230	7448	3955	3504	2189
2015	3118	7086	3152	2965	2524
2020	3441	7661	3510	2948	3126
2021	3403	7634	3554	2816	3301
2022	3276	7597	3625	2895	3510
2023	2899	7676	3714	2906	3663
北 京	2623	4951	1625	2800	5397
天 津	2327	5615	2637	2126	5428
河 北	3128	8910	4298	3592	3070
山 西	2864	6614	3143	2930	3388
内蒙古	2531	5764	2783	2553	2493
辽 宁	1935	4645	2272	2116	3931
吉 林	1685	4681	2493	2452	4989
黑龙江	1480	3528	2559	2395	3734
上 海	2146	3684	2107	1227	3756
江 苏	2788	6886	3178	2380	3726
浙 江	3016	6011	2589	2145	2763
安 徽	3342	7693	3742	3156	3283
福 建	3743	8576	3739	2727	3277
江 西	3340	8499	4613	3904	4423
山 东	3822	7479	3907	2737	3663
河 南	3759	9991	4989	3742	3652
湖 北	2969	6597	3140	2471	4110
湖 南	3262	7899	3983	3275	3738
广 东	3927	8547	3576	2413	3129
广 西	4308	10 241	4689	3798	3651
海 南	3739	8520	3973	3263	2999
重 庆	2993	6326	3386	3247	3838
四 川	3034	6510	3315	2834	3127
贵 州	4304	10 165	4929	3829	2608
云 南	3856	8097	3973	3280	3097
西 藏	4258	10 263	4114	3066	1666
陕 西	3352	7557	3216	2475	4409
甘 肃	3804	8113	3629	2917	3215
青 海	3700	8709	3843	3774	1738
宁 夏	3528	8412	3920	3452	3271
新 疆	3377	11 578	4550	2989	2773

注：本表摘自《中国统计年鉴》，分省数据系2022年数据。

14-10 各地区文盲人口和文盲率

地区	文盲人口			文盲率/%		
	2010/万人	2020/万人	2022/人	2010	2020	2022
总计	**5466**	**3775**	**3847**	**4.1**	**3.3**	**3.4**
北京	33	17	16	1.7	0.9	0.8
天津	27	17	20	2.1	1.4	1.7
河北	188	113	132	2.6	1.9	2.2
山西	76	42	51	2.1	1.4	1.7
内蒙古	101	79	78	4.1	3.8	3.8
辽宁	84	38	56	1.9	1.0	1.5
吉林	53	32	38	1.9	1.5	1.8
黑龙江	79	44	70	2.1	1.5	2.5
上海	63	40	37	2.7	1.8	1.7
江苏	300	221	204	3.8	3.1	2.8
浙江	306	175	213	5.6	3.1	3.7
安徽	497	274	254	8.3	5.6	5.1
福建	90	97	99	2.4	2.9	2.9
江西	139	88	86	3.1	2.5	3.4
山东	476	331	358	5.0	4.0	4.3
河南	399	223	249	4.3	2.9	3.2
湖北	262	134	149	4.6	2.8	3.0
湖南	175	114	130	2.7	2.1	2.4
广东	204	183	226	2.0	1.8	2.2
广西	125	119	116	2.7	3.1	3.0
海南	35	33	30	4.1	4.1	3.7
重庆	124	52	60	4.3	1.9	2.2
四川	438	333	306	5.4	4.7	4.3
贵州	304	257	237	8.7	8.8	8.0
云南	277	219	212	6.0	5.8	5.6
西藏	73	77	95	24.4	28.1	34.6
陕西	140	109	110	3.7	3.3	3.4
甘肃	222	168	184	8.7	8.3	9.1
青海	58	47	46	10.2	10.0	9.7
宁夏	39	29	35	6.2	5.1	6.0
新疆	52	69	80	2.4	3.4	3.9

注：2010年、2020年系人口普查数字，2022年系全国人口变动情况抽样调查样本数据，抽样比为1.023‰。

附录A 主要社会经济指标

简要说明

一、本章反映我国及31个省、自治区、直辖市主要社会和经济情况。内容包括行政区划、国内生产总值、国民总收入、财政收支、价格指数、城乡居民家庭收支、就业和工资、农村居民贫困状况等。

二、本章资料主要摘自《中国统计年鉴》，2023年数据摘自《2024中国统计摘要》。国家统计局调整了个别年份数据，历史数据以最近年鉴数据为准。

主要指标解释

地级区划数 包括地级市、地区、自治州、自治盟。

县级区划数 包括县（自治县、旗）、县级市和市辖区数。

国内生产总值（GDP） 指一个国家或地区所有常住单位在一定时期内生产活动的最终成果。

国民总收入 即国民生产总值。指一个国家或地区所有常住单位在一定时期内收入初次分配的最终结果。它等于国内生产总值加上来自国外的净要素收入。与国内生产总值不同，国民总收入是收入概念，而国内生产总值是个生产概念。

一般公共预算收支 指政府凭借国家政治权力，以社会管理者身份筹集以税收为主体的财政收入，用于保障和改善民生、维持国家机构正常运转、保障国家安全等方面的各项收支。全国一般公共预算收入与支出决算由中央级决算和地方总决算组成。省（自治区、直辖市）级决算及其所属市（州）、县（区）总决算汇总组成省（自治区、直辖市）总决算；各省（自治区、直辖市）总决算汇总成地方总决算。中央级决算、省（自治区、直辖市）级决算和市（州）、县（区）总决算，由同级主管部门汇总的行政事业单位决算、企业财务决算、基本建设财务决算和金库年报、税收年报等组成。

商品零售价格指数 是反映城乡商品零售价格变动趋势的一种经济指数。零售价格的调整变动直接影响到城市居民的生活支出和国家的财政收入，影响居民购买力和市场供需平衡，影响消费与积累的比例。因此，计算零售价格指数，可以从一个侧面对上述经济活动进行观察和分析。

居民消费价格指数 是反映一定时期内城乡居民所购买的生活消费品价格和服务项目价格变动趋势和程度的相对数。是对城市居民消费价格指数和农村居民消费价格指数进行综合汇总计算的结果。利用居民消费价格指数，可以观察和分析消费品的零售价格和服务价格变动对城乡居民实际生活费支出的影响程度。

三次产业 是根据社会生产活动历史发展的顺序对产业结构的划分，产品直接取自自然界的部门称为第一产业，对初级产品进行再加工的部门称为第二产业，为生产和消费提供各种服务的部门称为第三产业。我国的三次产业的划分是：第一产业，农业（包括种植业、林业、牧业和渔业）；第二产业，工业（包括采掘业，制造业，电力、煤气及水的生产和供应业）和建筑业；第三产业，除第一、第二产业以外的其他各业。第三产业分为流通部门和服务部门，具体又分为四个层次，即第一层次，流通部门（包括交通运输、仓储及邮电通信业，批发和零售贸易、餐饮业）；第二层次，为生产和生活服务部门（包括金融、保险业务，地质勘查业、水利管理业，房地产业务，社会服务业，农林牧副渔服务业，交通运输辅助业，综合技术服务业等）；第三层次，为提高科学文化水平和居民素质服务部门（包括教育、文化艺术及广播电影电视业，卫生、体育和社会福利业，科学研究业等）；第四层次，为社会公共需要服务部门（包括国家机关、政党机关和社会团体以及军队、警察等）。

就业人员 即从业人员。指在各级国家机关、政党机关、社会团体及企业、事业单位中工作，取得工资或其他形式的劳动报酬的全部人员。包括在岗职工、再就业的离退休人员、民办教师以及在各单位中工作的外方人员和港澳台方人员、兼职人员、借用的外单位人员和第二职业者。不包括离开本单位仍保留劳动关系的职工。各单位的从业人员反映了各单位实际参加生产或工作的全部劳动力。

城镇登记失业人员 指有非农业户口，在一定的劳动年龄内，有劳动能力，无业而要求就业，并在当地就业服务机构进行求职登记的人员。

城镇登记失业率 城镇失业率指城镇登记失业人数同城镇从业人数与城镇登记失业人数之和的比。计算公式为：城镇登记失业率＝城镇登记失业人数/（城镇从业人数＋城镇登记失业人数）×100%。城镇登记失业率是指城镇登记失业人员与城镇单位从业人员（扣除使用的农村劳动力、聘用的离退休人员、港澳台及外方人员）、城镇单位中的不在岗职工、城镇私营业主、个体户主、城镇私营企业和个体从业人员、城镇登记失业人员之和的比。

恩格尔系数 指食物支出在生活消费总支出中所占的比例。即食物支出/生活消费总支出×100%。

附录A-1 全国行政区划（2023年底）

地　区	地级区划数 / 个		县级区划数 / 个				
		地级市	合计	市辖区	县级市	县	
							自治县
全　国	**333**	**293**	**2844**	**977**	**397**	**1470**	**117**
北　京			16	16			
天　津			16	16			
河　北	11	11	167	49	21	97	6
山　西	11	11	117	26	11	80	
内蒙古	12	9	103	23	11	69	
辽　宁	14	14	100	59	16	25	8
吉　林	9	8	60	21	20	19	3
黑龙江	13	12	121	54	21	46	1
上　海			16	16			
江　苏	13	13	95	55	21	19	
浙　江	11	11	90	37	20	33	1
安　徽	16	16	104	45	9	50	
福　建	9	9	84	31	11	42	
江　西	11	11	100	27	12	61	
山　东	16	16	136	58	26	52	
河　南	17	17	157	54	21	82	
湖　北	13	12	103	39	26	38	2
湖　南	14	13	122	36	19	67	7
广　东	21	21	122	65	20	37	3
广　西	14	14	111	41	10	60	12
海　南	4	4	25	10	5	10	6
重　庆			38	26		12	4
四　川	21	18	183	55	19	109	4
贵　州	9	6	88	16	10	62	11
云　南	16	8	129	17	18	94	29
西　藏	7	6	74	8	2	64	
陕　西	10	10	107	31	7	69	
甘　肃	14	12	86	17	5	64	7
青　海	8	2	44	7	5	32	7
宁　夏	5	5	22	9	2	11	
新　疆	14	4	108	13	29	66	6
香港特别行政区							
澳门特别行政区							
台湾省							

注：县包括县、自治县、旗、自治旗、1个特区和1个林区（未列出旗、自治旗、特区和林区）。

附录A-2 城乡基层组织情况

年份 / 地区	街道数 / 个	乡镇数 / 个		
		合计	乡	镇
2015	7957	31 830	11 315	20 515
2018	8393	31 550	10 253	21 297
2019	8519	30 234	9221	21 013
2020	8773	29 966	8809	21 157
2021	8925	29 631	8309	21 322
2022	8984	29 616	8227	21 389
2023	9045	28 501	7080	21 421
北　京	165	173	30	143
天　津	124	127	2	125
河　北	310	1905	573	1332
山　西	219	1061	430	631
内蒙古	246	608	99	509
辽　宁	513	787	147	640
吉　林	363	579	153	426
黑龙江	407	856	282	574
上　海	107	108	2	106
江　苏	519	717	16	701
浙　江	488	862	244	618
安　徽	287	1226	215	1011
福　建	203	886	233	653
江　西	189	1384	552	832
山　东	696	1129	57	1072
河　南	700	1748	556	1192
湖　北	338	912	151	761
湖　南	424	1439	305	1134
广　东	490	1116	4	1112
广　西	138	1059	253	806
海　南	22	196	21	175
重　庆	245	772	147	625
四　川	459	2559	543	2016
贵　州	365	953	122	831
云　南	223	1063	397	666
西　藏	35	667	525	142
陕　西	327	990	17	973
甘　肃	127	1197	305	892
青　海	42	334	194	140
宁　夏	50	193	90	103
新　疆	224	895	415	480

附录A-3 国内生产总值与一般公共预算收支

年份	国内生产总值／亿元	人均 GDP／元	一般公共预算收入／亿元	一般公共预算支出／亿元	一般公共预算收入占 GDP 的百分比
1978	3678.7	385	1132.3	1122.1	30.8
1979	4100.5	423	1146.4	1281.8	28.0
1980	4587.6	468	1159.9	1228.8	25.3
1981	4935.8	497	1175.8	1138.4	23.8
1982	5373.4	533	1212.3	1230.0	22.6
1983	6020.9	588	1367.0	1409.5	22.7
1984	7278.5	702	1642.9	1701.0	22.6
1985	9098.9	866	2004.8	2004.3	22.0
1986	10 376.2	973	2122.0	2204.9	20.5
1987	12 174.6	1123	2199.4	2262.2	18.1
1988	15 180.4	1378	2357.2	2491.2	15.5
1989	17 179.7	1536	2664.9	2823.8	15.5
1990	18 872.9	1663	2937.1	3083.6	15.6
1991	22 005.6	1912	3149.5	3386.6	14.3
1992	27 194.5	2334	3483.4	3742.2	12.8
1993	35 673.2	3027	4349.0	4642.3	12.2
1994	48 637.5	4081	5218.1	5792.6	10.7
1995	61 339.9	5091	6242.2	6823.7	10.2
1996	71 813.6	5898	7408.0	7937.6	10.3
1997	79 715.0	6481	8651.1	9233.6	10.9
1998	85 195.5	6860	9876.0	10 798.2	11.6
1999	90 564.4	7229	11 444.1	13 187.7	12.6
2000	100 280.1	7942	13 395.2	15 886.5	13.4
2001	110 863.1	8717	16 386.0	18 902.6	14.8
2002	121 717.4	9506	18 903.6	22 053.2	15.5
2003	137 422.0	10 666	21 715.3	24 650.0	15.8
2004	161 840.2	12 487	26 396.5	28 486.9	16.3
2005	187 318.9	14 368	31 649.3	33 930.3	16.9
2006	219 438.5	16 738	38 760.2	40 422.7	17.7
2007	270 092.3	20 494	51 321.8	49 781.4	19.0
2008	319 244.6	24 100	61 330.4	62 592.7	19.2
2009	348 517.7	26 180	68 518.3	76 299.9	19.7
2010	412 119.3	30 808	83 101.5	89 874.2	20.2
2011	487 940.2	36 277	103 874.4	109 247.8	21.3
2012	538 580.0	39 771	117 253.5	125 953.0	21.8
2013	592 963.2	43 497	129 209.6	140 212.1	21.8
2014	643 563.1	46 912	140 370.0	151 785.6	21.8
2015	688 858.2	49 922	152 269.2	175 877.8	22.1
2016	746 395.1	53 783	159 605.0	187 755.2	21.4
2017	832 035.9	59 592	172 592.8	203 085.5	20.7
2018	919 281.1	65 534	183 359.8	220 904.1	19.9
2019	986 515.2	70 078	190 390.1	238 858.4	19.3
2020	1 013 567.0	71 828	182 913.9	245 679.0	18.0
2021	1 149 237.0	81 370	202 554.6	245 673.0	17.6
2022	1 204 724.0	85 310	203 649.3	260 552.1	16.9
2023	1 260 582.1	89 358	216 784.4	274 573.8	17.2

注：①本表按当年价格计算。②全国一般公共预算收支由中央级决算和地方总决算组成。

附录A-4　2023年各地区生产总值与一般公共预算收支

地　区	地区生产总值 / 亿元	人均地区生产总值 / 元	地方一般公共预算收入 / 亿元	地方一般公共预算支出 / 亿元
北　京	43 760.7	200 278	6181.1	7971.6
天　津	16 737.3	122 752	2027.3	3280.5
河　北	43 944.1	59 332	4286.2	9605.7
山　西	25 698.2	73 984	3479.2	6351.2
内蒙古	24 627.0	102 677	3083.4	6817.5
辽　宁	30 209.4	72 107	2754.0	6567.3
吉　林	13 531.2	57 739	1074.8	4406.9
黑龙江	15 883.9	51 563	1396.0	5776.7
上　海	47 218.7	190 321	8312.5	9638.5
江　苏	128 222.2	150 487	9930.2	15 242.7
浙　江	82 553.2	125 043	8600.0	12 353.1
安　徽	47 050.6	76 830	3939.0	8638.2
福　建	54 355.1	129 865	3591.9	5868.4
江　西	32 200.1	71 216	3059.6	7500.6
山　东	92 068.7	90 771	7464.7	12 582.7
河　南	59 132.4	60 073	4512.1	11 062.6
湖　北	55 803.6	95 538	3692.3	9295.8
湖　南	50 012.9	75 938	3360.5	9584.5
广　东	135 673.2	106 985	13 851.3	18 510.9
广　西	27 202.4	54 005	1783.8	6102.6
海　南	7551.2	72 958	900.7	2257.3
重　庆	30 145.8	94 147	2440.7	5304.6
四　川	60 132.9	71 835	5529.1	12 731.7
贵　州	20 913.3	54 172	2078.3	6202.8
云　南	30 021.1	64 107	2149.4	6730.3
西　藏	2392.7	65 642	236.6	2809.1
陕　西	33 786.1	85 448	3437.4	7180.9
甘　肃	11 863.8	47 867	1003.5	4518.5
青　海	3799.1	63 903	381.3	2188.7
宁　夏	5315.0	72 957	502.3	1751.5
新　疆	19 125.9	73 774	2179.7	7521.3

注：地方一般公共预算收入（支出）为地方财政本级收入（支出）。

附录A-5 价格指数（上年＝100）

年份／地区	商品零售价格指数	中西药品及保健用品	居民消费价格指数	医疗保健	医疗服务
2010	103.1	104.3	103.3	103.3	100.9
2015	100.1	102.4	101.4	102.7	102.7
2018	101.9	104.5	102.1	104.3	104.3
2019	102.0	103.9	102.9	102.4	101.6
2020	101.4	100.9	102.5	101.8	102.3
2021	101.6	99.6	100.9	100.4	100.8
2022	102.7	100.1	102.0	100.6	100.8
2023	…	…	100.2	101.1	…
北　京	101.8	100.9	101.8	100.7	100.3
天　津	102.0	100.5	101.9	100.2	100.1
河　北	102.5	100.9	101.8	100.5	100.3
山　西	103.7	100.2	102.1	100.3	100.4
内蒙古	103.8	100.4	101.8	100.3	100.1
辽　宁	102.6	99.0	102.0	100.1	100.5
吉　林	103.1	101.1	102.1	100.7	100.4
黑龙江	102.5	100.2	101.9	100.5	100.7
上　海	101.7	97.3	102.5	102.1	105.0
江　苏	102.9	97.3	102.2	101.9	103.5
浙　江	103.2	100.0	102.2	100.3	100.5
安　徽	102.7	99.9	102.0	100.9	101.2
福　建	102.7	101.0	101.9	100.3	99.9
江　西	102.6	100.4	102.0	100.2	100.1
山　东	102.3	100.7	101.7	100.4	100.2
河　南	102.7	101.3	101.5	100.7	100.7
湖　北	102.8	100.7	102.1	100.3	100.1
湖　南	103.2	101.7	101.8	101.0	100.7
广　东	102.5	100.8	102.2	100.4	100.3
广　西	102.2	98.9	101.9	100.9	101.9
海　南	102.1	99.0	101.6	100.0	100.6
重　庆	102.5	99.2	102.1	99.7	100.0
四　川	102.9	99.9	102.0	100.6	100.6
贵　州	103.0	100.4	101.6	100.3	100.3
云　南	103.1	101.3	101.6	100.8	100.8
西　藏	102.7	100.5	101.5	99.9	99.9
陕　西	103.1	100.4	102.1	100.8	100.8
甘　肃	103.7	100.9	101.9	100.5	100.3
青　海	103.2	99.3	102.4	100.4	100.7
宁　夏	102.4	99.8	102.3	102.3	103.4
新　疆	102.8	99.7	101.8	100.0	100.4

注：各地区价格指数系2022年数字。

附录A-6　就业和工资情况

指　　标	2015	2018	2019	2020	2021	2022	2023
年底从业人员／万人	77 451	75 782	75 447	75 064	74 652	73 351	74 041
按三次产业分							
第一产业	21 919	19 515	18 652	17 715	17 072	17 663	16 882
第二产业	22 693	21 356	21 234	21 543	21 712	21 105	21 520
第三产业	32 839	34 911	35 561	35 806	35 868	34 583	35 639
按城乡分							
城镇从业人员	40 410	44 292	45 249	46 271	46 773	45 931	47 032
内：国有单位	6208	5740	5473	5563	5633	5612	…
城镇集体单位	481	347	296	271	262	235	…
私营企业	11 180	13 952	14 567	…	…	…	…
乡村从业人员	37 041	31 490	30 198	28 793	27 879	27 420	27 009
城镇登记失业人数／万人	966	974	945	1160	1040	1203	1074
城镇登记失业率／%	4.1	3.8	3.6	4.2	4.0	…	…
城镇单位就业人员平均工资／元	62 029	82 413	90 501	97 379	106 837	114 029	120 698
国有单位	65 296	89 474	98 899	108 132	115 583	123 622	…
城镇集体单位	46 607	60 664	62 612	68 590	74 491	77 868	…
其他单位	60 906	79 453	87 195	92 721	103 182	109 895	…

附录A-7 居民人均收支情况

单位：元/年

指 标	2015	2018	2019	2020	2021	2022	2023
全国居民人均可支配收入	**21 966.2**	**28 228.0**	**30 732.8**	**32 188.8**	**35 128.0**	**36 883.3**	**39 218.0**
工资性收入	12 459.0	15 829.0	17 186.2	17 917.4	19 629.4	20 590.3	22 053.0
经营净收入	3955.6	4852.4	5247.3	5306.8	5892.7	6174.5	6542.0
财产净收入	1739.6	2378.5	2619.1	2791.5	3075.5	3226.5	3362.0
转移净收入	3811.9	5168.1	5680.3	6173.2	6530.5	6891.9	7261.0
全国居民人均消费支出	**15 712.4**	**19 853.1**	**21 558.9**	**21 209.9**	**24 100.1**	**24 538.2**	**26 796.0**
食品烟酒	4814.0	5631.1	6084.2	6397.3	7178.1	7481.0	7983.0
衣着	1164.1	1288.9	1338.1	1238.4	1418.7	1364.6	1479.0
居住	3419.2	4646.6	5054.8	5215.3	5641.1	5882.0	6095.0
生活用品及服务	951.4	1222.7	1280.9	1259.5	1423.2	1431.8	1526.0
交通通信	2086.9	2675.4	2861.6	2761.8	3155.6	3194.8	3652.0
教育文化娱乐	1723.1	2225.7	2513.1	2032.2	2598.9	2468.7	2904.0
医疗保健	1164.5	1685.2	1902.3	1843.1	2115.2	2119.9	2460.0
其他用品及服务	389.2	477.5	524.0	462.2	569.4	595.4	697.0
城镇居民人均可支配收入	**31 194.8**	**39 250.8**	**42 358.8**	**43 833.8**	**47 411.9**	**49 282.9**	**51 821.0**
工资性收入	19 337.1	23 792.2	25 564.8	26 380.7	28 480.8	29 577.9	31 321.0
经营净收入	3476.1	4442.6	4840.4	4710.8	5381.9	5584.5	5903.0
财产净收入	3041.9	4027.7	4390.6	4626.5	5052.0	5238.2	5392.0
转移净收入	5339.7	6988.3	7563.0	8115.8	8497.3	8882.4	9205.0
城镇居民人均消费支出	**21 392.4**	**26 112.3**	**28 063.4**	**27 007.4**	**30 307.2**	**30 390.8**	**32 994.0**
食品烟酒	6359.7	7239.0	7732.6	7880.5	8678.1	8958.3	9495.0
衣着	1701.1	1808.2	1831.9	1644.8	1842.8	1735.2	1880.0
居住	4726.0	6255.0	6780.2	6957.7	7405.3	7643.5	7822.0
生活用品及服务	1306.5	1629.4	1689.3	1640.0	1819.6	1800.5	1910.0
交通通信	2895.4	3473.5	3671.3	3474.3	3932.0	3908.8	4495.0
教育文化娱乐	2382.8	2974.1	3328.0	2591.7	3322.0	3050.2	3589.0
医疗保健	1443.4	2045.7	2282.7	2172.2	2521.3	2480.7	2850.0
其他用品及服务	577.5	687.4	747.2	646.2	786.1	813.7	953.0
农村居民人均可支配收入	**11 421.7**	**14 617.0**	**16 020.7**	**17 131.5**	**18 930.9**	**20 132.8**	**21 691**
工资性收入	4600.3	5996.1	6583.5	6973.9	7958.1	8449.2	9163
经营净收入	4503.6	5358.4	5762.2	6077.4	6566.2	6971.5	7431
财产净收入	251.5	342.1	377.3	418.8	469.4	509.0	540
转移净收入	2066.3	2920.5	3297.8	3661.3	3937.2	4203.1	4557
农村居民人均消费支出	**9222.6**	**12 124.3**	**13 327.7**	**13 713.4**	**15 915.6**	**16 632.1**	**18 175**
食品烟酒	3048.0	3645.6	3998.2	4479.4	5200.2	5485.4	5880
衣着	550.5	647.7	713.3	712.8	859.5	864.0	921
居住	1926.2	2660.6	2871.3	2962.4	3314.7	3502.5	3694
生活用品及服务	545.6	720.5	763.9	767.5	900.5	933.8	992
交通通信	1163.1	1690.0	1836.8	1840.6	2131.8	2230.3	2480
教育文化娱乐	969.3	1301.6	1481.8	1308.7	1645.5	1683.1	1951
医疗保健	846.0	1240.1	1420.8	1417.5	1579.6	1632.5	1916
其他用品及服务	174.0	218.3	241.5	224.4	283.8	300.5	341

资料来源：《中国统计摘要》。

附录A-8　2023年各地区居民人均收支情况

单位：元

地　区	全国居民			城镇居民			农村居民		
	可支配收入	消费支出	医疗保健支出	可支配收入	消费支出	医疗保健支出	可支配收入	消费支出	医疗保健支出
总　计	**39 218.0**	**26 796.0**	**2460.0**	**51 821.0**	**32 994.0**	**2850.0**	**21 691.0**	**18 175.0**	**1916.0**
北　京	81 752.0	47 586.0	3981.5	88 650.0	50 897.0	4304.0	37 358.0	26 277.0	1900.3
天　津	51 271.0	34 914.0	3555.5	55 355.0	37 586.0	3811.6	30 851.0	21 553.0	2286.1
河　北	32 903.0	22 920.0	2017.3	43 631.0	27 906.0	2338.8	20 688.0	17 244.0	1662.1
山　西	30 924.0	19 756.0	1943.6	41 327.0	24 524.0	2442.2	17 677.0	13 684.0	1324.4
内蒙古	38 130.0	27 025.0	2262.7	48 676.0	32 249.0	2340.7	21 221.0	18 650.0	2140.3
辽　宁	37 992.0	24 865.0	2192.3	45 896.0	29 091.0	2466.4	21 483.0	16 040.0	1631.8
吉　林	29 797.0	21 411.0	2067.9	37 503.0	26 677.0	2377.5	19 472.0	14 354.0	1661.6
黑龙江	29 694.0	22 052.0	2524.9	36 492.0	25 882.0	2798.9	19 756.0	16 453.0	2125.3
上　海	84 834.0	52 508.0	3616.5	89 477.0	54 919.0	3719.3	42 988.0	30 782.0	2690.1
江　苏	52 674.0	35 491.0	2564.0	63 211.0	40 461.0	2839.1	30 488.0	25 029.0	1994.1
浙　江	63 830.0	42 194.0	2533.5	74 997.0	47 762.0	2864.5	40 311.0	30 468.0	1847.3
安　徽	34 893.0	23 607.0	1749.6	47 446.0	27 900.0	1933.6	21 144.0	18 905.0	1554.1
福　建	45 426.0	31 869.0	1904.7	56 153.0	37 674.0	2064.3	26 722.0	21 746.0	1634.2
江　西	34 242.0	23 379.0	1856.0	45 554.0	27 733.0	2185.7	21 358.0	18 421.0	1491.0
山　东	39 890.0	24 293.0	2014.6	51 571.0	30 251.0	2339.6	23 776.0	16 075.0	1577.6
河　南	29 933.0	21 011.0	1920.1	40 234.0	25 570.0	2220.1	20 053.0	16 638.0	1641.5
湖　北	35 146.0	27 106.0	2299.9	44 990.0	31 500.0	2538.4	21 293.0	20 922.0	1975.6
湖　南	35 895.0	25 462.0	2295.7	49 243.0	31 035.0	2562.0	20 921.0	19 210.0	2004.8
广　东	49 327.0	34 331.0	1783.0	59 307.0	39 333.0	2019.2	25 142.0	22 209.0	1219.6
广　西	29 514.0	19 749.0	1803.3	41 287.0	24 427.0	2097.0	18 656.0	15 435.0	1539.0
海　南	33 192.0	23 752.0	1372.9	42 661.0	28 930.0	1615.0	20 708.0	16 924.0	1060.1
重　庆	37 595.0	26 515.0	2350.5	47 435.0	31 531.0	2697.9	20 820.0	17 964.0	1773.4
四　川	32 514.0	23 550.0	2105.4	45 227.0	29 280.0	2343.1	19 978.0	17 901.0	1878.0
贵　州	27 098.0	20 161.0	1373.7	42 772.0	27 693.0	1876.2	14 817.0	14 260.0	993.0
云　南	28 421.0	20 995.0	1825.2	43 563.0	28 338.0	2610.2	16 361.0	15 147.0	1217.6
西　藏	28 983.0	17 220.0	726.5	51 900.0	28 858.0	1342.0	19 924.0	12 619.0	490.5
陕　西	32 128.0	22 012.0	2400.3	44 713.0	27 303.0	2832.4	16 992.0	15 647.0	1894.7
甘　肃	25 011.0	19 013.0	1612.6	39 833.0	27 044.0	2005.1	13 131.0	12 575.0	1307.8
青　海	28 587.0	20 327.0	1768.3	40 408.0	25 373.0	2156.1	15 614.0	14 790.0	1353.9
宁　夏	31 604.0	21 629.0	2067.2	42 395.0	27 076.0	2481.2	17 772.0	14 649.0	1552.6
新　疆	28 947.0	19 715.0	1968.5	40 578.0	26 134.0	2773.6	17 948.0	13 645.0	1222.6

注：各地区医疗保健支出系2022年数据。

附录B　世界各国卫生状况

简要说明

一、本章主要介绍世界各国卫生状况，包括预期寿命、死亡率、卫生服务覆盖、危险因素、卫生资源、卫生经费及人口。

二、本章数据摘自世界卫生组织《2022世界卫生统计》和全球卫生观察站数据库。

三、部分中国数据系世界卫生组织估算数。

主要指标解释

早产率　是指每100个活产中，出生时不足37孕周的活产儿所占百分比。

5岁以下儿童发育迟缓率　是指5岁以下儿童中低于WHO年龄别身高参考值至少2个标准差的生长迟缓者所占百分比。

5岁以下儿童低体重率　是指5岁以下儿童中低于WHO年龄别体重参考值至少2个标准差的低体重者所占百分比。

5岁以下儿童超重率　是指5岁以下儿童中高于WHO年龄别体重参考值至少2个标准差的超重者所占百分比。

成人肥胖率　指一定时期内20岁及以上人口中体重指数≥30的人数所占比例，体重指数=体重（千克）/身高（米）^{2}。

总和生育率　每个妇女度过她的整个育龄期根据现时年龄别生育率可能生育的孩子数。

附录B-1　健康状况

序列	国家	预期寿命/岁								
		合计			男			女		
		1990	2000	2021	1990	2000	2021	1990	2000	2021
1	阿富汗	49	46	59.1	49	44	57.4	50	48	61
2	阿尔巴尼亚	69	70	76.4	67	68	74.4	71	73	78.6
3	阿尔及利亚	68	69	76	66	68	75.5	69	71	76.6
4	安道尔	77	80	…	74	76	…	81	83	…
5	安哥拉	43	46	62.1	41	44	60	45	48	64.3
6	安提瓜和巴布达	71	72	76.9	70	71	75.2	72	74	78.4
7	阿根廷	73	75	74.6	69	71	71.6	76	78	77.6
8	亚美尼亚	67	70	73	63	67	68.6	71	73	76.9
9	澳大利亚	77	80	83.1	74	77	81.3	80	82	84.9
10	奥地利	76	78	81	72	75	78.7	79	81	83.3
11	阿塞拜疆	63	64	72.9	60	62	70.5	66	67	75.2
12	巴哈马	72	72	70.4	69	69	67.3	74	75	73.5
13	巴林	73	73	74.4	72	72	73.8	74	74	75.1
14	孟加拉国	60	61	73.1	60	61	71.6	59	61	74.6
15	巴巴多斯岛	74	74	76.8	71	70	75.1	77	77	78.4
16	白俄罗斯	71	69	73.1	66	63	68.1	76	74	78.1
17	比利时	76	78	81.5	73	75	79.3	79	81	83.7
18	伯利兹	71	70	73.3	69	67	71.4	74	74	75.4
19	贝宁	53	55	64	51	52	61.7	56	58	66.4
20	不丹	53	60	74.9	53	58	73.9	53	62	75.9
21	玻利维亚	58	64	65.4	56	61	62.9	60	66	68.4
22	波黑	73	74	74.8	70	71	72.6	75	76	77.2
23	博茨瓦纳	65	51	61.2	65	50	59.2	66	52	63.2
24	巴西	66	70	72.4	63	67	69	70	74	75.8
25	文莱	73	77	76.9	71	75	75.3	75	79	78.6
26	保加利亚	71	72	71.3	68	68	68	75	75	75
27	布基纳法索	50	51	62.3	48	48	59.9	51	53	64.6
28	布隆迪	49	47	64	48	45	62	51	49	65.9
29	佛得角	66	69	73.2	63	66	68.8	68	72	77.4
30	柬埔寨	54	59	68.9	51	55	66.4	57	63	71.5
31	喀麦隆	54	51	61.8	53	51	59.9	56	52	63.7
32	加拿大	77	79	81.6	74	77	79.4	81	82	83.8
33	中非	48	46	52.3	46	46	49.6	50	45	55.4
34	乍得	45	49	59.1	43	48	57.5	47	50	60.7
35	智利	73	77	79	69	73	76.7	76	80	81.4
36	中国	69	71	77.6	67	70	75	71	73	80.5
37	哥伦比亚	71	73	74.5	67	68	71.6	75	77	77.6
38	科摩罗	56	58	67.5	54	56	66.3	58	61	68.7
39	刚果（金）	56	52	63.2	55	51	62.5	58	54	63.8
40	库克群岛	69	71	…	67	69	…	72	75	…
41	哥斯达黎加	77	77	78.6	75	75	75.9	78	79	81.5
42	科特迪瓦	51	49	63.5	50	47	61.4	54	50	66
43	克罗地亚	73	74	76.9	69	70	73.8	76	78	80
44	古巴	74	77	73.7	73	75	71.1	76	79	76.5
45	塞浦路斯	76	77	81.9	74	75	79.9	79	79	84
46	捷克	71	75	77.1	68	72	74	75	79	80.3
47	朝鲜	70	66	72.6	66	64	69.8	73	68	75.6
48	刚果（布）	49	47	61.6	48	45	59.4	51	50	63.9

2012年标化死亡率（1/10万）			2012年寿命损失人年归因（1/10万）			孕产妇死亡率（1/10万）	
传染性疾病	非传染性疾病	伤害	传染性疾病	非传染性疾病	伤害	2010	2020
363	846	169	31 128	12 324	9801	460	620
46	672	48	1927	17 284	2370	27	8
98	710	54	4810	12 406	2418	97	78
…	…	…	…	…	…	…	…
873	768	138	75 280	17 031	9887	450	222
…	…	…	…	…	…	…	21
69	467	51	2917	13 363	2413	77	45
45	848	49	2368	23 695	2447	30	27
14	303	28	591	10 017	1326	7	3
13	360	31	531	14 341	1439	4	5
71	664	34	4926	13 802	1893	43	41
122	465	46	6301	9780	1917	47	77
48	506	34	1236	5024	1329	20	16
235	549	64	10 015	9632	2742	240	123
61	404	28	2659	12 630	1345	51	39
28	683	91	1543	24 934	4737	4	1
28	357	39	1165	14 445	1814	8	5
105	471	82	4594	7186	3056	53	130
577	761	98	35 559	12 712	5057	350	523
187	573	142	9826	11 790	6977	180	60
226	635	100	11 727	13 300	5488	190	161
20	513	42	777	17 315	2030	8	6
555	612	88	26 187	9111	4444	160	186
93	514	80	3345	12 542	4303	56	72
56	475	45	1273	7905	1622	24	44
33	638	36	1553	26 901	1826	11	7
648	784	119	42 924	13 422	6312	300	264
705	729	147	51 897	14 209	8809	800	494
142	482	54	5127	8695	1914	79	42
227	394	62	12 889	10 043	3906	250	218
769	675	106	45 696	14 488	6263	690	438
23	318	31	935	11 421	1482	12	11
1212	551	108	69 308	10 575	6577	890	835
1071	713	114	75 598	12 700	6670	1100	1063
36	367	41	1317	9887	2006	25	15
41	576	50	1858	13 475	2208	37	23
52	338	72	3308	7622	3851	92	75
495	695	132	29 959	11 603	5634	280	217
667	632	89	45 395	11 739	5576	560	282
…	…	…	…	…	…	…	…
31	392	46	1274	8695	2211	40	22
861	794	124	54 054	16 884	7382	400	480
12	496	40	575	20 431	1853	17	5
33	422	45	1182	14 141	1911	73	39
16	333	27	489	9158	1318	10	68
27	461	39	1068	17 096	1868	5	3
117	751	92	4657	18 529	4252	81	107
921	724	137	70 873	14 227	9524	540	547

附录B-1　健康状况（续）

序列	国家	预期寿命／岁								
		合计			男			女		
		1990	2000	2021	1990	2000	2021	1990	2000	2021
49	丹麦	75	77	81.2	72	75	79.5	78	79	82.9
50	吉布提	57	58	64.9	55	56	63	59	60	66.7
51	多米尼加	74	74	…	72	72	…	76	76	…
52	多米尼加共和国	69	73	73.3	68	72	70.2	70	74	76.8
53	厄瓜多尔	69	73	74	67	70	71	72	76	77.2
54	埃及	65	68	69.1	63	66	66.7	67	71	71.7
55	萨尔瓦多	65	70	71.7	61	67	66.8	70	74	76.2
56	赤道几内亚	48	52	61.6	46	51	60.2	49	53	63.2
57	厄立特里亚	48	61	63.6	46	58	60.9	50	63	66.2
58	爱沙尼亚	70	71	77.1	64	65	72.8	75	76	81.2
59	斯威士兰	61	48	54.6	62	46	51.6	61	51	57.9
60	埃塞俄比亚	45	48	67.8	42	46	66	48	51	69.7
61	斐济	66	68	65.5	64	65	63.5	68	71	67.7
62	芬兰	75	78	81.5	71	74	79	79	81	84.1
63	法国	78	79	81.9	73	75	79.1	82	83	84.7
64	加蓬	61	60	65.1	60	58	62.7	63	63	67.9
65	冈比亚	52	57	64.2	50	55	62.2	53	58	66.3
66	格鲁吉亚	71	71	71.2	67	68	66.9	75	74	75.6
67	德国	76	78	80.5	72	75	78.1	79	81	82.9
68	加纳	57	58	66.1	55	56	63.7	58	59	68.6
69	希腊	77	78	79.6	75	76	77.3	80	81	82
70	格林纳达	70	72	72.8	67	68	70.5	74	75	75.2
71	危地马拉	62	67	68.7	60	64	65.6	65	70	71.9
72	几内亚	47	50	61.3	46	48	59.9	48	53	62.5
73	几内亚比绍	49	47	58.6	47	44	56.1	52	49	61.1
74	圭亚那	63	66	66.1	59	61	63	67	71	69.3
75	海地	54	55	62.5	52	54	61.7	56	57	63.2
76	洪都拉斯	67	67	69	65	64	67.4	69	70	70.5
77	匈牙利	69	72	74.4	65	68	70.9	74	76	77.8
78	冰岛	78	80	82.6	75	78	81.3	81	82	83.9
79	印度	58	61	67.3	57	60	65.8	58	62	69
80	印尼	62	68	68.3	60	66	66.4	64	70	70.2
81	伊朗	64	67	74.7	63	65	73.1	64	70	76.4
82	伊拉克	69	68	71.5	67	65	68.9	71	70	73.9
83	爱尔兰	75	76	81.6	72	74	79.9	78	79	83.4
84	以色列	77	79	81.7	75	77	82.4	79	81	82.1
85	意大利	77	79	82.2	74	76	80	80	82	84.3
86	牙买加	71	72	70.1	69	71	67.6	74	74	72.8
87	日本	79	81	84.5	76	78	81.7	82	85	87.2
88	约旦	70	70	75.6	68	68	74.6	71	73	77
89	哈萨克斯坦	66	63	70.3	61	58	66.4	70	68	73.9
90	肯尼亚	60	54	66.8	58	52	64.4	62	56	69.2
91	基里巴斯	60	66	60.9	57	64	57.8	62	68	64
92	科威特	73	76	79	73	75	77.3	74	76	81.8
93	吉尔吉斯斯坦	66	65	72.2	62	62	68.5	69	69	75.8
94	老挝	53	59	68.2	51	58	66.1	54	60	70.5
95	拉脱维亚	69	71	73.2	64	65	68.5	74	76	77.9
96	黎巴嫩	67	71	74.3	64	68	71.2	71	75	77.5

2012年标化死亡率（1/10万）			2012年寿命损失人年归因（1/10万）			孕产妇死亡率（1/10万）	
传染性疾病	非传染性疾病	伤害	传染性疾病	非传染性疾病	伤害	2010	2020
29	406	23	1114	15 722	1023	12	5
626	631	106	32 528	12 131	4795	200	234
…	…	…	…	…	…	…	…
77	396	66	5127	8525	3236	150	107
97	410	84	4586	9122	4176	110	66
74	782	33	4268	15 168	1513	66	17
96	475	158	4079	10 914	7994	81	43
757	729	134	48 783	15 054	7887	240	212
506	672	119	22 640	9469	4519	240	322
19	511	47	1810	20 218	2189	2	5
884	702	119	48 011	11 412	6918	320	240
559	476	94	29 697	8571	4697	350	267
105	804	64	4602	16 839	2791	26	38
9	367	39	413	15 028	1830	5	8
21	313	35	936	12 899	1600	8	8
589	505	77	30 028	10 127	4197	230	227
590	630	96	35 805	11 970	5295	360	458
39	615	32	2419	21 490	1647	67	28
22	365	23	926	16 246	1113	7	4
476	670	76	28 629	12 863	4084	350	263
24	365	27	1027	15 467	1298	3	8
…	…	…	…	…	…	24	21
213	409	111	10 458	7885	5929	120	96
680	681	96	45 952	12 912	5574	610	553
870	765	112	56 025	13 835	6094	790	725
177	1024	150	8533	17 196	6621	280	112
405	725	89	25 017	13 728	5232	350	350
118	441	81	6564	8031	4121	100	72
17	603	44	795	24 235	2081	21	15
14	312	29	462	9207	1289	5	3
253	682	116	13 613	14 186	4785	200	103
162	680	49	7905	12 030	2116	220	173
56	569	75	3118	10 302	3799	21	22
87	715	128	7823	9610	5647	63	76
22	344	32	728	9828	1512	6	5
31	311	21	1024	8286	846	7	3
15	304	20	712	13 583	953	4	5
97	519	51	5142	12 320	2729	110	99
34	244	40	1604	12 212	2005	5	4
53	640	53	3691	8584	2299	63	41
55	950	102	3834	21 333	5254	51	13
657	515	101	37 031	9133	5271	360	530
…	…	…	…	…	…	…	76
82	406	25	1468	4400	1199	14	7
66	835	65	5767	15 300	3421	71	50
329	680	75	21 052	10 183	3846	470	126
26	624	55	2076	25 436	2564	34	18
30	385	41	1196	7934	1377	25	21

附录B-1　健康状况（续）

序列	国家	预期寿命／岁								
		合计			男			女		
		1990	2000	2021	1990	2000	2021	1990	2000	2021
97	莱索托	61	47	51.5	59	44	48.7	62	50	54.6
98	利比里亚	42	50	63.5	39	48	62.6	46	52	64.3
99	利比亚	68	71	72.2	67	69	70.2	70	74	74.2
100	立陶宛	71	72	74.1	66	67	69.6	76	77	78.6
101	卢森堡	76	78	82.8	72	75	80.8	79	81	84.8
102	马达加斯加	51	59	62.9	50	57	61.9	53	61	64
103	马拉维	45	43	62.5	43	41	59.7	46	45	65.3
104	马来西亚	71	72	72.8	68	69	70.6	73	74	75.3
105	马尔代夫	58	67	75.4	60	67	74.5	57	67	76.6
106	马里	46	50	61.7	46	48	61.1	46	52	62.3
107	马耳他	76	78	81.8	74	76	80	78	80	83.7
108	马绍尔群岛	63	59	…	61	58	…	65	60	…
109	毛利塔尼亚	58	58	68.9	57	56	68.4	60	59	69.4
110	毛里求斯	70	71	73.4	66	68	70.1	74	75	76.9
111	墨西哥	71	74	70.8	68	72	67.2	75	77	74.7
112	密克罗尼西亚联邦	66	67	65.7	65	66	63	67	68	68.7
113	摩纳哥	78	80	…	74	76	…	81	84	…
114	蒙古	61	64	70.1	58	60	66.4	64	67	73.9
115	黑山	76	74	74.7	73	72	71.6	79	77	77.9
116	摩洛哥	64	69	72.6	63	67	71.5	66	72	73.7
117	莫桑比克	43	48	57.7	41	46	54.8	45	50	60.5
118	缅甸	59	62	67.8	57	59	64.7	61	65	71.1
119	纳米比亚	63	53	60.4	62	50	57.3	64	57	63.4
120	瑙鲁	73	59	…	69	54	…	77	65	…
121	尼泊尔	54	62	70	54	61	68.3	55	63	71.8
122	荷兰	77	78	81.1	74	76	79.6	80	81	82.6
123	新西兰	76	79	82.2	73	76	80.4	78	81	84
124	尼加拉瓜	71	73	75	68	70	72.3	74	76	77.7
125	尼日尔	43	51	60	43	51	59	43	51	60.9
126	尼日利亚	46	48	63.4	45	47	62.1	47	48	64.8
127	纽埃	71	72	…	69	68	…	75	76	…
128	北马其顿（原马其顿）	72	72	73	70	69	70.9	75	75	75.2
129	挪威	77	79	82.9	74	76	81.5	80	81	84.3
130	阿曼	68	71	72.5	66	69	70.9	70	75	74.9
131	巴基斯坦	60	61	66	59	61	65.1	61	62	66.9
132	帕劳	66	70	…	65	67	…	68	74	…
133	巴拿马	74	76	77.2	72	73	74.4	76	78	80.3
134	巴布亚新几内亚	56	61	65.5	53	60	64.2	59	63	66.9
135	巴拉圭	73	74	70.3	71	71	67.6	76	77	73.2
136	秘鲁	70	72	71.7	68	70	68.8	72	74	74.8
137	菲律宾	66	69	66.4	63	66	63.4	70	73	69.9
138	波兰	71	74	75.4	67	70	71.6	76	78	79.4
139	葡萄牙	74	77	81.2	71	73	78.3	78	80	83.9
140	卡塔尔	75	77	76.7	74	77	76	76	77	78
141	韩国	72	76	83.8	68	72	80.7	76	80	86.7
142	摩尔多瓦	68	68	69.6	65	64	65.5	72	71	73.6
143	罗马尼亚	70	71	72.8	66	68	69.2	73	75	76.5
144	俄罗斯	69	65	70	63	58	65.6	74	72	74.3

2012年标化死亡率（1/10万）			2012年寿命损失人年归因（1/10万）			孕产妇死亡率（1/10万）	
传染性疾病	非传染性疾病	伤害	传染性疾病	非传染性疾病	伤害	2010	2020
1110	672	142	57 102	11 697	7939	620	566
609	657	83	32 485	10 525	4030	770	652
53	550	63	2305	8377	2511	58	72
26	581	76	1281	22 141	3932	8	9
21	318	31	750	10 773	1367	20	6
430	649	89	24 877	10 233	4675	240	392
778	655	98	41 453	9228	4049	460	381
117	563	63	3134	9740	2450	29	21
59	487	35	2173	7691	1205	60	57
588	866	120	55 170	14 432	6603	540	440
24	364	19	767	12 632	886	8	3
…	…	…	…	…	…	…	…
619	555	83	31 786	9373	4001	510	464
62	577	44	2399	16 472	2235	60	84
57	468	63	2578	10 391	3339	50	59
…	…	…	…	…	…	100	74
…	…	…	…	…	…	…	…
83	966	69	5357	17 033	3885	63	39
19	572	41	883	18 336	1946	8	6
132	708	47	…	…	…	100	72
998	594	175	53 997	11 531	8061	490	127
316	709	102	13 566	14 286	4767	200	179
357	580	76	18 018	8027	3755	200	215
…	…	…	…	…	…	…	…
252	678	89	11 880	11 404	3697	170	174
26	355	22	941	13 172	966	6	4
18	314	33	742	10 295	1597	15	7
75	547	64	4947	10 740	3209	95	78
740	649	98	54 270	10 726	5637	590	441
866	674	146	59 843	13 237	8544	630	1047
…	…	…	…	…	…	…	…
17	637	24	823	18 585	1096	10	3
25	337	26	894	11 991	1117	7	2
84	478	53	2583	5787	2443	32	17
296	669	99	20 789	11 796	4893	260	154
…	…	…	…	…	…	…	…
86	373	67	3975	8760	3724	92	50
554	693	100	22 709	12 277	4394	230	192
77	486	68	4427	9696	3421	99	71
121	364	48	4193	8048	2189	67	69
226	720	54	8000	13 013	2698	99	78
23	494	49	940	18 222	2433	5	2
40	343	25	1632	14 128	1215	8	12
28	407	41	635	3410	1690	7	8
34	302	53	944	8755	2381	16	8
45	788	76	3150	24 614	3642	41	12
39	612	41	1841	22 427	2049	27	10
74	790	103	3877	28 356	5483	34	14

附录B-1 健康状况（续）

序列	国家	预期寿命/岁								
		合计			男			女		
		1990	2000	2021	1990	2000	2021	1990	2000	2021
145	卢旺达	48	47	67.5	46	45	65.4	50	49	69.4
146	圣基茨和尼维斯	68	71	…	65	69	…	71	73	…
147	圣卢西亚	72	74	71.1	70	71	68	74	77	74.5
148	圣文森特和格林纳丁斯	72	70	72.6	69	67	70	75	73	75.5
149	萨摩亚	66	67	70.3	63	65	69.1	69	70	71.6
150	圣马力诺	79	81	…	76	78	…	83	84	…
151	圣多美和普林西比	61	66	71.2	59	64	69.6	63	68	72.8
152	沙特阿拉伯	69	71	76.4	67	69	75.7	71	75	77.4
153	塞内加尔	57	60	67.8	56	58	65.9	59	62	69.5
154	塞尔维亚	72	72	72.8	69	69	70	75	74	75.6
155	塞舌尔	69	72	74	64	67	72.6	75	76	75.6
156	塞拉利昂	38	41	61	38	37	60.2	38	45	61.9
157	新加坡	75	78	83.9	73	76	81.6	78	81	86.3
158	斯洛伐克	71	73	74.5	66	69	71.1	75	77	78
159	斯洛文尼亚	74	76	80.4	70	72	77.5	78	80	83.4
160	所罗门群岛	62	69	64.8	61	67	62.6	63	71	67.3
161	索马里	47	50	54	45	49	51.7	50	51	56.3
162	南非	62	56	61.5	59	54	58.9	66	59	64
163	南苏丹	42	…	58.6	41	…	56.5	44	…	60.6
164	西班牙	77	79	82.7	73	76	80	81	83	85.3
165	斯里兰卡	69	69	77.2	65	63	74.2	75	75	80.1
166	苏丹	55	58	67.6	54	58	66.2	57	58	68.9
167	苏里南	73	69	69.8	71	66	67	76	72	72.7
168	瑞典	78	80	82.7	75	77	81	81	82	84.3
169	瑞士	78	80	83.3	74	77	81.5	81	83	85.1
170	叙利亚	70	71	72.4	69	69	70.6	71	74	74.4
171	塔吉克斯坦	64	64	71.8	62	62	70.2	65	65	73.5
172	泰国	69	68	75.3	66	63	71.8	72	72	79
173	东帝汶	50	60	68	48	58	66.5	51	63	69.6
174	多哥	55	56	63.9	54	54	61.5	57	59	66.4
175	汤加	68	69	72.7	64	68	70.2	74	71	75.3
176	特立尼达和多巴哥	68	69	71.7	65	65	68.4	71	73	75.2
177	突尼斯	70	73	74.1	69	71	71.5	72	75	76.8
178	土耳其	65	70	75.3	62	67	72.5	68	73	78.1
179	土库曼斯坦	62	62	69.1	59	59	65.7	65	65	72.5
180	图瓦卢	62	63	…	59	63	…	64	63	…
181	乌干达	47	47	66	44	43	62.9	49	51	69
182	乌克兰	70	68	70.9	65	62	66.3	75	73	75.3
183	阿联酋	72	77	78.3	71	75	77.2	73	79	80
184	英国	76	78	80.1	73	75	78.3	79	80	81.9
185	坦桑尼亚	51	51	66.8	49	49	65.2	52	53	68.4
186	美国	75	77	76.4	72	74	73.7	79	80	79.1
187	乌拉圭	73	75	75	69	71	71.2	76	79	78.7
188	乌兹别克斯坦	67	66	72.2	63	63	70.2	70	68	74.1
189	瓦努阿图	66	69	66.3	64	68	63.4	67	70	69.8
190	委内瑞拉	72	74	71.2	70	71	66.9	74	77	75.9
191	越南	70	70	73.8	66	68	69.7	75	72	78
192	也门	58	61	65.8	56	59	63.1	59	62	68.6
193	赞比亚	43	42	61	40	40	58.7	47	44	63.1
194	津巴布韦	62	45	58.5	60	43	56.2	64	47	60.5

2012 年标化死亡率（1/10 万）			2012 年寿命损失人年归因（1/10 万）			孕产妇死亡率（1/10 万）	
传染性疾病	非传染性疾病	伤害	传染性疾病	非传染性疾病	伤害	2010	2020
402	585	106	24 964	9517	5642	340	259
…	…	…	…	…	…	…	…
…	…	…	…	…	…	35	73
…	…	…	…	…	…	48	62
…	…	…	…	…	…	…	59
…	…	…	…	…	…	…	…
…	…	…	…	…	…	70	146
71	549	41	1841	6721	1577	24	16
588	558	89	26 368	9505	3637	370	261
19	658	32	895	23 163	1543	12	10
…	…	…	…	…	…	…	3
1327	964	150	82 802	21 114	9282	890	443
66	265	17	1527	7562	794	3	7
35	533	39	1313	17 777	1936	6	5
15	369	44	589	14 708	2027	12	5
231	710	75	9927	11 096	3192	93	122
927	551	188	71 921	11 605	11 017	1000	621
612	711	104	30 989	14 121	5017	300	127
831	623	143	50 404	12 108	7667	…	1223
19	323	18	823	12 838	851	6	3
75	501	89	2592	11 909	3689	35	29
495	551	134	29 142	10 558	6569	730	270
84	375	70	4516	8530	3373	130	96
19	333	26	792	13 327	1204	4	5
14	292	25	609	11 297	1173	8	7
41	573	308	2807	7685	18 227	70	30
148	753	52	14 692	11 930	3128	65	17
123	449	73	4570	12 846	3379	48	29
344	671	69	21 132	9304	3862	300	204
682	679	93	43 673	12 507	5449	300	399
…	…	…	…	…	…	110	126
80	705	98	3611	18 921	5045	46	27
65	509	39	2762	11 153	1792	56	37
44	555	39	2361	12 651	2148	20	17
116	1025	93	8879	22 123	5552	67	5
…	…	…	…	…	…	…	…
697	664	167	41 005	10 918	8098	310	284
69	749	67	3734	28 498	3569	32	17
36	547	32	918	3086	1546	12	9
29	359	22	1187	13 889	1016	12	10
584	570	129	32 565	9699	5956	460	238
31	413	44	1337	14 258	2159	21	21
46	446	54	1972	14 879	2575	29	19
86	811	47	6840	14 571	2713	28	30
…	…	…	…	…	…	110	94
58	411	103	3209	8639	5936	92	259
96	435	59	4475	10 594	2730	59	124
515	627	84	21 708	10 259	4865	200	183
764	587	156	49 853	9379	7020	440	135
711	599	82	42 568	9782	5349	570	357

附录B-2　5岁以下儿童死亡率

序列	国家	新生儿死亡率/‰		婴儿死亡率/‰					
				合计			男		
		1990	2022	1990	2000	2021	1990	2000	2021
1	阿富汗	51.4	35.5	121.3	94.5	43.4		159	46.5
2	阿尔巴尼亚	17.0	7	35.1	23.2	8.4	48	27	9.2
3	阿尔及利亚	22.5	15.2	39.9	33.9	19.2	54	43	20.7
4	安道尔	4.2	1.3	7.5	3.9	2.6	8	4	2.9
5	安哥拉	54.3	26	133.4	128.3	47.2	160	132	52.2
6	安提瓜和巴布达	12.4	5.3	23.4	13.8	5.2	31	21	5.5
7	阿根廷	15.8	5.7	24.4	18.0	6.2	27	19	6.9
8	亚美尼亚	24.2	5.3	42.4	26.6	9.5	51	34	10.5
9	澳大利亚	4.7	2.3	7.6	5.1	3.2	9	6	3.4
10	奥地利	4.5	2	8.0	4.6	3.0	9	5	3.3
11	阿塞拜疆	32.3	9.1	75.4	60.7	16.6	87	64	18.2
12	巴哈马	11.7	7.7	19.6	13.0	11.4	19	14	12.3
13	巴林	8.1	2.8	19.5	10.9	5.9	13	11	6.2
14	孟加拉国	54.8	17.4	99.6	64.4	22.9	108	70	24.5
15	巴巴多斯	9.9	7.1	16.2	14.9	11.1	18	13	12.0
16	白俄罗斯	7.5	0.8	13.5	11.4	2.1	24	18	2.3
17	比利时	4.5	2.2	8.3	4.8	3.4	9	5	3.8
18	伯利兹	16.0	8.4	32.1	21.2	9.6	39	27	10.5
19	贝宁	41.4	28.6	107.9	90.0	55.2	117	94	60.7
20	不丹	43.2	12.9	93.3	58.9	22.5	99	73	24.5
21	玻利维亚	38.4	12.7	84.6	57.0	20.2	89	66	22.2
22	波黑	11.5	4.4	16.2	8.1	4.8	23	16	5.3
23	博茨瓦纳	24.8	19.8	38.9	54.4	28.3	47	67	31.1
24	巴西	27.8	8.6	51.4	28.9	12.9	51	31	14.3
25	文莱	6.4	5	9.4	7.7	9.6	11	6	10.5
26	保加利亚	12.0	2.7	18.4	17.9	5.3	16	15	5.7
27	布基纳法索	40.4	24.6	102.5	96.2	51.8	114	106	56.4
28	布隆迪	45.5	19.8	103.4	91.6	37.6	125	118	41.7
29	佛得角	22.1	8.7	48.4	29.0	11.7	59	40	12.8
30	柬埔寨	37.7	12.2	85.6	81.7	21.3	94	88	23.8
31	喀麦隆	35.2	26.2	84.8	92.5	47.0	99	104	51.8
32	加拿大	4.5	3.3	6.8	5.2	4.4	8	6	4.7
33	中非	48.3	31.7	115.3	113.3	75.4	118	123	82.6
34	乍得	48.4	31.6	115.9	105.9	66.1	127	130	72.3
35	智利	8.2	4.1	16.0	9.2	5.6	20	10	6.1
36	中国	24.9	3	42.2	30.2	5.1	31	25	5.3
37	哥伦比亚	19.0	6.7	29.0	21.2	11.1	33	26	12.2
38	科摩罗	41.2	25.4	88.1	72.8	39.3	99	90	41.7
39	刚果（金）	29.7	18.1	60.1	76.5	32.0	69	76	35.3
40	库克群岛	11.6	3.6	20.6	14.4	6.1	12	19	6.8
41	哥斯达黎加	9.0	6.9	14.3	11.3	6.2	17	13	6.6
42	科特迪瓦	47.8	28.7	104.3	99.6	55.9	116	107	62.6
43	克罗地亚	8.4	2.7	11.1	7.2	3.9	12	7	4.3
44	古巴	7.0	4	10.5	6.5	4.0	13	8	4.4
45	塞浦路斯	5.7	2	9.9	5.5	2.3	12	5	2.5
46	捷克	9.7	1.3	12.8	5.6	2.2	13	5	2.5
47	朝鲜	21.3	9.1	33.4	44.5	10.1	24	44	11.2
48	刚果（布）	47.6	25.7	114.7	114.6	62.4	131	131	68.2

			5 岁以下儿童死亡率 /‰								
女			合计			男			女		
1990	2000	2021	1990	2000	2021	1990	2000	2021	1990	2000	2021
154	136	40.2	179.1	135.6	55.7	262	232	59.1	237	210	52.2
33	19	7.6	40.5	26.1	9.5	64	34	10.2	38	20	8.7
46	36	17.5	47.1	39.6	22.3	66	50	24.0	55	42	20.6
6	4	2.3	8.5	4.6	2.8	9	5	3.1	8	4	2.4
146	120	41.7	225.9	216.7	69.4	274	225	75.2	242	199	63.3
18	12	4.8	25.5	15.4	6.1	31	23	6.6	27	15	5.6
21	15	5.3	27.6	20.2	6.9	31	22	7.8	25	18	6.0
45	30	8.6	49.7	30.1	10.7	63	40	11.8	49	31	9.6
7	5	2.9	9.2	6.2	3.7	10	7	4.0	8	6	3.4
7	4	2.7	9.5	5.5	3.7	10	6	4.0	9	5	3.3
68	50	14.9	94.5	74.1	18.6	109	77	20.3	85	60	16.8
14	12	10.5	23.5	15.8	13.2	28	22	14.2	21	18	12.1
14	10	5.6	23.0	12.7	6.9	16	14	7.2	17	11	6.6
96	61	21.2	143.7	88.1	27.3	151	92	29.2	144	88	25.2
12	13	10.1	18.1	16.4	11.9	20	14	12.9	15	15	10.9
17	13	1.8	16.6	14.4	2.7	27	20	3.0	20	15	2.4
7	4	3.0	10.0	5.8	4.1	11	7	4.6	8	5	3.6
31	19	8.7	39.6	25.1	11.2	47	30	12.2	39	24	10.2
104	84	49.4	179.4	146.0	83.5	189	148	89.4	180	141	77.4
84	62	20.3	133.7	79.4	26.7	158	113	29.0	137	98	24.2
80	59	18.1	122.7	77.4	24.7	124	87	27.0	120	84	22.3
19	12	4.4	18.3	9.2	5.6	26	20	6.2	21	14	5.1
46	65	25.4	49.5	85.1	34.9	62	102	38.2	57	95	31.4
40	25	11.4	61.5	32.9	14.4	62	37	16.0	50	31	12.8
8	6	8.8	12.2	9.5	11.5	12	8	12.5	11	8	10.4
12	12	4.8	22.1	21.1	6.3	20	18	6.8	15	15	5.8
106	98	46.9	202.2	185.8	82.6	203	189	87.4	200	186	77.7
102	96	33.4	170.8	148.9	52.6	203	190	57.2	176	165	47.9
39	26	10.6	63.0	35.3	13.6	74	48	14.8	52	34	12.3
76	71	18.7	117.5	110.5	24.8	126	115	27.6	107	97	21.8
84	87	41.9	136.4	151.2	69.8	154	163	75.4	141	149	63.8
6	5	4.1	8.3	6.2	5.0	9	7	5.4	7	5	4.7
111	115	67.9	176.9	174.1	99.9	174	183	106.7	175	184	92.7
112	114	59.5	214.7	190.7	107.1	206	210	113.7	197	201	100.1
16	9	5.1	19.1	10.9	6.6	24	12	7.1	19	10	6.0
43	35	4.8	53.9	36.9	6.9	39	31	7.3	52	41	6.5
23	18	9.8	35.2	25.1	12.9	41	30	14.2	29	22	11.5
80	72	36.7	52.8	43.7	49.7	138	123	52.4	117	104	46.8
64	71	28.6	92.2	121.4	43.0	108	121	46.9	99	111	38.9
20	10	5.4	24.4	16.8	7.2	15	21	7.3	21	12	7.0
14	10	5.9	16.9	13.1	7.7	20	14	8.1	16	11	7.1
94	87	48.7	151.6	146.1	74.8	159	148	82.5	145	135	66.7
9	6	3.6	12.8	8.3	4.6	14	8	5.0	10	7	4.3
9	5	3.6	13.3	8.4	5.0	15	10	5.5	11	7	4.5
10	5	2.1	11.1	6.5	2.8	13	7	3.0	11	6	2.6
9	4	1.9	14.6	6.6	2.8	14	6	3.1	11	5	2.4
22	40	9.1	43.4	60.0	15.4	47	61	16.9	43	55	13.9
120	120	56.2	176.0	175.9	79.0	207	207	85.5	190	190	72.1

附录B-2　5岁以下儿童死亡率（续）

序列	国家	新生儿死亡率/‰		婴儿死亡率/‰					
				合计			男		
		1990	2022	1990	2000	2021	1990	2000	2021
49	丹麦	4.5	1.9	7.4	4.6	3.1	9	6	3.4
50	吉布提	43.6	28.5	92.1	79.7	45.9	108	95	49.8
51	多米尼加	11.8	25.7	14.0	13.6	32.0	18	16	34.3
52	多米尼加共和国	28.3	22.4	46.1	33.2	27.3	51	34	29.7
53	厄瓜多尔	21.3	6.5	44.2	28.3	10.7	47	32	11.9
54	埃及	32.2	9.5	62.5	35.9	16.2	77	44	17.4
55	萨尔瓦多	18.5	5.8	46.0	26.8	10.7	52	30	11.7
56	赤道几内亚	48.1	27.9	124.4	98.8	57.2	129	109	62.6
57	厄立特里亚	35.7	16.9	92.6	58.4	29.0	103	65	32.8
58	爱沙尼亚	12.3	0.8	16.5	8.8	1.6	14	10	1.7
59	斯威士兰	29.5	22.4	55.4	80.1	41.5	71	75	45.8
60	埃塞俄比亚	54.6	27.1	121.8	89.8	34.3	140	103	39.1
61	斐济	12.5	13.9	25.0	20.6	23.3	21	18	25.2
62	芬兰	3.9	1.3	5.5	3.5	1.8	6	4	1.9
63	法国	3.6	2.5	7.4	4.4	3.5	8	5	3.8
64	加蓬	33.0	18.3	60.3	55.5	29.4	81	73	32.8
65	冈比亚	46.1	24.4	79.9	63.4	34.0	111	100	38.1
66	格鲁吉亚	27.8	5.3	40.5	31.2	8.4	44	33	9.4
67	德国	3.7	2.2	7.0	4.4	3.0	8	5	3.3
68	加纳	39.5	21.1	80.3	65.2	32.6	82	73	36.1
69	希腊	9.0	2.3	11.3	6.9	3.3	10	7	3.5
70	格林纳达	10.2	10.1	17.7	13.6	14.4	32	17	15.5
71	危地马拉	29.3	10.3	59.6	40.0	19.6	58	39	21.7
72	几内亚	52.5	31	140.4	103.1	63.8	152	124	70.8
73	几内亚比绍	60.6	33.6	132.8	108.7	50.0	157	142	55.3
74	圭亚那	29.0	16.1	47.1	38.6	23.2	60	49	26.0
75	海地	37.8	23.9	100.2	74.8	45.4	113	87	50.1
76	洪都拉斯	24.5	9.1	45.7	31.1	14.2	47	36	15.8
77	匈牙利	12.9	2.2	17.0	9.7	3.3	17	10	3.6
78	冰岛	3.2	1.3	5.1	3.1	2.1	6	3	2.3
79	印度	51.1	18.1	88.4	66.5	25.5	83	67	25.7
80	印尼	30.8	10.7	62.0	41.0	18.9	62	43	20.9
81	伊朗	26.8	7.6	44.1	28.6	10.9	62	43	11.5
82	伊拉克	26.1	13.4	41.8	35.7	20.8	45	41	22.7
83	爱尔兰	5.0	2.1	7.7	6.0	2.7	9	7	3.0
84	以色列	6.1	1.8	9.7	5.6	2.7	11	6	2.9
85	意大利	6.2	1.6	8.3	4.7	2.2	9	5	2.4
86	牙买加	17.0	14	24.9	20.1	10.7	30	29	12.1
87	日本	2.5	0.8	4.6	3.3	1.7	5	4	1.8
88	约旦	19.4	8.2	30.0	23.3	12.6	37	29	13.8
89	哈萨克斯坦	22.5	4.7	44.7	37.5	9.1	58	43	10.3
90	肯尼亚	32.8	20.4	63.9	68.6	28.0	70	72	30.7
91	基里巴斯	29.8	22.8	69.1	53.5	38.3	68	52	42.1
92	科威特	9.3	4.8	14.4	11.0	7.5	15	10	8.2
93	吉尔吉斯斯坦	28.2	11.8	54.5	42.0	15.6	68	48	17.3
94	老挝	47.7	20.3	110.9	83.0	34.2	122	71	38.1
95	拉脱维亚	12.6	1.6	16.6	14.5	3.2	16	12	3.4
96	黎巴嫩	15.9	10.4	26.8	17.1	7.1	36	22	7.4

			5 岁以下儿童死亡率 /‰								
女			合计			男			女		
1990	2000	2021	1990	2000	2021	1990	2000	2021	1990	2000	2021
6	4	2.8	8.9	5.6	3.6	10	6	3.9	8	5	3.3
82	72	41.5	118.6	100.7	54.1	137	119	58.8	108	94	49.0
12	13	29.6	17.2	15.8	35.9	21	18	38.5	14	15	33.1
45	30	24.8	59.7	41.1	33.0	67	42	35.8	57	36	30.0
35	24	9.5	56.9	34.3	12.5	58	37	13.8	48	31	11.1
54	31	15.0	85.1	44.8	19.0	103	54	20.2	75	39	17.7
44	25	9.6	59.5	32.4	12.4	68	37	13.6	56	30	11.2
111	95	51.4	184.0	142.4	76.8	206	174	82.6	190	162	70.4
81	51	24.8	150.6	89.3	38.1	162	96	42.7	137	81	33.2
10	7	1.4	20.2	11.0	2.0	18	13	2.2	14	9	1.8
64	68	37.0	73.9	122.5	52.6	95	108	57.4	90	102	47.6
108	79	29.1	205.0	145.5	46.8	225	159	52.2	193	137	41.0
17	14	21.3	30.0	24.4	27.7	25	19	29.9	19	17	25.4
6	3	1.6	6.7	4.3	2.2	7	5	2.4	7	4	2.0
6	4	3.1	9.0	5.4	4.4	10	6	4.8	8	5	3.9
54	48	25.7	92.7	84.6	39.8	104	93	43.7	81	73	35.6
96	87	29.6	169.8	119.0	47.9	163	140	52.6	142	122	43.0
37	28	7.4	47.3	35.7	9.5	51	38	10.5	42	31	8.4
6	4	2.8	8.5	5.4	3.6	10	6	3.8	8	5	3.3
70	62	28.8	128.2	101.3	44.0	132	117	48.4	107	94	39.3
9	5	3.0	12.5	7.8	3.7	11	8	4.0	10	6	3.4
33	18	13.3	22.2	15.9	16.2	40	19	17.4	40	21	14.9
56	38	17.3	80.6	50.7	23.0	75	48	25.3	77	49	20.6
121	98	56.5	237.6	170.2	98.7	246	198	106.1	214	172	91.0
127	115	44.2	224.8	180.8	74.3	264	240	80.2	215	196	67.8
34	28	20.2	61.2	48.7	27.7	80	59	31.0	41	31	24.1
97	74	40.6	144.6	104.4	58.6	158	117	63.9	147	109	53.2
39	30	12.6	59.1	38.2	16.6	58	42	18.3	52	38	14.7
13	9	3.0	19.0	11.2	4.0	19	12	4.3	15	10	3.6
5	2	1.9	6.4	4.0	2.6	7	4	2.8	6	3	2.4
85	68	25.3	125.9	91.4	30.6	111	87	30.3	126	99	31.0
51	35	16.8	84.3	52.2	22.2	93	61	24.4	77	51	19.8
47	33	10.3	56.6	34.7	12.6	82	54	13.2	63	41	12.0
39	35	18.7	53.4	44.6	24.5	58	52	26.8	48	43	22.1
8	5	2.5	9.2	7.2	3.2	11	8	3.4	9	6	2.9
9	5	2.5	11.6	6.9	3.4	13	8	3.6	11	6	3.1
7	4	2.1	9.6	5.5	2.6	10	6	2.8	8	5	2.4
25	25	9.3	29.8	23.7	12.4	35	34	14.0	32	30	10.8
4	3	1.7	6.3	4.5	2.3	7	5	2.4	6	4	2.2
27	21	11.2	36.7	27.8	14.6	42	31	16.0	37	28	13.1
44	33	7.9	52.6	43.5	10.3	69	51	11.6	51	38	8.9
58	59	25.1	98.7	110.9	37.2	106	112	40.4	92	97	33.7
62	45	34.1	95.4	71.0	48.2	93	64	52.5	84	62	43.6
13	7	6.8	16.7	12.7	8.7	18	13	9.5	16	10	7.9
57	40	13.8	65.7	49.2	17.4	80	55	19.3	69	47	15.4
94	55	30.0	162.0	117.4	42.5	166	91	46.9	148	81	37.8
11	9	2.9	20.4	17.2	3.7	20	15	4.0	15	11	3.4
30	19	6.7	32.3	20.0	8.2	45	27	8.7	35	21	7.7

附录B-2　5岁以下儿童死亡率（续）

序列	国家	新生儿死亡率/‰		婴儿死亡率/‰					
				合计			男		
		1990	2022	1990	2000	2021	1990	2000	2021
97	莱索托	44.6	35.3	69.5	80.6	57.0	79	91	62.6
98	利比里亚	52.1	29.9	165.3	118.9	56.7	178	144	62.1
99	利比亚	21.1	5.5	36.2	24.4	9.2	32	23	10.2
100	立陶宛	9.3	2	13.4	9.6	2.7	11	8	2.9
101	卢森堡	4.1	1.7	7.3	3.9	2.2	9	4	2.4
102	马达加斯加	41.2	24	98.1	70.5	45.3	109	70	49.9
103	马拉维	50.0	18.7	143.4	103.0	31.2	135	103	34.9
104	马来西亚	8.3	4.4	14.3	8.7	6.5	17	10	7.0
105	马尔代夫	35.8	3.7	67.8	35.2	5.1	83	43	5.5
106	马里	58.9	32.7	130.5	116.2	61.6	147	127	66.7
107	马耳他	7.4	3.7	10.0	6.8	5.1	12	7	5.4
108	马绍尔群岛	19.6	13.3	39.2	33.5	24.8	40	33	27.8
109	毛利塔尼亚	41.0	22	77.8	76.0	32.2	86	82	35.6
110	毛里求斯	15.8	9.5	19.9	16.4	15.3	23	20	16.9
111	墨西哥	16.9	7.8	37.0	21.6	11.4	40	24	12.5
112	密克罗尼西亚联邦	21.7	12.6	43.2	41.6	21.0	45	38	23.8
113	摩纳哥	4.4	1.5	6.3	4.2	1.0	8	4	1.1
114	蒙古	30.9	7.5	77.0	49.4	12.7	86	58	14.1
115	黑山	10.6	1	15.0	12.5	1.9	12	14	2.0
116	摩洛哥	36.1	10.6	63.5	42.8	15.4	79	53	17.0
117	莫桑比克	56.4	25.7	158.0	113.8	51.0	160	127	54.8
118	缅甸	42.2	21.1	77.5	58.9	33.7	94	70	37.3
119	纳米比亚	28.8	18.7	49.6	49.3	29.4	58	58	32.3
120	瑙鲁	27.9	17	44.7	33.4	23.2	11	62	25.6
121	尼泊尔	53.2	17	98.8	60.4	22.8	98	63	24.9
122	荷兰	4.7	2.6	6.8	5.1	3.5	8	6	3.8
123	新西兰	4.3	2.5	9.2	6.1	3.9	10	7	4.3
124	尼加拉瓜	25.2	9.6	50.8	32.6	11.4	58	39	12.7
125	尼日尔	49.8	34.4	137.7	101.0	59.5	148	110	64.0
126	尼日利亚	51.7	34.3	126.3	112.5	70.6	134	122	76.7
127	纽埃	7.1	13	11.9	19.7	20.4	8	40	22.6
128	北马其顿（原马其顿）	16.6	2.2	33.0	14.2	4.7	33	18	4.9
129	挪威	4.1	1.3	7.0	3.9	1.8	8	4	1.9
130	阿曼	18.7	4.7	31.9	14.2	8.7	39	19	9.5
131	巴基斯坦	56.1	38.8	106.1	87.9	52.8	105	89	57.5
132	帕劳	15.8	11.8	30.9	22.8	15.1	22	18	16.7
133	巴拿马	13.3	7.5	25.8	21.9	11.9	26	21	13.1
134	巴布亚新几内亚	30.6	20.7	65.0	58.2	34.4	68	59	37.3
135	巴拉圭	22.1	9.2	36.9	27.7	15.6	39	29	17.1
136	秘鲁	26.4	7.9	56.5	30.4	11.0	69	39	12.0
137	菲律宾	22.6	14.2	41.1	30.1	20.5	46	32	22.7
138	波兰	11.4	2.7	15.1	8.1	3.7	17	9	4.0
139	葡萄牙	7.2	1.6	11.5	5.5	2.5	13	7	2.8
140	卡塔尔	10.0	2.9	17.7	10.7	4.5	20	12	4.8
141	韩国	3.1	1.3	6.1	5.2	2.5	8	6	2.7
142	摩尔多瓦	14.1	10.5	26.7	25.4	12.2	37	25	13.6
143	罗马尼亚	16.8	3.3	31.0	23.3	5.3	26	21	5.6
144	俄罗斯	14.7	1.8	21.9	19.7	4.1	26	23	4.5

			5岁以下儿童死亡率/‰								
女			合计			男			女		
1990	2000	2021	1990	2000	2021	1990	2000	2021	1990	2000	2021
70	81	50.9	86.3	114.6	72.9	98	132	79.3	87	116	66.1
151	122	51.1	248.0	175.2	76.0	257	207	81.9	236	189	70.0
32	23	8.2	42.4	28.4	10.8	36	25	11.8	36	25	9.7
10	9	2.5	16.5	11.8	3.3	15	11	3.6	12	11	3.0
7	4	2.0	8.8	4.8	2.7	11	6	3.0	8	5	2.5
94	60	40.5	160.8	110.6	66.0	174	104	71.4	160	96	60.6
123	94	27.3	245.3	174.2	41.9	229	173	46.4	206	156	37.1
14	8	5.9	16.6	10.1	7.6	19	11	8.2	16	9	6.9
78	42	4.7	93.5	43.8	6.0	114	55	6.5	111	51	5.5
130	112	56.3	254.2	219.9	97.1	258	225	102.0	241	210	91.9
8	5	4.7	11.4	7.8	5.8	13	8	6.2	9	6	5.4
38	31	21.6	49.6	41.5	29.7	49	39	33.0	48	38	26.2
75	71	28.7	117.8	113.1	40.5	136	128	44.6	122	115	36.2
18	12	13.7	23.1	18.6	16.6	27	22	18.3	20	14	14.9
32	20	10.3	46.4	25.6	13.2	49	29	14.5	41	23	12.0
45	37	18.0	55.4	53.1	24.9	58	47	28.0	57	46	21.5
6	3	0.9	7.7	5.2	2.9	9	5	3.2	7	4	2.6
59	40	11.2	107.9	64.6	14.7	117	73	16.3	85	53	13.1
12	11	1.8	16.7	13.7	2.3	14	15	2.4	14	12	2.1
58	39	13.8	80.7	50.8	18.0	98	61	19.7	79	49	16.2
150	119	47.0	237.0	168.5	69.6	235	186	73.9	229	181	64.9
73	54	30.0	108.6	79.5	41.8	131	94	45.8	104	75	37.6
41	41	26.3	73.6	75.5	39.0	84	88	42.7	61	64	35.3
5	17	20.5	57.5	41.3	27.6	12	78	30.4	6	22	24.6
99	63	20.6	142.3	81.9	27.2	144	86	29.3	140	84	25.0
6	5	3.2	8.3	6.2	4.1	10	7	4.4	8	6	3.7
7	6	3.6	11.2	7.4	4.7	13	9	5.1	9	7	4.3
44	29	10.1	66.8	40.3	13.3	74	46	14.7	61	38	11.8
140	104	54.8	327.3	226.9	115.2	310	230	118.8	300	223	111.2
116	106	64.1	213.2	187.7	110.8	217	195	116.9	206	185	104.3
19	30	18.2	13.8	23.2	24.1	8	40	26.6	19	32	21.6
30	16	4.4	36.6	16.0	5.3	37	20	5.6	35	18	5.0
6	3	1.6	8.7	4.8	2.2	10	5	2.4	7	4	2.0
35	17	7.8	39.3	16.5	10.1	50	23	11.1	47	21	9.2
96	81	47.8	138.6	112.6	63.3	130	108	67.5	130	108	58.8
14	9	13.4	36.1	26.7	16.3	25	19	18.0	17	13	14.4
23	18	10.7	31.1	26.0	13.9	33	27	15.2	28	25	12.5
65	56	31.4	89.1	78.4	42.8	95	80	46.2	87	73	39.3
29	22	14.0	46.2	33.5	18.2	47	34	19.9	37	27	16.3
55	31	9.9	80.0	39.8	14.1	86	44	15.4	69	35	12.8
36	26	18.2	58.6	39.9	25.7	64	41	28.3	53	34	23.0
14	7	3.4	17.3	9.3	4.4	20	10	4.7	16	8	4.0
10	5	2.3	14.7	7.2	3.1	16	9	3.4	12	7	2.8
15	11	4.3	20.8	12.4	5.3	25	14	5.6	20	12	5.0
8	6	2.2	7.1	6.1	2.9	9	7	3.2	8	6	2.6
24	16	10.8	32.3	30.6	14.2	45	30	15.7	28	19	12.6
21	17	4.9	37.7	27.0	6.4	34	24	6.9	27	20	5.9
19	18	3.6	26.0	23.2	5.1	31	27	5.6	23	21	4.5

附录B-2　5岁以下儿童死亡率（续）

序列	国家	新生儿死亡率/‰		婴儿死亡率/‰					
				合计			男		
		1990	2022	1990	2000	2021	1990	2000	2021
145	卢旺达	38.5	17	92.8	108.0	29.7	111	116	32.5
146	圣基茨和尼维斯	17.3	10.3	22.9	13.6	12.3	28	15	13.5
147	圣卢西亚	12.9	11.1	18.6	15.2	22.4	20	15	24.5
148	圣文森特和格林纳丁斯	15.1	5.9	20.5	19.3	12.6	21	21	13.7
149	萨摩亚	11.8	6.2	25.8	18.5	14.4	42	43	15.8
150	圣马力诺	4.0	0.7	9.7	4.9	1.5	12	6	1.6
151	圣多美和普林西比	32.2	7	70.3	58.4	12.1	65	60	13.5
152	沙特阿拉伯	20.7	3.1	35.3	19.3	5.8	37	21	5.9
153	塞内加尔	41.5	20.4	70.5	69.2	29.1	79	66	32.6
154	塞黑	16.6	3.2	24.0	11.1	4.8	24	13	5.2
155	塞舌尔	10.2	9	14.2	12.2	12.0	19	10	12.9
156	塞拉利昂	57.3	30.8	158.1	141.3	78.3	176	159	84.4
157	新加坡	4.0	0.9	6.2	3.1	1.7	8	3	1.9
158	斯洛伐克	12.1	3	15.6	10.2	4.6	14	10	5.1
159	斯洛文尼亚	5.4	1.3	8.8	4.5	1.8	10	6	1.9
160	所罗门群岛	16.1	7.3	31.5	28.4	16.1	32	31	17.5
161	索马里	51.8	35.1	108.1	104.9	71.1	110	110	76.4
162	南非	20.3	11	47.0	51.7	26.4	54	61	28.4
163	南苏丹	64.8	39.4	149.5	109.6	63.8	…	…	68.9
164	西班牙	6.8	1.7	9.3	5.4	2.6	8	5	2.8
165	斯里兰卡	12.1	3.7	18.2	14.0	5.8	26	20	6.3
166	苏丹	41.0	25.7	80.2	68.9	39.0	75	70	43.3
167	苏里南	21.9	10.3	40.8	30.4	15.4	48	37	17.2
168	瑞典	3.6	1.4	5.8	3.4	2.0	7	4	2.2
169	瑞士	3.8	2.9	6.7	4.6	3.4	7	5	3.6
170	叙利亚	17.2	10.5	30.4	19.8	18.4	36	22	20.3
171	塔吉克斯坦	37.6	13.1	84.9	74.7	27.6	106	87	31.1
172	泰国	18.9	4.5	30.3	19.1	7.1	30	19	7.8
173	东帝汶	48.3	21.7	129.5	83.8	43.1	155	94	46.7
174	多哥	42.1	23.5	90.3	76.7	43.4	103	90	47.6
175	汤加	11.0	4.8	19.4	15.4	9.6	23	19	10.7
176	特立尼达和多巴哥	20.3	9.8	26.9	25.3	14.6	33	34	16.0
177	突尼斯	24.3	8.1	41.0	25.6	14.0	44	26	15.3
178	土耳其	31.2	5	55.7	33.7	7.7	75	40	8.2
179	土库曼斯坦	32.2	23	72.7	66.4	35.8	93	68	40.9
180	图瓦卢	22.1	9.1	44.4	34.2	18.1	43	37	20.2
181	乌干达	39.5	18.4	107.2	89.1	31.2	125	105	34.4
182	乌克兰	8.6	4.8	16.7	15.8	7.0	22	20	7.7
183	阿联酋	9.3	2.6	14.2	9.6	5.5	16	11	6.0
184	英国	4.7	2.7	7.9	5.6	3.7	9	6	4.0
185	坦桑尼亚	43.3	19.6	101.3	80.4	34.1	102	88	37.1
186	美国	5.7	3.2	9.4	7.1	5.4	11	8	5.8
187	乌拉圭	11.1	4.3	20.3	14.6	5.0	24	16	5.5
188	乌兹别克斯坦	20.3	7.6	58.7	53.2	12.6	65	56	14.3
189	瓦努阿图	14.8	7.7	27.3	19.6	19.7	33	21	21.3
190	委内瑞拉	14.9	15	24.6	18.2	21.1	30	23	22.8
191	越南	22.8	10.4	36.5	27.0	16.4	39	23	18.6
192	也门	43.2	21.9	87.7	69.2	46.7	94	77	51.0
193	赞比亚	43.9	24.1	114.5	99.5	40.2	119	110	43.8
194	津巴布韦	31.0	24.3	50.4	61.0	35.7	56	72	39.6

			5岁以下儿童死亡率/‰								
女			合计			男			女		
1990	2000	2021	1990	2000	2021	1990	2000	2021	1990	2000	2021
95	100	26.7	151.8	181.9	39.4	185	195	42.8	156	165	35.9
16	22	11.0	28.5	17.5	14.6	32	16	16.0	20	26	13.1
14	13	20.3	22.6	17.9	24.8	25	17	27.1	18	15	22.4
19	17	11.4	24.7	22.2	13.7	26	26	14.9	24	20	12.4
38	10	12.8	31.0	21.8	16.7	51	47	18.3	49	18	15.0
16	4	1.4	10.9	5.5	1.7	12	6	1.9	18	4	1.6
58	53	10.7	110.4	89.3	15.4	98	89	17.1	91	82	13.7
33	19	5.6	44.1	22.8	6.7	47	25	6.9	39	21	6.6
67	56	25.5	141.1	137.0	38.6	161	128	42.4	140	111	34.6
22	9	4.3	27.8	12.8	5.5	28	15	6.0	25	11	5.0
11	13	11.0	16.5	14.2	13.9	21	13	15.0	12	14	12.8
157	142	71.7	267.7	231.5	104.7	300	263	111.4	270	237	97.6
7	2	1.6	7.7	4.0	2.1	10	4	2.3	8	4	1.9
10	7	4.2	17.7	11.8	5.6	16	12	6.2	12	8	5.1
7	4	1.6	10.4	5.5	2.2	12	6	2.4	8	5	2.0
31	30	14.6	38.7	34.4	18.8	37	36	20.5	39	38	17.0
107	107	65.1	179.7	173.6	111.8	178	178	117.0	182	182	105.4
42	47	24.4	61.0	74.3	32.9	70	88	35.3	53	66	30.3
…	…	58.5	252.9	182.5	98.7	…	…	103.6	…	…	93.9
7	4	2.3	11.0	6.5	3.1	10	6	3.3	8	5	2.8
20	15	5.2	21.3	16.3	6.8	33	24	7.4	24	17	6.1
81	76	34.3	128.0	107.8	54.9	116	108	59.7	131	122	49.8
39	30	13.4	47.7	34.8	17.2	55	41	19.1	47	35	15.1
5	3	1.8	6.9	4.1	2.5	8	5	2.7	6	3	2.2
6	4	3.1	8.2	5.6	3.8	9	6	4.1	8	5	3.5
24	15	16.4	37.2	23.3	22.3	44	26	24.3	29	17	20.1
76	63	24.0	108.2	93.5	31.4	136	109	35.2	97	78	27.5
22	15	6.4	37.1	22.5	8.3	36	22	9.1	27	18	7.5
120	73	39.1	172.1	106.6	50.6	207	120	54.6	158	92	46.2
75	65	38.9	146.4	121.8	62.6	171	141	67.5	129	106	57.4
16	16	8.4	22.8	17.9	11.1	24	22	12.4	20	19	9.8
27	26	13.1	30.6	28.6	16.3	38	40	17.8	31	29	14.7
35	20	12.7	52.2	30.8	16.3	54	31	17.7	45	24	14.9
62	33	7.2	74.4	41.7	9.0	92	45	9.6	76	38	8.4
67	49	30.5	90.7	81.9	41.4	112	81	47.0	84	61	35.5
41	32	15.9	57.1	42.5	21.3	54	42	23.3	52	43	19.0
97	82	27.7	178.7	147.0	42.1	203	170	46.5	165	138	37.5
14	13	6.3	19.6	18.4	8.2	26	24	9.0	16	14	7.4
13	9	4.9	16.5	11.2	6.4	19	12	7.0	15	10	5.7
7	5	3.3	9.3	6.6	4.2	11	7	4.6	8	6	3.8
96	84	31.0	167.0	131.5	47.1	161	138	50.7	163	141	43.4
8	7	4.9	11.2	8.4	6.2	13	9	6.8	10	8	5.7
21	12	4.5	23.1	16.8	5.8	27	19	6.4	23	14	5.2
57	49	10.8	71.4	63.9	14.1	77	65	15.9	70	60	12.2
33	21	18.1	33.1	23.1	23.2	39	24	25.1	42	26	21.3
23	17	19.2	29.5	21.3	24.2	35	26	26.1	28	20	22.1
40	24	14.2	50.6	35.1	20.6	58	31	24.1	53	28	17.0
82	67	42.7	124.8	95.7	61.9	128	103	66.3	121	97	58.0
95	88	36.3	192.5	168.8	57.7	196	182	62.5	161	149	52.6
52	66	31.6	74.6	102.6	49.5	84	120	54.0	78	111	44.8

附录B-3　卫生服务覆盖

序列	国家	熟练卫生人员接生比例/% 2014—2023	1岁儿童疫苗接种率/%			结核病发病率（1/10万）2022	新涂阳结核病人治疗成功率/% 2020	HIV新发感染率（1/1000未感染者）2022
			麻苗 2022	百白破 2022	乙肝 2022			
1	阿富汗	68	68	69	69	185	95	0.03
2	阿尔巴尼亚	100	86	97	97	15	89	0.02
3	阿尔及利亚	99	79	77	77	51	89	0.05
4	安道尔	100	98	98	96	5.8	100	…
5	安哥拉	50	37	42	42	333	53	0.44
6	安提瓜和巴布达	99	99	99	99	1.2	…	…
7	阿根廷	99	83	81	81	29	46	0.09
8	亚美尼亚	100	95	93	96	25	81	0.19
9	澳大利亚	99	96	94	94	5.6	90	…
10	奥地利	98	95	84	84	4.4	70	…
11	阿塞拜疆	100	93	83	83	68	82	0.05
12	巴哈马	99	80	87	87	13	68	0.15
13	巴林	98	99	97	97	15	…	…
14	孟加拉国	70	97	98	98	221	95	0.01
15	巴巴多斯岛	98	85	86	86	0.9	50	0.21
16	白俄罗斯	100	98	98	98	28	85	0.11
17	比利时	…	96	98	97	7.8	67	0.04
18	伯利兹	95	81	84	84	27	82	0.35
19	贝宁	81	68	76	76	52	90	0.11
20	不丹	99	97	98	98	164	94	0.08
21	玻利维亚	72	69	69	69	108	80	0.16
22	波黑	100	58	75	78	24	51	…
23	博茨瓦纳	100	90	86	86	229	78	1.92
24	巴西	98	81	77	77	49	67	0.24
25	文莱	100	97	99	99	57	72	…
26	保加利亚	95	91	91	91	16	…	0.03
27	布基纳法索	96	88	91	91	44	82	0.08
28	布隆迪	75	89	91	91	97	95	0.1
29	佛得角	97	95	93	94	31	91	0.34
30	柬埔寨	99	83	85	85	320	96	0.08
31	喀麦隆	69	65	68	68	157	86	0.36
32	加拿大	98	92	92	83	5.7	…	…
33	中非	40	41	42	42	540	79	1.57
34	乍得	47	56	60	60	140	81	0.22
35	智利	100	94	96	96	17	77	0.25
36	中国	100	99	99	99	52	95	…
37	哥伦比亚	98	88	87	87	47	71	0.16
38	科摩罗	97	86	88	88	35	92	0.01
39	刚果（金）	94	65	78	78	369	75	2.89
40	库克群岛	…	61	72	72	13	100	…
41	哥斯达黎加	99	90	95	94	10	84	0.14
42	科特迪瓦	…	65	76	76	123	84	0.31
43	克罗地亚	100	90	92	90	2.7	51	0.02
44	古巴	100	99	99	99	6.6	79	0.18
45	塞浦路斯	100	86	96	94	8.3	44	…
46	捷克	100	97	94	94	4.2	69	0.02
47	朝鲜	100	0	0	0	513	87	…
48	刚果（布）	85	56	65	65	317	94	0.13

附录B-3 卫生服务覆盖（续）

序列	国家	熟练卫生人员接生比例/% 2014—2023	1岁儿童疫苗接种率/% 麻苗 2022	百白破 2022	乙肝 2022	结核病发病率（1/10万）2022	新涂阳结核病人治疗成功率/% 2020	HIV新发感染率（1/1000未感染者）2022
49	丹麦	96	95	97	…	4	34	0.01
50	吉布提	…	50	59	59	240	85	…
51	多米尼加	100	83	92	92	16	…	…
52	多米尼加共和国	99	91	88	87	43	84	0.37
53	厄瓜多尔	96	74	70	70	45	70	0.11
54	埃及	97	96	97	97	9.8	89	0.05
55	萨尔瓦多	98	65	75	75	50	89	0.13
56	赤道几内亚	…	53	53	53	275	74	2.94
57	厄立特里亚	…	93	95	95	69	91	0.06
58	爱沙尼亚	99	82	85	85	11	75	0.1
59	斯威士兰	93	83	97	97	325	81	4.1
60	埃塞俄比亚	50	56	65	65	126	86	0.08
61	斐济	100	99	99	99	66	54	0.33
62	芬兰	100	94	91	…	3.9	25	…
63	法国	98	94	96	95	7.2	37	0.09
64	加蓬	95	52	60	60	509	63	0.83
65	冈比亚	84	74	79	79	145	87	0.6
66	格鲁吉亚	100	90	85	85	60	87	0.14
67	德国	96	97	91	87	5.1	74	…
68	加纳	88	95	99	99	133	86	0.53
69	希腊	100	97	99	96	2.2	…	0.08
70	格林纳达	100	76	77	77	3.1	100	…
71	危地马拉	70	83	79	79	26	89	0.07
72	几内亚	55	47	47	47	175	91	0.43
73	几内亚比绍	54	75	74	74	361	75	0.59
74	圭亚那	98	95	98	98	60	67	0.62
75	海地	42	65	51	51	154	82	0.58
76	洪都拉斯	94	77	78	78	31	87	0.05
77	匈牙利	100	99	99	…	5	66	…
78	冰岛	97	91	92	…	4.9	…	0.04
79	印度	89	95	93	93	199	85	0.05
80	印尼	96	84	85	86	385	86	0.09
81	伊朗	99	99	99	99	11	84	0.03
82	伊拉克	96	88	93	93	23	94	0.01
83	爱尔兰	100	90	93	93	4.5	6	…
84	以色列	…	99	98	96	2.6	81	…
85	意大利	99	94	95	95	4.6	…	0.04
86	牙买加	100	91	98	98	3.2	62	0.5
87	日本	100	98	99	96	9.5	65	…
88	约旦	100	76	77	77	3.8	86	0.01
89	哈萨克斯坦	100	99	99	99	78	88	…
90	肯尼亚	89	90	90	90	237	85	0.46
91	基里巴斯	92	85	91	91	431	83	…
92	科威特	99	99	96	96	12	82	…
93	吉尔吉斯斯坦	100	94	90	90	130	82	0.11
94	老挝	64	76	80	80	138	89	0.14
95	拉脱维亚	98	96	95	95	19	…	0.19
96	黎巴嫩	…	67	67	67	11	81	…

附录B-3　卫生服务覆盖（续）

序列	国家	熟练卫生人员接生比例/% 2014—2023	1岁儿童疫苗接种率/%			结核病发病率（1/10万）2022	新涂阳结核病人治疗成功率/% 2020	HIV新发感染率（1/1000未感染者）2022
			麻苗 2022	百白破 2022	乙肝 2022			
97	莱索托	87	81	87	87	661	76	3.03
98	利比里亚	84	79	78	78	308	76	0.24
99	利比亚	…	73	73	73	59	69	…
100	立陶宛	100	87	90	90	30	86	0.06
101	卢森堡	…	99	99	96	8.3	38	0.06
102	马达加斯加	46	44	57	57	233	83	0.3
103	马拉维	96	82	86	86	125	90	0.81
104	马来西亚	100	96	97	96	113	78	0.09
105	马尔代夫	100	98	99	99	39	80	0.01
106	马里	67	70	77	77	49	82	0.28
107	马耳他	100	96	98	98	13	99	0.09
108	马绍尔群岛	92	81	86	87	483	86	…
109	毛利塔尼亚	70	72	76	76	78	75	0.12
110	毛里求斯	100	98	95	95	12	83	…
111	墨西哥	88	86	83	83	28	71	0.16
112	密克罗尼西亚联邦	…	69	69	75	53	78	…
113	摩纳哥	…	88	99	99	1.1	0	…
114	蒙古	99	94	95	95	452	90	0.01
115	黑山	99	33	80	45	14	88	0.02
116	摩洛哥	87	99	99	99	93	88	0.02
117	莫桑比克	68	84	61	61	361	94	3.2
118	缅甸	60	75	71	71	475	87	0.21
119	纳米比亚	…	91	84	84	450	88	2.39
120	瑙鲁	…	98	98	98	172	92	…
121	尼泊尔	80	90	90	90	229	91	0.02
122	荷兰	…	89	93	88	4.1	83	…
123	新西兰	96	90	89	89	5.9	89	0.01
124	尼加拉瓜	94	93	92	92	43	86	0.08
125	尼日尔	44	65	84	84	77	84	0.06
126	尼日利亚	51	60	62	62	219	90	…
127	纽埃	…	99	99	99	48	…	…
128	北马其顿（原马其顿）	100	71	84	84	11	84	0.03
129	挪威	99	96	97	96	3.3	89	…
130	阿曼	100	97	99	99	9.3	56	0.03
131	巴基斯坦	68	82	85	85	258	94	…
132	帕劳	99	96	94	95	45	90	…
133	巴拿马	93	92	87	87	47	79	0.32
134	巴布亚新几内亚	56	44	36	36	432	74	0.65
135	巴拉圭	91	54	69	69	46	68	…
136	秘鲁	95	74	82	82	151	85	0.17
137	菲律宾	90	69	72	72	638	76	0.21
138	波兰	100	71	90	90	12	…	…
139	葡萄牙	97	98	99	99	16	73	0.06
140	卡塔尔	100	99	98	98	37	77	0.04
141	韩国	100	97	98	97	39	81	…
142	摩尔多瓦	100	84	88	90	74	79	0.34
143	罗马尼亚	95	83	85	85	52	82	0.03
144	俄罗斯	100	97	97	97	39	62	…

附录B-3 卫生服务覆盖（续）

序列	国家	熟练卫生人员接生比例 /% 2014—2023	1 岁儿童疫苗接种率 /%			结核病发病率（1/10 万）2022	新涂阳结核病人治疗成功率 /% 2020	HIV 新发感染率（1/1000 未感染者）2022
			麻苗 2022	百白破 2022	乙肝 2022			
143	卢旺达	94	96	98	98	56	89	0.24
144	圣基茨和尼维斯	100	95	96	96	1.6	…	…
145	圣卢西亚	100	81	81	81	1.3	75	…
146	圣文森特和格林纳丁斯	99	96	92	99	11	46	…
147	萨摩亚	89	82	76	76	4.7	85	…
148	圣马力诺	…	91	92	91	0	…	…
149	圣多美和普林西比	97	77	97	97	113	71	0.06
150	沙特阿拉伯	100	98	98	98	8.2	90	0.04
151	塞内加尔	75	80	88	88	112	89	0.09
152	塞黑	100	81	92	92	14	80	0.02
153	塞舌尔	100	98	97	97	17	78	…
154	塞拉利昂	87	90	91	91	286	89	0.44
155	新加坡	100	96	97	96	51	79	…
156	斯洛伐克	98	95	97	97	2.9	86	0.02
157	斯洛文尼亚	…	96	89	89	3.9	74	…
158	所罗门群岛	86	90	89	89	59	92	…
159	索马里	32	46	42	42	246	90	…
160	南非	97	86	85	85	468	78	3.15
161	南苏丹	40	72	73	73	227	82	0.79
162	西班牙	100	96	93	93	6.9	53	…
163	斯里兰卡	100	99	98	98	62	83	0.01
164	苏丹	78	81	84	84	54	86	0.09
165	苏里南	100	74	77	77	29	75	0.76
167	瑞典	…	92	94	94	3.9	72	…
168	瑞士	…	96	96	76	4.6	74	…
169	叙利亚	…	41	46	46	17	91	0.01
170	塔吉克斯坦	95	98	97	97	78	91	0.1
171	泰国	100	96	97	97	155	83	0.13
173	东帝汶	57	79	86	86	498	91	0.07
174	多哥	69	71	82	82	32	86	0.28
175	汤加	98	99	99	99	2.2	88	…
176	特立尼达和多巴哥	100	92	93	93	18	70	…
177	突尼斯	100	95	97	97	37	88	…
178	土耳其	…	95	99	99	14	81	…
179	土库曼斯坦	100	98	98	98	48	83	…
180	图瓦卢	100	90	91	91	296	77	…
181	乌干达	91	90	89	89	198	85	1.21
182	乌克兰	100	74	73	62	90	77	…
183	阿联酋	100	98	96	95	0.8	77	…
184	英国	…	90	92	92	7.6	78	…
185	坦桑尼亚	85	86	88	88	195	96	0.54
186	美国	99	92	94	93	2.6	74	…
187	乌拉圭	100	96	94	94	38	72	0.24
188	乌兹别克斯坦	99	99	99	99	83	91	0.14
189	瓦努阿图	…	70	68	68	30	96	…
190	委内瑞拉	99	68	56	56	46	85	…
191	越南	96	88	91	91	176	91	0.06
192	也门	61	73	74	74	48	88	0.03
193	赞比亚	80	90	82	82	295	91	1.86
194	津巴布韦	86	90	90	90	204	88	1.12

附录B-4 环境危险因素

序列	国家	安全饮用水普及率 /%							卫生厕所普及率 /%						
		城市		农村		合计			城市		农村		合计		
		2011	2012	2011	2012	2011	2012	2022	2011	2012	2011	2012	2011	2012	2022
1	阿富汗	85	90	53	56	61	64	82	46	47	23	23	28	29	56
2	阿尔巴尼亚	95	97	94	94	95	96	95	95	95	93	86	94	91	99
3	阿尔及利亚	85	85	79	79	84	84	95	98	98	88	88	95	95	86
4	安道尔	100	100	100	100	100	100	100	100	100	100	100	100	100	100
5	安哥拉	66	68	35	34	53	54	58	86	87	19	20	59	60	52
6	安提瓜和巴布达	98	98	98	98	98	98	98	91	…	91	…	91	…	97
7	阿根廷	100	99	95	95	99	99		96	97	98	99	96	97	
8	亚美尼亚	100	100	98	100	99	100	100	96	96	81	81	90	91	94
9	澳大利亚	100	100	100	100	100	100	100	100	100	100	100	100	100	100
10	奥地利	100	100	100	100	100	100	100	100	100	100	100	100	100	100
11	阿塞拜疆	88	88	71	71	80	80	98	86	86	78	78	82	82	
12	巴哈马	96	98	96	98	96	98		…	92	…	92	…	92	
13	巴林	100	100	100	100	100	100	100	99	99	99	99	99	99	100
14	孟加拉国	85	86	82	84	83	85	98	55	55	55	58	55	57	59
15	巴巴多斯	100	100	100	100	100	100	99	…	…	…	…	…	…	98
16	白俄罗斯	100	100	99	99	100	100	99	92	94	97	95	93	94	100
17	比利时	100	100	100	100	100	100	100	100	100	100	100	100	100	99
18	伯利兹	97	98	100	100	99	99	98	93	94	87	88	90	91	88
19	贝宁	85	85	69	69	76	76	67	25	25	5	5	14	14	19
20	不丹	100	99	96	97	97	98	99	74	75	29	31	45	47	78
21	玻利维亚	96	96	72	72	88	88	94	57	57	24	24	46	46	69
22	波黑	100	100	98	99	99	100	96	100	99	92	92	96	95	
23	博茨瓦纳	99	99	93	93	97	97	93	78	78	42	42	64	64	81
24	巴西	100	100	84	85	97	98	100	87	87	48	49	81	81	91
25	文莱	…	…	…	…	…	…	100	…	…	…	…	…	…	99
26	保加利亚	100	100	99	99	99	99	99	100	100	100	100	100	100	86
27	布基纳法索	96	97	74	76	80	82	50	50	50	6	7	18	19	25
28	布隆迪	82	92	73	73	74	75	62	45	43	51	48	50	47	46
29	佛得角	91	100	86	52	89	89	90	74	75	45	47	63	65	83
30	柬埔寨	90	…	61	68	67	71	78	76	82	22	25	33	37	77
31	喀麦隆	95	94	52	86	74	74	70	58	62	36	27	48	45	43
32	加拿大	100	94	99	66	100	100	99	100	100	99	99	100	100	99
33	中非	92	91	51	99	67	68	36	43	44	28	7	34	22	14
34	乍得	71	72	44	54	50	51	52	31	31	6	6	12	12	13
35	智利	100	100	90	45	98	99	100	100	100	89	89	99	99	100
36	中国	98	98	85	91	92	92	98	74	74	56	56	65	65	96
37	哥伦比亚	100	97	72	85	93	91	98	82	85	65	66	78	80	95
38	科摩罗	…	…	97	74	…	…		…	…	…	…	…	…	
39	刚果（金）	95	96	32	97	72	75		19	20	15	6	18	15	
40	库克群岛	100	100	100	39	100	100	100	95	97	95	97	95	97	85
41	哥斯达黎加	100	100	91	100	96	97	100	95	95	92	92	94	94	98
42	科特迪瓦	91	92	68	91	80	80	73	36	33	11	10	24	22	37
43	克罗地亚	100	100	97	97	99	99		99	99	98	98	98	98	
44	古巴	96	96	86	87	94	94	95	94	94	87	88	92	93	92
45	塞浦路斯	100	100	100	100	100	100	100	100	100	100	100	100	100	99
46	捷克	100	100	100	100	100	100	100	100	100	100	100	100	100	99
47	朝鲜	99	99	97	97	98	98	94	88	88	73	73	82	82	85
48	刚果（布）	80	79	29	29	46	46	35	29	29	31	33	31	31	16

早产发生率 /% 2010	5 岁以下儿童			成人（≥18 岁）肥胖率 /% 2016		成人（＞15 岁）平均饮酒量升 /（年·人）2019	成人（＞15 岁）吸烟率 /% 2018		未成年人（13～15 岁）吸烟率（%）2006—2013	
	发育迟缓率 /% 2022	低体重率 /% 2014—2023	超重率 /% 2022	男	女		男	女	男	女
12	33.1	3.6	3.7	3.2	7.6	＜0.1	…	…	…	…
9	8.3	1.6	13.4	21.6	21.8	6.8	50.5	7.9	17.6	6.7
7	8.6	2.7	11.9	19.9	34.9	0.6	36.3	1.4	17.4	2.6
…	…	…	…	25.9	25.3	12.3	38.1	29.5	…	…
13	43.6	4.9	3.9	4.0	12.1	7.8	…	…	…	…
6	…	…	…	11.6	25.9	9.4	…	…	24.3	15.9
8	9.5	1.7	12.6	27.3	29.0	9.5	28.2	15.4	22.7	25.4
11	7.2	4.4	11.5	17.1	23.0	4.7	51.8	1.6	10.9	4.3
8	3.4	…	21.8	29.6	28.4	10.4	18.7	13.6	…	…
11	…	…	…	21.9	18.3	11.9	30.4	27.7	…	…
9	13.3	…	10.1	15.8	23.6	1.0	39.0	0.2	11.4	2.1
10	…	…	…	24.4	38.1	4.8	18.6	3.2	16.0	10.7
14	5.0	…	…	25.5	36.8	1.1	41.5	8.6	…	…
14	26.4	11.0	2.1	2.3	5.0	0.0	60.6	17.7	9.2	2.8
9	6.0	…	12.5	14.7	31.3	10.4	15.0	2.3	34.5	23.2
4	3.6	…	5.3	22.1	26.3	11.0	42.8	10.4	…	…
8	2.4	0.4	4.0	23.1	21.0	10.8	26.9	23.1	…	…
10	12.0	1.8	5.9	16.5	31.5	6.4	…	…	21.8	15.3
11	30.4	8.3	2.2	4.7	14.2	2.2	12.4	1.9	…	…
10	22.7	…	6.5	4.7	8.5	0.2	…	…	39.0	23.2
9	11.1	2.0	9.0	14.5	25.6	3.9	…	…	20.9	16.4
8	8.0	…	9.4	17.1	18.4	7.8	46.3	30.2	16.3	10.5
15	21.6	…	10.1	8.1	29.3	6.6	37.3	10.1	27.0	20.5
9	7.2	3.4	10.3	18.5	25.4	7.3	21.5	11.5	…	…
12	10.9	…	9.1	12.5	15.7	0.5	28.6	2.5	17.1	6.7
8	5.6	6.0	3.8	25.5	24.3	12.5	42.5	35.3	26.4	31.8
11	21.8	10.3	2.0	2.6	8.1	11.0	24.9	7.2	…	…
11	56.5	4.9	3.6	2.1	8.6	7.5	18.8	6.4	20.7	16.8
11	9.4	…	…	6.9	16.3	6.4	…	…	14.7	11.7
11	22.3	9.6	3.8	2.7	4.8	7.8	37.4	6.3	7.9	5.0
13	26.9	4.3	10.5	6.1	16.4	5.5	17.5	1.2	…	…
8	…	…	11.1	29.5	29.3	8.8	22.7	12.4	…	…
13	39.8	5.4	2.6	3.7	10.9	1.7	…	…	…	…
13	32.3	7.8	3.2	3.1	8.9	1.3	21.3	2.3	20.9	13.9
7	1.6	0.3	8.8	24.9	31.0	8.9	49.2	40.3	…	…
7	4.6	1.9	8.9	5.9	6.5	6.0	47.7	1.8	11.2	2.2
9	11.2	1.6	6.2	17.6	26.6	5.5	12.2	3.7	…	…
17	18.8	…	7.7	3.3	12.2	1.1	29.9	9.2	21.8	14.8
17	16.5	8.2	4.5	5.5	13.5	9.2	30.1	2.0	27.6	20.4
…	…	…	…	52.6	59.2	10.9	31.3	21.8	33.7	36.3
14	9.5	1.8	7.6	21.1	30.4	4.1	14.7	5.0	15.9	13.1
14	20.2	8.1	2.6	5.8	15.2	3.0	24.3	1.6	26.3	10.9
6	…	…	…	24.1	24.5	8.7	37.9	35.3	28.6	27.9
6	7.0	2.0	10.2	18.9	30.3	6.3	39.7	14.5	19.8	15.0
15	…	…	…	21.9	21.6	10.8	50.1	23.3	28.7	10.8
7	2.5	…	6.1	26.4	25.4	14.3	35.6	27.3	35.0	37.8
11	16.8	2.5	2.8	6.1	7.3	4.2	37.5	0.0	…	…
12	40.3	6.4	3.7	3.6	9.7	1.1	…	…	…	…

附录B-4　环境危险因素（续）

序列	国家	安全饮用水普及率 /%							卫生厕所普及率 /%						
		城市		农村		合计			城市		农村		合计		
		2011	2012	2011	2012	2011	2012	2022	2011	2012	2011	2012	2011	2012	2022
49	丹麦	100	100	100	100	100.0	100	100	100	100	100	100	100	100	100
50	吉布提	100	100	67	65	92.5	92	76	73	73	22	22	61	61	67
51	多米尼加	96	96	81	…	…	…		…	…	…	…	…	…	
52	多米尼加共和国	82	82	…	77	81.6	81	97	86	86	74	74	82	82	89
53	厄瓜多尔	96	92	82	75	91.8	86	96	96	86	86	76	93	83	92
54	埃及	100	100	99	99	99.3	99	99	97	98	93	94	95	96	98
55	萨尔瓦多	94	95	81	81	89.7	90	99	79	80	53	53	70	70	88
56	赤道几内亚	…	…	…	…	…	…		…	…	…	…	…	…	
57	厄立特里亚	…	…	…	…	98.8	…		…	…	4	4	…	…	
58	爱沙尼亚	99	100	97	98	…	99	100	100	96	94	94	100	95	99
59	斯威士兰	93	94	67	69	72.2	74	73	63	63	55	56	57	57	64
60	埃塞俄比亚	97	97	39	42	49.0	52	52	27	27	19	23	21	24	9
61	斐济	100	100	92	92	96.3	96	95	92	92	82	82	87	87	93
62	芬兰	100	100	100	100	100.0	100	100	100	100	100	100	100	100	99
63	法国	100	100	100	100	100.0	100	100	100	100	100	100	100	100	99
64	加蓬	95	97	41	63	87.9	92	87	33	43	30	32	33	41	50
65	冈比亚	92	94	85	84	89.3	90	86	70	64	65	55	68	60	48
66	格鲁吉亚	100	100	96	97	98.1	99	95	96	96	91	91	93	93	86
67	德国	100	100	100	100	100.0	100	100	100	100	100	100	100	100	99
68	加纳	92	93	80	81	86.3	87	88	19	20	8	8	13	14	29
69	希腊	100	100	99	99	99.8	100	100	99	99	97	97	99	99	99
70	格林纳达	…	99	…	95	…	97		…	98	…	98	…	98	
71	危地马拉	99	99	89	89	93.8	94	95	88	88	72	72	80	80	70
72	几内亚	90	92	65	65	73.6	75	71	32	33	11	11	18	19	31
73	几内亚比绍	94	96	54	56	71.7	74	62	33	34	8	8	19	20	28
74	圭亚那	98	97	93	98	94.5	98	96	88	88	82	82	84	84	91
75	海地	77	75	48	47	64.0	62	67	34	31	17	16	26	24	37
76	洪都拉斯	96	97	81	82	88.9	90	96	86	85	74	74	81	80	84
77	匈牙利	100	100	100	100	100.0	100	100	100	100	100	100	100	100	98
78	冰岛	100	100	100	100	100.0	100	100	100	100	100	100	100	100	99
79	印度	96	97	89	91	91.6	93	93	60	60	24	25	35	36	78
80	印尼	93	93	76	76	84.3	85	94	73	71	44	46	59	59	88
81	伊朗	98	98	90	92	95.3	96	98	100	93	99	82	100	89	90
82	伊拉克	94	94	67	69	84.9	85	98	86	86	80	82	84	85	99
83	爱尔兰	100	100	100	100	99.9	100	96	100	100	98	98	99	99	89
84	以色列	100	100	100	100	100.0	100	100	100	100	100	100	100	100	100
85	意大利	100	100	100	100	100.0	100	100	…	…	…	…	…	…	100
86	牙买加	97	97	89	89	93.1	93	91	78	78	82	82	80	80	87
87	日本	100	100	100	100	100.0	100	99	100	100	100	100	100	100	100
88	约旦	97	97	90	90	96.2	96	99	98	98	98	98	98	98	97
89	哈萨克斯坦	99	99	90	86	94.8	93		97	97	98	98	97	97	98
90	肯尼亚	83	82	54	55	60.9	62	63	31	31	29	29	29	30	37
91	基里巴斯	87	87	50	51	66.1	67	76	51	51	30	31	39	40	45
92	科威特	99	99	99	99	99.0	99	100	100	100	100	100	100	100	100
93	吉尔吉斯斯坦	96	97	85	82	88.7	88	91	94	92	93	92	93	92	98
94	老挝	83	84	63	65	69.6	72	85	87	90	48	50	62	65	80
95	拉脱维亚	100	100	96	96	98.4	98	99	…	…	…	…	…	…	
96	黎巴嫩	100	100	100	100	100.0	100	93	100	100	…	…	…	…	99

早产发生率/% 2010	5岁以下儿童			成人（≥18岁）肥胖率/% 2016		成人（＞15岁）平均饮酒量升/（年·人）2019	成人（＞15岁）吸烟率/% 2018		未成年人（13～15岁）吸烟率（%）2006—2013	
	发育迟缓率/% 2022	低体重率/% 2014—2023	超重率/% 2022	男	女		男	女	男	女
7	…	…	…	22.3	17.0	10.1	18.4	18.7	…	…
12	18.7	10.6	3.2	8.6	18.3	0.4	…	…	18.6	15.2
12	…	…	…	19.9	35.6	7.2	…	…	30.4	19.8
11	5.6	2.2	7.6	21.0	34.1	6.7	11.2	7.5	24.3	14.0
5	22.7	3.7	11.9	14.9	24.7	3.3	…	…	…	…
7	20.4	9.5	18.8	22.7	41.1	0.1	42.3	0.4	20.0	3.8
13	10.0	2.1	6.8	18.9	28.9	4.1	22.8	2.5	18.2	11.0
17	16.1	…	8.2	3.8	12.6	6.9	…	…	25.1	17.3
12	50.2	…	3.0	2.0	7.6	2.1	14.2	0.3	…	…
6	1.2	1.5	5.1	20.3	21.8	10.8	36.9	24.1	33.8	27.8
14	21.2	2.0	7.9	5.4	26.2	8.8	19.1	2.2	15.8	8.6
10	34.4	6.8	2.7	1.9	6.9	2.2	8.3	0.9	…	…
10	7.1	4.6	7.4	25.1	35.3	3.7	42.3	11.1	17.5	10.1
6	…	…	…	23.7	20.6	10.7	21.0	18.3	…	…
7	…	…	…	22.0	21.1	12.2	36.0	33.2	…	…
16	13.4	3.4	5.4	9.6	20.3	8.1	…	…	…	…
14	13.6	5.1	1.8	5.6	14.8	3.4	27.3	1.5	…	…
9	4.8	0.6	5.0	19.2	23.8	9.5	54.2	5.2	16.5	7.8
9	2.1	0.4	3.1	24.2	20.4	12.8	29.9	26.0	…	…
15	12.7	5.8	1.9	4.5	16.6	2.8	7.0	0.4	14.1	10.6
7	2.2	…	14.6	24.2	25.4	10.5	45.3	32.8	19.3	13.3
10	…	…	…	13.3	29.0	9.0	…	…	24.5	16.7
8	43.5	0.8	4.8	15.1	26.4	1.6	…	…	19.7	13.3
14	27.9	6.4	5.6	3.7	11.5	1.1	…	…	30.8	20.0
11	27.7	5.1	3.3	5.0	13.7	5.5	…	…	…	…
13	7.6	6.5	5.7	12.7	27.1	5.3	22.1	2.2	25.3	16.0
14	19.5	3.7	3.7	17.9	26.9	3.0	13.3	3.3	…	…
12	17.5	1.9	4.7	15.6	26.9	3.9	…	…	…	…
9	…	…	…	28.2	24.6	11.1	34.8	26.4	33.0	28.0
7	…	…	…	24.2	19.4	9.2	13.9	13.7	…	…
13	31.7	18.7	2.8	2.7	5.1	5.6	42.0	12.1	19.0	8.3
16	31.0	10.2	10.6	4.8	8.9	0.2	70.5	5.3	36.2	4.3
13	4.7	4.3	3.8	19.3	32.2	1.0	24.6	3.5	32.9	19.5
7	9.9	3.0	6.4	23.4	37.0	0.4	40.8	3.6	12.1	4.6
6	…	…	…	25.1	25.5	12.7	26.1	21.2	…	…
8	…	…	…	25.9	26.2	4.4	35.2	15.8	…	…
7	…	…	…	20.1	19.5	8.0	27.1	19.6	20.6	26.3
10	6.5	3.2	5.7	15.3	33.4	4.2	17.7	4.2	31.3	24.6
6	5.0	…	2.1	4.8	3.7	10.1	33.2	10.5	…	…
14	6.6	2.3	9.5	28.2	43.1	0.5	…	…	34.1	19.4
9	4.9	3.1	7.7	18.9	22.7	5.0	42.2	6.6	12.2	7.8
12	18.4	4.5	3.8	2.8	11.1	2.1	20.8	2.8	12.8	6.7
10	14.2	3.5	2.0	41.6	50.4	2.3	68.6	35.5	43.2	31.6
11	6.9	3.0	11.7	33.3	45.6	0.0	40.9	3.4	25.0	11.3
10	10.3	1.0	6.4	14.0	18.6	4.9	52.5	3.4	12.3	4.5
11	27.7	9.0	4.0	3.7	6.7	12.1	60.1	15.5	18.7	6.0
5	1.8	1.6	6.4	21.6	25.1	13.2	49.5	24.0	39.4	41.4
8	7.4	1.4	8.3	27.4	37.0	1.5	49.4	35.9	41.9	31.4

附录B-4　环境危险因素（续）

序列	国家	安全饮用水普及率/%							卫生厕所普及率/%						
		城市		农村		合计			城市		农村		合计		
		2011	2012	2011	2012	2011	2012	2022	2011	2012	2011	2012	2011	2012	2022
97	莱索托	91	93	73	77	78	81	74	32	37	24	27	26	30	50
98	利比里亚	89	87	60	63	74	75	76	30	28	7	6	18	17	23
99	利比亚	…	…	…	…	…	…	100	97	97	96	96	97	97	92
100	立陶宛	98	99	…	89	…	96	98	95	99	…	85	…	94	95
101	卢森堡	100	100	100	100	100	100	100	100	100	100	100	100	100	98
102	马达加斯加	78	78	34	35	48	50	53	19	19	11	11	14	14	15
103	马拉维	95	95	82	83	84	85	72	50	22	53	8	53	10	49
104	马来西亚	100	100	99	99	100	100	97	96	96	95	95	96	96	96
105	马尔代夫	100	100	98	98	99	99	100	97	97	98	100	98	99	100
106	马里	89	91	53	54	65	67	84	35	35	14	15	22	22	50
107	马耳他	100	100	100	100	100	100	100	100	100	100	100	100	100	100
108	马绍尔群岛	93	93	97	98	94	95	85	84	84	55	56	76	76	81
109	毛利塔尼亚	52	52	48	48	50	50	78	51	51	9	9	27	27	56
110	毛里求斯	100	100	100	100	100	100	100	92	92	90	90	91	91	
111	墨西哥	96	96	89	91	94	95	100	87	87	77	79	85	85	93
112	密克罗尼西亚联邦	95	95	88	87	89	89		83	85	47	49	55	57	
113	摩纳哥	100	100	…	…	100	100	100	100	100	…	…	100	100	100
114	蒙古	100	95	53	61	85	85	84	64	65	29	35	53	56	70
115	黑山	100	100	95	95	98	98	99	92	92	87	87	90	90	98
116	摩洛哥	98	98	61	64	82	84	87	83	85	52	63	70	75	88
117	莫桑比克	78	80	33	35	47	49	63	41	44	9	11	19	21	37
118	缅甸	94	95	79	81	84	86	82	84	84	74	74	77	77	74
119	纳米比亚	99	98	90	87	93	92	86	57	56	17	17	32	32	36
120	瑙鲁	96	96	…	…	96	96		66	66	…	…	66	66	
121	尼泊尔	91	90	87	88	88	88	91	50	51	32	34	35	37	80
122	荷兰	100	100	100	100	100	100	100	100	100	100	100	100	100	98
123	新西兰	100	100	100	100	100	100	100	…	…	…	…	…	…	100
124	尼加拉瓜	98	98	68	68	85	85		63	63	37	37	52	52	
125	尼日尔	100	99	39	42	50	52	49	34	33	4	4	10	9	16
126	尼日利亚	75	79	47	49	61	64	80	33	31	28	25	31	28	47
127	纽埃	99	99	99	99	99	99	97	100	100	100	100	100	100	97
128	北马其顿（原马其顿）	97	100	99	99	100	99	98	89	97	96	83	91	91	99
129	挪威	100	100	100	100	100	100	100	100	100	100	100	100	100	98
130	阿曼	95	95	85	86	92	93	92	97	97	95	95	97	97	99
131	巴基斯坦	96	96	89	89	91	91	91	72	72	34	34	47	48	71
132	帕劳	97	97	86	…	95	…	100	100	100	100	100	100	100	99
133	巴拿马	97	97	86	87	94	94	95	77	80	54	52	71	73	86
134	巴布亚新几内亚	89	88	33	33	40	40	50	57	56	13	13	19	19	19
135	巴拉圭	99	100	…	83	…	94	100	…	96	…	53	…	80	95
136	秘鲁	91	91	66	72	85	87	95	81	81	38	45	72	73	78
137	菲律宾	93	92	92	91	92	92	95	79	79	69	69	74	74	85
138	波兰	100	100	…	…	…	…	90	96	96	…	…	…	…	99
139	葡萄牙	100	100	100	100	100	100	99	100	100	100	100	100	100	100
140	卡塔尔	100	100	100	100	100	100	100	100	100	100	100	100	100	100
141	韩国	100	100	88	88	98	98	100	100	100	100	100	100	100	100
142	摩尔多瓦	99	99	93	94	96	97	92	89	89	83	84	86	87	85
143	罗马尼亚	99	99	…	…	…	…	100	…	…	…	…	…	…	88
144	俄罗斯	99	99	92	92	97	97	97	74	74	59	59	70	70	89

早产发生率/% 2010	5岁以下儿童			成人（≥18岁）肥胖率/% 2016		成人（>15岁）平均饮酒量升/（年·人） 2019	成人（>15岁）吸烟率/% 2018		未成年人（13～15岁）吸烟率/% 2006—2013	
	发育迟缓率/% 2022	低体重率/% 2014—2023	超重率/% 2022	男	女		男	女	男	女
12	31.8	2.1	6.9	4.6	26.7	5.1	54.7	4.6	26.4	21.7
14	26.6	3.4	5.3	5.5	14.2	5.4	15.1	1.8	…	…
8	52.2	10.2	28.7	25.0	39.6	<0.1	…	…	11.0	5.0
6	4.5	4.8	4.7	24.2	27.8	12.8	35.3	19.0	38.4	28.8
8	…	…	…	24.5	20.7	12.4	23.6	19.8	…	…
14	38.6	7.2	1.5	3.0	7.5	2.0	46.9	11.0	33.2	14.3
18	34.0	2.6	3.9	2.2	9.1	4.1	20.4	5.2	16.7	11.4
12	21.9	11.0	5.7	13.0	17.9	0.9	42.7	1.0	35.1	9.4
8	13.9	9.1	3.3	5.8	11.4	2.8	…	…	15.2	6.7
12	23.8	10.6	2.0	4.6	12.4	1.3	22.4	1.7	23.1	8.8
6	…	…	…	29.2	28.5	8.3	27.8	22.5	…	…
12	30.5	3.5	4.4	48.4	57.3	…	…	…	29.4	21.6
15	22.1	13.6	2.0	6.6	18.5	0.0	…	…	27.5	17.7
13	8.6	…	6.8	5.6	15.7	4.8	48.3	5.4	20.3	7.7
7	12.6	1.0	6.9	24.3	32.8	5.0	21.2	6.5	21.6	17.7
11	…	…	…	40.1	51.5	2.5	…	…	52.1	35.7
…	…	…	…	…	…	…	…	…	…	…
14	6.1	0.9	10.7	17.5	23.2	5.9	49.1	6.2	20.3	8.3
9	8.2	2.2	8.0	23.3	23.1	12.2	…	…	6.6	5.9
7	12.8	2.3	4.9	19.4	32.2	0.5	28.6	0.9	11.3	6.6
16	36.4	3.8	5.5	3.3	10.5	2.7	23.4	5.4	…	…
12	24.1	7.4	0.8	4.0	7.3	2.1	70.2	20.8	30.0	6.8
14	16.8	…	5.3	7.5	25.4	3.1	28.4	7.4	31.9	29.9
…	14.8	…	4.5	58.7	63.3	4.2	51.7	52.6	…	…
14	26.7	7.0	1.7	2.7	5.4	0.6	48.6	15.3	24.6	16.4
8	1.6	…	5.1	20.8	20.0	9.7	25.6	21.3	…	…
8	…	…	…	30.1	31.4	10.7	16.1	13.5	18.7	21.5
9	14.9	…	8.7	17.9	29.0	5.1	…	…	…	…
9	47.4	10.9	2.7	2.5	8.7	0.5	16.3	0.8	11.8	5.6
12	34.2	6.5	2.2	4.6	13.1	6.2	9.0	0.5	…	…
…	…	…	…	44.8	55.1	9.9	…	…	14.1	18.5
7	3.7	3.4	9.9	22.6	22.1	6.4	…	…	11.9	11.7
6	…	…	…	23.6	22.5	7.1	19.1	17.7	…	…
14	12.7	9.3	6.5	22.9	33.7	0.9	18.5	0.7	4.9	1.7
16	34.0	7.1	2.7	6.0	11.3	0.3	33.6	6.4	…	…
…	…	…	…	51.8	58.8	…	36.3	11.2	54.1	36.7
8	13.8	1.1	11.4	17.8	27.6	7.8	11.1	2.7	15.1	10.2
7	51.2	…	16.0	16.6	25.8	2.1	…	…	55.4	40.3
8	3.4	1.0	14.6	17.1	23.4	7.0	20.8	4.7	20.8	12.9
7	10.1	0.5	9.4	15.2	24.2	6.8	15.6	3.6	21.5	16.5
15	28.8	5.4	4.6	5.2	7.5	7.0	41.6	7.0	18.8	9.3
7	2.3	…	6.0	23.7	22.2	11.9	30.3	21.6	17.0	19.0
8	3.1	1.1	8.9	20.3	21.2	12.1	33.3	22.4	…	…
11	4.4	…	11.7	32.5	43.1	1.5	26.7	1.3	25.2	13.1
9	1.7	0.2	5.4	4.4	4.8	8.5	38.2	5.9	8.8	3.6
12	3.9	…	2.9	16.2	21.1	12.9	44.6	6.0	14.9	5.8
7	7.7	…	4.5	23.4	21.6	12.3	35.2	15.8	12.2	10.1
7	…	…	7.4	18.1	26.9	10.5	40.9	15.7	…	…

附录B-4 环境危险因素（续）

序列	国家	安全饮用水普及率 /%							卫生厕所普及率 /%						
		城市		农村		合计			城市		农村		合计		
		2011	2012	2011	2012	2011	2012	2022	2011	2012	2011	2012	2011	2012	2022
145	卢旺达	80	81	66	68	69	71	65	61	61	61	64	61	64	74
146	圣基茨和尼维斯	98	98	98	98	98	98		…	…	…	…	…	…	
147	圣卢西亚	98	99	93	93	94	94	97	70	…	64	…	65	…	83
148	圣文森特和格林纳丁斯	95	95	95	95	95	95		…	…	…	…	…	…	
149	萨摩亚	97	97	98	99	98	99	99	93	93	91	91	92	92	98
150	圣马力诺	…	…	…	…	…	…	100	…	…	…	…	…	…	100
151	圣多美和普林西比	99	99	94	94	97	97	77	41	41	23	23	34	34	48
152	沙特阿拉伯	97	97	97	97	97	97	99	100	100	100	100	100	100	95
153	塞内加尔	93	92	59	60	73	74	86	68	67	39	40	51	52	60
154	塞黑	99	99	99	99	99	99	96	98	99	96	96	97	97	98
155	塞舌尔	96	96	96	96	96	96	96	97	97	97	97	97	97	100
156	塞拉利昂	84	87	40	42	57	60	65	22	22	7	7	13	13	23
157	新加坡	100	100	…	…	100	100	100	100	100	…	…	100	100	100
158	斯洛伐克	100	100	100	100	100	100	100	100	100	100	100	100	100	98
159	斯洛文尼亚	100	100	99	99	100	100	100	100	100	100	100	100	100	98
160	所罗门群岛	93	93	76	77	79	81		81	81	15	15	29	29	
161	索马里	66	…	7	…	30	…	58	52	…	6	…	24	…	41
162	南非	99	99	79	88	91	95	94	84	82	57	62	74	74	78
163	南苏丹	63	63	55	55	57	57	41	16	16	7	7	9	9	16
164	西班牙	100	100	100	100	100	100	100	100	100	100	100	100	100	100
165	斯里兰卡	99	99	92	93	93	94	89	83	83	93	94	91	92	95
166	苏丹	66	66	50	50	55	55	65	44	44	13	13	24	24	
167	苏里南	97	98	81	88	92	95	98	90	88	66	61	83	80	90
168	瑞典	100	100	100	100	100	100	100	100	100	100	100	100	100	99
169	瑞士	100	100	100	100	100	100	100	100	100	100	100	100	100	100
170	叙利亚	93	92	87	87	90	90	94	96	96	94	95	95	96	95
171	塔吉克斯坦	100	93	57	64	66	72	82	97	94	83	95	95	94	97
172	泰国	92	97	95	95	96	96	100	95	89	94	96	93	93	99
173	东帝汶	93	95	60	61	69	70	87	68	69	27	27	39	39	58
174	多哥	90	92	40	41	59	61	71	26	25	3	2	11	11	19
175	汤加	99	99	99	99	99	99	99	99	99	89	89	92	91	95
176	特立尼达和多巴哥	98	97	93	…	94	…	99	92	92	92	92	92	92	94
177	突尼斯	100	100	89	90	96	97	97	97	97	75	77	90	90	97
178	土耳其	100	100	99	99	100	100	97	97	97	75	75	91	91	99
179	土库曼斯坦	89	89	54	54	71	71	100	100	100	98	98	99	99	100
180	图瓦卢	98	98	97	97	98	98	99	86	86	80	80	83	83	84
181	乌干达	91	95	72	71	75	75	59	34	33	35	34	35	34	21
182	乌克兰	98	98	98	98	98	98	94	96	96	89	89	94	94	98
183	阿联酋	100	100	100	100	100	100	100	98	98	95	95	98	98	99
184	英国	100	100	100	100	100	100	100	100	100	100	100	100	100	99
185	坦桑尼亚	79	78	44	44	53	53	61	24	25	7	7	12	12	31
186	美国	100	99	94	98	99	99	100	100	100	99	100	100	100	100
187	乌拉圭	100	100	98	95	100	99	100	99	96	98	96	99	96	98
188	乌兹别克斯坦	98	98	81	81	87	87	97	100	100	100	100	100	100	96
189	瓦努阿图	98	98	88	88	91	91	91	65	65	55	55	58	58	47
190	委内瑞拉	…	…	…	…	…	…	93	…	…	…	…	…	…	98
191	越南	99	98	94	94	96	95	98	93	93	67	67	75	75	92
192	也门	72	72	47	47	55	55	62	93	93	34	34	53	53	55
193	赞比亚	86	85	50	49	64	63	68	56	56	33	34	42	43	36
194	津巴布韦	97	97	69	69	80	80	62	52	52	33	32	40	40	35

早产发生率/% 2010	5岁以下儿童			成人（≥18岁）肥胖率/% 2016		成人（>15岁）平均饮酒量 升/（年·人） 2019	成人（>15岁）吸烟率/% 2018		未成年人（13～15岁）吸烟率/% 2006—2013	
	发育迟缓率/% 2022	低体重率/% 2014—2023	超重率/% 2022	男	女		男	女	男	女
10	29.8	1.1	4.7	1.9	9.3	8.0	19.7	6.9	13.3	9.5
…	…	…	…	15.3	30.1	6.3	…	…	10.4	7.8
11	2.5	…	6.0	12.0	27.0	9.6	…	…	24.5	17.3
12	…	…	…	16.6	31.0	7.2	…	…	23.6	14.6
6	7.4	3.1	7.9	39.9	55.0	2.8	40.8	16.9	25.8	20.4
…	…	…	…	…	…	…	…	…	10.9	11.6
11	10.0	4.1	4.7	7.2	16.9	5.8	9.5	1.4	30.7	22.7
6	12.4	4.5	10.1	30.8	42.3	0.0	31.2	2.0	21.2	9.1
10	17.0	8.1	3.4	4.0	12.9	0.7	17.4	0.7	14.9	6.2
7	4.6	2.6	9.9	21.1	21.8	8.9	40.0	41.2	18.2	17.4
12	7.2	…	9.1	7.6	20.5	8.8	35.3	6.9	27.1	25.3
10	26.0	6.3	5.2	3.8	13.3	5.3	31.0	8.5	…	…
12	3.0	…	3.8	5.8	6.3	2.0	27.8	5.1	…	…
6	…	…	…	21.0	19.9	11.1	38.6	26.0	29.7	27.6
8	…	…	…	19.4	21.0	12.1	25.1	20.3	17.4	21.5
12	29.8	8.5	5.5	17.9	27.1	1.7	55.9	19.9	43.9	37.0
12	18.0	…	2.7	3.9	12.3	0.0	…	…	…	…
8	22.8	3.6	12.1	15.4	39.6	9.5	46.8	16.0	24.3	19.0
…	27.9	…	4.7	…	…	…	…	…	…	…
7	…	…	…	24.6	22.8	12.7	29.1	26.7	…	…
11	15.9	15.1	1.3	2.9	7.3	2.9	43.2	2.7	15.7	5.4
13	36.0	16.3	2.7	8.6	3.8	…	…	…	9.5	4.3
9	7.6	5.5	3.8	26.4	18.9	7.4	…	…	20.7	16.6
6	…	…	…	20.6	23.1	9.0	28.2	29.3	…	…
7	…	…	…	20.6	22.2	11.2	27.8	22.5	…	…
11	25.4	…	11.7	27.8	20.9	0.2	…	…	31.6	17.4
11	13.1	5.6	3.0	14.2	11.6	0.9	…	…	…	…
12	11.8	7.2	8.6	10.0	7.0	8.5	42.5	3.1	26.9	9.2
12	45.1	8.3	1.3	3.8	2.6	0.5	65.8	10.7	65.5	23.9
13	22.3	5.7	2.2	8.4	3.9	2.7	13.5	1.6	11.3	4.3
8	1.8	1.1	10.9	48.2	41.4	0.4	48.4	12.1	44.9	28.0
8	8.8	…	13.9	18.6	10.8	6.5	…	…	20.0	16.3
9	8.6	2.1	19.0	26.9	19.1	2.0	49.1	2.9	20.1	3.8
12	5.5	1.7	8.1	32.1	24.4	1.8	41.5	17.0	20.3	12.8
10	6.7	4.1	3.6	18.6	15.9	3.1	…	…	…	…
…	5.2	2.8	4.2	51.6	47.0	1.3	66.0	31.4	…	…
14	23.4	3.6	3.5	5.3	1.8	12.5	15.5	4.0	19.3	15.8
7	12.3	…	13.6	24.1	22.0	8.3	41.0	9.9	22.6	15.7
8	…	…	…	31.7	27.5	3.8	35.6	0.8	…	…
8	…	0.3	11.3	27.8	26.9	11.4	21.1	17.3	…	…
11	30.6	3.1	4.6	8.4	4.0	12.0	23.5	3.1	…	…
12	3.6	0.1	7.9	36.2	35.5	10.0	30.9	19.3	12.4	10.0
10	6.1	1.4	11.5	27.9	24.9	6.9	25.2	18.4	21.4	24.5
9	6.9	2.4	4.2	16.6	13.8	2.6	23.3	1.3	…	…
13	31.4	…	5.1	25.2	20.2	2.1	45.0	3.3	34.1	19.6
8	10.5	…	6.9	25..6	22.4	3.6	…	…	11.0	7.2
9	19.3	4.7	8.1	2.1	1.6	7.9	…	…	6.5	1.5
13	35.1	…	1.7	17.1	12.0	<0.1	32.5	9.3	23.9	9.9
13	31.4	4.2	5.4	8.1	3.6	4.5	25.0	4.4	24.9	25.8
17	21.6	2.9	2.7	15.5	4.7	4.5	26.5	1.3	…	…

附录B-5　卫生资源

序列	国家	人数			每万人口			每万人口医院床位 2001—2021
		医师 2008—2022	口腔医师 2004—2022	护士和助产士 2014—2022	医师 2014—2022	口腔医师 2014—2022	护士和助产士 2014—2022	
1	阿富汗	9880	2697	16 581	2.5	0.7	4.5	3.6
2	阿尔巴尼亚	5397	2973	16 717	18.8	10.3	58.3	29.1
3	阿尔及利亚	42 140	7018	13 495	9.9	1.6	3.2	16.3
4	安道尔	260	64	313	36.3	8.9	43.7	28.1
5	安哥拉	8693	171	45 011	2.4	＜0.1	12.6	7.5
6	安提瓜和巴布达	264	4	882	29	0.4	95.8	32.9
7	阿根廷	185 762	43 935	198 144	40.8	9.7	43.5	33.4
8	亚美尼亚	8793	1178	13 613	31.2	4.2	48.3	45.9
9	澳大利亚	103 196	16 097	355 332	39.8	6.2	137.1	38.4
10	奥地利	49 242	5565	97 502	55.1	6.2	109.3	70.6
11	阿塞拜疆	31 815	3239	58 822	30.9	3.1	57.2	39.0
12	巴哈马	740	99	1761	18.5	2.5	43.8	26.8
13	巴林	1187	134	3307	8.4	1	23.5	17.4
14	孟加拉国	113 477	11 593	103 828	6.7	0.7	6.1	8.8
15	巴巴多斯	835	88	877	29.7	3.2	31.4	56.7
16	白俄罗斯	43 059	5468	101 379	44.7	5.7	105.2	96.9
17	比利时	74 518	13 528	243 535	63.9	11.6	208.9	54.8
18	伯利兹	413	69	897	10.8	1.7	23.5	10.3
19	贝宁	2608	50	7948	2	＜0.1	6.0	4.5
20	不丹	432	76	1602	5.5	1	20.5	22.0
21	玻利维亚	15 326	2737	19 391	12.7	2.3	16.1	13.5
22	波黑	7791	862	21 494	23.2	2.6	64	23.4
23	博茨瓦纳	993	86	8028	3.8	0.3	30.5	22.2
24	巴西	459 080	143 178	1 181 537	21.4	6.7	55.1	24.6
25	文莱	852	106	2989	19.1	2.4	67.1	38.7
26	保加利亚	33 206	10 586	32 080	49	15.6	46.6	77.7
27	布基纳法索	3323	39	23 255	1.5	＜0.1	10.3	2.0
28	布隆迪	812	14	9515	0.6	＜0.1	7.6	7.1
29	佛得角	2644	10	941	44.6	0.2	15.9	19.7
30	柬埔寨	3473	1385	16 611	2.1	0.9	10.2	7.4
31	喀麦隆	3759	317	18 147	1.3	0.1	6.5	26.5
32	加拿大	96 020	24 909	396 480	25	6.6	103.1	25.6
33	中非	114	2	1042	0.2	＜0.1	1.9	10.0
34	乍得	1507	21	3716	0.9	＜0.1	2.1	4.6
35	智利	62 144	30 945	97 391	31.7	15.8	49.7	19.7
36	中国	3 590 846	637 000	5 019 422	25.2	4.5	35.2	50.1
37	哥伦比亚	126 276	42 566	74 626	24.5	8.3	14.5	16.9
38	科摩罗	354	32	1269	4.4	0.4	15.7	21.6
39	刚果（金）	1042	9	6480	1.7	＜0.1	10.9	16.0
40	库克群岛	23	6	140	13.4	3.5	81.9	81.8
41	哥斯达黎加	13 656	5536	31 212	26.4	10.7	60.2	11.8
42	科特迪瓦	4930	418	22 404	1.8	0.1	8	4.0
43	克罗地亚	14 656	5443	31 197	36.1	13.5	76.8	56.0
44	古巴	106 131	18 934	85 732	94.3	16.7	75.7	42.2
45	塞浦路斯	4419	999	5758	35.5	8	46.3	22.4
46	捷克	44 712	7963	98 343	42.5	7.6	93.6	66.0
47	朝鲜	93 667	5595	113 135	36.7	2.2	44.3	132.0
48	刚果（布）	18 493	392	117 956	1.9	＜0.1	11.9	8.0

注：①中国医师数系执业医师数（不含口腔医师），护士和助产士系注册护士数。②每万人口医院床位系医疗机构床位数。

附录B-5　卫生资源（续）

序列	国家	人数			每万人口			每万人口医院床位 2001—2021
		医师 2008—2022	口腔医师 2004—2022	护士和助产士 2014—2022	医师 2014—2022	口腔医师 2014—2022	护士和助产士 2014—2022	
49	丹麦	25 522	4166	61 967	43.8	7.2	106.4	25.1
50	吉布提	201	19	655	2	0.2	6.6	14.2
51	多米尼加	79	8	461	11.2	1.1	65.1	29.8
52	多米尼加共和国	25 093	2824	23 332	22.3	2.5	20.8	14.2
53	厄瓜多尔	40 585	5035	42 811	23.1	3.0	25.2	13.0
54	埃及	73 363	19 746	189 579	6.8	1.9	18.3	11.3
55	萨尔瓦多	9833	976	13 686	15.5	1.5	21.6	11.6
56	赤道几内亚	239	5	1398	1.4	…	8.3	21.0
57	厄立特里亚	260	58	5074	0.7	0.2	13.8	10.0
58	爱沙尼亚	4568	1346	9128	34.4	10.1	68.7	44.6
59	斯威士兰	1912	22	3824	15.9	0.2	31.8	20.4
60	埃塞俄比亚	13 327	271	92 239	1.1	＜0.1	7.5	3.3
61	斐济	747	107	3524	8.1	1.2	38.4	18.9
62	芬兰	24 252	5361	288 777	43.8	9.7	521.6	28.3
63	法国	215 722	44 883	605 200	33.4	7	93.8	60.0
64	加蓬	1139	44	5197	4.8	0.2	21.8	19.6
65	冈比亚	269	9	1783	1	＜0.1	6.8	11.6
66	格鲁吉亚	21 017	2891	22 391	56.1	7.7	59.8	49.4
67	德国	376 852	71 270	1 026 000	45.2	8.5	123	78.0
68	加纳	4726	713	126 825	1.4	0.2	37.9	6.9
69	希腊	66 504	13 759	42 681	63.7	13.2	40.9	42.4
70	格林纳达	160	22	700	13.1	1.8	57.5	31.8
71	危地马拉	22 227	4493	40 066	12.8	2.6	23.1	4.4
72	几内亚	297	34	5144	0.2	＜0.1	3.7	3.0
73	几内亚比绍	438	20	2075	2.1	0.1	9.9	10.0
74	圭亚那	1120	55	2777	14	0.7	34.8	25.9
75	海地	2606	237	4424	2.4	0.2	4.0	47.7
76	洪都拉斯	4953	308	6986	4.9	0.3	7.1	6.6
77	匈牙利	32 026	6894	53 459	33	7.1	55.1	68.4
78	冰岛	1687	301	5949	45.2	8.1	159.5	28.3
79	印度	1 014 538	222 816	2 412 621	7.3	1.6	17.3	16.0
80	印尼	189 979	40 583	1 149 595	6.9	1.5	41.7	13.6
81	伊朗	129 604	36 600	169 868	15.1	4.3	19.8	18.6
82	伊拉克	45 038	22 134	116 712	10.1	5	26.2	13.0
83	爱尔兰	20 256	2420	72 018	40.6	4.8	143.4	29.1
84	以色列	33 558	8200	53 000	37.1	9.1	58.6	30.6
85	意大利	250 813	49 721	455 204	42.5	8.4	77.1	31.8
86	牙买加	1546	262	2766	5.5	0.9	9.8	16.8
87	日本	327 403	104 152	1 559 756	26.1	8.3	124.5	127.2
88	约旦	26 885	7917	33 810	25.1	7.4	31.6	13.8
89	哈萨克斯坦	76 443	4566	131 694	40.3	2.4	69.4	67.2
90	肯尼亚	5517	273	34 771	1	0.1	6.4	13.3
91	基里巴斯	22	8	443	…	0.7	36.2	18.6
92	科威特	10 000	2587	20 000	22.9	6.6	45.9	23.5
93	吉尔吉斯斯坦	14 004	1160	28 418	21.5	1.8	44.2	42.3
94	老挝	2424	559	8660	3.3	0.8	11.8	13.1
95	拉脱维亚	6328	1349	8284	33.8	7.2	44.2	53.0
96	黎巴嫩	15 131	7001	11 477	26.2	11.8	19.3	27.3

附录B-5　卫生资源（续）

序列	国家	人数			每万人口			每万人口医院床位 2001—2021
		医师 2008—2022	口腔医师 2004—2022	护士和助产士 2014—2022	医师 2014—2022	口腔医师 2014—2022	护士和助产士 2014—2022	
97	莱索托	347	31	6866	1.5	0.1	31.2	13.0
98	利比里亚	954	6	4209	1.8	＜0.1	7.9	15.9
99	利比亚	13 757	5776	42 975	21.6	9.1	67.4	32.0
100	立陶宛	14 101	3913	26 034	51.3	14.2	94.7	59.6
101	卢森堡	1780	581	7206	29.9	9.7	120.8	41.5
102	马达加斯加	4275	225	7827	1.8	0.1	2.9	3.2
103	马拉维	996	91	10 208	0.5	＜0.1	5	13.0
104	马来西亚	77 755	9717	111 324	23.2	3	33.9	20.1
105	马尔代夫	1090	51	2519	21.6	1	49	50.4
106	马里	4402	30	7956	1.9	＜0.1	3.5	2.5
107	马耳他	2252	348	4385	42.8	6.6	85.1	43.8
108	马绍尔群岛	24	7	195	…	1.6	42.4	27.3
109	毛利塔尼亚	1118	131	7843	2.4	0.3	16.6	4.0
110	毛里求斯	1555	351	3900	12	2.7	30	37.1
111	墨西哥	324 292	15 052	378 974	25.6	1.2	29.9	10.2
112	密克罗尼西亚联邦	108	14	245	9.6	…	22	32.3
113	摩纳哥	328	35	752	88.9	9.5	208.3	220.2
114	蒙古	12 970	1294	13 358	38.7	4.1	42.2	105.5
115	黑山	1726	37	3758	27.5	0.6	59.9	38.1
116	摩洛哥	26 003	4855	49 412	7.3	1.4	13.9	7.3
117	莫桑比克	2689	348	16 895	0.8	0.1	5.1	7.4
118	缅甸	39 826	3800	58 485	7.5	0.7	11	10.6
119	纳米比亚	1394	207	8612	5.4	0.8	33.5	27.0
120	瑙鲁	14	4	84	12.5	3.3	70.6	48.8
121	尼泊尔	26 052	4081	104 790	8.7	1.4	34.9	3.9
122	荷兰	68 363	10 023	204 051	39.1	5.7	116.6	29.1
123	新西兰	18 531	2611	60 876	35.7	5	117.4	26.6
124	尼加拉瓜	4362	258	9912	6.6	0.4	15.3	9.0
125	尼日尔	614	24	5283	0.2	＜0.1	2	2.7
126	尼日利亚	86 181	5048	367 468	3.9	0.2	16.8	5.0
127	纽埃	3	2	20	…	…	105.3	…
128	北马其顿（原马其顿）	6258	1641	10 200	29.6	7.8	48.3	42.2
129	挪威	27 925	5020	102 076	51.7	9.3	188.9	34.0
130	阿曼	9420	1696	22 045	20.6	3.7	48.2	11.6
131	巴基斯坦	242 099	26 686	104 640	10.8	1.2	4.7	5.1
132	帕劳	32	6	117	17.8	3.3	65	43.2
133	巴拿马	7545	1252	16 329	17.3	2.9	37.5	19.2
134	巴布亚新几内亚	626	49	5087	0.6	＜0.1	5.1	1.7
135	巴拉圭	26 320	9068	63 607	38.8	13.4	93.8	10.1
136	秘鲁	55 190	7070	90 415	16.2	2.1	26.6	16.0
137	菲律宾	89 533	28 378	541 468	7.9	2.5	47.5	9.6
138	波兰	129 893	34 874	242 921	33.9	9.1	63.4	61.1
139	葡萄牙	59 338	12 162	80 151	57.7	11.8	77.9	35.3
140	卡塔尔	6913	1741	20 020	25	6.2	72.4	11.2
141	韩国	130 479	27 491	462 058	25.2	5.3	89.1	127.5
142	摩尔多瓦	9938	1552	18 873	32.5	4.7	61.2	56.6
143	罗马尼亚	67 096	19 792	156 038	34.7	10.2	80.7	70.6
144	俄罗斯	557 285	40 823	908 932	38.3	2.8	62.4	70.3

附录B-5 卫生资源（续）

序列	国家	人数			每万人口			每万人口医院床位2001—2021
		医师2008—2022	口腔医师2004—2022	护士和助产士2014—2022	医师2014—2022	口腔医师2014—2022	护士和助产士2014—2022	
145	卢旺达	1492	228	11 970	1.2	0.2	9.3	7.4
146	圣基茨和尼维斯	145	12	216	30.3	2.5	45.2	43.3
147	圣卢西亚	116	31	571	6.5	1.7	32.2	19.7
148	圣文森特和格林纳丁斯	102	18	773	…	…	73.4	42.0
149	萨摩亚	120	19	648	5.5	0.9	30.2	9.4
150	圣马力诺	201	60	270	60.2	17.5	80.8	33.8
151	圣多美和普林西比	105	6	462	4.9	0.3	21.5	28.9
152	沙特阿拉伯	112 023	23 897	200 558	30.8	6.6	55.1	21.5
153	塞内加尔	2188	223	7540	1.3	0.1	4.4	7.3
154	塞黑	20 703	1659	43 651	28.4	2.3	59.3	53.5
155	塞舌尔	409	44	779	38.2	4.1	72.7	31.9
156	塞拉利昂	366	6	9627	0.4	＜0.1	11.2	4.0
157	新加坡	15 423	2363	35 636	26	4.1	61.8	26.5
158	斯洛伐克	20 047	2875	32 918	36.8	5.3	60.4	56.8
159	斯洛文尼亚	7049	1577	22 449	33.3	7.4	105.9	42.5
160	所罗门群岛	120	50	1413	1.9	0.7	21.4	…
161	索马里	309	…	1502	0.2	…	1.1	8.7
162	南非	48 021	1348	61 028	8.1	0.2	10.4	22.8
163	南苏丹	456	28	7550	0.4	＜0.1	7.1	…
164	西班牙	212 735	40 417	310 401	44.8	8.5	65.4	29.4
165	斯里兰卡	25 962	2282	53 115	11.9	1	24.4	40.2
166	苏丹	10 683	8116	47 882	2.6	2.1	11.4	6.6
167	苏里南	906	43	1811	14.8	0.7	29.5	28.9
168	瑞典	74 856	18 527	227 176	71.5	17.7	217	20.5
169	瑞士	38 613	3481	163 071	44.4	4.1	187.6	44.4
170	叙利亚	22 485	12 532	26 908	11.9	6.6	14.2	14.3
171	塔吉克斯坦	20 797	1554	51 265	21.3	1.6	53.7	43.2
172	泰国	66 301	18 202	219 473	9.3	2.6	30.8	23.4
173	东帝汶	997	3	2305	7.7	＜0.1	17.7	59.0
174	多哥	730	18	4494	0.8	＜0.1	5.1	5.8
175	汤加	107	15	443	10.1	1.4	41.8	24.8
176	特立尼达和多巴哥	6366	444	5676	41.9	2.9	37.3	16.1
177	突尼斯	15 839	4436	26 037	12.9	3.6	21.2	24.2
178	土耳其	183 569	39 851	290 350	21.7	4.7	34.2	29.9
179	土库曼斯坦	13 594	880	24 833	21.4	1.4	39.2	40.3
180	图瓦卢	14	1	41	12.6	0.9	36.9	41.6
181	乌干达	7941	1440	107 154	1.7	0.3	22.7	5.0
182	乌克兰	134 986	26 954	300 489	29.9	6.0	66.6	62.6
183	阿联酋	27 268	7476	59 798	29.1	8	63.9	19.8
184	英国	214 287	33 286	617 759	31.7	4.9	91.5	23.5
185	坦桑尼亚	8693	583	31 940	1.3	0.1	5.5	6.3
186	美国	1 215 945	202 500	4 017 440	36.1	6	118.8	27.4
187	乌拉圭	15 846	845	25 045	46.3	2.5	73.2	24.8
188	乌兹别克斯坦	95 587	3679	192 971	28	1.1	57.6	48.6
189	瓦努阿图	48	9	426	1.6	0.3	14	16.8
190	委内瑞拉	50 866	4116	59 690	16.6	1.3	20	9.9
191	越南	77 539	…	135 432	8.3	…	14.5	25.5
192	也门	8148	543	22 377	2.9	0.2	7.3	5.8
193	赞比亚	5243	261	42 981	2.6	0.1	21.5	20.0
194	津巴布韦	2708	2703	34 978	1.7	1.7	21.4	20.0

附录B-6 卫生经费

序列	国家	卫生总费用占GDP的百分比			卫生总费用构成/%					
					政府卫生支出			个人卫生支出		
		2000	2010	2021	2000	2010	2021	2000	2010	2021
1	阿富汗	…	8.6	21.8	…	5.5	3.3	…	79.0	77.4
2	阿尔巴尼亚	…	…	7.3	…	…	39.7	…	…	59.8
3	阿尔及利亚	3.5	5.1	5.5	72.0	69.5	59.1	28.0	30.5	40.3
4	安道尔	9.3	9.4	8.3	41.6	44.6	74.0	58.4	55.4	26.0
5	安哥拉	1.9	2.7	3.0	58.2	62.1	57.8	41.3	34.6	37.4
6	安提瓜和巴布达	4.5	5.2	5.9	56.2	56.9	67.1	43.8	42.9	32.8
7	阿根廷	8.5	8.6	9.7	54.7	64.6	63.2	45.2	35.0	35.5
8	亚美尼亚	4.2	9.2	12.3	22.8	18.3	17.8	64.5	78.0	81.4
9	澳大利亚	7.6	8.4	10.5	68.4	68.6	76.0	31.6	31.4	24.0
10	奥地利	9.2	10.2	12.1	74.2	72.4	78.3	25.8	27.6	21.8
11	阿塞拜疆	3.9	4.8	4.7	22.3	21.2	31.6	76.2	78.0	68.0
12	巴哈马	4.0	5.9	7.1	47.5	47.3	55.8	51.9	52.2	43.8
13	巴林	3.6	3.8	4.3	66.0	63.0	65.9	34.0	37.0	34.1
14	孟加拉国	2.0	2.5	2.4	28.7	21.0	16.9	63.4	69.8	75.5
15	巴巴多斯	5.3	6.8	8.1	51.9	53.5	54.1	48.1	44.3	45.2
16	白俄罗斯	5.5	5.7	6.6	78.7	68.0	74.2	21.2	31.5	25.6
17	比利时	7.9	10.0	11.0	74.5	77.7	77.6	25.4	22.2	22.4
18	伯利兹	4.1	5.8	5.0	50.4	66.5	68.8	43.7	29.8	28.3
19	贝宁	4.2	4.1	2.6	26.1	24.2	12.3	57.3	50.1	55.6
20	不丹	4.3	3.5	3.9	79.7	72.1	57.4	12.2	16.9	20.5
21	玻利维亚	4.4	5.5	8.2	55.3	58.8	72.1	38.4	36.8	26.5
22	波黑	7.7	9.0	9.6	53.3	68.1	68.3	39.6	30.4	31.0
23	博茨瓦纳	5.8	6.2	6.3	54.8	57.6	76.5	28.6	37.3	18.2
24	巴西	8.3	7.9	9.9	41.6	45.0	45.5	58.0	54.7	54.3
25	文莱	2.5	2.3	2.2	84.2	91.7	93.3	15.8	8.3	6.8
26	保加利亚	5.9	7.1	8.6	59.6	55.2	62.8	40.4	44.8	36.6
27	布基纳法索	3.3	5.9	6.4	32.6	24.9	42.8	46.1	33.6	39.1
28	布隆迪	6.2	11.3	9.1	23.7	17.6	24.5	75.6	39.5	28.8
29	佛得角	4.4	4.5	6.9	71.3	63.3	68.3	26.1	30.7	20.3
30	柬埔寨	6.5	6.9	7.5	19.8	19.7	26.6	78.1	66.4	59.0
31	喀麦隆	4.0	4.5	3.8	16.9	18.0	12.7	83.1	76.6	70.4
32	加拿大	8.3	10.7	12.3	72.9	73.8	72.9	27.1	26.2	27.1
33	中非	4.4	3.7	9.1	41.5	28.5	13.9	47.3	47.9	49.8
34	乍得	5.5	4.1	5.2	38.0	21.0	17.3	58.5	73.1	60.7
35	智利	7.0	6.8	9.3	35.8	47.1	55.6	46.7	41.0	44.4
36	中国	4.5	4.2	5.4	22.0	51.9	54.1	78.0	48.0	45.9
37	哥伦比亚	5.7	7.1	9.0	74.5	72.2	72.6	23.5	25.1	27.4
38	科摩罗	12.2	8.5	6.3	13.0	9.1	14.8	83.1	80.3	59.6
39	刚果（金）	1.7	2.0	3.9	34.2	44.7	49.0	54.3	43.5	44.2
40	库克群岛	3.2	3.5	3.8	92.9	87.9	95.6	7.1	5.8	2.4
41	哥斯达黎加	6.6	8.1	7.6	64.9	72.3	70.0	33.2	26.7	29.9
42	科特迪瓦	5.6	6.1	3.1	14.5	13.3	32.9	74.7	76.1	51.7
43	克罗地亚	7.7	8.1	8.1	85.0	83.4	84.1	15.0	16.6	15.9
44	古巴	6.6	10.7	13.8	83.7	90.8	91.6	16.2	9.2	8.4
45	塞浦路斯	5.3	6.3	9.4	41.1	47.8	84.7	58.4	51.3	14.4
46	捷克	5.7	6.9	9.5	88.7	83.1	86.2	11.3	16.9	13.8
47	朝鲜	…	…	…	…	…	…	…	…	…
48	刚果（布）	1.6	4.0	3.8	4.0	10.3	16.8	70.0	44.9	45.7

政府卫生支出占政府总支出/%			社会医保支出占政府卫生支出/%			人均卫生费用/美元			人均政府卫生支出/美元		
2000	2010	2021	2000	2011	2012	2000	2010	2021	2000	2010	2021
…	2.3	4.1	…	0.0	0.0	…	45.6	81.3	…	2.5	2.7
8.0	15.2	9.1	20.4	74.1	74.1	…	…	464.7	30.4	181.3	184.4
8.8	9.5	8.8	35.5	31.6	29.1	61.3	228.4	204.6	44.1	158.7	120.9
13.0	10.9	15.7	88.1	57.4	24.2	2050.6	3754.7	3506.0	852.4	1673.6	2595.0
2.7	4.2	8.8	0.0	0.0	0.0	13.0	96.6	64.2	7.5	60.0	37.1
11.0	13.1	15.5	0.0	11.1	7.6	444.9	631.6	923.4	250.1	359.5	619.8
17.8	16.7	16.2	59.6	64.1	52.8	705.2	891.1	1045.0	386.0	576.1	660.4
3.9	6.4	7.6	0.0	0.0	0.0	26.1	297.2	612.8	5.9	54.3	108.8
15.2	16.3	19.3	0.0	0.0	0.0	1632.4	4952.8	7055.0	1116.2	3399.4	5365.0
13.4	14.0	16.9	58.6	53.6	55.1	2263.5	4796.1	6505.0	1678.7	3472.2	5090.0
4.8	3.2	4.6	0.0	0.0	0.0	25.3	279.3	249.1	5.6	59.2	78.8
16.2	17.3	13.8	1.8	2.2	0.0	1093.6	1657.6	1962.0	519.6	784.3	1094.0
10.2	8.5	8.7	0.4	1.6	1.5	485.7	796.3	1146.0	320.7	501.4	755.8
5.2	4.4	3.1	0.0	0.0	0.0	8.3	20.2	57.9	2.4	4.2	9.8
12.3	10.4	12.4	0.0	0.2	0.2	604.5	1097.6	1400.0	313.5	586.7	758.1
12.1	8.7	13.1	0.0	0.0	0.0	57.3	341.8	467.5	45.1	232.6	347.0
12.1	14.5	15.5	85.4	86.2	85.5	1845.3	4449.5	5680.0	1375.3	3458.6	4408.0
6.6	13.1	13.7	0.0	13.5	13.9	139.3	250.3	310.2	70.2	166.5	213.4
5.2	5.1	1.6	0.5	0.4	0.1	15.8	31.0	35.1	4.1	7.5	4.3
7.6	5.6	5.6	0.0	0.0	0.0	31.8	69.8	120.4	25.4	50.3	69.2
8.3	9.7	17.1	62.0	42.9	50.9	44.3	103.1	273.0	24.5	60.6	196.8
7.3	12.4	16.4	97.7	90.1	91.0	113.0	415.9	691.5	60.3	283.0	472.3
8.2	8.1	14.6	0.0	…	0.0	195.1	393.1	457.5	107.0	226.2	349.8
10.1	9.2	10.9	0.0	0.0	0.0	311.7	891.8	761.3	129.8	401.5	346.7
5.7	5.8	7.1	0.0	…	0.0	508.4	803.5	693.4	427.9	737.1	646.6
8.5	10.9	12.9	12.0	68.4	76.4	94.5	484.8	1040.0	56.3	267.8	653.4
4.8	6.0	9.8	0.8	0.2	0.2	7.5	33.9	57.0	2.5	8.5	24.4
5.9	4.9	7.3	29.5	12.4	13.6	8.4	26.1	24.3	2.0	4.6	5.9
7.5	7.2	15.8	34.9	25.2	29.6	62.0	148.2	247.9	44.2	93.8	169.3
8.6	6.5	7.0	0.0	…	0.0	19.7	54.3	122.4	3.9	10.7	32.5
4.4	5.1	2.9	3.9	2.6	2.6	26.3	59.0	63.8	4.5	10.6	8.1
14.8	18.3	19.6	1.9	2.0	1.9	1998.6	5044.1	6470.0	1456.0	3721.8	4718.0
10.9	5.7	6.4	0.0	…	0.0	10.4	16.7	42.9	4.3	4.8	6.0
11.4	3.5	4.9	0.0	…	0.0	10.3	36.5	35.6	3.9	7.7	6.2
11.0	13.7	15.5	19.3	11.4	9.2	358.8	871.3	1518.0	128.4	410.4	844.4
6.1	8.8	8.9	57.2	67.0	67.9	42.4	187.7	670.5	9.3	97.4	362.5
14.9	17.3	19.0	66.8	83.4	84.0	130.3	441.3	557.5	97.1	318.7	404.7
9.7	3.5	4.7	0.0	0.0	0.0	45.6	67.1	99.0	5.9	6.1	14.6
2.3	3.6	8.2	0.0	0.0	0.0	16.9	55.4	80.5	5.8	24.8	39.4
9.6	9.3	7.8	0.0	0.0	0.0	162.7	478.0	736.7	151.1	420.4	704.2
25.3	31.7	25.4	80.7	81.0	79.3	251.1	665.3	948.9	163.0	481.1	664.4
4.6	4.1	5.1	2.0	6.3	6.6	36.0	74.4	81.9	5.2	9.9	26.9
14.6	14.1	14.0	97.6	94.3	93.5	371.1	1126.4	1384.0	315.5	939.5	1164.0
10.8	13.9	21.5	0.0	…	0.0	180.4	606.7	…	151.0	550.7	…
6.3	7.1	18.4	0.0	1.6	1.5	750.5	1959.3	2990.0	308.3	935.7	2532.0
12.4	13.2	17.6	89.5	92.3	92.7	342.9	1373.9	2499.0	304.2	1142.0	2153.0
…	…	…	…	…	…	…	…	…	…	…	…
2.5	2.5	4.3	0.0	…	0.0	20.2	12.9	22.3	0.8	1.3	3.7

附录B-6 卫生经费（续）

序列	国家	卫生总费用占 GDP 的百分比			卫生总费用构成 /%					
					政府卫生支出			个人卫生支出		
		2000	2010	2021	2000	2010	2021	2000	2010	2021
49	丹麦	8.1	10.3	10.8	83.1	83.9	85.2	16.9	16.1	14.8
50	吉布提	4.1	4.3	2.9	48.0	60.7	33.6	52.0	29.5	21.5
51	多米尼加	5.2	5.6	6.5	62.5	58.9	64.1	34.5	36.9	24.4
52	多米尼加共和国	4.9	5.6	4.9	35.0	45.1	66.8	63.1	54.3	31.6
53	厄瓜多尔	3.3	7.1	8.3	29.0	44.8	63.7	68.2	54.5	35.9
54	埃及	4.9	4.2	4.6	35.2	32.9	37.7	64.8	66.4	61.7
55	萨尔瓦多	8.9	8.2	9.7	44.2	54.0	65.9	54.6	37.0	33.8
56	赤道几内亚	2.3	1.8	3.4	13.7	24.9	19.9	83.3	70.7	79.7
57	厄立特里亚	4.5	3.5	4.2	35.6	15.3	21.2	63.8	52.8	49.5
58	爱沙尼亚	5.2	6.3	7.5	75.9	74.2	76.2	24.1	24.0	23.8
59	斯威士兰	4.6	8.6	7.0	52.3	49.2	53.1	43.6	25.2	22.8
60	埃塞俄比亚	4.4	5.5	3.2	41.2	17.3	30.5	42.5	48.3	41.2
61	斐济	3.7	3.7	5.4	76.8	63.9	62.4	15.3	29.8	27.9
62	芬兰	6.8	8.9	10.3	74.3	77.3	82.0	24.8	21.5	18.0
63	法国	9.6	11.2	12.3	78.9	76.3	75.6	21.1	23.7	24.4
64	加蓬	2.9	2.5	2.7	36.6	63.6	58.8	61.3	35.3	37.2
65	冈比亚	2.7	3.4	3.2	23.5	32.1	50.7	57.4	33.3	32.0
66	格鲁吉亚	7.4	9.5	8.4	11.4	21.3	53.4	81.4	75.1	46.0
67	德国	9.8	11.0	12.9	78.3	75.8	79.1	21.7	16.7	21.0
68	加纳	2.8	4.6	4.2	27.4	51.7	54.1	60.8	39.4	37.1
69	希腊	…	9.6	9.2	…	68.3	59.2	…	31.7	40.7
70	格林纳达	5.3	6.2	5.7	33.5	41.0	38.9	64.2	53.2	57.7
71	危地马拉	5.7	6.1	6.9	35.4	33.7	33.8	61.9	63.7	63.9
72	几内亚	3.5	3.0	3.8	8.7	12.0	18.3	53.2	66.0	59.0
73	几内亚比绍	7.7	6.6	8.2	45.1	18.3	13.8	36.2	47.2	63.0
74	圭亚那	3.9	5.5	4.9	53.2	30.9	67.6	46.4	39.8	31.2
75	海地	6.9	8.1	3.5	21.8	17.9	12.2	46.7	36.0	52.8
76	洪都拉斯	6.4	8.7	9.2	47.1	42.4	37.5	50.0	50.1	57.5
77	匈牙利	6.8	7.5	7.4	68.8	66.6	72.2	31.2	33.4	27.8
78	冰岛	9.0	8.5	9.7	80.6	80.4	83.7	19.4	19.6	16.3
79	印度	4.0	3.3	3.3	20.7	26.2	34.3	76.6	72.8	63.5
80	印尼	1.9	3.0	3.7	28.7	25.7	59.4	68.4	73.0	38.5
81	伊朗	4.7	6.8	5.8	37.7	32.4	55.2	62.3	67.6	44.5
82	伊拉克	…	3.2	5.3	…	73.9	49.3	…	26.1	49.9
83	爱尔兰	5.9	10.5	6.7	77.5	76.2	77.4	22.5	23.8	22.6
84	以色列	6.8	7.0	7.9	63.1	62.8	68.2	34.6	35.9	30.8
85	意大利	7.6	9.0	9.4	72.6	78.5	75.5	27.4	21.5	24.5
86	牙买加	5.8	5.0	7.2	55.3	60.7	71.2	42.4	36.7	27.4
87	日本	7.2	9.2	10.8	80.4	81.9	84.7	19.6	18.1	15.3
88	约旦	9.6	8.4	7.3	45.0	66.7	35.6	52.4	28.8	56.1
89	哈萨克斯坦	4.2	2.7	3.9	50.9	68.2	65.3	49.1	31.3	34.6
90	肯尼亚	4.6	6.1	4.6	28.6	29.0	48.7	59.0	42.2	32.8
91	基里巴斯	8.6	9.2	14.8	96.7	91.4	75.1	3.3	3.4	2.8
92	科威特	2.5	2.8	5.8	75.9	84.6	89.7	24.1	15.4	10.3
93	吉尔吉斯斯坦	4.4	7.0	5.4	48.4	49.1	53.4	51.6	43.1	40.7
94	老挝	4.3	2.9	2.7	28.8	20.7	26.2	61.3	62.6	35.8
95	拉脱维亚	5.4	6.1	9.0	50.8	60.2	69.3	49.2	39.8	30.5
96	黎巴嫩	10.8	7.4	10.1	29.8	40.3	28.9	70.1	58.9	60.7

政府卫生支出占政府总支出/%			社会医保支出占政府卫生支出/%			人均卫生费用/美元			人均政府卫生支出/美元		
2000	2010	2021	2000	2011	2012	2000	2010	2021	2000	2010	2021
12.8	15.3	18.1	0.0	0.0	0.0	2496.0	6011.5	7382.0	2074.4	5042.5	6290.0
6.1	7.0	4.2	11.3	9.5	9.5	32.0	55.5	87.8	15.3	33.7	29.5
8.4	8.3	7.2	0.0	0.8	0.1	250.7	384.9	482.4	156.8	226.8	309.3
11.8	15.9	17.7	17.0	25.8	41.8	138.6	303.6	416.9	48.6	136.9	278.6
4.1	9.2	14.8	28.0	34.5	33.1	48.1	331.7	494.3	13.9	148.7	314.9
6.7	4.4	6.8	24.3	19.4	20.8	72.5	111.4	179.7	25.5	36.7	67.7
18.5	17.7	20.0	49.3	42.5	43.1	179.3	246.5	442.2	79.2	133.0	291.4
1.4	1.5	5.4	0.0	0.0	0.0	43.7	311.6	255.6	6.0	77.7	50.9
2.1	1.5	2.3	0.0	0.0	0.0	9.3	16.7	25.4	3.3	2.5	5.4
10.8	11.6	13.8	86.4	86.4	86.6	209.7	926.5	2095.0	159.2	687.4	1595.0
9.8	13.8	12.3	0.0	0.0	0.0	75.5	317.0	279.9	39.5	156.0	148.5
7.0	5.1	7.1	0.0	0.0	0.0	5.4	16.7	26.5	2.2	2.9	8.1
10.6	8.6	9.4	0.0	0.0	0.0	77.0	135.2	250.0	59.2	86.4	156.0
10.6	12.5	15.1	19.5	19.0	19.1	1655.9	4099.6	5488.0	1229.7	3167.4	4500.0
14.6	15.1	15.8	94.3	92.3	95.1	2156.5	4593.4	5381.0	1701.0	3506.9	4069.0
5.2	6.8	9.6	14.5	27.1	27.1	127.4	216.7	233.9	46.6	137.7	137.5
6.9	7.8	7.5	0.0	0.0	0.0	23.0	32.3	24.6	5.4	10.4	12.5
4.9	6.2	14.2	46.0	68.8	68.8	47.9	262.5	417.1	5.5	56.0	222.6
17.2	17.6	20.0	87.3	88.6	88.8	2334.7	4597.2	6626.0	1827.6	3482.5	5238.0
6.0	11.9	8.2	0.0	21.6	22.2	17.2	80.9	100.0	4.7	41.9	54.1
…	12.4	9.4	45.9	64.0	57.8	…	2573.7	1846.0	…	1757.0	1093.0
6.8	9.0	7.0	0.0	0.4	0.6	272.4	456.2	505.4	91.2	187.1	196.8
14.1	14.2	17.4	51.2	41.8	52.5	84.0	173.8	341.0	29.8	58.5	115.1
2.4	1.8	4.5	1.1	4.5	4.5	15.9	19.2	44.7	1.4	2.3	8.2
13.7	5.9	4.6	5.4	1.5	1.5	22.5	36.3	68.8	10.1	6.7	9.5
6.8	5.5	12.9	7.1	2.7	2.6	58.0	165.3	470.6	30.9	51.2	318.1
13.9	6.4	3.9	0.0	0.0	0.0	29.5	54.6	57.9	6.4	9.8	7.1
13.7	14.0	12.1	13.7	26.2	29.6	70.8	168.6	253.9	33.3	71.4	95.3
9.9	10.2	11.0	83.9	83.7	83.3	313.1	983.1	1382.0	215.6	655.0	997.8
17.6	14.4	16.4	33.4	36.1	35.8	2873.8	3644.8	6716.0	2315.5	2931.4	5619.0
3.3	3.1	3.7	17.4	15.8	6.5	18.6	45.3	74.0	3.8	11.9	25.4
3.6	4.5	12.1	6.3	18.2	17.6	16.2	92.2	160.6	4.6	23.7	95.4
11.0	11.9	26.1	57.8	50.2	47.2	80.2	440.9	392.5	30.3	142.6	216.8
…	4.8	7.0	0.0	0.0	0.0	…	145.5	248.9	…	107.5	122.8
14.8	12.3	21.0	1.2	0.5	0.2	1561.0	5128.5	6764.0	1210.0	3906.8	5235.0
8.9	10.7	13.2	72.5	71.5	71.8	1496.9	2211.0	4339.0	944.6	1388.6	2958.0
11.8	14.1	12.4	0.1	0.2	0.4	1520.5	3214.5	3350.0	1104.4	2521.9	2528.0
11.8	9.0	16.2	0.0	0.3	0.2	195.5	234.9	372.5	108.0	142.7	265.2
15.3	18.9	21.5	84.9	87.6	87.0	2740.5	4060.2	4347.0	2204.2	3326.4	3683.0
12.7	17.0	7.9	9.7	28.2	6.3	159.8	308.7	299.1	71.9	205.9	106.4
9.2	8.3	11.6	0.0	…	0.0	50.5	247.4	403.0	25.7	168.7	263.3
7.1	7.3	9.3	10.9	13.1	13.1	20.9	59.2	94.7	6.0	17.1	46.1
11.4	10.3	10.0	0.0	0.0	0.0	68.9	139.9	261.5	66.6	127.9	196.4
5.2	5.2	9.9	0.0	0.0	0.0	462.6	1061.4	1861.0	351.3	898.4	1669.0
7.1	9.2	8.6	10.0	64.1	64.1	12.3	61.5	72.9	5.9	30.2	38.9
6.2	2.7	4.4	1.2	4.9	4.2	14.4	35.0	68.9	4.1	7.3	18.1
7.4	8.1	14.2	0.0	…	0.0	181.6	689.1	1898.0	92.2	414.7	1316.0
7.5	10.3	16.7	46.3	49.7	39.4	569.6	659.4	307.1	169.9	266.0	88.6

附录B-6 卫生经费（续）

序列	国家	卫生总费用占GDP的百分比			卫生总费用构成/%					
					政府卫生支出			个人卫生支出		
		2000	2010	2021	2000	2010	2021	2000	2010	2021
97	莱索托	5.9	7.6	10.2	50.2	57.9	41.2	49.2	24.4	14.5
98	利比里亚	4.0	8.8	16.6	18.5	8.9	6.5	72.6	54.9	75.9
99	利比亚	3.4	3.6		48.7	69.9		51.3	30.0	
100	立陶宛	6.2	6.8	7.8	67.3	71.1	67.2	32.7	28.7	32.3
101	卢森堡	5.9	7.0	5.7	83.2	85.9	86.9	16.8	14.1	11.9
102	马达加斯加	5.2	5.3	3.5	40.3	40.1	21.0	45.4	43.9	38.5
103	马拉维	3.4	7.2	7.4	37.6	22.0	18.4	20.6	15.2	19.9
104	马来西亚	2.6	3.2	4.4	46.7	52.8	56.2	53.3	47.2	43.8
105	马尔代夫	7.7	8.5	10.0	33.1	53.0	71.6	66.9	43.7	15.5
106	马里	5.6	4.6	4.5	23.5	14.3	29.3	68.6	59.2	41.0
107	马耳他	6.6	8.2	10.6	71.8	64.6	67.4	27.8	35.4	32.6
108	马绍尔群岛	19.7	15.2	12.6	50.3	28.5	42.4	13.3	18.8	6.5
109	毛利塔尼亚	4.7	3.4	4.1	13.9	27.7	38.8	81.8	66.3	37.4
110	毛里求斯	2.9	4.6	6.4	53.5	44.1	49.2	46.2	54.0	49.4
111	墨西哥	4.4	6.0	6.1	45.2	48.6	50.1	54.8	51.4	49.8
112	密克罗尼西亚	7.8	13.1	11.0	22.5	17.5	17.3	5.3	3.5	2.7
113	摩纳哥	1.7	2.3	3.7	80.0	81.4	89.8	20.0	18.6	10.2
114	蒙古	4.9	3.7	6.9	74.3	65.4	65.6	24.6	30.3	34.1
115	黑山	…	…	10.6	…	…	61.2	…	…	38.8
116	摩洛哥	4.0	5.9	5.7	24.6	39.9	38.9	75.0	59.7	57.5
117	莫桑比克	3.9	5.1	9.1	74.7	13.1	28.4	17.7	9.7	14.1
118	缅甸	1.8	1.8	5.6	13.2	9.8	18.8	85.7	80.7	70.3
119	纳米比亚	9.8	9.7	9.4	49.7	41.0	47.5	45.2	44.7	44.4
120	瑙鲁	13.5	10.4	13.1	80.5	57.7	86.8	7.0	6.2	2.7
121	尼泊尔	3.6	5.0	5.4	15.5	18.1	33.2	63.0	68.0	54.1
122	荷兰	7.7	10.2	11.3	69.0	67.3	69.7	31.0	16.6	30.3
123	新西兰	7.5	9.6	10.1	74.5	78.3	77.0	25.5	21.7	23.0
124	尼加拉瓜	5.2	7.0	9.7	49.2	41.9	63.4	47.4	43.4	32.3
125	尼日尔	7.2	6.9	5.8	21.3	26.1	36.5	69.8	61.6	49.2
126	尼日利亚	3.2	3.3	4.1	18.3	13.6	13.3	64.7	80.1	78.9
127	纽埃	8.3	10.3	13.8	94.2	84.4	51.3	1.5	1.2	0.6
128	北马其顿（原马其顿）	8.9	6.7	8.5	53.1	60.6	54.5	42.9	38.7	45.5
129	挪威	7.7	8.9	9.9	81.7	84.7	85.6	18.3	15.3	14.4
130	阿曼	3.1	2.8	4.4	81.8	82.7	87.2	18.2	17.3	12.8
131	巴基斯坦	2.9	2.6	2.9	35.1	22.0	29.0	64.1	73.0	60.7
132	帕劳	8.9	11.6	16.4	53.1	35.4	45.2	21.3	28.8	34.8
133	巴拿马	7.0	7.2	9.7	67.4	66.6	55.6	32.0	31.9	43.4
134	巴布亚新几内亚	2.0	2.1	2.3	84.3	61.7	50.0	9.4	12.3	10.4
135	巴拉圭	5.5	4.6	8.0	42.2	46.1	55.6	54.5	52.9	44.1
136	秘鲁	4.5	4.7	6.2	50.3	51.5	64.9	49.4	46.6	34.9
137	菲律宾	3.2	4.3	5.9	44.4	31.9	39.3	52.1	66.3	60.1
138	波兰	5.3	6.4	6.4	68.2	71.4	72.1	31.8	28.6	27.8
139	葡萄牙	8.4	9.8	11.1	70.4	69.7	63.1	29.5	30.2	36.8
140	卡塔尔	2.0	1.8	2.9	59.5	71.0	85.0	40.5	29.0	15.0
141	韩国	4.0	6.2	9.3	50.3	59.0	61.0	46.1	39.4	39.0
142	摩尔多瓦	4.9	10.1	7.8	49.0	45.9	65.3	47.2	42.2	31.3
143	罗马尼亚	4.2	5.8	6.5	79.3	79.9	75.7	20.7	20.0	21.8
144	俄罗斯	5.0	5.0	7.4	59.4	61.4	71.2	40.4	38.6	28.8

政府卫生支出占政府总支出/%			社会医保支出占政府卫生支出/%			人均卫生费用/美元			人均政府卫生支出/美元		
2000	2010	2021	2000	2011	2012	2000	2010	2021	2000	2010	2021
7.7	8.6	7.9	0.0	0.0	0.0	28.5	92.6	114.7	14.3	53.6	47.2
5.0	3.2	3.7	0.0	0.0	0.0	12.2	44.5	112.3	2.3	4.0	7.3
6.0	4.3	···	0.0	···	0.0	244.8	400.9		119.2	280.4	
10.6	11.5	14.0	88.3	84.9	85.1	217.2	805.2	1859.0	146.1	572.4	1249.0
13.0	13.7	11.5	71.0	80.5	83.6	2894.0	7452.2	7636.0	2408.7	6402.0	6636.0
11.5	15.2	5.3	0.0	···	0.0	12.9	22.0	17.6	5.2	8.8	3.7
7.1	5.8	5.8	0.0	0.0	0.0	8.9	33.2	46.6	3.4	7.3	8.6
4.6	6.3	10.1	0.7	0.9	0.9	111.4	292.9	487.0	52.0	154.7	273.8
8.8	13.6	18.2	0.0	22.2	56.5	221.1	602.7	1039.0	73.3	319.2	743.7
6.8	3.3	5.0	1.5	0.7	0.7	15.0	32.6	40.1	3.6	4.7	11.8
11.8	12.9	16.2	0.0	···	2.7	647.1	1733.7	3642.0	464.6	1119.5	2453.0
17.1	7.7	7.9	35.0	15.2	14.1	423.4	488.6	766.9	213.0	139.1	325.1
2.5	4.2	8.3	7.7	11.1	15.1	22.2	41.1	89.3	3.1	11.4	34.6
6.9	8.3	10.2	0.0	···	0.0	119.0	367.1	564.9	63.7	162.1	277.9
9.9	10.5	11.0	67.6	55.7	55.1	309.6	538.7	610.7	140.0	262.1	305.9
2.6	3.4	2.6	21.4	17.1	18.5	168.4	375.7	393.4	37.9	65.6	68.0
6.9	9.2	13.6	98.1	98.7	98.7	1410.9	3369.2	8634.0	1129.2	2744.2	7750.0
12.3	7.7	12.6	24.1	21.5	21.2	27.0	99.1	315.6	20.1	64.8	206.9
···	···	14.4	99.0	89.3	89.3	···	···	985.1	···	···	602.6
4.0	7.5	7.2	0.0	24.5	24.5	53.6	168.7	221.1	13.2	67.3	85.9
13.8	2.2	8.1	0.3	33.1	22.8	10.5	21.5	44.5	7.8	2.8	12.6
1.3	1.2	4.4	2.9	3.0	3.0	3.4	15.1	65.2	0.4	1.5	12.3
16.0	11.9	11.2	1.8	2.5	2.5	200.7	504.6	456.4	99.8	207.0	216.6
9.7	7.3	9.1	0.0	0.0	0.0	292.0	650.2	1530.0	235.1	375.1	1328.0
4.3	4.8	6.5	0.0	0.0	0.0	8.6	30.0	65.3	1.3	5.4	21.7
12.6	14.3	16.9	93.9	90.5	91.2	2023.1	5186.6	6539.0	1396.7	3488.7	4560.0
14.7	17.6	18.6	0.0	9.4	10.4	1053.9	3216.2	4906.0	785.1	2517.4	3780.0
10.2	13.2	20.1	27.0	35.2	37.0	53.3	107.6	198.1	26.2	45.1	125.6
8.4	8.7	8.8	3.3	1.7	1.7	10.6	23.9	34.3	2.2	6.2	12.5
2.4	2.7	4.1	0.0	···	0.0	17.7	76.7	83.8	3.2	10.4	11.1
6.6	6.9	6.5	0.0	0.0	0.0	332.7	1361.5	1912.0	313.4	1149.0	979.7
14.7	12.5	13.0	97.4	91.9	91.7	2948.9	···	560.3	87.4	184.9	305.3
15.0	16.8	17.9	17.1	12.2	12.8	164.5	7859.5	9021.0	2408.8	6655.5	7718.0
7.0	6.7	10.5	0.0	···	0.0	263.5	529.1	852.6	215.4	437.6	743.4
5.9	2.8	4.6	5.8	3.1	2.9	16.0	26.6	43.1	5.6	5.8	12.5
8.2	8.5	11.1	0.0	0.0	0.0	675.7	1037.8	2045.0	359.0	367.0	923.4
19.8	19.2	21.7	50.0	35.6	33.1	286.1	579.5	1415.0	192.7	386.0	786.3
8.3	7.1	5.3	0.0	0.0	0.0	18.7	42.3	61.4	15.8	26.1	30.7
6.8	9.0	18.0	52.4	34.8	35.4	91.9	202.9	478.7	38.8	93.6	266.2
10.6	11.6	16.9	45.3	52.2	37.2	89.5	239.3	412.2	45.0	123.2	267.3
6.5	7.2	8.5	14.7	24.6	36.5	32.8	91.8	203.2	14.6	29.3	79.9
8.6	10.0	10.5	82.6	85.4	86.2	238.0	809.2	1159.0	162.3	577.4	835.9
13.8	13.2	14.7	1.7	1.9	1.7	967.1	2213.1	2747.0	681.1	1543.1	1734.0
3.9	4.1	8.4	0.0	0.0	0.0	602.3	1257.9	1934.0	358.5	893.0	1644.0
8.1	11.8	14.8	77.3	78.9	77.8	473.9	1374.3	3260.0	238.5	810.8	1989.0
8.5	13.6	14.6	0.0	84.9	85.0	21.4	198.3	410.1	10.5	90.9	267.6
8.7	11.5	12.3	81.9	82.1	83.0	69.9	472.2	963.0	55.4	377.3	728.5
9.7	8.6	15.1	40.3	47.1	38.9	95.4	567.4	935.7	56.6	348.3	666.0

附录B-6 卫生经费（续）

序列	国家	卫生总费用占GDP的百分比			卫生总费用构成/%					
					政府卫生支出			个人卫生支出		
		2000	2010	2021	2000	2010	2021	2000	2010	2021
145	卢旺达	4.3	8.6	7.3	18.1	25.0	40.8	35.4	23.5	23.3
146	圣基茨和尼维斯	4.7	5.3	6.2	41.9	37.6	57.5	58.1	60.9	42.5
147	圣卢西亚	5.4	5.4	6.2	34.4	35.9	42.4	65.6	61.9	42.8
148	圣文森特和格林纳丁斯	4.3	4.6	5.4	69.9	59.2	67.7	30.1	35.6	28.9
149	萨摩亚	4.4	5.5	6.8	83.6	75.3	75.3	12.1	13.6	11.8
150	圣马力诺	5.3	6.6	8.0	70.5	80.9	88.1	29.5	19.1	11.9
151	圣多美和普林西比	10.5	6.8	7.8	32.8	29.9	42.9	40.6	23.3	13.4
152	沙特阿拉伯	4.2	3.6	6.0	72.1	61.9	77.0	27.9	38.1	23.0
153	塞内加尔	3.6	4.0	4.4	35.4	28.9	25.9	60.6	58.8	55.8
154	塞黑	6.5	9.5	10.0	65.4	61.0	62.5	34.6	38.1	37.3
155	塞舌尔	4.6	4.8	5.3	82.1	64.3	76.5	17.9	33.6	23.5
156	塞拉利昂	11.5	10.9	8.6	18.0	11.6	22.6	76.2	64.2	51.7
157	新加坡	3.4	3.2	5.6	36.3	35.9	63.0	63.7	57.6	37.0
158	斯洛伐克	5.3	7.8	7.8	88.4	71.6	79.7	11.6	28.4	20.3
159	斯洛文尼亚	7.8	8.6	9.5	71.4	72.4	73.2	28.6	27.6	26.6
160	所罗门群岛	5.3	7.3	4.8	93.3	58.7	69.8	4.2	4.6	3.6
161	索马里	…	…	…	…	…	…	…	…	…
162	南非	7.4	7.4	8.3	36.8	52.8	60.4	61.7	44.2	38.2
163	南苏丹	…	…	5.9	…	…	15.9	…	…	34.3
164	西班牙	6.8	9.0	10.7	71.4	74.8	71.6	28.6	25.2	28.4
165	斯里兰卡	4.2	3.9	4.1	53.6	40.4	46.5	45.5	58.4	49.2
166	苏丹	3.6	5.1	2.8	33.8	32.5	27.1	66.2	64.4	62.5
167	苏里南	6.3	5.0	5.7	48.4	42.4	58.6	37.2	51.2	38.9
168	瑞典	7.4	8.5	11.3	84.5	81.9	85.9	15.5	18.1	14.1
169	瑞士	9.8	10.7	11.8	28.0	31.1	36.2	44.4	38.2	63.8
170	叙利亚	4.3	3.3		35.5	44.8		64.3	54.0	
171	塔吉克斯坦	4.3	5.7	8.0	20.8	20.6	24.2	79.1	70.5	63.7
172	泰国	3.1	3.4	5.2	55.2	73.8	70.4	42.0	23.6	29.6
173	东帝汶	…	1.4	11.4	…	50.8	63.4	…	11.7	5.9
174	多哥	3.3	5.9	5.6	11.9	26.4	9.9	83.6	67.7	73.9
175	汤加	2.9	4.7	6.3	76.2	57.4	57.7	22.7	17.4	7.8
176	特立尼达和多巴哥	4.2	5.1	7.0	37.0	48.2	47.3	63.0	51.6	52.6
177	突尼斯	5.0	5.9	7.0	52.7	55.8	59.2	47.2	43.0	38.8
178	土耳其	4.6	5.1	4.6	61.7	78.0	78.8	38.3	22.0	21.2
179	土库曼斯坦	6.9	5.0	5.6	46.6	24.1	16.0	53.3	75.7	83.8
180	图瓦卢	24.2	16.4	20.0	99.5	85.0	50.8	0.5	3.1	2.7
181	乌干达	7.6	10.5	4.7	24.8	13.6	22.5	47.8	36.4	35.0
182	乌克兰	5.3	6.8	8.0	47.3	54.1	51.0	52.5	45.1	49.0
183	阿联酋	2.4	3.9	5.3	68.8	70.9	64.1	31.2	29.1	35.9
184	英国	6.0	8.4	12.4	81.7	84.8	83.7	18.2	15.2	16.3
185	坦桑尼亚	3.4	5.3	3.4	21.8	27.8	27.2	40.5	32.8	26.5
186	美国	12.5	16.4	17.4	44.2	48.5	55.4	55.8	51.5	44.6
187	乌拉圭	10.0	8.6	9.4	41.5	60.0	74.1	58.4	40.0	25.9
188	乌兹别克斯坦	5.4	5.6	7.7	47.0	48.0	39.2	53.0	50.2	60.8
189	瓦努阿图	3.3	3.4	4.4	74.5	55.0	27.6	10.6	12.1	10.0
190	委内瑞拉	7.3	6.8	4.0	45.9	37.9	33.5	54.1	62.1	66.0
191	越南	4.8	6.0	4.6	34.9	39.6	42.7	51.6	54.3	53.5
192	也门	4.7	5.2		50.8	22.5		46.0	75.1	
193	赞比亚	7.2	3.7	6.6	44.5	22.6	42.5	52.5	31.8	8.0
194	津巴布韦	…	10.7	2.8	…	25.8	32.7	…	47.2	22.2

政府卫生支出占政府总支出 /%			社会医保支出占政府卫生支出 /%			人均卫生费用 / 美元			人均政府卫生支出 / 美元		
2000	2010	2021	2000	2011	2012	2000	2010	2021	2000	2010	2021
3.5	8.6	9.5	6.4	10.5	10.5	9.2	48.7	60.2	1.7	12.2	24.6
5.8	5.9	7.9	0.5	0.3	0.2	445.4	789.4	1114.0	186.7	296.7	640.6
8.1	7.0	8.7	4.9	4.3	3.3	288.9	434.0	584.7	99.4	156.0	247.9
11.7	8.2	9.6	0.0	0.0	0.2	157.8	283.6	448.3	110.3	168.0	303.6
11.8	10.4	14.8	0.3	0.5	0.0	63.0	192.5	263.9	52.6	145.0	198.6
11.8	13.1	17.9	100.0	85.0	73.5	1935.0	4001.8	4132.0	1363.7	3235.5	3642.0
31.9	4.1	13.1	0.0	0.0	0.0	58.2	77.3	186.1	19.1	23.1	79.8
9.2	6.8	14.4	0.0	…	0.0	384.4	702.6	1442.0	277.0	435.1	1110.0
9.0	5.4	4.4	7.4	4.0	5.1	21.5	50.2	71.2	7.6	14.5	18.4
13.6	13.6	13.4	92.2	93.2	93.4	56.5	545.3	919.2	37.0	332.7	574.7
6.8	9.0	10.2	0.0	5.2	0.0	349.3	512.3	718.5	286.8	329.6	549.7
12.7	6.3	6.8	0.0	0.0	0.0	23.4	43.7	43.2	4.2	5.1	9.8
6.7	7.5	20.8	4.8	15.5	14.1	820.7	1513.6	3970.0	298.2	543.1	2501.0
9.0	13.3	13.6	94.4	89.6	90.0	203.5	1295.3	1685.0	180.0	927.3	1343.0
12.0	12.6	14.0	93.7	93.4	91.3	796.6	2015.2	2775.0	568.7	1458.3	2031.0
23.1	7.5	10.5	0.0	0.0	0.0	48.5	93.7	106.4	45.2	55.0	74.2
…	…	…	…	…	…	…	…	…	…	…	…
10.9	12.4	15.3	3.3	2.8	2.8	221.8	539.6	583.7	81.6	284.8	352.5
…	…	2.1	…	…	0.0	…	…	32.7	…	…	5.2
12.4	14.8	15.2	9.6	6.3	6.6	1002.8	2775.1	3234.0	715.6	2074.4	2316.0
10.1	7.8	9.5	0.3	0.1	0.1	43.7	108.6	166.2	23.4	43.9	77.2
11.8	9.5	7.9	8.3	11.1	10.9	17.4	109.1	21.6	5.9	35.5	5.8
11.6	8.6	10.0	33.8	41.7	41.7	168.4	417.7	298.9	81.5	177.0	175.2
11.7	13.7	19.5	0.0	…	0.0	2173.2	4437.1	6901.0	1835.8	3633.3	5929.0
8.2	10.1	11.7	72.8	70.8	69.2	3737.8	8021.8	10 897.0	1045.9	2495.2	3946.0
5.6	5.1	…	0.0	…	0.0	54.2	94.3		19.3	42.2	
4.6	4.5	7.0	0.0	…	0.0	6.0	42.3	73.4	1.2	8.7	17.8
12.7	14.4	13.5	9.4	9.3	9.2	62.3	172.1	364.4	34.4	126.9	256.4
…	2.7	7.0	0.0	0.0	0.0	…	51.4	135.0	…	26.1	85.7
2.4	7.4	2.6	11.7	6.5	6.5	9.9	31.1	54.2	1.2	8.2	5.4
11.4	9.0	7.3	0.0	0.0	0.0	58.2	177.7	279.3	44.3	101.9	161.2
6.8	8.0	11.1	0.0	0.0	0.0	277.0	861.5	1125.0	102.5	414.9	532.7
10.5	13.0	12.4	28.9	56.3	56.3	111.8	243.6	265.5	58.9	135.8	157.1
7.2	10.9	11.5	55.6	57.0	64.1	199.5	539.3	441.1	123.0	420.7	347.6
13.3	8.7	8.7	6.5	6.5	6.5	76.6	221.8	565.3	35.7	53.3	90.6
11.9	14.8	8.2	0.0	0.0	0.0	358.1	500.0	1071.0	356.2	425.1	544.1
9.5	7.6	4.9	0.0	0.0	0.0	18.8	62.7	43.5	4.7	8.5	9.8
7.1	7.5	10.1	0.0	0.6	0.6	35.1	202.3	368.0	16.6	109.5	187.8
7.6	8.5	12.9	0.0	0.0	0.0	781.8	1359.0	2352.0	538.1	962.9	1508.0
13.8	15.0	22.4	0.0	…	0.0	1674.3	3309.5	5738.0	1368.2	2804.9	4803.0
6.1	7.3	5.1	0.0	…	4.5	12.4	36.1	37.2	2.7	10.0	10.1
16.2	18.4	21.4	83.7	86.0	87.3	4560.1	7957.3	12 012.0	2015.1	3861.8	6655.0
14.3	16.9	22.4	27.4	45.2	56.8	687.6	1026.0	1620.0	285.7	615.6	1200.0
6.1	8.0	9.9	0.0	…	0.0	29.7	76.9	157.2	13.9	36.9	61.6
9.7	6.8	2.8	0.0	0.0	0.0	48.7	100.1	133.2	36.3	55.1	36.7
11.9	8.2	5.5	34.6	32.2	31.1	350.9	926.7	160.1	160.9	350.9	53.7
7.5	7.9	9.0	19.7	39.6	37.0	18.8	78.2	172.6	6.6	31.0	73.7
7.5	3.8	…	0.0	0.0	0.0	25.2	67.5		12.8	15.2	
14.9	4.7	9.3	0.0	0.0	0.0	24.5	54.4	75.3	10.9	12.3	32.0
…	15.2	5.2	…	…	…	…	91.2	62.7	…	23.5	20.5

附录B-7　人口与社会经济

序列	国家	总人口/千人 2021	0～14岁人口/% 2013	60岁及以上人口/% 2013	人口年增长率/% 2003—2013	城镇人口/%			
						2010	2011	2012	2013
1	阿富汗	40 099	47	4	2.8	23	24	24	26
2	阿尔巴尼亚	2855	21	15	-0.2	52	53	55	55
3	阿尔及利亚	44 178	28	7	1.7	66	73	74	70
4	安道尔	79	15	23	0.5	88	87	…	86
5	安哥拉	34 504	47	4	3.3	59	59	60	43
6	安提瓜和巴布达	93	26	13	1.1	30	30	30	25
7	阿根廷	45 277	24	15	0.9	92	93	93	92
8	亚美尼亚	2791	20	14	-0.2	64	64	64	63
9	澳大利亚	25 921	19	20	1.6	89	89	89	89
10	奥地利	8922	15	24	0.4	68	68	68	66
11	阿塞拜疆	10 313	22	9	1.2	52	54	54	54
12	巴哈马	408	21	12	1.8	84	84	84	83
13	巴林	1463	21	3	5.5	89	89	89	89
14	孟加拉国	169 356	30	7	1.2	28	28	29	33
15	巴巴多斯岛	281	19	16	0.5	44	44	45	32
16	白俄罗斯	9578	15	20	-0.4	75	75	75	76
17	比利时	11 611	17	24	0.7	97	97	98	98
18	伯利兹	400	34	6	2.5	52	45	45	44
19	贝宁	12 997	43	5	3.0	42	45	46	43
20	不丹	777	28	7	2.0	35	36	36	37
21	玻利维亚	12 079	35	7	1.7	67	67	67	68
22	波黑	3271	16	21	-0.2	49	48	49	40
23	博茨瓦纳	2588	34	6	1.0	61	62	62	57
24	巴西	214 326	24	11	1.0	87	85	85	85
25	文莱	445	25	8	1.7	76	76	76	77
26	保加利亚	6886	14	26	-0.8	71	73	74	73
27	布基纳法索	22 101	46	4	2.9	26	27	27	28
28	布隆迪	12 551	44	4	3.4	11	11	11	12
29	佛得角	588	30	7	0.7	61	63	63	64
30	柬埔寨	16 589	31	8	1.6	20	20	20	20
31	喀麦隆	27 199	43	5	2.6	58	52	53	53
32	加拿大	38 155	16	21	1.1	81	81	81	82
33	中非	5457	40	6	1.9	39	39	39	40
34	乍得	17 180	48	4	3.2	28	22	22	22
35	智利	19 493	21	14	1.0	89	89	89	89
36	中国	1 425 894	18	14	0.6	47	51	52	53
37	哥伦比亚	51 517	28	10	1.4	75	75	76	76
38	科摩罗	822	42	5	2.5	28	28	28	28
39	刚果（金）	5836	42	5	2.8	62	64	64	65
40	库克群岛	17	30	9	1.0	75	74	…	74
41	哥斯达黎加	5154	24	11	1.6	64	65	65	75
42	科特迪瓦	27 478	41	5	1.8	51	51	52	53
43	克罗地亚	4060	15	25	-0.3	58	58	58	58
44	古巴	11 256	16	19	0.0	75	75	75	77
45	塞浦路斯	1244	17	17	1.3	70	70	71	67
46	捷克	10 511	15	24	0.5	74	73	73	73
47	朝鲜	25 972	22	13	0.6	60	60	60	61
48	刚果（布）	95 894	45	5	2.8	35	34	35	42

生命登记覆盖人口 /% 2007—2013		总和生育率 /%			成人识字 /% 2007—2012	人均国民收入（美元，购买力平价）				日均＜1美元（购买力平价）人口 /% 2007—2012
出生	死亡	2000	2010	2013		2010	2011	2012	2013	
37	…	7.7	6.3	4.9	…	1060	1140	1560	2000	…
99	53	2.2	1.5	1.8	97	8740	8820	9280	10 520	＜2.0
＞90	…	2.6	2.3	2.8	…	8180	8310	8360	12 990	…
100	＞80	1.4	1.3	1.4	…	…	…	…	…	…
…	…	6.8	5.4	5.9	70	5410	5230	5400	6770	43.4
＞90	79	2.7	2.1	2.1	99	20 240	17 900	18 920	20 070	…
100	100	2.5	2.2	2.2	98	15 570	17 130	…	…	＜2.0
100	76	1.7	1.7	1.7	100	5660	6100	8820	8140	＜2.0
100	100	1.8	1.9	1.9	…	…	38 110	43 300	42 540	…
100	100	1.4	1.4	1.5	…	39 790	42 050	43 390	43 840	…
＞90	93	2.0	2.2	1.9	100	9280	8960	9310	16 180	＜2.0
…	93	2.2	1.9	1.9	…	…	…	29 020	…	…
＞90	88	2.6	2.5	2.1	92	…	…	…	…	…
31	…	3.0	2.2	2.2	58	1810	1940	2030	2810	43.3
＞90	100	1.5	1.6	1.8	…	…	…	25 670	…	…
100	100	1.2	1.4	1.5	100	13 590	14 460	14 960	16 940	＜2.0
＞90	100	1.6	1.8	1.9	…	38 260	39 190	39 860	40 280	…
95	100	3.6	2.8	2.7	…	6210	6090	7630	8160	…
80	…	6.0	5.3	4.8	42	1590	1620	1550	1780	51.6
100	…	3.8	2.4	2.2	…	4990	5570	6200	7210	2.4
76	…	4.1	3.3	3.2	91	4640	4890	4880	5750	8.0
＞90	89	1.4	1.1	1.3	98	8810	9190	9650	9820	＜2.0
72	…	3.4	2.8	2.6	85	13 700	14 550	16 060	15 500	13.4
93	93	2.4	1.8	1.8	90	11 000	11 420	11 530	14 750	3.8
＞90	89	2.5	2.0	2.0	95	…	…	…	…	…
100	100	1.2	1.5	1.5	98	13 290	14 160	15 450	15 200	＜2.0
77	…	6.3	5.9	5.6	29	1250	1300	1490	1560	44.5
75	…	5.8	4.3	6.0	67	400	610	550	820	…
91	…	3.7	2.4	2.3	85	3820	3980	4930	6220	13.7
62	…	3.9	2.6	2.9	74	2080	2230	2330	2890	10.1
61	…	5.0	4.5	4.8	71	2270	2330	2270	2660	27.6
100	100	1.5	1.7	1.7	…	38 310	39 660	42 530	42 610	＜2.0
61	…	5.4	4.6	4.4	57	790	810	1080	600	62.8
16	…	6.6	6.0	6.3	35	1220	1360	1620	2000	36.5
99	100	2.1	1.9	1.8	99	14 590	16 330	21 310	21 030	＜2.0
…	4	1.8	1.6	1.7	95	7640	8390	9040	11 850	6.3
97	98	2.6	2.4	2.3	94	9060	9560	9990	11 890	5.6
87	…	4.3	4.9	4.7	76	1090	1110	1210	1560	…
91	…	4.8	4.5	5.0	…	3220	3240	3450	4720	32.8
＞90	82	3.2	2.4	2.3	…	…	…	…	…	…
100	91	2.4	1.8	1.8	96	11 270	11 860	12 500	13 570	＜2.0
65	…	5.2	4.4	4.9	57	1810	1710	1920	2900	35.0
＞90	100	1.4	1.5	1.5	99	18 860	18 760	20 200	20 370	＜2.0
100	98	1.6	1.5	1.4	100	…	…	…	…	…
＞90	86	1.7	1.5	1.5	99	30 300	…	29 840	28 830	…
100	100	1.1	1.5	1.6	…	23 620	24 370	24 720	25 530	＜2.0
100	…	2.0	2.0	2.0	100	…	…	…	…	…
28	…	6.9	5.8	5.9	67	320	340	390	680	…

附录B-7 人口与社会经济（续）

序列	国家	总人口／千人 2021	0～14岁人口/% 2013	60岁及以上人口/% 2013	人口年增长率/% 2003—2013	城镇人口/%			
						2010	2011	2012	2013
49	丹麦	5854	18	24	0.4	87	87	87	87
50	吉布提	1106	34	6	1.5	76	77	77	77
51	多米尼加	72	26	13	0.3	67	67	…	69
52	多米尼加共和国	11 118	30	9	1.4	69	70	70	77
53	厄瓜多尔	17 798	30	10	1.7	67	67	68	63
54	埃及	109 262	31	9	1.7	43	43	44	43
55	萨尔瓦多	6314	30	10	0.5	64	65	65	66
56	赤道几内亚	1634	39	5	2.9	40	39	40	40
57	厄立特里亚	3620	43	4	3.5	22	21	22	22
58	爱沙尼亚	1329	16	24	-0.4	69	69	70	68
59	斯瓦蒂尼（原斯威士兰）	1192	38	5	1.4	21	21	21	21
60	埃塞俄比亚	120 283	43	5	2.7	17	17	17	19
61	斐济	925	29	9	0.8	52	52	53	53
62	芬兰	5536	16	26	0.4	85	84	84	84
63	法国	64 531	18	24	0.6	85	86	86	79
64	加蓬	2341	38	7	2.4	86	86	87	87
65	冈比亚	2640	46	4	3.2	58	57	58	58
66	格鲁吉亚	3758	18	20	-0.5	53	53	53	53
67	德国	83 409	13	27	-0.1	74	74	74	75
68	加纳	32 833	38	5	2.4	51	52	53	53
69	希腊	10 445	15	26	0.1	61	61	62	77
70	格林纳达	125	27	10	0.3	39	39	39	36
71	危地马拉	17 608	40	7	2.5	49	50	50	51
72	几内亚	13 532	42	5	2.4	35	35	36	36
73	几内亚比绍	2061	41	5	2.3	30	44	45	48
74	圭亚那	805	36	5	0.6	29	28	28	28
75	海地	11 448	35	7	1.4	52	53	55	56
76	洪都拉斯	10 278	35	7	2.0	52	52	53	54
77	匈牙利	9710	15	24	-0.2	68	69	70	70
78	冰岛	370	21	18	1.3	93	94	94	94
79	印度	1 407 564	29	8	1.4	30	31	32	32
80	印尼	273 753	29	8	1.4	44	51	51	52
81	伊朗	87 923	24	8	1.2	71	69	69	72
82	伊拉克	43 534	40	5	2.6	66	66	66	69
83	爱尔兰	4987	22	17	1.4	62	62	62	63
84	以色列	8900	28	15	2.0	92	92	92	92
85	意大利	59 240	14	27	0.5	68	68	69	69
86	牙买加	2828	27	11	0.5	52	52	52	54
87	日本	124 613	13	32	0.0	67	91	92	93
88	约旦	11 148	34	5	3.8	79	83	83	83
89	哈萨克斯坦	19 196	26	10	1.1	59	54	53	53
90	肯尼亚	53 006	42	4	2.7	22	24	24	25
91	基里巴斯	129	30	9	1.6	44	44	44	44
92	科威特	4250	25	4	4.6	98	98	98	98
93	吉尔吉斯斯坦	6528	30	6	1.0	35	35	35	36
94	老挝	7425	35	6	1.9	33	34	35	37
95	拉脱维亚	1874	15	24	-1.1	68	68	68	68
96	黎巴嫩	5593	21	12	2.7	87	87	87	88

生命登记覆盖人口 /% 2007—2013		总和生育率 /%			成人识字 /% 2007—2012	人均国民收入（美元，购买力平价）				日均＜1 美元（购买力平价）人口 /% 2007—2012
出生	死亡	2000	2010	2013		2010	2011	2012	2013	
100	98	1.8	1.9	1.9	…	40 230	41 900	43 430	44 460	＜2.0
…	…	4.8	3.8	3.4	…	…	…	…	…	…
＞90	100	2.3	2.1	2.1	…	11 990	13 000	11 980	9800	…
81	52	2.9	2.6	2.5	90	9030	9420	9660	11 150	2.3
90	80	3.0	2.5	2.6	92	7880	8510	9490	10 310	4.0
＞90	95	3.3	2.7	2.8	74	6060	6120	6450	10 850	＜2.0
99	78	2.9	2.3	2.2	85	6550	6640	6720	7490	2.5
54	…	5.8	5.2	4.8	94	23 750	25 620	18 570	23 240	…
…	…	5.4	4.5	4.7	69	540	580	550	1180	…
100	100	1.3	1.7	1.6	100	19 760	20 850	22 500	24 230	＜2.0
50	…	4.2	3.4	3.3	88	4840	5930	4760	6220	39.3
…	…	6.2	4.2	4.5	39	1040	1110	1110	1350	36.8
＞90	100	3.1	2.7	2.6	…	4510	4610	4690	7610	5.9
100	100	1.7	1.9	1.9	…	37 290	37 670	38 220	38 480	＜2.0
100	100	1.8	2.0	2.0	…	34 440	35 910	36 720	37 580	…
90	…	4.1	3.3	4.1	89	13 170	13 740	14 090	17 220	…
53	…	5.6	4.9	5.8	51	1300	1750	1830	1620	…
100	98	1.6	1.6	1.8	100	4990	5350	5770	7040	14.1
100	100	1.3	1.4	1.4	…	37 950	40 230	42 230	44 540	＜2.0
63	…	4.7	4.2	3.9	67	1660	1810	1910	3880	…
＞90	100	1.3	1.5	1.5	97	27 050	25 100	25 460	25 630	＜2.0
…	100	2.6	2.2	2.2	…	9890	10 350	10 350	11 120	…
97	92	4.8	4.0	3.8	76	4650	4760	4880	7130	13.7
58	…	6.0	5.2	4.9	41	1020	1020	970	1160	40.9
24	…	5.9	5.1	4.9	55	1180	1240	1100	1240	…
88	81	2.5	2.3	2.5	85	3450	…	3340	6550	…
80	…	4.3	3.3	3.1	…	…	1180	1220	1710	…
94	17	4.0	3.1	3.0	85	3770	3820	3880	4270	16.5
100	100	1.3	1.4	1.4	99	19 050	20 310	20 710	…	＜2.0
＞90	100	2.0	2.1	2.1	…	27 680	31 020	33 480	38 870	＜2.0
84	8	3.3	2.6	2.5	…	3550	3590	3910	5350	24.7
67	…	2.5	2.1	2.3	93	4200	4500	4730	9260	16.2
99	…	2.2	1.7	1.9	85	…	…	…	15 600	…
99	65	5.0	4.7	4.0	79	3370	3750	4230	15 220	3.9
＞90	100	1.9	2.1	2.0	…	33 370	34 180	35 670	…	＜2.0
100	100	2.9	2.9	2.9	…	27 630	27 110	…	32 140	＜2.0
100	100	1.2	1.4	1.5	99	31 130	32 400	32 920	34 100	＜2.0
98	…	2.6	2.3	2.3	87	7310	…	…	8480	…
100	100	1.3	1.4	1.4	…	34 640	35 330	36 300	37 630	＜2.0
99	65	3.9	3.1	3.2	96	5800	5930	5980	11 660	＜2.0
100	91	1.9	2.6	2.5	100	10 770	11 250	11 780	20 570	＜2.0
60	…	5.0	4.7	4.4	87	1680	1710	1730	2250	…
94	…	4.3	2.9	3.0	…	3530	3300	3870	2780	…
＞90	95	2.4	2.3	2.6	94	…	…	…	…	…
98	96	2.7	2.7	3.1	99	2100	2180	2230	3070	5.1
75	…	4.6	2.7	3.0	…	2460	2580	2690	4570	30.3
100	100	1.2	1.5	1.6	100	16 350	17 700	21 920	22 970	＜2.0
100	…	2.4	1.8	1.5	90	14 080	14 470	14 160	17 390	…

附录B-7 人口与社会经济（续）

序列	国家	总人口 / 千人 2021	0～14 岁人口 /% 2013	60 岁及以上人口 /% 2013	人口年增长率 /% 2003—2013	城镇人口 /%			
						2010	2011	2012	2013
97	莱索托	2281	36	6	0.9	27	28	28	26
98	利比里亚	5193	43	5	3.2	48	48	49	49
99	利比亚	6735	30	7	1.3	78	78	78	78
100	立陶宛	2787	15	21	-1.1	67	67	67	67
101	卢森堡	639	17	19	1.7	85	85	86	90
102	马达加斯加	28 916	42	5	2.8	30	33	33	34
103	马拉维	19 890	45	5	2.9	20	16	16	16
104	马来西亚	33 574	26	9	1.8	72	73	73	73
105	马尔代夫	521	29	7	1.8	40	41	42	43
106	马里	21 905	47	4	3.1	36	35	36	38
107	马耳他	527	15	24	0.4	95	95	95	95
108	马绍尔群岛	42	30	9	0.1	72	72	…	72
109	毛利塔尼亚	4615	40	5	2.7	41	41	42	59
110	毛里求斯	1299	20	14	0.3	42	42	42	40
111	墨西哥	126 705	29	10	1.2	78	78	78	79
112	密克罗尼西亚联邦	113	35	7	-0.3	23	23	23	22
113	摩纳哥	37	18	24	1.4	100	100	…	100
114	蒙古	3348	27	6	1.4	62	69	…	70
115	黑山	628	19	19	0.1	61	63	63	64
116	摩洛哥	37 077	28	8	1.1	58	57	57	59
117	莫桑比克	32 077	45	5	2.6	38	31	31	32
118	缅甸	53 798	25	8	0.7	34	33	33	33
119	纳米比亚	2530	36	5	1.5	38	38	39	45
120	瑙鲁	13	30	9	-0.0	100	100	…	100
121	尼泊尔	30 035	35	8	1.3	19	17	17	18
122	荷兰	17 502	17	23	0.4	83	83	84	89
123	新西兰	5130	20	19	1.1	86	86	86	86
124	尼加拉瓜	6851	33	7	1.3	57	58	58	58
125	尼日尔	25 253	50	4	3.8	17	18	18	18
126	尼日利亚	213 401	44	5	2.7	50	50	50	46
127	纽埃	2	30	9	-2.7	38	38	…	41
128	北马其顿（原马其顿）	2103	17	18	0.1	59	59	59	57
129	挪威	5403	19	22	1.0	79	79	80	80
130	阿曼	4520	23	4	4.2	73	73	74	77
131	巴基斯坦	231 402	34	7	1.8	36	36	37	38
132	帕劳	18	30	9	0.6	83	84	…	86
133	巴拿马	4351	28	10	1.8	75	75	76	66
134	巴布亚新几内亚	9949	38	5	2.3	13	12	13	13
135	巴拉圭	6704	32	8	1.8	61	62	62	59
136	秘鲁	33 715	29	9	1.2	77	77	78	78
137	菲律宾	113 880	34	6	1.7	49	49	49	45
138	波兰	38 308	15	21	-0.0	61	61	61	61
139	葡萄牙	10 290	15	25	0.2	61	61	62	62
140	卡塔尔	2688	13	2	11.9	96	99	99	99
141	韩国	51 830	15	17	0.6	83	83	83	82
142	摩尔多瓦	3062	17	17	-1.1	47	48	48	45
143	罗马尼亚	19 329	15	21	-0.2	57	53	53	54
144	俄罗斯	145 103	16	19	-0.1	73	74	74	74

生命登记覆盖人口 /% 2007—2013		总和生育率 /%			成人识字 /% 2007—2012	人均国民收入（美元，购买力平价）				日均＜1美元（购买力平价）人口 /% 2007—2012
出生	死亡	2000	2010	2013		2010	2011	2012	2013	
45	…	4.1	3.2	3.0	90	1960	2050	2170	3320	56.2
4	…	5.9	5.2	4.8	61	340	540	580	790	83.8
…	…	3.2	2.6	2.4	90	…	…	…	…	…
100	100	1.3	1.5	1.5	100	17 870	19 640	23 560	24 500	＜2.0
＞90	100	1.7	1.6	1.7	…	61 790	64 260	60 160	…	…
83	…	5.6	4.7	4.5	65	960	950	930	1350	87.7
2	…	6.2	6.0	5.4	61	850	870	730	750	72.2
＞90	56	3.0	2.6	2.0	93	14 220	15 650	16 270	22 460	＜2.0
93	84	2.8	1.8	2.3	…	8110	7430	7560	9890	…
81	…	5.8	6.3	6.8	33	1030	1040	1140	1540	50.6
100	100	1.6	1.3	1.4	…	24 840	…	27 000	28 030	…
96	…	4.4	3.5	3.3	…	…	…	…	4620	…
59	…	5.1	4.5	4.7	59	1960	2400	2480	2850	23.4
＞90	100	2.0	1.6	1.5	89	13 960	14 330	15 060	17 220	＜2.0
93	99	2.5	2.3	2.2	94	14 290	15 390	16 450	16 110	＜2.0
…	…	4.3	3.5	3.3	…	3490	3580	3920	3840	…
…	＞80	1.2	1.5	1.5	…	…	…	…	…	…
99	92	2.2	2.5	2.4	97	3670	4290	5020	8810	…
＞90	100	1.8	1.7	1.7	99	12 930	13 700	14 590	14 600	＜2.0
94	25	2.7	2.3	2.7	67	4600	4880	5060	7000	2.6
48	…	5.7	4.9	5.2	56	930	970	1000	1040	60.7
72	…	2.5	2.0	1.9	93	1950	…	…	…	…
78	…	4.0	3.2	3.1	89	6420	6560	7240	9590	23.5
83	…	3.5	3.1	2.9	…	…	…	…	…	…
42	…	4.0	2.7	2.3	57	1210	1260	1470	2260	23.7
100	100	1.7	1.8	1.8	…	41 900	43 140	43 510	43 210	＜2.0
100	100	1.9	2.2	2.1	…	…	…	…	…	…
85	68	3.3	2.6	2.5	…	2790	3730	3890	4440	8.5
64	…	7.5	7.1	7.6	…	720	720	760	910	40.8
30	…	5.9	5.5	6.0	61	2170	2290	2450	5360	62.0
＞90	…	…	…	…	…	…	…	…	…	…
100	100	1.7	1.4	1.4	97	10 920	11 090	11 540	11 520	＜2.0
100	100	1.8	1.9	1.9	…	56 830	61 460	66 960	66 520	＜2.0
…	87	4.4	2.3	2.9	87	…	…	…	…	…
34	…	4.7	3.4	3.2	55	2790	2870	2880	4920	12.7
…	…	2.0	1.7	1.7	…	11 000	11 080	16 870	14 540	…
＞90	90	2.7	2.5	2.5	94	12 770	14 510	15 150	19 290	4.0
…	…	4.5	4.0	3.8	62	2420	2570	2740	2430	…
76	81	3.7	3.0	2.9	94	5050	5390	5720	7640	3.0
96	69	2.9	2.5	2.4	90	8930	9440	10 090	11 360	2.9
90	90	3.5	3.1	3.0	95	3980	4140	4380	7820	19.0
100	100	1.3	1.4	1.4	100	19 060	20 430	21 170	22 300	＜2.0
100	100	1.4	1.3	1.3	95	24 760	24 440	24 770	25 360	…
＞90	77	3.1	2.3	2.0	96	…	86 440	…	123 860	…
＞90	99	1.4	1.3	1.3	…	29 010	30 370	30 970	33 440	…
100	90	1.6	1.5	1.5	99	3360	3640	3630	5190	＜2.0
＞90	100	1.3	1.4	1.4	98	14 060	15 120	16 860	18 060	＜2.0
＞90	100	1.2	1.5	1.5	100	19 190	20 560	22 720	23 200	＜2.0

附录B-7 人口与社会经济（续）

序列	国家	总人口／千人 2021	0～14岁人口/% 2013	60岁及以上人口/% 2013	人口年增长率/% 2003—2013	城镇人口/%			
						2010	2011	2012	2013
145	卢旺达	13 462	43	4	2.5	19	19	19	27
146	圣基茨和尼维斯	48	26	13	1.3	32	32	…	32
147	圣卢西亚	180	24	12	1.2	28	18	17	19
148	圣文森特和格林纳丁斯	104	25	10	0.1	49	49	50	50
149	萨摩亚	219	38	8	0.7	20	20	20	19
150	圣马力诺	34	14	27	0.9	94	94	…	94
151	圣多美和普林西比	223	42	5	2.7	62	63	63	64
152	沙特阿拉伯	35 950	29	5	2.3	82	82	83	83
153	塞内加尔	16 877	44	5	2.8	42	43	43	43
154	塞黑	7297	16	21	−0.6	56	56	57	55
155	塞舌尔	106	22	10	1.0	55	54	54	53
156	塞拉利昂	8421	42	4	2.6	38	39	40	39
157	新加坡	5941	16	16	2.4	100	100	100	100
158	斯洛伐克	5448	15	19	0.1	55	55	55	54
159	斯洛文尼亚	2119	14	24	0.4	50	50	50	50
160	所罗门群岛	708	40	5	2.3	19	20	21	21
161	索马里	17 066	47	5	2.7	37	38	38	39
162	南非	59 392	30	9	1.2	62	62	62	64
163	南苏丹	10 748	42	5	4.2	…	18	18	18
164	西班牙	47 487	15	23	1.1	77	77	78	79
165	斯里兰卡	21 773	25	13	0.9	14	15	15	18
166	苏丹	45 657	41	5	2.4	40	33	33	34
167	苏里南	613	27	10	1.0	69	70	70	66
168	瑞典	10 467	17	26	0.7	85	85	85	86
169	瑞士	8691	15	23	1.0	74	74	74	74
170	叙利亚	21 324	35	6	2.4	56	56	56	57
171	塔吉克斯坦	9750	36	5	2.3	26	27	27	27
172	泰国	71 601	18	15	0.4	34	34	34	48
173	东帝汶	1321	46	5	1.9	28	28	29	32
174	多哥	8645	42	4	2.6	43	38	38	39
175	汤加	106	37	8	0.5	23	23	24	24
176	特立尼达和多巴哥	1526	21	14	0.4	14	14	14	9
177	突尼斯	12 263	23	11	1.1	67	66	67	67
178	土耳其	84 775	26	11	1.3	70	72	72	72
179	土库曼斯坦	6342	29	7	1.2	50	49	49	49
180	图瓦卢	11	30	9	0.3	50	51	…	58
181	乌干达	45 854	48	4	3.4	13	16	16	15
182	乌克兰	43 531	14	21	−0.6	69	69	69	69
183	阿联酋	9365	15	1	10.2	84	84	85	85
184	英国	67 281	18	23	0.6	80	80	80	82
185	坦桑尼亚	63 588	45	5	2.9	26	27	27	30
186	美国	336 998	20	20	0.9	82	82	83	81
187	乌拉圭	3426	22	19	0.2	92	93	93	95
188	乌兹别克斯坦	34 081	29	7	1.2	36	36	36	36
189	瓦努阿图	319	37	6	2.4	26	25	25	26
190	委内瑞拉	28 200	29	9	1.6	93	94	94	89
191	越南	97 468	23	10	1.0	30	31	32	32
192	也门	32 982	40	5	2.5	32	32	33	34
193	赞比亚	19 473	47	4	2.9	36	39	40	40
194	津巴布韦	15 994	40	6	1.1	38	39	39	33

生命登记覆盖人口/% 2007—2013		总和生育率/%			成人识字/% 2007—2012	人均国民收入（美元，购买力平价）				日均＜1美元（购买力平价）人口/% 2007—2012
出生	死亡	2000	2010	2013		2010	2011	2012	2013	
63	…	5.9	5.4	4.5	66	1150	1270	1320	1430	63.0
…	79	2.2	1.8	1.8	…	15 850	16 470	17 630	20 400	…
92	85	2.3	2.0	1.9	…	10 520	11 220	11 300	10 350	…
＞90	100	2.4	2.1	2.0	…	10 830	10 440	10 870	10 610	…
48	…	4.5	3.9	4.1	99	4270	4270	4250	4840	…
＞90	＞80	1.3	1.5	1.5	…	…	…	…	…	…
75	…	4.6	3.7	4.1	89	1920	2080	1810	2950	43.5
…	51	4.2	2.8	2.6	87	…	24 700	…	53 780	…
73	…	5.6	4.8	4.9	50	1910	1940	1880	2240	34.1
99	90	1.7	1.6	1.4	98	11 020	11 540	11 430	12 020	＜2.0
＞90	100	2.2	1.9	2.2	92	21 210	25 140	25 740	23 270	＜2.0
78	…	5.4	5.0	4.7	43	830	840	1340	1750	56.6
＞90	74	1.5	1.3	1.3	96	55 790	59 380	60 110	76 850	…
＞90	100	1.3	1.3	1.4	…	23 100	22 130	24 770	25 500	＜2.0
100	100	1.2	1.4	1.5	100	26 660	26 510	27 240	28 130	＜2.0
…	…	4.6	4.2	4.0	…	2210	2350	2130	1810	…
…	…	6.5	6.3	6.6	…	…	…	…	…	…
85	91	2.9	2.5	2.4	93	10 360	10 710	11 010	12 240	9.4
35	…	…	…	4.9	…	…	…	…	2190	…
100	100	1.2	1.5	1.5	98	31 640	31 400	31 670	31 850	2.3
97	…	2.2	2.3	2.3	91	5010	5520	6030	9470	4.1
59	…	5.1	4.4	4.4	…	2030	2120	2070	2370	19.8
99	100	2.7	2.3	2.3	95	…	…	8380	15 860	…
100	100	1.6	1.9	1.9	…	39 730	42 200	43 980	44 760	…
100	100	1.4	1.5	1.5	…	50 170	52 570	55 090	56 580	…
…	92	3.8	2.9	3.0	84	5120	…	5120	…	…
88	…	4.0	3.3	3.8	100	2140	2300	2180	2500	6.5
99	…	1.8	1.6	1.4	…	8190	8360	9280	13 510	＜2.0
55	…	7.1	6.2	5.9	58	3600	…	6230	6410	34.9
78	…	5.1	4.1	4.6	60	890	1040	900	1180	52.5
…	…	4.2	3.9	3.8	…	4580	5000	5020	5450	…
…	85	1.6	1.6	1.8	99	24 040	…	22 860	26 210	…
99	37	2.1	2.0	2.0	79	9060	9030	9210	10 960	＜2.0
94	78	2.4	2.1	2.0	94	15 170	16 940	18 190	18 760	＜2.0
…	…	2.8	2.4	2.3	100	7490	8690	9070	12 920	…
50	…	3.6	3.1	3.0	…	…	…	…	5990	…
30	…	6.8	6.1	5.9	73	1250	1310	1120	1370	37.8
100	99	1.1	1.4	1.5	100	6620	7040	7180	8960	＜2.0
100	87	2.7	1.7	1.8	…	…	47 890	…	…	…
100	100	1.7	1.9	1.9	…	36 410	36 010	37 340	35 760	＜2.0
16	…	5.7	5.5	5.2	73	1430	1500	1560	1750	43.5
100	98	2.0	2.1	2.0	…	47 360	48 820	52 610	53 960	＜2.0
100	99	2.2	2.1	2.0	98	13 990	14 640	15 310	18 930	＜2.0
＞90	…	2.8	2.4	2.3	99	3120	3420	3670	5340	…
43	…	4.5	3.9	3.4	83	4320	4330	4300	2840	…
81	100	2.8	2.5	2.4	96	12 150	12 430	12 920	17 890	…
95	…	2.3	1.8	1.7	93	3070	3250	3620	5030	2.4
17	…	6.3	5.2	4.1	65	…	2170	2310	3820	…
14	…	6.2	6.3	5.7	71	1380	1490	1590	3070	74.3
49	…	3.9	3.3	3.5	84	…	…	…	1560	…